U0397965

医院管理实务与经济控制

主编 于 晶 臧黎霞 王 超 吕玉申
　　　周航宇 殷 爽 李乔娟

上海科学普及出版社

图书在版编目（CIP）数据

医院管理实务与经济控制／于晶等主编.—上海：上海科学普及出版社，2023.6
ISBN 978-7-5427-8467-4

Ⅰ.①医… Ⅱ.①于… Ⅲ.①医院-管理 Ⅳ.①R197.32

中国国家版本馆CIP数据核字（2023）第097011号

统　　筹　张善涛
责任编辑　陈星星
助理编辑　郝梓涵
整体设计　宗　宁

医院管理实务与经济控制

主编 于　晶　臧黎霞　王　超　吕玉申
周航宇　殷　爽　李乔娟

上海科学普及出版社出版发行

（上海中山北路832号　邮政编码200070）

http://www.pspsh.com

各地新华书店经销　山东麦德森文化传媒有限公司印刷
开本 787×1092 1/16　印张 28　插页 2　字数 717 000
2023年6月第1版　2023年6月第1次印刷

ISBN 978-7-5427-8467-4　定价：168.00元
本书如有缺页、错装或坏损等严重质量问题
请向工厂联系调换
联系电话：0531-82601513

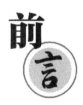

前言

　　医院管理学作为管理学的一个分支学科，已经发展得较为完备并形成了比较完善的学科体系。随着社会经济的发展和人民群众对医疗服务需求和期望的提高，医院的功能与任务也随之发生了较大的变化，并因此带来了医院管理理论和方法的创新与变革。目前，国内有关医院管理学的相关书籍不是介绍国外经验就是汇编管理制度或是重理论介绍，这些书籍虽然为推动我国医院管理学的发展起到了非常重要的作用，但是缺乏一本结合我国国情的介绍医院管理规范的参考书。基于以上背景，同时为了规范医院管理行为和医疗服务行为，我们特总结医院管理工作中的经验和教训并结合实际需求编写了《医院管理实务与经济控制》一书。

　　本书以实现医院现代化管理为目标，遵循系统性、科学性、先进性和实用性的编写原则。首先，简要介绍了管理学与医院管理学；然后，系统介绍了病案基础管理、住院病案管理、医院人力资源的分级分类管理等。本书内容涉及医院管理的各方面，定位明确，理论新颖，条理清晰，具有很强的创新性、指导性。本书适用于医院各级领导、卫勤管理人员、医院管理研究与教学人员阅读参考使用。

　　本书融合了有关医院管理学各方面的最新理论成果，但是限于编者的学识水平，书中难免有失误与疏漏之处，敬请广大读者批评指正。

《医院管理实务与经济控制》编委会

2023 年 3 月

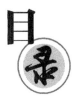

第一章

管理学与医院管理学

第一节 管理学概述

一、管理的概念

管理是人类社会活动的重要组成部分之一,是一切有组织的社会劳动必不可少的活动过程。解决有限资源与相互竞争的多种目标之间的矛盾是管理的基本任务,如何将有限的资源在相互竞争的多种目标之间合理分配,如何有效组织、控制和协调资源,如何领导和激励生产实践活动中最重要的人力资源,这些都是管理者面对的重要问题。

(一)管理的概念

从字面上讲,管理就是管辖和处理的意思。管理作为一个科学概念,到目前为止还没有一个统一的为大多数人所接受的定义。国内外专家学者由于研究管理时的出发点不同,他们对管理所下的定义也就不同,但都从某个侧面反映了管理的不同内涵。强调工作任务的人认为,管理是由一个或多个人来协调其他人的活动,以便收到个人单独活动所不能收到的效果。强调管理者个人领导艺术的人认为,管理就是领导,基于组织中的一切有目的的活动都是在不同层次的领导者的领导下进行的,组织活动是否有效,取决于这些领导者个人领导活动的有效性。强调决策作用的人认为,管理就是决策。

还有许多专家学者对管理下了很多定义,如哈罗德·孔茨在其《管理学》一书中指出,管理就是设计和保持一种良好环境,使人在群体里高效率地完成既定目标;斯蒂芬·P·罗宾斯认为,管理是指同别人一起,或通过别人使活动完成得更有效的过程;丹尼尔·A·雷恩认为,管理是指管理者为有效地达到组织目标,对组织资源和组织活动有意识、有组织、不断地进行的协调活动。

管理要解决的本质问题是有限资源与组织目标之间的矛盾。管理通常是指在特定环境下,通过计划、组织、控制、激励和领导等活动,协调人力、物力、财力和信息等资源,以期更好地实现组织目标的过程。这包含以下四层含义:管理采取的措施是计划、组织、控制、激励和领导这五项基本活动,又称之为管理的五大基本职能;通过五项基本活动,对人、财、物、信息、时间等组织资源进行有效的协调与整合;管理作为一种有目的的活动,必须为有效实现组织目标服务,以使整个组织活动更加富有成效,这也是管理活动的根本目的;管理活动是在一定的环境中进行的,环境既给管理创造了一定的条件和机会,同时也对管理形成一定的约束和威胁,有效的管理必须充分考虑组织内外的特定条件。

(二)管理的基本特征

(1)管理具有必然性。管理是共同劳动的产物,在社会化大生产条件下得到强化和发展,广泛适用于社会的一切领域,已成为现代社会极为重要的社会功能。随着生产力的发展和人类社会的进步,资源与目标之间的矛盾越来越复杂,管理的重要性也更加突出,管理越来越成为经济社会发展的关键因素。当今世界,各国经济社会发展水平的高低很大程度上取决于其管理水平的高低。

(2)管理具有两重性。一种是与生产力相联系的管理的自然属性,另一种是与生产关系相联系的管理的社会属性。管理的自然属性是指通过组织生产力、协作劳动,使生产过程联系为一个统一整体所必需的活动,并取决于生产力发展水平和劳动社会化程度。同时管理又是管理者维护和巩固生产关系,实现特定生产或业务活动目的的一种职能,这是管理的社会属性,取决于社会关系的性质和社会制度。

(3)管理具有不确定性。影响管理效果的因素往往很多,而许多因素是无法完全预知的。其中最难以精确把握的就是人的因素,包括人的思想、个性和人际关系等,都是管理的主要对象,但同时又都是不确定和模糊的。所以类似这种无法预知的因素造成管理结果的不确定性。

(4)管理具有系统性。组织作为一个整体是由各要素的有机结合而构成的。在进行管理时,经常需要考虑各要素之间的关系,以及单个要素变化对其他要素和整个组织的影响,以全局和联系的方式来思考和解决问题。

(5)管理既是科学又是艺术。管理是一门科学,它具有科学的特点,即客观性、实践性、理论系统性、真理性和发展性,管理的科学性在于其强调客观规律,研究对象和管理规律均客观存在。管理也是一门艺术,能够像艺术一样,熟练地运用知识并且通过巧妙的技能来达到某种效果,具有实践、创新、原则性和灵活性等特点,符合艺术的特点。

二、管理学理论

管理的观念与实践已经存在了数千年,但形成一门学科才有一百多年的历史,以19世纪末20世纪初泰勒的科学管理理论的产生为标志,可简单划分为古典管理理论、中期管理理论和现代管理理论等阶段。

(一)古典管理理论

自从有了人类历史就有了管理,管理思想是随着生产力的发展而发展起来的。在古典管理理论出现之前,管理者完全凭自己的经验进行管理,没有管理规范与系统制度,被称为经验管理或传统管理。在19世纪末至20世纪初,随着生产力的发展,管理理论开始创立与发展,以泰勒的科学管理和法约尔的一般管理为代表。

科学管理理论。其创始人泰勒1856年出生在美国费城一个富裕家庭,主要代表著作有1895年的《计件工资制》、1903年的《车间管理》和1911年的《科学管理原理》。《科学管理原理》奠定了科学管理理论的基础,标志着科学管理思想的正式形成,泰勒也因此被西方管理学界称为"科学管理之父"。泰勒的主要思想和贡献是:管理的中心问题是提高劳动生产率,工时研究与劳动方法的标准化,科学的挑选与培训工人,实行差别计件工资制,管理职能与作业职能分离,强调科学管理的核心是"一场彻底的心理革命"。

一般管理理论。在以泰勒为代表的一些人在美国倡导科学管理的时候,欧洲也出现了一些古典的管理理论及其代表人物,其中影响最大的要属法约尔及其一般管理理论。法约尔将企业的全部活动概括为六种:技术性工作、商业性工作、财务性工作、会计性工作、安全性工作、管理性工作。法约尔在 1916 年出版了《工业管理与一般管理》一书,提出了一般管理理论。法约尔的主要管理思想与贡献是:对企业经营活动的概括、最早提出管理的职能、系统地总结管理的一般原则、对等级制度与沟通的研究、重视管理者的素质与训练。

(二)中期管理理论

人际关系理论。尽管泰勒的科学管理理论与法约尔的一般管理理论在 20 世纪初对提高企业的劳动生产率产生了很大作用,但是仅通过此种理论和方法解决提高生产率的问题是有难度的。一个以专门研究人的因素来达到调动人的积极性的学派——人际关系学派应运而生,为以后的行为科学学派奠定了基础,也是由科学管理过渡到现代管理的跳板。该学派的代表人物是美国哈佛大学的心理学教授梅奥,代表作为《工业文明的人类问题》。人际关系理论是从著名的霍桑试验开始的,试验结果表明,生产率提高的原因不在于工作条件的变化,而在于人的因素;生产不仅受物理、生理因素的影响,更受社会环境、社会心理因素的影响。梅奥认为企业中的人首先是"社会人",即人是社会动物,而不是早期科学管理理论所描述的"经济人";生产效率主要取决于职工的工作态度和人们的相互关系;重视"非正式组织"的存在与作用。

系统组织理论。巴纳德 1886 年出生,1906 年进入哈佛大学经济系学习,是对中期管理思想有卓越贡献的学者之一,是社会系统学派的创始人。该理论认为,社会的各个组织都是一个合作的系统,都是社会这个大协作系统的某个部分或方面;组织不论大小,其存在和发展都必须具备三个条件:明确的目标、协作的意愿和良好的沟通;同时必须符合组织效力和组织效率这两个基本原则,所谓组织效力是指组织实现其目标的能力或实现目标的程度,所谓组织效率是指组织在实现其目标的过程中满足其成员个人目标的能力或程度。

(三)现代管理理论

现代管理理论产生与发展的时期为 20 世纪 40 年代末到 20 世纪 70 年代,这是管理思想最活跃、管理理论发展最快的时期,也是管理理论步入成熟的时期。第二次世界大战以后,世界政治趋于稳定,生产社会化程度的日益提高,现代科学技术日新月异的发展,人们对管理理论普遍重视,出现许多新的管理理论和学说,并形成众多学派,称为"管理理论丛林",其代表性学派如下。

1.管理过程学派

以亨利、厄威克、古利克、孔茨、奥唐奈等为代表,该学派认为,无论是什么性质的组织,管理人员的职能是共同的。法约尔认为管理有五种职能,包括计划、组织、人员配备、指挥和控制,它们构成一个完整的管理过程。管理职能具有普遍性,即各级管理人员都执行着管理职能,但侧重点不同。

2.行为科学学派

行为科学学派是在人际关系理论的基础上发展起来的,代表人物和代表作有:马斯洛(《激励与个人》),赫兹伯格(《工作的推动力》),麦格雷戈(《企业的人性方面》)。该学派认为管理是经由他人达到组织目标,管理中最重要的因素是对人的管理,所以要研究如何调动人的积极性,并创造一种能使下级充分发挥力量的工作环境,在此基础上指导他们的工作。

3.决策理论学派

从社会系统学派发展而来,主要代表人物是曾获诺贝尔经济学奖的赫伯特·西蒙,其代表作为《管理决策新科学》。该学派认为,管理就是决策。管理活动全部过程都是决策的过程,管理是以决策为特征的;决策是管理人员的主要任务,管理人员应该集中研究决策问题。

除上述代表性学派外,现代管理科学理论还包括伯法的数理学派、伍德沃德的权变理论学派、德鲁克和戴尔的经验主义学派、卡斯特和卢森特的系统管理学派等。20 世纪 80 年代后,随着社会经济的迅速发展,特别是信息技术的发展与知识经济的出现,世界形势发生了极为深刻的变化。面对信息化、全球化、经济一体化等新的形势,管理出现了一些全新的发展,这些理论代表了管理理论的新趋势,包括有企业文化、战略管理思想、企业流程再造、学习型组织和虚拟企业等。同时,现代管理也出现了战略化、信息化、人性化和弹性化等趋势。

（王　超）

第二节　医院的产生与发展

医院的产生和发展,与疾病流行和防治的需要、社会经济的发展、政治文化的变革、科学技术的进步,尤其是医药学的进展密切相关。医院的演变过程大致可分为四个阶段。

一、医院萌芽阶段

医院作为医疗机构的一种基本组织形式,其功能和性质并非从一开始就很完备,而是经过一个漫长的历史发展过程才形成的。至于医院究竟起始于哪个年代,医院的雏形又在何时形成的,并无确切记载。1914 年法国考古学家在图卢兹城南发现 1.7 万年以前冰河时期的医人壁画,这是至今发现的最早的关于医院的记载。人们还通常认为作为人类文明摇篮之一的底格里斯河和幼发拉底河流域也是医疗的起源地,作为美索不达米亚文明重要内容的医学从在努佛志发现的泥板上的楔形文字记载上得到证实,早在公元前 3000 年以前就刻记了一本常规的治疗手册,这是世界上最古老的医书记载和药方集。但通常认为医学的鼻祖是古希腊医学的代表人物希波克拉底和古罗马医学的代表人物盖伦,尤其是盖伦的解剖学,对医学的发展起着十分重要的推动和导向作用。

有人认为,古代医院的萌芽首先与宗教密切相关,当时人们认为疾病的发生是对天神的邪念,是鬼魔缠身,是犯有罪孽受到应有的惩罚。根据记载,最早设立医院的是古印度。印度流域的文明大约在公元前 2000 年已达到顶峰。在大约公元前 1500 年的吠陀时代(Vedic era)的名为《吠陀》(Veda)的梵文圣书记载了印度医学发展的丰碑,但巫术信仰、魔鬼畏惧的祈祷放在首位。印度是最早出现医院雏形的国家,约于公元前 560 年至公元前 480 年在佛陀释迦牟尼的教导下建立了医院,这要比西方大陆的医院早约 1 000 年。佛教寺院以慈善事业为宗旨,兼治患者并在寺院中留宿,这是医院的一种重要起源形式。在西方,最早见于修道院中附设的“病院”,有的称为专门医院。最著名的 12 世纪鲁派茨贝格女修道院院长卞琴,就是创办医院的典范。到了13 世纪后半叶,称为圣灵教会的教会组织下设 1 000 多个附属机构,它们就是现代医院、孤儿院和贫民院的前身。十字军东征期间(公元 11 世纪末至 13 世纪末)造成大量患病和体弱者,促成大量教团成立。1099 年成立“圣约翰医院骑士教团”(the Order of the Knights of the Hospital of St.John,简称 Hospitaller,其意为慈善收养院);12 世纪初成立“十字军圣殿骑士救护团”(the

Order of the Temple,简称 Templars,其意为寺庙收养院)和"恶疾救护团"(the Order of Lazars,简称 Lazaret,其意为传染病收容院,当时主要指收容麻风患者);12世纪末叶出现的"条顿骑士救护团"和"圣灵骑士救护团",上述这些圣灵教团开设的医院不仅照料患者,还收留弃婴、孤儿、穷人、残疾人、衰老者和流浪者。

欧洲的中世纪被称为黑暗时代,不但科学技术发展受到宗教桎梏的影响而发展甚慢,而且出现两次疾病大流行。第一次是在西罗马灭亡(公元476年)不久,东罗马贾斯廷朝代发生的鼠疫到800年以后又一次猖獗流行,从1347年起蔓延到印度、俄罗斯等地,夺去了4 200万人的生命。第二次就是夺去欧洲1/4人口的黑死病流行。两次鼠疫大流行对欧洲医院的建立和发展起着重要的作用。欧洲疾病流行还发生于13世纪后叶至14世纪初的麻风病大流行,圣拉扎罗斯修道院成为闻名于欧洲的麻风病院,并建立收治麻风患者的麻风村和麻风屋;15世纪末首先发现于英国的神秘的"英国出汗病",这种主要侵犯青壮年的以极度寒战、高热和出奇臭汗为主要症状的高度传染性的疾病再次使欧洲处于极度恐慌之中,时疫大流行推进了医院的发展。

我国是医院萌芽产生最早的国家之一。据记载,秦汉时期(公元前221至公元220)就有宫廷医疗组织,其医事制度随着朝代更换而变化。秦有太医令,丞主医疗;西汉太医令则丞有二,一属太常(即太医院)、一属少府(即宫廷药房),并设太医令、太医丞、药丞、方丞等官职,分别担任医、疗、方等医职,直至晋代、南北朝都沿用此制度,其服务范围也逐渐延伸到宫廷以外。隋唐时,设立太医署,它是国家最高医疗机构,由令、丞、医监、医院,掌管医事政令,各地都普遍设立医院和药局。此外,公元2年,汉朝建立了我国最早的收容传染病的隔离院;东汉时(公元162年)建立了类似军医院的机构,称"庵芦";这种军医院至元朝已基本健全,成为专门收治患病军人的"安乐堂"。隋唐时代开始设立收容麻风患者的"疠人坊",收治普通患者的慈善机构"悲田坊",以后又出现养病坊、福田坊、广惠坊、安济坊、安乐坊、慈幼局、养济院等医疗组织。

综上所述,国内外的历史证明,医院的萌芽和形成与宫廷、宗教和时疫密切相关。宫廷医院的诞生是出于为统治阶级少数人服务的目的,宗教医院的出现是建立在慈善济贫的人道基础上的,时疫流行促使医院的发展是疾病防治的需要,这充分反映医院的萌芽形成从一开始就打上了时代性、阶级性和人道主义的烙印。

二、医院形成阶段

14～16世纪,文艺复兴运动的狂飙有力地推动科技文化和医学的发展,使初步形成的医院日趋完善。尤其是维萨留斯的解剖学,威廉·哈维的血液循环理论和人体胚胎学,列文虎克发明的显微镜,现代临床先驱布尔哈维的贡献,西德纳姆的病理学先驱,哈勒对生理学的贡献,施旺的细胞组织学,维也纳医学院临床体制的建立,法国皇家外科研究院的成立,莫尔干尼的病理解剖学,奥恩布鲁格发明的叩诊,医伯纳德创导的现代实验生理学,雷奈克发明的听诊器,都对医院进入高速的发展做出了贡献。

1789年法国大革命的胜利,为医院的发展提供了客观条件。法国医师比奈尔将惨无人道的精神患者收容所改造成为精神病医院,这种将的精神病患者实际上监狱变为医院的做法给医院管理带来了深刻的影响。几乎在同时,法国医师卡巴尼斯发表了《对巴黎医院的意见》,系统地、科学地提出了改善医院必要条件的措施,并在担任巴黎市医院管理局局长时对医院管理做出显著贡献。维也纳总医院院长旨兰克提出了国家卫生福利制度,并把医院与卫生监督、预防疾病结合起来,1779年出版了《系统全面的医疗政策》一书,对如何改善医院业务管理系统、加强患者护理和树立良好医风等问题提出了系统的论点。1803年,拿破仑颁布了医学教育和医院事业管理的法律,对医院事业进行统一管理,这标志着医院进入形成时期。

三、近代医院阶段

从19世纪70年代开始,随着社会经济文化和科学技术的迅猛发展,尤其是医学科学技术的大进展:①科学家发现了人群大部分的传染病病原体,例如结核、痢疾、白喉、伤寒、脑膜炎等,并在灭菌法方面有明显突破。②生物电的发现,促进各种生理检查仪和示波仪的诞生。③物理诊断技术应用,尤其是放射(X射线)和放射性元素等。④化学疗法的诞生,尤其是弗莱明发现青霉素。⑤以南丁格尔为代表的现代护理的创建,形成比较完整和系统化的医院服务系统,促进了分科化、标准化、集体协作的医院管理的发展和进步。即明确了医护、医技分工,注重医院整体协调功能,建立各项管理制度和技术操作规程,实施标准化管理。

我国近代医院的建立是从外国教会在我国各地设立一批教会医院开始的。西医最早传入中国是16世纪,意大利传教士利玛窦1583年来华,以后又有艾儒略来华,他们除在澳门设立传教点外,还在重庆、韶关、南昌、南京、北京、上海等地建立活动中心。18世纪以后,英美代替了意、葡、西等国。1807年,英国传教士马礼逊到广州传教,1820年同李湿斯顿在澳门开设了一个小医院,以后发展为马礼逊医学院,迁至香港。1827年,美国传教士派克在广州开办眼科医院(后改为博济医院)。鸦片战争后,《南京条约》开放广州、福州、厦门、宁波、上海为通商口岸,允许外国人设立教会和医院。1844年,美国罗克哈特(Lockhart)在上海开设了仁济医院,1861年他又在北京设立了立施医院。1865年美国圣公会在上海开设同仁医院,1867年英国长老会在汕头设立高德医院,1879年英国圣公会在杭州设立广济医院(即现在浙江大学医学院附属二院),1882年英国苏格兰教会在沈阳设立盛景施医院。以后在各地尤其是沿海城市成立了多个教会医院,例如1907年法国人在上海设立上海广慈医院(现上海第二医科大学附属瑞金医院),1908年德国人在上海设立的同济医院,1918年美国人在北京开办的协和医院。据1876年统计,外国人在我国开办的教会医院有16所、诊所24个;1905年统计,教会医院增加到166所、诊所241个。外国教会还在广州开设了博济医学校(1866年)、夏葛医学院(1899年)、光华医学院(1908年);在北京成立协和医学校(1906年),在上海开设震旦医学院(1899年)、圣约翰大学医学系(1908年);在成都设立了华西协和大学医学院(1910年);在福州成立了大同医学堂(1911年)。据1915年统计,外国教会在我国开设了23所医学院校。教会医院的建立对推动我国医院事业的发展起了作用,但新中国成立前我国医院事业总体来说发展是较缓慢的。据统计,1949年全国共有各种医疗卫生机构3 670个、床位84 625张,其中县和县以上医院有2 600个,床位80 000张,这些医院74.8%集中在城镇。新中国成立以来,在党和政府的领导下,医疗卫生事业得到显著发展,据统计,截至2021年底,全国共有医疗机构1 030 935所,其中医院36 570所,拥有医院床位741.3万张,卫生技术人员847.8万人。

四、现代医院阶段

20世纪70年代以来,世界社会经济格局的巨大变化,科学技术的突飞猛进,促进医院现代化的发展。医院现代化的主要特征是:①诊疗技术的现代化。例如各型B超、CT、ECT、PECT、磁共振、中子治疗仪、伽马刀等,都给医院诊疗技术手段和方法增添了质的变化,各种自动分析仪的使用,使医务人员在短时间内获取大量患者的疾病信息,提高了诊疗水平。②医院专科分化与整合。分科越来越细,既高度分化,又高度整合,例如分子生物学、遗传学、免疫学等,充分发挥了现代医院的高科技功能。③预防保健功能增强。在社区保健和三级社会预防中充分发挥医院的社会保健功能。④经营管理高效。应用现代化的管理技术和方法,尤其是随着医院信息系统的完善和数字化医院的建设,社会效益和服务效能都得到显著提升。

从目前我国医院现状来看,大部分省市级医院已具备或基本具备向现代化医院过渡的条件,尤其是一些国家重点医疗教学基地,通过加强管理、深化改革、完善机制等重要措施,可争取早日跻身于世界先进行列。但是大多数医院,尤其是县以下医院,还应从实际出发,坚持适宜技术,决不能走脱离我国国情和医疗资源配置明显不合理和浪费或只为少数人服务的错误道路。医院现代化是一个逐步实现和逐步创造条件争取实现的不断发展过程,决不能脱离我国初级阶段的最大国情,在这个过程中特别要处理好硬件与软件的关系。

总之,医院的发展受社会经济、科学、文化的制约。医院的发展必须与医学科学技术的发展相适应,也可以说医学技术的发展是医院发展的基本要素。

(周航宇)

第三节　医院管理的发展动态与改革热点

一、医院管理的发展动态

(一)法人治理结构

"法人治理"一词源于公司治理,是指所有者对经营者的一种监督与制衡机制,即通过制度安排,合理配置所有者与经营者之间的权利与责任关系,以保证所有者利益的最大化,防止经营者对所有者利益的背离。具体表现为股东会、董事会、经理层、监事会等分权与制衡的结构安排,又称为法人治理结构。

我国的公立医院属于事业单位法人,按大陆法系属于公法人,政府以其财政对公立医院的债务承担无限责任,公立医院与政府间为行政隶属关系,政府实际上承担了公立医院的出资人、行业监管者和上级主管部门等多重角色。我国的公立医院治理架构主要是实行院长负责制,院长是法定代表人,全面负责医院的建设发展,党委发挥政治核心和监督保障作用,职代会参与民主管理。现阶段,医院的法人治理结构尚未建立和完善,公立医院法人缺乏完整的出资人代表,所有者职能分散,所有权和经营权的缺位、越位和不到位情况并存。2009年,国家医改方案中明确提出要"完善医院法人治理结构"。公立医院的法人治理结构是对出资人、医院和行业监管部门三方责权利的一种制度安排。通过这种制度安排,既能有效保障作为出资人的政府利益,又能够维护公立医院作为经营者的自主权利,还能实现对公立医院的有效监督。建立公立医院法人治理结构,是公立医院改革的基本任务,对于改善公立医院管理具有重要意义。

(二)建立现代医院管理制度

现代医院管理制度是指适应社会发展需求和公立医院改革要求,能够有效改进医院管理、提高医院运行效率、保障医院公益性质、符合行业发展规律的一系列医院制度的总和,包括产权制度、组织制度、法律制度、领导制度和监督制度等形成的管理体制,以及在该体制运行环境下医处理与各方面关系的行为规范、行为方式、行为准则等。在现代医院管理制度下,医院是自主管理、自负盈亏、自我发展、自我约束的独立法人实体和市场竞争主体,产权明晰、权责明确、政医分开、管理科学。现代医院管理制度的建立包含了管理体制、运行机制、补偿机制、监管机制等方面的改革,以及政府职能的转变。政事分开、管办分开的管理体制是现代医院管理的基础;包括医院人事薪酬、财务和信息管理制度等在内的运行机制的改革是现代医院管理的核心;改革补偿机制,改变以药养医模式是建立现代医院管理的重要推动力;而建立完善的信息公开、审计监察、绩效考核制度则是现代医院管理的保障。

(三)注重公立医院公益性

社会组织的公益性是指一定社会组织通过自身有目的的活动,以非营利方式向社会提供某种满足社会和公众基本需要的产品或服务的行为。社会公共事业机构的公益性由政府设置这类机构的公益目的决定,医院的公益性是卫生事业公益性的具体体现。在我国医疗服务提供体系中,公立医院占有绝对主体优势地位。公益性是公立医院的基本属性,本质是为全体居民提供均等、可及的基本医疗服务。

目前社会普遍认为存在公立医院公益性的弱化或淡化,注重和强化公立医院公益性是公立医院改革的根本任务。一般认为,加强公立医院公益性核心是强化政府主导责任和完善治理机制,具体途径可以从制度设计、制度保障和制度执行三个维度入手,重点关注政府投入和医院管理及监管两个关键环节。在政府投入方面,一是要以国家和地区财力和城乡居民支付能力及医疗服务需要出发,科学合理地确定公立医院的数量和配置要求;二是准确测算医务人员的劳务价值,通过调整医疗服务价格等手段,理顺扭曲的补偿机制;三是确保对公立医院的基本公共投入,落实对传染病医院、精神病医院、职业病防治院、妇女儿童医院和中医院的投入倾斜政策。在医院管理和监管方面,公立医院的办医主体要加强公立医院的全面预算管理,将所有收支纳入预算;建立符合社会需要和行业特点的绩效考核体系和激励约束机制,引导公立医院加强内部管理,提高效率、节约成本、控制费用、优化服务。

(四)管理人员职业化

医院管理人员职业化是指医院管理工作由医院管理专门职业技能培训、掌握管理科学知识和技能,以从事医院管理为其主要经济来源的专门人员担任,医院管理人员的职业化是当前世界各国医院管理队伍建设的重要趋势。现阶段,我国绝大多数的医院院长是医学专家,其中临床医学专家占多数,大多从专业技术人员中选拔出来,经过一定程度的管理培训。院长中相当一部分是某一专业技术领域的专家和权威,临床实践经验丰富,但缺乏系统的医院管理培训;在从事管理工作的同时,还要兼顾自己的专业技术工作,从事医院管理的时间相对有限。近年来,管理人员的职业化越来越被关注,国务院办公厅颁布的《关于城市公立医院综合改革试点的指导意见》中要求加强公立医院院长职业培训。中共中央办公厅发布的《事业单位领导人员管理暂行规定》中强调要通过严格标准条件、规范选拔任用、从严管理监督等方面加强事业单位领导班子职业化水平。医院一方面积极招募具有行政管理和医院管理专业背景的人员从事医院行政管理工作,规范医院管理人员岗位培训,加强系统的医院管理知识和技能的培训;另一方面,加强制度建设,明确医院管理干部任职要求,减少临床、管理兼职情况,提升管理队伍的职业化水平。

(五)管理手段信息化

医院管理的信息化就是充分利用现代化信息技术手段,通过建设各类信息系统,实现患者诊疗信息和行政管理信息的采集、加工、存储、传输和服务功能。目前,各地二、三级医院已建成医院信息系统,包括临床信息系统、医学影像信息系统、实验室信息系统,以及办公自动化系统。一些发达地区的三级医院已开始建设覆盖整个医院管理环路的医院资源计划系统,系统涉及财务成本核算、预算管理、人事薪酬、物流管理、绩效管理等一体化综合管理系统。通过信息的处理、共享与交换,为医院的医疗、科研、教学和管理等提供决策支持。信息化手段在医院管理中的应用主要有业务、管理和决策三个层面。业务应用围绕日常诊疗活动展开,侧重便捷患者诊疗、保障医疗安全、优化服务流程、降低诊疗费用、提升服务质量;管理应用围绕医院运行活动展开,强调提升运行效率、降低运行成本、优化绩效分配、引导可持续发展;决策应用则注重基于海量数据支持,开展决策咨询和战略规划,实现管理的循证决策。

二、医院管理的改革热点

(一)区域卫生规划与卫生资源整合

区域卫生规划是指在一个特定的区域范围内,根据经济发展、人口结构、地理环境、卫生与疾病状况、不同人群需求等多方面因素,确定区域卫生发展方向、目标与发展模式,合理配置卫生资源,合理布局不同层次、不同功能、不同规模的卫生机构,使卫生总供给与总需求基本平衡,形成区域卫生的整体发展,是政府对卫生事业发展进行宏观调控的主要手段。区域卫生规划的核心是卫生资源配置,以需求和问题为导向,服从于经济社会发展和医药卫生体制改革需要,从而实现区域医疗卫生服务体系整体效能的提升。卫生资源的配置须关注资源结构、配置效率和服务能级三个要素。

目前,大中城市中心城区的卫生资源配置已达到相当水平,区域卫生规划的重点也从新增资源布局转变为存量资源整合。资源整合是指在资源总量不变的前提下,为达到优化配置的目标,将不同隶属关系、不同级别、不同类别和不同功能的资源聚合到一起,形成分工合作、有机统一的整体的过程。卫生资源的整合一般分为纵向整合和横向整合,纵向整合是指在提供服务过程中具有不同功能、提供不同服务的医疗机构之间的协作;横向整合是指在提供服务过程中具有相同功能、提供相似服务的医疗机构之间的协作。在实践中医院的纵向整合多表现为多部门、跨系统间不同层次机构的整合,如医疗集团的组建;而横向整合多为同一办医主体为提高资源配置效率,组织相同级别或能级的医院间的有机组合、资源共享。

(二)公立医院管理体制改革("管办分开")

2009年国家医改方案中明确将"管办分开"作为公立医院管理体制改革的核心内容。政事分开,管办分开,就是把政府的公共管理职能和作为出资人的职能分离,强化政府社会管理和公共服务职能。"管办分开"的"管"就是"管行业",侧重监管,履行规划、标准、准入、监督等职能,由卫生行政部门承担;"办"就是"办实业",侧重举办,履行内部管理、日常运行、经营发展等职能,由办医主体承担。

我国公立医院"管办分开"的改革探索始于21世纪初,自2005年起,北京市海淀区、上海市、无锡市、成都市等地相继开展了区域范围的卫生系统"管办分开"改革探索。管办分开后,各地办医主体主要从四个方面探索建立出资人制度:①通过建立现代医院管理制度,推动公立医院管理体制和运行机制改革。②运用规划管理手段和资源聚集优势,提升医院的整体运行效率。③加强医院的软硬件建设,提升医院的核心竞争力。④优化医院服务流程,规范服务行为,缓解人民群众看病就医突出问题。有的还积极探索建立群众监督委员会、国务院卫生行政主管部门和其他政府部门等多方共同参与的外部治理架构。

（三）公立医院补偿机制改革

长期以来政府对公立医院的投入不足，并执行低于成本的医疗服务价格，由此形成的"以药养医"的公立医院补偿模式，也被认为是造成公立医院公益性淡化和"看病贵"的重要原因，补偿机制的改革成为公立医院改革的难点和重点。2009年国家医改方案明确提出将公立医院补偿由服务收费、药品加成收入和财政补助三个渠道逐步改为服务收费和财政补助两个渠道，也就是说补偿机制改革的主要举措是增加政府投入、调整医疗服务价格和取消药品加成。政府负责公立医院基本建设和大型设备购置、重点学科发展、符合国家规定的离退休人员费用和政策性亏损补偿等，对公立医院承担的公共卫生任务给予专项补助，保障政府指定的紧急救治、援外、支农、支边等公共服务经费，对中医院（民族医院）、传染病医院、职业病防治院、精神病医院、妇产医院和儿童医院等在投入政策上予以倾斜。加强政府对公立医院的投入，引导公立医院加强公益性和专业化管理，通过制度设计激励公立医院在保证服务质量的同时保持较高的服务效率是顺利推进补偿机制改革的关键。

（四）内部绩效考核和评估

绩效考核是指组织按照既定的战略目标，运用一定的标准和指标，对员工的工作行为及取得的业绩进行评估，并运用评估结果对员工未来的工作行为和业绩产生正面引导的过程和方法，目前已被普遍引入医院内部管理体制。开展医院内部绩效考核和评估是提高管理效率，降低运行成本，改善服务结果及科学合理分配人员薪酬的重要举措。

大多数二、三级医院都结合各自实际建立起了内部绩效考核和评估指标体系，以及与之相配套的收入分配制度。公立医院内部医院绩效考核和评估指标多围绕医院公益性、患者满意度、服务量、服务质量、资源利用效率、可持续发展能力等维度展开。考核和评估的常用方法包括目标管理法、360°绩效考核法、关键绩效指标法、平衡计分卡法等。指标权重设定和测量常用的方法包括以德尔菲法为代表的专家咨询和以数据包络分析、秩和比法等为代表的数理统计方法。在具体指标值采集上，基于医院信息系统的客观指标采集占据主导地位。此外，按绩效支付理论和按疾病诊断相关组分类也在医院的内部绩效考核和评估中扮演了重要的角色。

（五）公立医院内部运行机制改革

公立医院的内部运行机制是指在现有管理体制下，基于一定的政策环境、资源配置结构、卫生筹资方式和保障制度约束，医院按照客观规律组织实现政策目标的方式和途径。2010年，《关于公立医院试点改革的指导意见》指出公立医院内部运行机制改革的内容主要包括以下几方面。

（1）完善医院内部决策执行机制，完善院长负责制，按照法人治理结构的规定履行管理职责，严格执行"三重一大"决策制度；实施院务公开，推进民主管理。

（2）完善医院组织结构、规章制度和岗位职责，推进医院管理的制度化、规范化和现代化。

（3）完善医院财务会计管理制度，严格预算管理和收支管理，加强成本核算，加强资产管理，建立健全内部控制，探索实行总会计师制度。

（4）深化人事制度改革，完善分配激励机制，科学合理核定人员编制，建立健全内部绩效考核和薪酬分配制度，充分调动医务人员的积极性。通过公立医院的内部运行机制改革，加强医院的专业化、精细化和规范化管理，注重社会满意、学科建设、服务质量、服务效率，促使公立医院的发展模式由粗放扩张向注重内涵转变。

（六）医院流程再造

1990年美国的麦克·汉默首次提出业务流程再造，核心是改变以往组织中按职能设置部门的管理方式,代之以面向顾客满意度的业务流程为中心。流程再造被引入医院,目的是以业务流程再造理论为指导,以"流程导向"为目标,以"顾客满意"为标准,运用现代人文手段,通过建立流畅的服务链,对医院内所有的工作流程及医院外的沟通流程加以改造,以达到改善服务、适应患者需求和降低成本的目的。在实施医院流程再造的过程中,需要关注的关键环节主要有以下三个:①与患者关系最密切的流程。②不合理的、无价值的流程。③最能获得医护人员支持和参与的流程。在我国,医院流程再造的研究和发展的目的在于促使医院建立真正以患者为中心的服务流程,使患者从入院到出院全程成为一个完整通畅、快捷优质的服务通道,从而提高患者与医务人员的满意度。

(七)信息化支撑的医院精细化管理

医院精细化管理是现代医院管理的基本要求,信息化则是实现医院精细化管理的重要支撑。近年来医院都相继建成了医院信息系统、临床信息系统、实验室信息系统、放射信息管理系统、医学影像信息系统等及通过区域卫生平台实现医院间的互联共享,并向标准化、区域化、集成化、智能化方向发展。应用信息化手段辅助管理决策,推动医院管理向专业化、科学化和精细化转变。基于医院信息化平台的精细化管理主要包括以下 3 个方面。

(1)精细化质量管理指标体系。包含反映医院各种精细化管理制度的量化指标,并保证各项管理制度能通过体系中的指标得到彻底的贯彻执行。

(2)信息化基础支撑体系。在精细化管理的实施过程中,首要任务是确保从医院各类信息系统(医院信息系统、临床信息系统、实验室信息系统、医学影像信息系统)等基础支撑体系中抽取源数据的可得性、正确性和完整性,通过精细化的业务数据科学、客观、准确地反映医院运营中各个层面的真实状态。

(3)精细化质量管理的应用系统。依托信息化平台的各类业务应用,必须与医院自身的管理思路及相应的制度建设高度契合,以保证精细化管理的持续性和发展性。

(八)住院医师规范化培训

住院医师规范化培训是指医学专业毕业生在完成医学院校教育之后,以住院医师的身份在认定的培训基地接受以提高临床能力为主的系统性、规范化培训。作为毕业后医学教育的一个重要组成部分,住院医师规范化培训是医学生成长为合格临床医师的必由之路,对保证临床医师专业水准和医疗服务质量具有极为重要的作用。原卫生部于 1993 年颁布《临床住院医师规范化培训试行办法》,正式对住院医师规范化培训工作作出规定。2009 年国家医改方案也明确将住院医师规范化培训制度列入当年 5 项重点改革任务中。住院医师规范化培训的推行包含确定招收对象、培训内容和模式,遴选培训基地,实施培训招收和考核认证等内容。在机构编制核定、人员待遇、学位衔接和经费保障方面都需要相应的配套政策支持。上海等公立医院改革试点城市已分别结合实际,探索建立起了住院医师规范化培训制度。2014 年 1 月 16 日,原国家卫生计生委等7个部门联合出台了《关于建立住院医师规范化培训制度的指导意见》,对全国范围内全面启动住院医师规范化培训工作提出了具体要求。

(九)医师多点执业

为解决我国卫生人力资源配置总量不足且结构不均衡的问题,2009 年国家医改方案中明确提出研究探索注册医师多点执业。同年 9 月,国务院卫生行政主管部门也下发了关于医师多点执业有关问题的通知,医师可以在两个以上医疗机构从事诊疗活动即多点执业。政府希望通过行政规定鼓励和推动医师多点执业政策的实施,以促进医疗资源合理流动,在让更多患者享受到优质医疗资源的同时,也让广大医师最大限度地发挥自身价值,获得更多收益。

医师多点执业在我国尚处于探索试行阶段,在政策实施过程中还有诸多配套问题需要完善并同步推进,主要有三个方面。

(1)完善修订《执业医师法》等相关法律法规,明确医师多点执业的法律保障。

(2)健全完善相关配套制度,包括健全医疗质量管理制度、建立医师风险保障制度和改革医师人事管理制度。

(3)完善医师执业监督管理,既发挥卫生行政部门对医师多点执业行为的有效监管,也要发挥医师协会等行业组织的自律监督。

(十)医患关系改善与医疗纠纷处理

医患关系是医疗活动中基本的人际关系,是以临床医师为中心的医疗服务供方和以患者为中心的医疗服务需方在医疗服务过程中形成的相互影响、相互制约的特殊关系。近年来,医患关系日趋紧张。据统计全国平均每年、每家医疗机构发生医疗纠纷的数量多达 40 起。尤其近年来,医疗纠纷数量逐年递增,许多医疗纠纷演变为恶性的伤医、杀医事件,甚至出现职业"医闹",严重扰乱了正常的医疗秩序,医院在处理医疗纠纷的过程中牵涉了大量的人力、物力。2002 年颁布的《医疗事故处理条例》中规定,处理医疗纠纷有协商、行政调解和司法诉讼三个途径。但在实践中行政调解运用较少,多地也引入了以司法部门主导设立的医患纠纷人民调解委员会(简称医调委)的第三方调解机制帮助处理医疗纠纷。面对日趋紧张、信任缺失的医患关系,目前在处理医患纠纷的实践中医患关系的社会属性越来越受到关注,提出运用社会工作理论解决医患纠纷。医务社会工作是指在医院中运用社会工作的专业知识和技术,为实现患者康复的目的开展一系列包括与疾病的预防、治疗、康复有关的社会和心理方面的专业服务,充分体现"以患者为中心"的服务理念,成为患者、家属、医务人员、医院管理者和社会各方沟通的桥梁,大力开展医务社会工作已成为构建和谐医患关系的重要策略。

(殷　爽)

第四节　医院管理的基本职能、基本理论与方法

一、管理的基本职能

管理是指对一个组织所拥有的资源进行计划、组织、领导和控制,用最有效的方法实现组织目标的过程。最早的系统性地提出管理职能的是法国的 Henri Fayol,他认为"管理就是计划、组织、指挥、协调和控制"。20 世纪 60 年代以来,伴随系统论、控制论和信息论的产生及现代科技手段的发展出现的管理决策学派突出了管理的决策职能。绝大多数学者认同计划、组织、协调、控制和领导是管理的基本职能。

(一)计划职能

计划职能是确定目标和实现目标的方法和途径,是对未来进行规划并制订行动方案的过程。其主要内容包括分析内外环境、确定组织目标、制定组织发展战略、提出实现既定目标的策略与作业计划、规定组织的决策程序等。任何组织的管理活动都是从计划出发的,因此,计划职能是

管理的首要职能。

(二)组织职能

组织职能是指对组织中的各要素之间的相互关系进行合理安排的过程,从而建立起组织的物质结构和社会结构。其主要内容包括设计组织结构、管理体制、分配权力、明确责任、配置资源、信息网络等。构成组织结构的要素包括管理宽度、管理层次、部门和职权。

(三)控制职能

控制职能就是纠正组织目标偏差,可通过确定标准、衡量成效和纠正偏差的基本程序完成。控制可以分为前馈控制、现场控制和反馈控制3种方式。

(四)协调职能

协调职能就是正确处理组织内外的各种关系,为组织的正常运转创造良好的条件和环境,促使组织目标的实现。具体包括组织内部的协调、组织与外部环境的协调、冲突的协调等。

(五)领导职能

领导职能就是领导者开展领导活动的职责和功能。领导者在执行领导职能时运用法定权力和自身影响力影响被领导者的过程,既要调动组织成员的潜能,使之在实现组织目标过程中发挥应有作用,又要促进组织成员之间的团结协作,使组织中的所有活动和能力统一和谐。

二、医院管理的基本理论

(一)科学管理理论

美国的古典管理学家 Frederick Winslow Taylor 是科学管理的创始人,被管理界誉为"科学管理之父",1911 年其撰写的《科学管理原理》一书的出版标志着一个管理新时代的到来。他认为科学管理的根本目的在于谋求最高劳动生产率。达到最高的工作效率的重要手段是用科学化的、标准化的管理方法代替经验管理。他认为最佳的管理方法是任务管理法,也就是说一方面促使雇员发挥最大限度的积极性,另一方面作为回报,雇员也将从雇主那里获得某些特殊的刺激,这种"积极性加刺激性"的管理,称为任务管理。但是他的科学管理理论是建立在对人性假设为"经济人"的基础上的,具有局限性。

(二)组织管理理论

著名德国社会学家 Max Weber 被誉为"组织理论之父",1920 年出版的《社会组织和经济组织理论》(也译为《行政组织理论》)对后世产生了深远的影响,他的行政组织理论提出的"理想的行政组织体系"成为现代组织广泛采用的组织管理方式。理论认为等级、权威和行政是一切社会组织的基础,只有高度结构的、正式的、理性化的理想行政组织体系,才是对员工进行强制性管理的最合理手段,才是达到目标、提高劳动效率最有效的形式,并且在精确性、稳定性、纪律性和可靠性方面优于其他组织形式。"理想的行政体系"具有的特点应包括:①明确的职位分工。②自上而下的权力等级系统。③人员任用通过正式考评和教育实现。④严格遵守制度和纪律。⑤建立理性化的行动准则。⑥建立管理人员的管理制度。

(三)行为科学理论

行为科学作为一种管理理论,始于 20 世纪 20 年代末、20 世纪 30 年代初的霍桑实验,在此基础上,George Elton Mayo 提出了有别于古典管理理论的行为科学理论。其理论主要包括以下几方面。

(1)人性假设是行为科学管理理论的出发点,在各个时期对管理对象的人性假设有工具人假设、经济人假设、社会人假设、自我实现人假设、复杂人假设和决策人假设。

(2)激励理论是行为科学的核心内容,包括需要层次理论、行为改造理论和过程分析理论。

(3)群体行为理论是行为科学管理理论的重要支柱,掌握群体心理是研究群体行为的重要组成部分。

(4)领导行为理论是行为科学管理理论的重要组成部分,包括对领导者的素质、领导行为、领导本体类型、领导方式等方面的研究。

(四)管理决策理论

美国管理学者 Herbert Alexander Simon 是管理决策理论的主要代表人物,1944 年提出管理决策理论的轮廓。管理决策理论的核心观点主要体现在 3 个方面。

(1)突出决策在管理中的地位,理论认为管理的实质是决策,决策贯穿于管理的全过程,决定了整个管理活动的成败。

(2)系统阐述了决策原理,对决策的程序、准则、类型及其决策技术等做了科学的分析,并提出用"满意原则"来代替传统决策理论的"最优原则",研究了决策过程中冲突的解决方法。

(3)强调决策者的作用,其认为组织是决策者个人所组成的系统,因此,强调不仅要注意在决策中应用定量方法、计算机技术等新的科学方法,而且要重视心理因素、人际关系等社会因素在决策中的作用。

三、医院管理的方法

20 世纪 40 年代以来,系统论、信息论、控制论的理论及方法被广泛地运用在医院管理工作中,近年来由运筹学演化分支出来的排队论、决策论和博弈论也被作为医院管理的常用方法。

(一)系统论

系统论作为一门科学,产生于 20 世纪 20～30 年代。任何管理都是对系统的管理,系统论是通过对系统与环境、系统与要素、要素与要素等内外各种关系的辩证分析,揭示对象的系统规律,从而达到问题最佳处理的一种方法,系统论是医院管理中最基本的管理方法。

系统论在应用中要把握好以下几个特性。

1.整体性

系统要素间及要素与系统间的相互关系以整体为主,系统运行要从全局着眼,局部着手,统筹考虑,达到整体最优。

2.动态性

系统不仅是功能实体,同时也是一种运动存在,研究系统的动态规律,预见系统的发展趋势,超前谋划,减少偏差。

3.开放性和环境适应性

任何系统不仅和外部环境进行物质、能量和信息交换,同时也对环境进行主动适应,既要充分估计外部环境对系统的影响,也要预计到主动改变环境的可能。

4.综合性

系统目标和系统实施方案选择具有多样性和综合性。既要能把普通的事物综合创造出新的系统,又要善于把复杂的系统分解为简单的单元去解决问题。

(二)信息论

信息论最早产生于通信领域,创始人是美国数学家 Claude Elwood Shannon。他把信息的发射和接收作为一个整体的通信过程来研究,于 20 世纪 40 年代末奠定了现代信息论的基础。管理系统也被看作是信息系统,管理对象和决策机构可以看作是信源,各种机构、组织的信息沟通渠道则看作为信道,而各种报表、数据、指令等都是信息。各级组织之间通过信息关系发生联系,管理者的任务就是通过信息系统了解信息、处理信息,然后作出正确决策,发出指令,有效地组织和指挥系统的各种活动。运用信息论的观点和方法,可以广泛地把各类系统看作是借助于信息的获取、传送、加工而实现其目的的过程。

(三)控制论

控制是管理的重要职能。控制论由美国数学家 Norbert Wiener 于 20 世纪 40 年代末创立,是研究动态系统在变化的环境条件下如何保持平衡状态或稳定状态的科学。控制论的基本原理在于通过对所控制系统信息的加工和反馈,使该系统进入期望的运行状态。控制论研究如何通过信息的变换和反馈作用,使系统能自动按照预定的程序运行,最终达到目标最优,其核心是负反馈机制。对管理学的借鉴是如何建立闭环的管理通道。

(四)协同论

协同论研究各种不同的系统从混沌无序状态向稳定有序结构转化的机制和条件,由德国著名理论物理学家 Hermann Haken 于 1973 年提出。协同论的根本思想是系统自主、自发地通过子系统的相互作用而产生的系统规则,竞争与协作是其最基本的概念。协同论在管理科学方面得到了广泛应用,通过协同论探求群体的"客观"性质,也可以应用协同论建立一个协调的组织系统以实现工作的目标。协同论的发展与许多学科的发展紧密相关,是系统管理思想的发展,为处理复杂问题提供了新的思路,成为医院管理的重要方法。

(五)排队论

排队论是运筹学的一个重要分支,也称随机服务系统理论。它主要研究如何合理地设计与控制各类随机服务问题,即排队问题。排队论主要的研究内容包括 3 个方面。①排队系统的数量指标:包括队长、顾客逗留时间与等待时间,忙期与闲期等。②统计推断:检验顾客相继到达时间间隔的相互独立性,确定服务时间的分布和有关参数等。③系统优化:研究如何使系统处于最优状态,包括最优设计问题和最优运营问题。

排队系统是指顾客到达后,按照一定的规则排队及接受服务机构服务的过程。排队论通过对每个个别的随机服务对象的统计研究,寻找这些随机现象平均特性的规律,从而改进服务机构的能力,使之达到良好的经济运行效果。

(六)决策论

决策论是在概率论的基础上发展起来的。概率论实际上是在风险情况下的决策理论。这些理论和对策理论概念上结合,发展成为现代的决策论。决策论是根据信息和评价准则,用数量方法寻找或选取最优决策方案的科学。管理的核心是决策,决策论是研究决策问题的基础理论和方法。决策论可分为确定型模型和随机性模型两类,其中确定型模型是指只有一种必然发生的自然状态的模型;随机性模型又可分为自然状态发生的概率未知、不确定型决策模型和自然状态发生、概率可以计算或估算的风险型决策模型。不同决策类型的适用条件和方法见表 1-1。

表 1-1　不同决策类型的适用条件和方法

类型	自然状态	自然状态概率	决策准则
确定型决策	一个	已知	最优法则
不确定型决策	两个或两个以上	未知	乐观准则、悲观准则、乐观系数准则、等可能准则、后悔值准则
风险型决策	两个或两个以上	已知	最大可能性准则、矩阵法、决策树、贝叶斯法则

(七)博弈论

1928 年,John von Neumann 证明了博弈论的基本原理,从而宣告了博弈论的正式诞生。1950－1951 年,John Nash 利用不动点定理证明了均衡点的存在,为博弈论的一般化奠定了坚实的基础。博弈论又称"对策论",博弈是指各方决策者在相互影响、相互作用中作出自己决策的行为及其过程。博弈论是研究具有不同利益的决策者行为发生相互影响、相互作用时如何决策及这种决策的均衡问题的理论。博弈论需具有 3 个基本要素:①参与者是博弈中通过选择对策或者行动,以使自己利益最大化的决策主体。参与者可以有两方,也可以有多方。②策略是参与者在给定的信息下的行动规则,它规定参与者在什么时候选择什么行动。策略必须是参与者在冲突过程中的一个独立的、完整的行动。③得失是指每个参与者从各种对策组合中的"赢得"或者"支付",通常称为"支付函数"。博弈论研究系统中各方的预测行为和实际行为,优化策略。

(殷　爽)

第五节　医院功能与医院服务

一、医院的功能

医院的功能也就是医院的任务。《医疗机构管理条例》指出医疗机构(含医院)是以尊重生命,救死扶伤,维护和保证公民健康为宗旨,要以患者为中心,在提高医疗质量的基础上,保证教学和科研任务的完成,并不断提高教学质量和科研水平。同时做好预防、指导基层工作。国外有的将医院功能分为照料病员、培养医师及其他人员、增进大众健康和推进医学的研究四个方面。

医院的基本功能应如下。

(一)医疗

医疗是医院的主要功能。医院医疗工作以诊疗与护理两大业务为主体,医疗与辅助业务密切配合,形成一个医疗整体,为患者服务。医院医疗一般分为门诊医疗、住院医疗、康复医疗和急救医疗。门诊、急诊诊疗是第一线,住院患者诊疗是重点。

(二)教育培训医务人员及相关专业人员

医学教育有个显著的特点,就是学校只是医学教育的一部分,必须经过毕业后医学教育才能培养成为一个合格的医师。临床医学是实践医学,医院是住院医师的规范化培训和专科医师培养的基地。临床研究生的培养也是大型医院,尤其是教学医院的基本任务。医院必须具有对全体医院工作人员进行培养教育的功能。发挥这一功能才能不断培育专业医务人才队伍,提高业务技术水平,提高医疗质量。此外,教学医院还要承担临床教学的任务。

(三)开展科学研究

医院是集中进行医疗实践的场所。医院开展科学研究是提高业务水平的需要,如开展新业务、新疗法,要先进行实验研究,取得成果,然后用于临床。医院在医疗实践中蕴藏着无数的研究课题,医院必须具有临床医学研究的功能。

(四)预防保健和社区医疗服务

医院不仅单纯为了治疗患者,必须进行预防保健工作,开展社区医疗服务,成为人民群众健康服务活动的中心。要扩大预防,指导基层,开展健康咨询、门诊和住院体格检查、疾病普查、妇幼保健指导、卫生宣教等业务,对社会保健做出贡献。

(五)康复功能

医院的康复功能日益受到重视。事实上,康复范围不只是各种康复治疗,还包括:①让每一位患者能在生理上完全康复。②使每位患者在心理上完全摆脱创伤。③是使患者能早日回归社会。④使患者发挥其原来之角色功能,而不是留下任何疾病之阴影。⑤预防患者再患同一伤病而住院。

以上五项功能不是各自孤立的,而是相互联系、相辅相成的。也不是并列的,而是以医疗为中心,医疗与其他四项功能相结合,围绕医疗工作统筹安排,才能全面完成医院各项任务。

二、医院的服务

医院是以诊治疾病、护理患者为主要目的的医疗机构,是对公众或特定人群进行疾病防治和保健康复的场所。医院以患者和一定的社会人群为主要服务对象,以医学技术为基本服务手段,以满足医疗保健需求为主要服务内容,以蕴含生命健康和安全的医疗产出和非物质形态的健康服务为主要服务形式。医院服务,从内涵上看,包括技术性服务和功能性服务;从外延上看,可分为疾病诊疗康复服务、亚健康人群的保健服务、健康人群的疾病预防服务等。医院服务是一种特殊的公共产品,医院是产品的提供者,医务人员是产品的生产者,患者是产品的使用者,社会是产品的受益者。

作为典型的服务单位,医院服务与其他服务又有着本质的差异。医院服务的特性如下。

(一)无形性与易逝性

医院服务在本质上是一种行动、过程和表现,不是实物。医院服务很难向患者进行具体展示,医院服务的需求和供给是同时显现的。因此医院服务尤其是急诊服务具有地域性。医院服务很难用专利等手段加以保护,新的服务项目可以轻易地被仿效。未接受服务的患者很难感知和判断其质量和效果,对医疗服务质量进行客观评估,往往根据医务人员、服务设施和环境等有形线索来进行判断。患者为了减轻医疗服务的风险,通常相信亲朋好友的推荐、医院在社会上的声誉以及他们自己过去的就诊经验。

医院服务不是有形产品,不能被储存、返修或返工。医务人员的技术、技能不实际操作,就会生疏荒废。医院的服务能力不及时应用到诊疗服务之中,不转化为实实在在的服务,就没有价值,就意味着资源的流失和浪费。这要求医院在对医疗需求进行科学分析的基础上,合理确定医院的适宜规模,配备医务人员、医院设施和医疗设备。

（二）专业性与伦理性

医院服务是知识密集型产品，是多种思维劳动的综合产物。由于医院服务关系到人的生命安危，所以法律上规定只有具备专门的知识、受过专门训练的医疗专业技术人员和具备法定条件的医疗机构，才能作为医疗服务的提供者或经营者。

由于绝大多数患者不具备医疗专业知识，很难对自己的医疗需求、服务内容和服务质量做出科学的判断，不得不依赖医疗专业技术人员的专门知识和技能。医院服务的提供者完全可能操纵患者的医疗需求，甚至可以创造医疗需求。医务人员与患者在对疾病的认识程度上极度不对称，医务人员在心理上具有绝对优势。提供者可以利用技术上的垄断地位和需求者的紧迫需要而单方面决定服务的内容和服务质量。另外，患者在疾病的诊治过程中需要把自己身体的隐秘部位暴露给医务人员，把自己的一些隐私告诉医务人员。所以医院服务具有很强的伦理性。医院服务的专业性和伦理性，要求医院的医务人员，树立以患者为中心的理念，发扬救死扶伤、人道主义精神及对医疗事业无私奉献的价值观念，具备高尚的医德情操和道德素养。

（三）社会性与公益性

医院肩负着重要的社会功能，医院的服务具有社会性。医院的功能，不仅仅体现在诊治某个患者的个体效果，重要的是要看它的社会效果。医院的社会功能主要体现在：①维护和增进人类健康。人类的繁殖、出生、发育、疾病、衰老、死亡是一个自然过程，这一过程日益需要医疗活动的干预和影响。所以医疗保健已成为人类社会生活中必不可少的条件。②保护和增强社会劳动力。医疗的最佳效果是使患者重返社会，参加精神文明和物质文明建设。医疗工作是直接为生产力的基本要素之一劳动力服务的，它的作用只对劳动者的自然属性发生作用，不直接影响劳动者的社会属性。③社会适应不良的调节。医疗能够帮助个人暂时离开所处社会环境，缓和精神上的紧张，补偿社会功能上的缺陷。④完善社会健康体系。医院的任务，是以医疗为中心，同时开展社会预防。要求临床医师在日常医疗的各个环节中体现预防观点，落实预防措施，完成预防任务；要求医院扩大服务范围，从院内服务扩大到院外服务，从技术服务扩大到社会服务，为完善社会健康体系作贡献。⑤调剂社会公益、福利。医疗卫生事业是政府实行一定福利政策的社会公益事业，医院等卫生机构均获得政府或社会组织一定数额的事业补贴经费，因此起着促进或延缓社会财政对公共事业的补偿或其他特殊分配的作用。

医院服务包括预防保健、疾病诊疗等内容，其中预防保健由社会人群共享，属于公共服务；疾病诊疗虽然都有具体的服务对象，但也属于准公共服务。因此，医院服务的公益性不容置疑。医院是社会保障体系的一部分，医院服务首先要强调的是其社会效益。医院在为社会服务的时候，对患者要不分贫富贵贱，要一视同仁。医院服务的公益性决定了其必须坚持社会效益与经济效益的统一，在确保社会效益的同时讲求经济效益，以增强医院实力，提高为医疗服务的水平与效果。提高经济效益的根本途径在于提高医疗服务的水平与质量，注意投入与产出之合理比例。

（四）随机性与连续性

人们什么时候生病，生什么病，或疫情什么时候发生，多大规模，都是事先很难准确预料的；同时每一位患者都有个体化的表现。因而医院服务的需求与供给都具有很大的随机性，既不可能像一般日常生活消费品那样有计划地消费，也不可能像工厂那样按标准程序进行大批量的生产。在医院必须强调时间就是生命，在治疗与抢救患者过程中要分秒必争。医院要方便患者就医，节假日往往是多数患者可以自由支配的时间，医院服务不应该有节假日之分，必须是 24 小时服务。

医院接受患者就诊、病情观察与治疗要求连续不间断,各种工作安排都应适应医疗工作连续性要求,医院必须为患者提供连续的不间断的医疗服务。

(五)生产与"消费"的同一性

医院服务具有生产与"消费"不可分离的特点,服务人员向患者提供服务之时,也正是患者"消费"服务之时。医院服务的完成,实际上是医务人员和患者互动配合,共同与疾病斗争的结果。因此患者在接受治疗时,不是被动无关的,他是医务人员的重要协作者,医疗的质量不完全由医师决定,而是很大程度上受双方的合作意识、指导接受能力与参与配合程度的影响。医院服务的同一性决定了患者在医疗服务质量评价中起十分重要的作用。

(六)广泛性与层次性

医疗服务面广,各行各业、男女老少,在产生医疗需求时,不得不选择医院的服务。尽管人们都希望最好是"别有病",但是一旦有了病,就必须去医院看医师。当然也有许多人由于各种原因,生病后没有及时就诊,这样医院就存在着大量的具有潜在需求的患者。如果医院还是等患者上门,那么,医院起不到对疾病的预防作用,也使患者的疾病得不到及时发现、及时治疗,较难取得医疗效果。

医院服务的层次性主要表现在:①核心服务。核心服务是医院服务的最基本层次,也就是患者需求的物质或服务的利益。例如患者到医院看病是为了诊断病情,寻找治疗方法,得到高质量的治疗,尽快解除病痛,获得康复。②形式服务。即患者需求的医疗服务实体或外在质量。如医疗服务的项目、技术水平、设备条件、治疗质量与效果,能否满足患者的不同需求?③附加服务。即患者需求的医疗服务延伸部分与更广泛的医疗服务。如医学知识的介绍、病情咨询、服务承诺、就医环境、生活方便舒适程度等。

(七)异质性与不确定性

医院服务由医院员工提供,同时需要患者的积极参与。医疗服务质量取决于很多服务提供者不能完全控制的因素,如患者清楚表达的能力、员工满足患者需要的能力和意愿、患者间的相互作用、患者对服务的需求程度等。同样的疾病对于不同的个体,症状、体征都不会完全一样,同样的病用同样的药在不同个体的反应是不一样的,有的反应常常不可预知。同一位医务人员、同一个诊疗环境、同一个病种、同一个诊疗方案,对于不同的患者,都可能产生不同的疗效,表现为不同的服务质量。实践中,导致医院服务异质性的原因主要有三个方面:①医务人员的原因,由于心理状态、服务技能、努力程度等的不同,同一家医院中的医务人员提供的服务是有差异的,即使同一位医务人员提供的服务在不同的情况下在质量上也可能会有差异。②患者的原因,如患者知识水平、经济水平、个人体质等不同,直接影响服务的质量和效果。③医务人员与患者间相互作用的原因,即使是同一位医务人员向同一位患者提供的服务,也可能会因双方当时的情绪等原因而存在差异。

医院作为提供医疗服务的组织还具有卫生服务组织所共有的特性,例如定义和衡量产出较为困难、服务工作多变而且复杂、大多数工作紧急且不容延误、工作几乎不允许含糊和出错、组织内部各个部门和岗位高度相互依赖并且要求高度协调,等等。

(臧黎霞)

第六节 医院管理者

一、医院管理者的角色

管理学大师亨利·明茨伯格 1973 年在其巨著《管理工作的性质》中,对管理者的角色和作用进行了多方面的研究和论述。他通过大量长期的观察和研究,得出结论:一个管理者同时起着不同的作用。这些作用和工作可归纳为三个方面:人际关系方面的角色,信息情报方面的角色和决策方面的角色。

(一)人际关系方面的角色

着重于人际关系的建立与维系,具体包括下列三种角色。

1.代表人

管理者是组织机构的象征,作为组织机构的代表人有责任和义务从事各种活动,如会见宾客、代表签约、剪彩、赴宴等,有些属例行公事,有些具有鼓舞员工士气的性质。但全都涉及人际关系的活动,没有一项涉及信息处理或决策。医院管理者是其所管理的医院或部门的名誉领袖,在我国目前绝大多数的公立医院中,院长是医院的行政首长和法定代表人,有权履行相应的责任和义务。

2.领导者

负责对下属激励、任用、培训和沟通。管理者通过领导角色将各种分散的因素整合为一个合作的整体。医院员工多为具有一定专业知识和技能的知识分子,作为医院管理人员,要具备很强的影响力,要根据医务人员个体的需求和群体的文化特点采取适宜的激励手段,讲究领导艺术,培育团队精神,构建相应的医院组织文化,以提升医疗服务水平,履行医院社会功能。

3.联络人

负责同所领导的组织内外的个人和团体维持关系,建立和发展一种特别的联系网络,将组织与环境联结起来。医院的服务对象是人,且需要与各行各业打交道,医院的运营与社会环境关系密切。医院是由多部门、多专业、多岗位构成的较为复杂的组织机构,医院工作协作性强,这就需要医院管理者具有较强的协调能力。

(二)信息方面的角色

管理者在其组织内部的信息传递中处于中心地位,事实上是组织的"中枢神经",其既是获取外部信息的焦点,也是传递信息的来源。信息角色包括下列三项。

1.收集者

作为收集者,其角色是寻求信息,使其能够了解组织内外环境的变化,找出问题和机会。医院的运营需要分析和掌握大量的信息,这些信息包括:政策信息、市场信息、科技信息、医院内部运营信息、员工思想动态、部门和员工绩效等。医院管理者要善于通过各种有效途径收集和分析处理信息,善于进行科学的调查研究,善于通过信息的处理寻找存在的问题和发展机遇,制定发展战略,采取相应的管理措施,保证医院各项工作正常进行,促进医院健康发展。

2.传播者

将收集到的信息传播给组织的成员。医院管理者涉及的信息有的是关于事实的客观信息，有的是关于价值的主观信息。管理者通过信息的传播有效沟通，以激励和约束下属，指导下属正确决策，指挥下属有效执行。

3.发言人

医院是面向社会的开放式组织，是人群密集的公共场所，医院的运营状况与民众生活、社会稳定密切相关，医院的服务能力和医疗水平备受社会关注。医院管理者应该承担发言人的角色，代表医院或相应部门对外发布信息，以期争取社会公众、利害关系人的理解与支持，维护医院的社会形象。

(三)决策方面的角色

管理工作中最重要的部分也许就是担任决策角色。医院管理者对其管理的医院的战略决策或部门机构的工作运转系统负有全面的责任，医院管理者的决策职能十分重要。包括以下四个主要角色。

1.战略决策者

医院管理者，特别是院长作为医院战略决策者，是医院发展战略和改革创新的设计者和发起者，需要按照医院所有者及其代表的意志，控制战略目标实现和改革创新的活动进程，发现并利用各种机会，促进医院组织的变革。

2.资源分配者

资源分配是组织战略制定的核心，战略是由重要的组织资源的选择决定的。进行资源分配是医院管理者必须承担的角色。这里所说的资源包括人力、资金、物质材料、时间以及信息。

3.协商谈判者

医院在其运营过程中，不可避免地与外界发生各种关系，代表医院与相关组织和人士进行协商和谈判，进行资源的交易是医院管理者必须承担的角色。

4.危机管理者

医院工作具有较高的风险性，医疗事故、医患纠纷以及未所预料的事件均有可能发生，医院管理者应该是出色的危机管理者，善于进行危机或组织冲突的处理和解决。

二、医院管理者的能力

世界已经进入了科技创新和信息时代，知识经济也初见端倪。21世纪的管理者应以怎样的管理理念、方法、手段、技能，迎接挑战？毋庸置疑，时代的发展对管理者的技能提出了更高的要求。国外对人才的培养，除了获得学历资格外，非常重视技能资格的培训和考核，颁发技能资格证书以示获得过技能方面资格培训。管理者除具有专业知识、管理理论、心理学知识外，更要注重能力的培养。

(一)表达力

演讲与口才对医院管理者来说，其重要性不言而喻。过去那种"皇帝的女儿不愁嫁"的观念已经被彻底淘汰了，实事求是地宣传医院和个人，有利于提升医院和个人在公众中的知名度，也是管理者良好感召力的体现。在构建医院内部和谐的环境中，良好的表达力和沟通技巧，是管理者与职工交心换心的必备能力，也能起到激励员工和协调工作的作用。表达力又可分为语言表达能力和文字表达能力。语言表达能力，就是通过说话表达主题思想的能力。在实际工作中，有的不会说话或说了半天对方不知表达什么问题,特别是向上级有关单位反映诉求时,不能突出主题,逻辑混乱,既浪费了有限的时间,又引起对方的不满。影响语言表达能力的方面主要有:①信息不准或问题把握不清,有畏惧心理。②思路不清晰,目的不清楚,主题不明确,反复废话太多。③在与人谈话时,口齿不清楚,语言不简洁,观点不明确,条理不清楚。④没有针对不同谈话对象,采取不同的表达方式。

文字表达能力,包括专业论文的书写、公文写作、总结、发言稿件写作等。特别是公文写作,有它的一套规范和程序,不掌握公文写作的特点和要求,会因公文写作要点不清、文笔不畅、格式不对影响办公效率,失去宝贵的时间和机会。

(二)分析力

分析力是医院管理者所要具备的素质之一。首先,要熟悉党和国家的方针政策。知晓国家法律规章和管理办法,有一定的理论修养,从讲政治的高度,洞察形势的发展变化,在错综复杂,风云突变的情况下不迷失方向,客观地、全面地分析形势和自身的优势与不足,做出正确的判断分析,选择正确的方向。其次,信息是提高分析力的重要保障,是医院管理者进行分析和科学决策的基础和依据。现代管理的重心在经营,经营的中心在决策,决策的前提在预测,预测的基础是信息。要善于搜集信息,积累信息,分析信息和使用信息,只有获取真实的信息,通过分析和判断,才能发挥信息的作用,为分析提供可靠的依据。最后,要善于思考问题,思考应把握全局的原则,防止片面性、盲目性,要通过问题的现象看到问题的本质,把前因后果联系起来,从政策的出台背景,所采取的措施,应达到的目的进行综合分析,找出事物的发展规律,不断提高分析问题和解决问题的能力。

(三)领导力

领导力是引领与影响个人和组织,在一定条件下实现某种目标行动过程的能力。领导是一个行为过程,而致力于实现这个过程的人就是领导者。一个有能力的领导会给医院和职工带来成功的希望,使人们对他产生一种敬佩感。敬佩感是一种心理磁石,它会吸引人们自觉地去接受影响。在当今高度信息化和严峻的市场竞争形势下,领导者应具备九种新能力。

1.核心竞争能力

核心竞争能力是在一组织内部经过整合了的知识和技能,尤其是关于怎样协调多种生产技能和整合不同技术的知识和技能。它首先应该体现为一种文化力。医院管理理论发展到现在,医院文化在医院管理中的作用越来越受到重视,医院文化是医院特有的,是医院在长期发展过程中逐步积累、提炼出来的,是其他医院无法模仿的。其次,是学习能力,面对形势的变化,能否做出快速的反应,能否及时调整自己适应新形势,都要靠学习。不会学习就不会工作,也就无从创新和发展,培养学习型医院是当今医院管理者最关心的一个问题。再次,是创新能力,创新是医院发展的动力,医院只有创新才会发展,才会有突破。最后,是实践能力,凡成功的医院都是重视实践,光说不练是不行的,任何优秀的思想和计划都要靠行动来变为现实。

2.战略主导能力

置身于日益复杂的生存环境,面对日益激烈的生存竞争,医院要保持可持续发展,应该由销售主导型经营方式向战略主导型经营方式转变。转变经营方式是一项长期复杂的任务,先要在思想观念上更新。当环境发生变化以后,原来的新观念则成了旧观念,原来是发展动力,现在则是发展的阻力。管理者应站在全局的高度,以战略的眼光分析目前和未来的发展趋势,不要被眼前利益所驱动。

3.互动影响能力

在现代医院管理中,医院管理者担当着不同角色,如外交家、宣传家、教育家、观察家、调解人等。这些角色无不需要领导者与其他群体成员产生互动,而互动的结果并非取决于职权等级关系,领导者的影响力才是其中的关键。

领导者的影响力,就是领导在领导活动中,有效地影响和改变被领导者的心理与行为使之纳入群体活动目标轨道的能力。也就是领导的状况和行为在被领导者身上产生的心理效应。在领导与被领导者的关系中,领导起主导作用,领导如果不能影响或改变被领导者的心理和行为,就很难实现领导功能,群体目标也很难达到。

4.自我调控能力

这表现在日常工作中对事态的发展、对人的控制上,更表现在关键时刻的胆略和才智对局势的控制上。冷静处事,是为人的素质体现,也是情感的睿智反应。生活是有太多的逆境,它是生活中的偶然。但是在理智面前,偶然总会转化为令人快慰的必然。

以冷静面对社会,有利于顺境与逆境中的反思,可既利社会又利自己;以冷静面对生活,有利于苦乐中的洗练,可尽享人生中的惬意;以冷静面对他人,有利于善恶中的辨识,可亲君子而远小人;以冷静面对名利,有利于道德上的筛选,可提高人品和素质;以冷静面对坎坷,有利于安危中的权衡,可除恶果保康宁。冷静,使我们大度、理智、无私和聪颖。冷静,是知识、智慧的独到涵养,更是理性、大度的深刻感悟。

5.动态决断能力

超脱是领导工作的一个重要原则,但在一些特殊情况下,领导者又不能不介入下级的工作,否则就可能造成失误,甚至犯失职性错误。那么,在什么情况下需要介入下级的工作呢?①特殊性事件。有些事件发生突然,影响面大,力度强,又很敏感,处理不好会造成很坏后果。在这种情况下,领导者视情况直接过问,甚至越级指挥都是必需的。②复杂又难以预测的重大工作。有些工作事关重大,或受各种客观条件的限制,无法弄清工作的环境和背景;或工作本身过于复杂,又没有足够手段证实其科学性。③特殊时期。历史或工作进程处在发生重大变化的阶段,领导者面临许多关系全局的重大问题,只要有一件或一个环节处理不当,就可能造成巨大损失或失败。④关键性大事。事务本身关键,或事务处在某个关键点上,处在一触即发状态,因为关系重大,领导者必须介入。⑤某个局部出现严重问题,其自身已无力解决,这时主管领导必须亲自前往处理,或向上级请求派工作组全权解决。

6.创新思维能力

一个民族要对人类做出贡献,列于世界先进民族的行列,这个民族必须具有强烈的创新意识、全面的创新精神和能力。其中,创新意识、创新能力的养成是关键的,是核心的方面。

在知识经济条件下,医院的竞争力大小,取决于其创新力的强弱,医院的创新力包括以下几个方面。

(1)品牌创新。一方面要求根据时代的发展和竞争的变化对品牌的设计和使用加以更新,另一方面要根据医院的发展,扩大品牌的知名度,争创全国品牌和国际名牌。

(2)服务创新。服务是有形技术的延伸,能够给患者和公众带来更大的利益和更好地满足,因而越来越成为医疗的一个重要组成部分。服务创新就是强调不断改进和提高服务水平和服务质量,不断推出新的服务项目和服务措施,力图让患者达到最大的满足或满意。

(3)战略创新。即技术陈旧战略,是医院根据市场需求变化规律有意识地淘汰旧观念、落后的管理手段和技术,推出新技术和手段的战略,通过医院自己对技术和手段加以否定而不断注入"新鲜血液",使得医院发展曲线呈平稳上升态势。

(4)知识化创新。知识化创新是知识经济发展的产物,是知识经济相适应的一种新观念。它高度重视知识、信息和智力。凭知识和智力而不是凭经验在日益激烈的市场竞争中取胜。

(5)发展趋势创新。要顺应国内、国际大趋势,朝着多样化、多能化、简便化、舒适化、环保化方向发展,并注重实施医院整体概念的发展战略。

7.现代流通能力

随着经济结构的调整和多样化、个性化消费需求的出现,使经济社会对物流的需求发生了质的变化,实行科学的物流管理已成为降低成本、提高效益的最重要途径之一。要改变过去重采购、轻流通;重现金流、轻物流的传统观念,应充分利用第三方物流的作用,减少药品、耗材、被服等物品在采购、仓储等环节所造成的损失。

8.多元思考能力

思维即是财富,这是林语堂先生说过的一句话。古人曰:"行成于思"。没有思维上的变动就不会产生行为上的变化,也可以说,人类历史上的所有新东西都是从思维创新开始的。市场竞争,实际上是人才的竞争和思维能力的竞争,只有充分发挥人的聪明才智和创新能力,在医疗质量、患者安全、外部环境、内部和谐、建立评价评估体系、再造服务流程、引进和开展新的技术和手段等方面进行多元化思考,才能使医院保持领先的地位,永远立于不败之地。

9.人力资源管理能力

人力资源管理是一个组织对人力资源的获取、维护、激励、运用与发展的全部管理过程与活动。现代人力资源管理的本质就是了解人性、尊重人性、以人为本。对于一个医院来讲,把劳动人事管理上升到现代人力资源管理,建立起能够吸纳人才和激发员工积极性与创新性的管理机制,有利于医院把人力资源作为一种财富来开发挖掘和积累升值,有利于医院的全面发展和持续发展。

三、医院管理者的管理风格

医院的可持续发展和保持旺盛的生命力,与医院管理者的风格有密切的联系,在激烈的竞争中要管理好一所医院,与管理者风格、管理水平、管理技能是分不开的。

(1)要具备专业知识、管理知识和其他辅助知识,懂政策、懂技术、懂管理。及时了解和掌握党和国家现阶段对卫生工作的有关方针、政策及有关规定,掌握现代化的管理理论、方法、手段,把社会科学知识与自然科学知识结合起来,把系统论、运筹学、经济学、信息论、行为科学、控制论等逐步运用于管理之中,真正做到按管理科学规律办事,努力使自己成为医院管理的行家里手,熟读政策的高手,驾驭工作的能手。

(2)坚持以人为本的管理理念,推行人性化管理,形成良好的团队精神和医院文化,营造一个和谐、团结、协作、健康、向上的工作氛围。放弃本位主义,作职工的朋友,理解职工、尊重职工、宽容职工,与职工平等相待,向职工问计问策,虚心请教,听取批评和建议,充分调动职工的主动性、积极性,使职工具有主人公的责任感,从工作中获得物质和精神利益的享受。

(3)不谋私利,秉公办事。管理者要有正确的权力观和政绩观,权力只能为全体职工的根本利益服务,定政策、办事情都要以医院发展和全体职工的根本利益为出发点和落脚点。成绩是全体职工共同努力得到的,不能为了政绩,盲目发展以损害医院和职工的切身利益换取自己的荣誉。更不能争名夺利,在职工中失去威信,只有淡泊名利,一心为公,才能赢得广大职工的支持和拥护。

(4)处事果断,敢于承担责任。管理者在大是大非面前,应旗帜鲜明、态度明确,维护党和国家、医院和职工的利益。在工作中勇于承担责任,鼓励职工在技术上大胆探索和实践,要善于团结和带领领导班子成员一起工作,要虚怀若谷、宽宏大量,不斤斤计较权力之争。特别是团结那些提出反对意见或意见提错了的同志一起共事。在日常管理中不居高临下,不伤害职工的自尊心,批评时要掌握方式、方法,正面引导,以理服人。

四、医院管理者的人格

良好的人格形象可使他人钦佩、敬仰而产生模仿意识。一个完美的形象,外在表现是语言、行为符合职业道德的要求,内在的表现是靠心理作用有意识地控制自己的表情、动作,调整情绪,以适应管理者不同角色的转换。

(1)医院管理者要表现出强烈的事业心和责任感,树立"以患者为中心"的服务理念,处处起模范带头作用,以热情、诚恳、宽容、积极的态度对待每一位职工,使职工感到亲切、信任,愿意和你沟通、共事,同吃苦、共命运,让职工由"要我去做"变成"我要去做"。

(2)应该具有很强的情绪控制能力。一个医院管理者情绪的好坏,可直接影响整个医院的工作氛围和工作效率。管理者的情绪不单是个人的事情,将会影响下属和职能部门的工作人员。管理者的情绪变化无常、大起大落,让职工感到无所适从,造成不必要的误解,所以要学会控制情绪,遇事不乱,大智若愚。

(3)应宽以待人、严于律己。人往往能够对别人的缺点看得一清二楚,在批评他人的时候,容易忽视自身的缺点。批评一旦超出所能忍受的范围,反而引起厌恶和反感,丧失说服力。对自己要严,对他人要宽,时时刻刻严格要求自己,身正不怕影子斜,别人会信服你,而诚心实意帮助职工,从关心、爱护的角度说服教育,以理服人,以德服人,职工就会感激你,尊重你的人格。

(4)要诚实守信,言必行,行必果。信誉就是生命,诚实可信,言行一致,不说大话,严守信誉是与职工建立长期稳定工作关系的基础。职工最怕领导说了不算、承诺的事不兑现,时间一长逐渐失去了对领导的信任。管理者应该说话算数,说真话,说实话,承诺的事情一定要认真落实。即使是说了,但条件不成熟一时办不了的事情,也要向职工讲清原因,求得理解。只有在职工中树立讲信誉、守承诺、敢决策、重效果的人格魅力,才能在管理中达到政令通畅,人心所向,职工拥护,领导满意的权威效果。

(赵春祥)

第七节 医院组织结构与岗位设置

一、医院组织结构的概念和特点

医院组织结构是医院为实现组织整体目标而进行分工协作,在职务范围、责任和权利等方面进行划分所形成的结构体系。它反映了医院组织各部分的排列顺序、空间位置、聚集状态、联系方式以及各要素之间的相互关系。医院组织结构应该具备目标统一性、稳定性和适时性的特点。

（一）统一性

医院中的组织结构是通过各自承担的任务构成的管理体系,这个体系中的各个组织和部门都是为了实现医院的总目标而工作的。所有医院,不论是民营的还是公立的,不论规模大小,其共同目标都是救死扶伤,维护人群的健康水平,因此医院的一切工作必须以患者为中心,医院的组织结构也要体现这个中心目标。

（二）稳定性

任何组织都需要高度的稳定性。对各级各类医院来说,其目标是一致的,其基本任务是相似的,其组织结构的基本职责是相同的。如医院部门都分为医疗、护理、医技、行政后勤等几大类别,诊疗单元分内、外、妇、儿、五官等科室。

（三）适时性

现代医院的组织结构不是一成不变的,而是随着组织内外部要素的变化而变化的。各医院可根据自身条件和工作发展计划,根据时代和社会发展的需要,对党群、行政后勤、业务管理等各体系及各业务部门进行调整。

二、医院组织结构的主要功能

所有的管理职能需要依托一定的组织才能实现,管理者都是在组织中工作的,组织的大小、规模、复杂程度等特性影响着管理者的管理成效。组织结构规定和制约着管理系统功能的性质和水平,限制着管理系统功能的范围和大小。医院的组织结构即是为达到医院的目标,由医院成员来实现的活动体,医院的职责和任务就是医院成员通过完成组织结构的功能来实现的。医院组织结构的基本功能可归纳为以下五个方面。

（一）指导功能

医院要达到既定的目标,保证其良好的运行,必须通过医院组织结构来实施贯彻相关的制度和章程。医院内部通过组织结构,各部门各司其职,上级的命令或者任务,通过组织结构,落实到医院各个负责部门,使之变成全体员工的行动。

（二）管理功能

管理就是用科学的理论及方法和行之有效的规章制度等推行医院的政令和计划,完成党的工作任务,使医院医疗、教学、科研、党务各项活动能够协调发展。管理功能涉及的领域很广,例如门诊管理、住院管理、护理管理、信息管理、人力资源管理等。

（三）服务功能

医院组织结构是为了完成医院的既定目标、任务而服务的,应坚持"领导为职工服务、后勤为医疗服务、医技为临床服务、全院为患者服务"的原则,在整个服务体系中应遵循"以患者为中心"的宗旨。

（四）协调功能

医院组织结构为保证完成既定目标,协调领导与职工、后勤与医务、科室与班组等各种工作关系,使其和谐的工作,避免冲突,提高功效,惯性运转。

（五）监督、考核和保护功能

协助领导对下属科室、班组及其工作人员按照医院的规章制度进行检查、考核,并保证医疗和财务安全,依法保障职工的合法权益。

三、现代医院组织结构类型

医院的组织结构与其他的组织结构一样,是权责分配关系构成的体系。医院的组织结构并不是一成不变的,它会随着医疗制度、医院战略、医院环境的变化而发生变化,医院的组织结构变革是基于服务患者、方便患者、满足患者的需要。因此,适时选择合理的医院组织结构是医院决策者面临的一大考验。医院组织结构模式的选择主要受医院任务目标、医院内外环境、技术和医院本身的特性影响,规模不同的医院之间组织结构存在差异,综合医院和专科医院的结构也有差异。医院常见的组织结构类型主要有以下几种。

(一)直线型组织结构

直线型组织又称单线型组织,它是使用最早,也是最简单的一种组织类型。特点是组织的领导人员对其所管辖的范围及其下属拥有完全的直接职权,一切指挥与管理职能基本上都由其执行,不设职能机构或仅有少数职能人员协助其工作。该组织结构的优点是结构简单,管理人员少,职责权利明确,工作效率较高。缺点是组织结构缺乏弹性,对领导的要求较高,要求领导人员通晓多方面的知识和具备较强的工作能力。这种组织只适用于规模较小、管理层次较简单的医院。

(二)职能型组织结构

它是按照分工原则进行设计的。这种组织结构的特点是医院各组织部门按照职能进行划分,实行专业化分工;由院长对各职能部门进行统一管理,高度集权。该组织结构的优点是结构简单、权力集中、指挥统一,易于医院实现职能目标。缺点是对外界环境的变化反应较慢;可能引起高层决策堆积、层级负荷加重;可能导致部门间缺少横向协调,对组织目标的共识有限,导致创新能力有限。这种组织结构比较适合于中小型综合医院及服务范围单一的专科医院。

(三)直线职能型组织结构

它是直线职能与参谋职能有机结合,按照组织和管理职能来划分部门和设置机构。这种组织结构的特点是:以直线为基础,在各级行政负责人之下设置相应的职能部门,分别从事专业管理,作为该领导者的参谋,实行主管统一指挥与职能部门参谋、指导相结合的组织结构形式。职能部门拟定计划、方案以及有关指令,统一由直线领导者批准下达,职能部门无权下达命令或进行指挥,只起业务指导作用,各级行政领导人实行逐级负责,形成高度集权的组织结构。

这种组织结构把管理机构和人员分为两类:一类是直线指挥部门和人员,拥有决定和指挥权,并对该组织的工作负有全部责任。另一类是职能部门和人员(也称为参谋部门和人员),是直线指挥部门和人员的参谋,只对直线指挥人员起参谋助手作用,对下级直线部门只提供建议和业务指导,没有决定和指挥的权利。一般情况下,直线指挥部门给职能部门授予一定的权利,它可代替指挥部门行使一定的指挥权利。

直线职能型组织在摒弃了直线型的缺点基础上,仍保持了其优势,这种组织实行的是高度集权,能保证组织内有一个统一的指挥与管理。同时有一套职能部门和人员,作为直线指挥人员的参谋助手,因而能够对本组织内的活动实行有效管理。缺点是由于权利过多集中于最高管理层,下一级部门的主动性和积极性的发挥受到一定限制;医院部门之间横向联系较差,容易产生脱节与矛盾,对新情况难以及时做出反应;医院各参谋部门与指挥部门之间的目标不统一,容易产生矛盾;信息传递路线较长,反馈较慢,适应环境变化较难。这种组织结构比较适用于中型组织,我国的二级及以上的医院绝大多数采用这种组织结构。

(四)矩阵型组织结构

它是在直线职能组织结构的基础上,又有横向的机构系统,使组织结构既保留纵向的垂直领导系统,又使横向之间发生联系。横向的组织系统是医院按任务的项目与规模而设置,如科研组织等,这种组织的人员大多数是从相关业务或职能科室中调用的。

矩阵型组织结构是实现多重组合的一种方式。矩阵是横向联系的一种有力方式,其独特之处就在于同时设有辅助诊疗部门(横向的)和医务部门(纵向的)结构。这种组织结构的优点是使集权和分权有机结合,增强了管理工作的科学性和灵活性,有利于医院各学科的发展和专门人才的培养。这种组织对医疗任务重、业务情况复杂、辅助诊疗技术较高、科研任务较多的大型医疗机构是一种行之有效的组织形式。随着医学科学及相关学科的发展,矩阵组织结构将是现代化医院组织结构设置的趋势。

(五)其他组织类型

随着医疗卫生事业的不断发展,以及人民群众卫生服务需求的不断增长,医院在不断发展中出现了许多复合的组织类型。一些股份制医院借鉴现代企业的模式,在医院组织中建立了董事会或股东大会等投资管理机构;一些医院集团把管理部门逐渐游离出去,形成独立专业的管理体系。这些组织形式反应灵活,组织运行更加专业化,在一定程度上促进了医院的发展。

医院组织结构的设置,要从医院的工作性质和任务规模出发,适应自身的职能需要。在实际医院管理活动中,大部分医院的组织结构并不是纯粹的一种组织结构类型,而是以某一种组织结构类型为主、多种类型并存的结合体。医院的组织结构不是一成不变的,当医院发展的环境发生了变化,医院战略必然也发生变化,战略决定组织结构,新的战略必须有相应的组织结构来支持和保证。因此,依据环境和战略要素变化进行适应性调整转变,是医院管理者面临的一个重要课题。组织结构的调整要根据医院的战略目标、行业特点、管理现状和发展阶段,从医院的治理结构、职能科室的功能定位及职责划分、管理权限等方面有针对性地进行调整。通过医院组织结构的调整,医院整体管理水平将会得到提升,工作效率将会得到提高。从而促进医院内部的沟通合作,建设良好的医院组织架构,为医院的长期稳步发展提供保障。

四、医院的岗位设置

组织为了完成自己的整体目标,必须设计各种不同职能的部门机构,将整体目标分解给各个部门机构,各个部门机构的工作进一步分解,相应工作落实到各个岗位上。岗位,即是职位,它是根据组织目标需要设置的具有一个人工作量的单元,是职权和相应责任的统一体。每个人所承担的工作内容共同构成了部门或组织的工作内容,每个岗位之间相互联系。因此,科学合理的岗位设置不仅有助于组织的精简、高效,而且还能为工作分析奠定基础。

岗位设置就是指医院在上级规定的岗位总数及岗位结构比例内,根据医院发展状况和总体战略发展规划,科学、合理地确定岗位职责,明确各部门各级各类岗位数量。

(一)岗位设置的原则和依据

1.岗位设置的原则

(1)以服务为中心的原则。提供服务是医院的根本,岗位设置要以医院发展战略为指导,体现医院发展规划,服务服从于医院发展中心。在满足日常工作需要的基础上,突出重点学科和优先发展专业地位,在其岗位设置数量和级别层次上重点倾斜,增强其发展的活力和后劲。

(2)按需设岗的原则。科学合理设置岗位,不多设或者高设岗位,造成岗位的冗余及交叉,以少量的岗位满足最大的工作需要,提高岗位的效率。坚持以事定岗、因事设职的原则,以工作任务、职责和技术要求确定岗位设置。

(3)重点突出的原则。医院的发展要重点明确,通过岗位设置充分发挥其调节作用和导向作用,在重点学科、重点发展专业、关键岗位人才等方面给予倾斜。同时,要向工作环境差、风险高的部门倾斜,压缩责任轻、技术含量低的岗位的数量和级别。

(4)最高限额的原则。岗位设置应该根据医院的规模以及本地区服务的范围而定,医院的岗位总数和比例结构都应受到严格的控制,按照上级人事部门规定的职位数和比例设岗,不得突破规定的上限。

(5)科学合理的原则。岗位设置是医院人力资源管理的一项基础性工作,对于规模和级别不同的医院,其内部的保障部门和业务科室,岗位设置都有通用的规范,要严格坚持设置原则和标准,做到科学合理,促进医院协调发展。

2.岗位设置的依据

(1)工作任务和实际需要。

(2)工作性质和特点。

(3)专业技术难易程度及人员层次需求。

(4)科室或部门的规模和技术力量。

(二)医院岗位分类

1.岗位分类

岗位分类又叫职位分类,是指将所有的工作岗位按照其业务性质或者职责大小、工作难易程度等划分为若干个职位,并且对每一个职位进行准确的定义和描述,然后制定岗位说明书,并作为人员管理依据。

2.医院的岗位类别、等级

按照医院内工作性质的不同,医院的岗位可以分为医疗技术岗位、行政管理岗位以及后勤岗位等,医疗技术岗位包括医疗、护理、药剂、医技等几类。各个岗位的责任大小、技术难易程度、工作经验要求以及对员工的要求不同,在此基础上又可以划分为不同的等级,如初级、中级、高级等。

(三)医院人员配置

1.医院人员配置标准

长期以来,我国医院人员都是按照国务院卫生行政主管部门和有关部门制定的人员编制标准和政策来配置。随着医疗卫生环境的变化以及卫生事业的发展,这些标准已不能适应当前医院的发展要求。

一般而言,人员配置标准有两种:一是单位用工标准,二是服务比例标准。前者指完成单位任务所需员工数量,其员工总量取决于任务总量;后者是指按照服务者与被服务者的比例进行人员配备。

由于医院属于公益性服务行业,其人员配置一般是按照服务比例标准。即当地人口总量与卫生技术人员的比例,或者患者服务量与医务人员的比例等。不同地区可根据当地经济发展状况、人口数量、医疗服务需求等因素,按适当的比例调整。

2.制定医院人员配置的方法

(1)比例定员法。根据服务人员(医疗技术人员)与被服务人员(患者)的数量及比例,以及不同职位、等级之间员工的比例确定人员配置的方法。这种方法适用于确定医院各级、各类人员的配置。根据国务院卫生行政主管部门《医疗机构专业技术人员岗位机构比例原则》，各级医院高级、中级、初级员工的比例分别为：一级医院为1：2：(8～9)；二级医院为1：3：8；三级医院为1：3：6。医院病床与医院工作人员的比例：300张床位以下的医院1：(1.3～1.4)；300～500张床位的医院为1：(1.4～1.5)；500张床位以上的医院为1：(1.6～1.7)。除此之外，医护之间、卫生技术人员与管理人员之间、卫生技术人员与工勤人员之间的比例，各医院可参考自身发展需要，综合考虑当地的人口、经济发展状况、医院的规模和人才结构等因素来具体确定。

(2)效率定员法。根据医院各科室的工作量(劳动定额)和员工的工作效率确定人员配置的方法。效率定员法主要适用于医院卫生技术人员、工程技术人员、工勤人员的配置。

其公式为：所需人员数＝工作总量/员工的工作效率×出勤率

例如：某医院门诊部平均每天接诊患者1 000人次，每位医师日均可接诊患者50人次，医师的出勤率为90％。根据上述公式：门诊医师配置数＝1 000/50×90％＝18，即该医院门诊部医师的配置数为18人。

(3)岗位定员法。根据医院各科室工作岗位的多少，按各岗位的工作量，员工的工作效率、工作班次、出勤率为依据，确定人员配置的方法。这种方法和床位的多少及床位的使用率有关，主要适用于住院部医疗技术人员的配置。

其公式为：人数＝床位数×床位使用率×诊疗每位患者每天所需时间/每名医疗技术人员日均诊疗时间

例如：某医院内科病房有床位100张，床位使用率为90％，每位患者每天诊疗耗时1小时，每名医师每天工作8小时。根据上述公式：人数＝100×90％×1/8＝11.25，即该医院内科病房医师的配置数为11～12人。

(4)设备定员法。根据医院内仪器设备数量和使用频次、每台设备所需员工数量和员工出勤率确定人员配备的方法。设备定员法主要适用于医疗技术科室操作人员的配置。

其公式为：人数＝仪器设备台数×设备使用频次/每台设备每班次所需人员×出勤率

例如：某医院放射科有X光机2台，每天各使用2个频次，每台设备每个班次需要人员1名，其出勤率为85％。根据上述公式：人数＝2×2/1×85％＝4.7，即该医院放射科X光室的操作人员配置数为4～5人。

(5)职责定员法。职责定员法又叫业务分工定员法，指在一定的组织机构条件下，根据岗位的职责范围、业务分工来确定人员配置的方法。职责定员法适用于医院管理人员、工勤人员等，这类岗位职责繁杂，工作难以量化，其配置大多以医院人力资源管理者平日的观察和经验为依据。

(赵春祥)

第二章

病案基础管理

第一节　患者姓名的索引

　　索引是加速资料检索的方法。通常索引需要将资料归纳成类、列成目录,并按特定的标记和一定顺序排列。病案中包含了很多有关患者、医师和医疗的信息,为了加速查找,都可以制成索引,如患者姓名索引、疾病索引、手术操作索引、医师索引等。

　　医院的工作是以患者为中心,接待着成千上万的患者。在每位就诊患者建立病案的同时为其建立姓名索引,这就标示着医院与患者建立了医疗关系。患者的姓名索引也就关联着患者和他的病案。任何医院、诊所及初级卫生保健中心都必须建立患者姓名索引,它可以是列表式的、卷宗式的或卡片形式。患者姓名索引是医疗信息系统中最重要的索引,通过它可以链接所有的医疗信息,患者姓名索引是通过识别患者身份来查找病案的,因此被称为患者主索引(patient master index,PMI)。在建立医院电子信息系统时,它将是最基础,也是应当首先考虑建立的索引。有条件的医院,应当使用计算机管理患者姓名索引。

　　在病案管理过程中,超过一定年限的病案可予以处理甚至销毁。但患者姓名索引不可以也不应该被销毁,它是永久性保存的资料。

一、患者姓名索引的内容

　　患者姓名索引中的内容可根据各医院或诊所的需要而设计。通常姓名索引中仅记载那些可以迅速查找某一病案的鉴别性资料。因此没有必要将医疗信息,如疾病诊断及手术操作等内容记录在患者姓名索引上。患者姓名索引的主要内容如下。

　　(1)患者的姓名(包括曾用名)。

　　(2)患者的联系地址(包括工作及家庭住址)。

　　(3)病案号。

　　(4)患者的身份证号。

　　(5)患者的出生日期(年、月、日)及年龄(也是鉴别患者可靠的信息)。

　　(6)国籍、民族、籍贯、职业。

　　(7)其他有助于鉴别患者身份的唯一性资料,如未成年人父母亲的姓名等。

　　(8)可附加的资料:住院和初诊科别、出院日期;治疗结果(出院或死亡);国外有些国家还要记录负责医师的姓名及患者母亲的未婚姓名。

由于姓名索引是在患者初次来院时建立的,因此比较费时,有一些资料可以在后期采集。如身份证号,它是鉴别患者最可靠的信息,理论上讲公安部门发出的居民身份证号码不存在重号,如果有可能应该让患者出示身份证,甚至采用二代身份证扫描的办法将照片信息采集下来。

姓名索引的内容也需要更新,如地址、年龄等。

二、患者姓名索引的作用

(一)查找病案
通过患者姓名索引查找病案号是它的基本功能和主要作用。

(二)支持医院信息系统主索引
患者姓名索引的内容也是医院信息系统的基本内容,其作用不只限于识别病案,还可以识别患者,联系患者所有的资料。

(三)支持患者随诊
在临床研究中,随诊是重要的环节。患者的个人信息和住址使医师可以与患者保持联系,获得患者出院后的信息。

(四)支持某些统计研究
可为某一目的的统计提供数据,如人口统计、流行病学统计等。

三、建立患者姓名索引的流程

(一)患者信息的采集
在门诊患者建立病案和住院患者办理住院手续时,应由患者填写身份证明资料,工作人员认真审核,要求每个项目填写完整、正确。

(二)核对患者身份证明资料
由病案科工作人员对患者填写的身份证明资料进行查重,以鉴别患者是否建有病案。

(三)填写患者姓名索引卡
如果患者以前没建立病案,患者姓名索引中就不会有他(她)的记录,应为其建立患者姓名索引卡(手工操作),并录入到计算机患者姓名索引系统的数据库中。

(四)患者姓名索引的保存
使用手工方法建立的患者姓名索引卡,应对患者姓名标注汉语拼音,按拼音顺序排列归入卡片柜内。也可以利用现代化的手段建立计算机患者姓名索引系统数据库,并编排储存。

由于目前不是每个医院都建立了门诊病案,因此凡有门诊信息系统的医院,均应为患者建立磁卡,磁卡的信息可以作为患者姓名索引的共享信息,只需要加入病案号,就可以成为患者姓名索引。

四、患者姓名索引的排列方法

患者姓名索引的最常见、最有效的编排方式是使用字母顺序进行排列,这在使用字母文字的国家和地区做起来是很容易的。我国使用的是象形方块字,使用字母顺序编排索引是在有了注音字母以后才开始的,在这以前的索引是按方块字的特点采取偏旁部首和数笔画的方法。如字词典的索引、某种情况下人名单公布的顺序等。下面分别按我国及国外的不同的患者姓名索引的排列方法进行介绍。

(一)我国的患者姓名索引的排列方法

随着我国文化历史的发展,曾使用过的索引方法有偏旁部首法、笔画法、五笔检字法、四角号码法、罗马拼音法、注音字母法、汉语拼音法、四角号码与汉语拼音合用的编排法等。现常用的主要方法如下。

1.汉语拼音法

汉语拼音方法在总结了以往各种拼音方案的基础上,吸收了各种方法的优点和精华编排而成。索引的编排皆以汉字的拼音字母(即英文字母)为排列顺序。

(1)姓名索引的编排方法:①用汉语拼音拼写患者的姓名,若为手工操作则在每张姓名索引卡片患者姓名的上方标注汉语拼音。②编排顺序,将拼写好汉语拼音的姓名索引卡按英文字母的顺序排列。计算机患者姓名索引系统应能完成自动排序。排列方法:将拼写相同的姓分别按笔画的多少顺序排列,如 Wang Wang,王(排在前)汪(排在后);Zhang Zhang,张(排在前)章(排在后)。按字母顺序排出先后,如张 Zhang、王 Wang、赵 Zhao、李 Li、刘 Liu 的正确排列顺序应为李 Li、刘 Liu、王 Wang、张 Zhang、赵 Zhao。拼写相同的姓再按姓名的第2个字的字母顺序排列,如 Zhang Hua、Zhang Yan、Zhang Ying,张华、张艳、张英。若姓名的第 2 个字也相同,再按第 3 个字的拼写顺序排列,如 Zhang hua li、Zhang hua ping、Zhang hua yun,张华利、张华平、张华云。不同的名字拼写出的第 1 个字母相同时,应按第2个字母排,以此类推。例如,Li Xiao yan、Li Xiao yang、Li Xiao ying、Li xiao yun,李小艳、李小阳、李小英、李小云。

(2)设立导卡:导卡用于手工管理患者姓名索引系统,目的便于快速检索姓名索引。导卡可用于每个字母或每个姓的开始,如字母 A、B、C、D……Z 为字头,可设一级导卡;在每个字头的后面又包含很多不同的姓,将这些不同的姓再分别设立二级导卡;必要时还可根据索引的发展情况,在名字中设立三级导卡。

(3)运用标签:当采用手工操作时,由于日积月累使索引卡片被存放于多个抽屉,为便于迅速检索可在每个抽屉的外面粘贴标签,在此注明该抽屉内起始的字母和最后的字母。

(4)操作要求:①工作人员必须掌握正确的汉字读音及熟练掌握汉语拼音的拼写方法。②对多音字的拼写按日常习惯读法固定拼写,并记录备案,以便查询。③认真对待每一个字的读音及拼写,杜绝拼写错误。

2.四角号码法

四角号码是以中国汉字的笔形,给每一个字形的四个角按规定编号,常规用于辞典索引,便于查找汉字。四角号码克服了对汉字的认识和读音的困难;克服了对汉字用普通话读音的困难。由于有这些特点,为编制姓名索引提供了方便条件,特别是我国南方地区使用四角号码编制姓名索引较为普遍。

3.汉语拼音与四角号码法合用的编制方法

当单纯使用汉语拼音或四角号码法进行手工排列时,常会出现很多相同的姓被编排在一起的现象,给检索带来不便,影响检索的速度。汉语拼音与四角号码法合用的编排方法,较好地解决了这一问题。

(1)编制方法:①对汉语拼音的要求,只编姓名中每个字汉语拼音的第一个字母。②对四角号码的要求,只编姓名中每个字上方两角的码或下方两角的码。③在姓的每个字的上方,同时标出汉语拼音字母和四角号码中的两个码。

(2)排列方法:①姓的排列,首先按姓的第1个拼音字母排列,将拼写相同的字母排在一起,字母相同姓不同时按四角号码由小到大的顺序排列;拼写字母不同的姓,按字母的顺序排列。②名字的排列,在拼写字母相同的姓的后面,按第2个字的拼音字母顺序排列;如果名字的第2个字母也相同,再按第3个字母顺序排列;如果名字的字母均相同,按第2个字的四角号码顺序排列,若仍相同再按第3个字的四角号码顺序排列。③汉语拼音的声调排列,如果姓名3个字的汉语拼音及四角号码均相同,可再按汉语拼音的声调符号排列姓名的前后顺序。

(3)导卡的设立:①一级导卡,以汉语拼音的拼写法按英文字母的顺序排列,标出姓的第1个字母。②二级导卡,以四角号码的顺序标出字母中的不同的姓。③三级导卡,可根据名字排列的需要设立。

上述姓名索引编排方法中,汉语拼音方法适用于普通话的发音,正确的读音是快速、准确编排和检索姓名索引的保证,有利于用于计算机管理。四角号码方法则适用于我国南方地区的医院手工编排姓名索引,若将此种方法用于计算机管理,在程序编制上较汉语拼音法要复杂。汉语拼音与四角号码法合用编排姓名索引的方法,在手工操作上解决了单独使用某一方法的不足。另外,过去有些医院也曾经使用过五笔检字法、注音字母法作为姓名索引的排列方法。

(二)外宾患者姓名索引排列方法

根据国际病案协会(IFHRO)教育委员会编写的病案管理教程,有如下三种方法。

(1)字母顺序排列法。患者姓名索引的排列方式同一般词典中的字母排列顺序相同。

(2)语音顺序排列法。语音顺序排列法即按语音发音的顺序排列。采用这一方法排列患者姓名索引,关键在于正确的发音。

(3)语音索引系统。在这个排列系统是将26个英文字母除元音字母 a、e、i、o、u 和辅音字母 w、h、y 不编码外,其余的字母中,将 b、c、d、l、m、r 等6个字母分别编号为1、2、3、4、5、6,其他字母作为这6个字母的相等字母,然后将患者姓名按照一定的编码规则给予编码后再进行排列。

语音索引系统适宜于计算机操作系统运用。

若要将该系统用于汉字的患者姓名索引,应先将姓名拼写出汉语拼音字母,然后再按该系统的编码要求进行编排。

上述三种方法适合于负有外宾人员医疗任务的医院使用。

(三)患者姓名索引卡的一般排列规则

1.使用规定

只有被授权的工作人员可以排列和使用患者姓名索引卡,并应定期进行检查,确保其排列的准确性。

2.连续编排

患者姓名索引要连续编排,即不要将其按年度分开。

3.规范检索

在使用患者姓名索引时,最好不要将其从索引存储器中取出,如果必须取出,应有一个不同颜色的替代卡插到原来的位置上,这样便于快速、准确地归档原卡片。

4.核对检查患者姓名索引的初次编排

索引初次编排时,排列人员应将一个不同颜色或稍大于索引卡的卡片作为检查卡放在每一张索引卡片的后面,或将索引卡片竖着排放,待检查员或审查员在核查完每一张姓名索引卡片的正确排列后,再将检查卡取出或将竖着排放的患者姓名索引卡放好。

5.索引卡信息的变更

再次就诊或住院的患者姓名发生变化时,应将患者更改姓名的有效文件归入病案内存档,同时在原患者姓名索引卡上注明更改的姓名并用括号标记;还应按更改的姓名建立一新的姓名索引卡并用括号标明其原名,与原索引卡相互参照,将原卡片记录的内容填入新卡片内;找出病案将原用名括起,写上更改后的姓名,切忌将原用名涂抹掉。

6.掌握索引建立流程

要保证每位患者都有一张姓名索引卡,掌握患者姓名索引建立的流程。

7.查重处理

在排放患者姓名索引时,要注意发现有无重复者,处理重复者的方法是去新留旧,并立即合并。(注意将重复的病案合并)。

患者姓名索引的排列涉及资料的检索,要有极高的准确度,对新来的工作人员必须经过培训、认真考核后,将其安排到排列工作的某一步骤,便于对其操作的核查。

(李乔娟)

第二节 病案的编号

病案号是病案的唯一标志。收集患者身份证明资料及分派病案号是对每位就诊或住院的患者做的第一步工作,也是以后获得恰当的患者身份证明资料的唯一途径。病案采取编号管理是对资料进行有效管理的最为简捷的方法。

ID是英文identity的缩写,是身份标识号码的意思,在医疗信息管理中就是一个序列号,也叫账号。ID是一个编码,而且是唯一用来标识事物身份的编码。针对某个患者,在同一系统中它的ID号是不变的,至于到底用哪个数字来识别该事物,由系统设计者制订的一套规则来确定,这个规则有一定的主观性,如员工的工号、身份证号、档案号等。

病案号(medical record number,MRN)是根据病案管理的需求,以编码的方式而制订的、有规则的患者身份标识码,是在没有使用计算机以前人工管理病案的标识码。用现在的观点说病案号也是一种ID。

当计算机软件介入到医院门诊管理工作中,使得管理那些流动的、不在医院建立正规病案的门诊患者成为可能,为这些患者分配一个可以唯一识别的ID是非常重要,且必需的。这也就是我们常说的门诊就诊卡中的患者ID。这时候就出现了两种ID,一种是没有建正规病案的门诊患者的ID,一种是建立了正规病案患者的病案号。很显然建有病案的患者有MRN作为唯一标志,而没有病案号的患者就依靠ID来进行识别。实践经验证明建立了正规病案的患者需以病案号作为唯一识别的标识,若以电子计算机的ID号同时用于识别有无正规病案患者的信息,必将造成医院内医疗信息的混乱。

一、病案编号系统

(一)系列编号

这种方法是患者每住院一次或门诊患者每就诊一次就给一个新号,即每次都将患者作为新患者对待,建立新的患者姓名索引和新的病案,并与该患者以前的病案分别存放。这种方法使患者在医院内可有多份病案。就诊、住院次数越多资料就越分散。这种分割患者医疗信息方法不利于患者的医疗,易造成人力和资源的浪费,很难提供患者完整的医疗资料。

(二)单一编号

即患者所有就诊的医疗记录统一集中在一个病案号内管理。采用的方法是在每位患者首次来院就诊时,不管是住院、看急诊或门诊,就要发给一个唯一的识别号,即病案号。

采用这种方法不论患者在门诊、急诊或住院治疗多少次,都用这一个号。这种方法的特点是每个患者只有一个病案号和一张患者姓名索引卡,患者所有的资料都集中在一份病案内。这些资料可以来源于不同时期、不同诊室和病房。如果不只是一份病案也可以使用单一编号系统将分散放置的病案联系起来,保持患者信息资料的连续性和完整性。

(三)系列单一编号

它是系列编号和单一编号的组合。采用的方法是患者每就诊一次或住院一次,都发给一个新号,但每次都将旧号并入新号内,患者的病案都集中在最后,最终患者只有一个号码。

此种方法在归档或查找时,需在消除的原病案号的位置上设一指引卡,以表示病案最终所处的位置,因此患者越是反复就医,病案架上的指引卡也越多,同时患者姓名索引的资料也要不断地修正。用本次就诊以前的病案号查找病案,就要沿着病案架上的指引卡依次查找。这种方法既浪费人力和物资资源,也降低了供应病案的速度。

二、病案编号的类型

(一)直接数字顺序编号

医院的患者流动性大,病案发展迅速,利用数字编号的方法管理大量的病案,比其他方法更简捷,便于病案的归档、排序、检索、信息的加工和整理,以及编制索引。具体方法是按阿拉伯数字的顺序从 0 开始,按时间发展分派号码。系列编号和单一编号系统均采用这种发号方法。

数字编号管理病案的优点是方法简单、便于操作和管理,而且使用广泛,特别是适用于计算机管理。

(二)其他编号类型

1.字母-数字编号

这种方法是将数字与字母结合起来使用。优点是可以用于大容量的编号。例如,用 AA 99 99代替 99 99 99。

其缺点如下:①写错或漏写字母,各类医务人员在使用病案号时难免写错或漏写字母。如医师的处方、病案记录、各实验室检查申请单和报告单、各种申请书、护理记录等,需要书写病案号。②常提供错误的病案号码,患者不注意病案号中的字母,往往只记得数字编号,因而提供的病案查找号码常是错误的。

二十世纪六七十年代,我国有些医院曾采用此种编号方法。当编号发展到 10 万时,就更换字母,并将此称为"10 万号制法"。其目的是减少号码书写的错误,将号码控制在 5 位数内,但实际上号码加上字母仍为 6 位。由于病案数量发展快,字母更换得频繁,给使用者造成诸多不便。目前我国手机号码已达11 位数,身份证号更是多达 18 位数。人们在生活中对于 7、8 位数字的运用习以为常。条形码用于病案号管理给我们带来的实惠,毋庸顾虑号码的差错。

2.关系编号

关系编号是指其部分或全部号码在某种意义上与患者有关。如采用出生日期 8 个数字中的后 6 个数字,再加上表示性别的数字(奇数表示男性,偶数表示女性)、表示地区编码的数字及 2～3 个或更多的数字作为顺序号以区别生日相同者。

例如: 2000   08   30   1   09   2
      年   月   日   性别   顺序号   地区码

在计算机系统中,除此以外还应有 1～2 个校验值。亦有采用身份证号码作为病案号的。

使用关系编号的优点是:①容易记忆,便于查找。病案号内含一些与患者有关的信息(性别、年龄、出生日期),使患者容易记忆;如果在检索患者姓名索引发生困难时(拼错姓名、同名同性别),根据出生日期或其他相关信息就可以找到病案。②易于鉴别。可以较好地鉴别患者。

使用关系编号的缺点是:①增加记录错误的机会。由于号码较长增加了记录错误的机会,特别是在非自动化系统管理中。②数字的容量有限:因为使用的出生日期的最大数值是 31,月份的最大数值是 12,只有年的数字是从 00～99。③管理不便:如果在建立病案时不知道出生日期,就需要用临时号码代替,一旦知道了生日就要变更号码,给管理带来不便。

3.社会安全编号

使用社会安全编号主要是在美国。与身份证号码使用相似,所不同的是有些患者可能不只有一个安全号,医院不能控制和核实社会安全号的发放情况,只能使用它,造成号码的不连贯。

4.家庭编号

其方法是以家庭为单位,一个家庭发给一个号,再加上一些附加数字表示家庭中的每一成员。

例如:家庭号码为 7654

附加号为:01＝家长(户主);02＝配偶;03 以后的数字＝孩子或家庭其他成员。

林一枫 01 7654

张士容 02 7654

林 杰 03 7654

林 迎 04 7654

家庭中每一位成员的病案(或称为健康档案)分别用一个夹子(或袋子)保存,然后将所有的病案以家庭为单位按数字顺序分组排列。

我国以地区开展的社区医疗保健,分片划分管理的各居民点的医疗保健,以街道或里弄门牌号码建档,强调以家庭为单位。家庭编号适用于门诊治疗中心、社区医疗单位及街道保健部门的健康咨询、预防保健等。

此方法的主要缺点是:当家庭成员发生变化时,如结婚、离婚、病故等,造成家庭人数和其他数字的变化,特别是要改变患者姓名索引资料。

5.冠年编号

即在数字号码前冠以年号。年与年之间的号码不连贯。

例如:2001 年的病案号自 01-0001 开始编号,任其发展,年终截止。下年度更新年号。2002 年的病案号自 02-0001 开始编号。

此种方法的优点是可以直接从病案编号上获得每年病案发展的情况,但其缺点也是显而易见的。

三、病案编号的分派

一个好的病案管理系统应能有效地控制病案,从患者入院建立病案时就应对其实行有效的管理,要建立有关的登记、索引和号码的分派等,不要在患者出院后再做这些工作。只有在患者入院时或住院期间做好病案的登记工作,才较易获得完整准确的资料。

号码的分派有两种主要方式。

(一)集中分派

通常只有病案科负责分派号码。

如果患者到了登记处(不论是住院还是门诊患者),工作人员就要与病案科联系以得到一个新的号码。

在登记处(或住院处)工作人员将患者的病案号、姓名、性别、出生日期及其他资料登记好后(一式两份),将其中的一份交与(或通过电子手段传送)病案科。

无论是手工操作还是利用电子化设备,号码的分派过程都应进行清晰地记录和控制,保证号码的准确发放,避免号码发放遗漏或重复。

(二)分散分派

如有若干个登记处,病案科应将事先确定好的大量供新患者使用的几组号码同时发放到各登记处。每组号码的数量应由每个登记处的工作量而定,这些号码应加以限制并应小心控制,登记处应将每天号码发放的情况反馈给病案科。在每个独立的登记处,当他们的计算机可用于核实患者姓名索引并同时得到下一个病案号时,就可以进行号码的分派。但要注意,如果有很多人负责分派号码,就会增加号码重复使用的可能性,因此应有一套控制措施。

四、号码分派的控制

不论是集中分派还是分散分派,重要的是要有分派号码的控制方法。可用总登记簿或用计算机系统控制号码的分派。计算机程序上或登记簿上注有全部已分派及待分派的号码,号码分派后就在该号码的后边立即填上患者的姓名,同时记录分派号码的日期。

例如: 号码 姓名 日期 发号部门
207860 刘宇良 2007 年 7 月 12 日 门诊登记处

(一)门诊病案号码的控制

1.专人掌握

应有专人掌握号码的发放,待用的病案应事先做好编号的检查核对。

2.查重制度

患者新建病案时应坚持执行姓名索引的查重制度,确认未曾建有病案后,再分派病案号。

3 核对制度

应建立发放病案号的核对检查制度。

(1)每天检查。每天检查病案号发放的登记记录,核对号码分派后的销号情况。

(2)合并重号病案。患者姓名索引归档操作时发现重号病案,应及时合并,保留新的患者姓名索引,销除新号使用旧号,将新号再分配给其他患者使用。

(二)住院病案号码的控制

1.病案科专人掌控

由病案科专人掌握、控制号码的发放。有手工管理和计算机管理两种方法。手工操作时病案科将病案号用列表的形式发出,住院处每收一个患者,必须按列表上的号码以销号的方式(即在已使用的号码上画一横线)分派,并在号码后填注患者姓名。然后将号码列表单反馈于病案科。使用计算机网络系统实现数据共享,计算机会自动控制病案号的发放情况。当接到住院处发出新患者的身份证明资料,经核对后确认发给的新号。

例如:

病案号	患者姓名	病案号	患者姓名
~~263491~~	米定芳	262496	
~~262492~~	卜来柱	262497	
~~262493~~	刘林子	262498	
262494		262499	
262495		262500	

2.逐一核对病案号

病案科每天将新入院的住院患者应逐一核对,若发现有老病案使用旧病案号,将新病案号再次发给住院处重新使用,并找出老病案送至病房,同时通知病房及住院处更改病案号。

3.填写病案号码

明确规定医师对有正规病案的患者,在填写入院许可证时必须清楚地填写病案号码。

4.科室密切合作

住院处要与病案科密切合作,详细询问患者,准确收集患者身份证明资料,认真填写住院登记表。

(三)计算机系统的病案号码的控制

使用计算机进行号码的自动分派,要根据基本数字的计算确定一个校验位。校验位检查是检查由于数据字段转录引起的错误或号码在使用中排列错误的一种方法。它包含每个数字在字段中的位置和数量值的信息。

如果转录错误(错误数字)或易位错误(两个数字颠倒)导致计算机结果与校验值不同,它就会显示出错误信息,应随时注意纠正错误。

(四)号码的分派时间

病案号码不应提前分派,一定要在患者办理建立病案手续时及第一次办理入院手续时分派。患者入院后有关患者在院所做的记录均以分派的病案号码作识别,确认患者的记录。不应在患者出院后病案科整理出院病案时再分派病案号。

(五)号码类型的影响

号码呈现的方式对有效控制号码有一定的影响。一个全数字形(即不加字母等)的号码出现在表格中,可降低错误引用的发生率。

五、病案管理系统

(一)病案集中管理

集中管理是指将患者的住院记录、门诊记录和急诊记录集中在一个病案内保存,用一个编号管理;或将住院记录、门诊记录分别编号,分别归档,但都集中在病案科统一管理。这样的管理方式分为一号集中制、两号集中制、一号分开制和两号分开制。

1.一号集中制

目的是在医院内最大程度地来保证病案资料的整体性、连续性,全面地搜集有关患者的医疗信息资料。

方法:将住院记录、门诊记录和急诊记录按患者就诊时间顺序集中在一份病案内,即患者凡来医院就诊的记录集中保存在一个编号内,在一处归档,记录完整。这是病案管理工作中最简捷的方法,较其他方法操作简单、可免去一些重复工作、节省资源,利于资料的使用。

2.两号集中制

即住院记录与门诊记录分别编号,但病案却集中在一种编号内管理,只归档一份病案。这种方法适用于建筑形式集中、门诊与病房连在一起的医院。

其方法:①门诊病案、住院病案各自建立编号系统,两种编号并存,各自发展。②门诊患者如果不住院,其病案资料则永远使用门诊病案号管理。③患者一旦住院则发给住院号,取消门诊病案号,并将门诊病案(含急诊记录)并入住院病案内,永远使用住院病案号管理。④空下来的门诊病案号不再使用,如要重复使用应注意避免出现重号差错。⑤两种编号均由病案科掌握,分发给登记处或门诊挂号处和住院处使用。⑥患者住院时,登记处或住院处须告知患者,将患者挂号证上的门诊病案号改为住院病案号。⑦建立改号目录卡,按门诊病案号排列,作为门诊病案并入住院病案的索引,指引门诊病案转入住院病案号。⑧将患者姓名索引中的门诊病案号更改为住院病案号。

患者手中挂号证的病案号码,须在登记处(住院处)办理住院手续时立即更改。必须提请住院登记处的同志切实做好。

优点:保持了病案的完整性、连续性,门诊与住院病案较易区别,便于存放,有利于科研使用。

缺点:造成了工作的复杂化,容易发生号码混乱,增添了改号手续,但患者住院前门诊病案资料的登记涉及多科室、多种类,不易全部更改,长时间影响病案的查找供应,稍有疏忽即会给今后的工作和患者带来很多不便。

3.一号分开制

住院病案与门诊病案分别管理,各自排架归档,但却同用一个病案号。

优缺点:方便门诊患者就诊时使用病案,保护住院病案的安全。但科研总结使用病案必须从两方面查找,即门诊病案、住院病案都提供使用。

4.两号分开制

即门诊病案与住院病案分别编号,单独存放、互不关联。虽然分别管理、各自存放,但仍存放在病案科内。门诊病案用于患者在门诊就医使用,住院病案则作为患者住院期间的医疗,以及今后的教学和研究使用。为便于门诊医疗,将复写的出院记录、手术记录置于门诊病案内。

病案采用两号集中制或分开制,从管理学上评价要比一号集中制管理使用更多的资源,投入更多的人力进行重复的工作。分开管理也使得资料分散,不利于医疗、科研使用。书写时也容易将号码混淆,造成工作复杂化。

(二)病案分散管理

即患者的病案分散在多个医疗部门,分散于病案科以外如特殊的治疗科室。分散存放在其他部门的病案最好由病案工作人员严格监督及控制。

（三）特殊病案的管理

在医院的某些部门中，由于患者的医疗需要，有必要将病案在本部门保留较长一段时间，如进行肾透析、肾移植、放射疗法或化学疗法的病案。

如果将这些特殊的、适当数量的病案暂时放在某一特殊部门，那么就出现了微量或"卫星"病案中心。病案就像存放在病案科一样。作为病案科的工作人员必须知道哪些病案放在"卫星"病案中心。当患者治疗结束或死亡，这些病案就应送回病案科进行归档，而不可无限期地保留下去。

（李乔娟）

第三节 病案的归档

对病案不能进行有效的管理必将严重影响诊所或医院内的日常工作。因此病案科的工作职责就是要建立一系列制度和程序以保证病案在医疗、医学法律、统计、教学和研究方面被有效地应用。

对病案科工作的评价是根据他为各部门的服务效率来判断，也就是说当病案需要用于医疗时，应随时可以获得。因此病案科工作的效率及对病案的控制是病案管理中须考虑的两个重要的事情。

一、病案归档系统的种类

病案的归档就是根据病案的标识（号码）将病案按一定的顺序进行系统性的排列、上架，以便能快速、容易地查阅和检索病案。病案归档系统是病案排列归档的系统性管理方法。

好的归档系统有利于对病案的有效控制，不同规模的医疗机构采用的归档方法亦可不同，实践证明用编号排架归档优于其他方法。我国过去及现今使用的归档方法如下。

（一）按姓名排列归档

如果不使用病案编号管理，患者的姓名则是唯一检索病案的依据。可将其按汉语拼音或字母的顺序排列，此种归档方法只适于病案数量很少或患者流动量非常小的诊所或医务室。

（二）按户口集中存放归档

这种方法适于街道保健机构。其以户口为依据，类似家庭编号，将家庭中的所有成员都分别建立病案，但都集中装在户主的封袋内。归档是按街道、里弄（胡同）、居民住宅楼编成次序，再按门牌号码编序。病案架亦按街道、里弄（胡同）、居民住宅楼作出标记，病案依户主居住的门牌号码存放在病案架上。这样可以掌握每个家庭成员的健康状况，适用于开展社区医疗。

（三）按号码排列归档

采用号码归档有多种方法，具体如下。

1.数字顺序号归档

以数字顺序号排列归档的方法是直接将病案按数字自然顺序排列归档。采用此方法归档可反映病案建立的时间顺序。数字顺序号归档法的优点：易于掌握、简单易行，易于从储存架上检索号码连续的病案。数字顺序号归档法的缺点：①容易出现归档错误。②容易照抄已写错或读错的号码,如将 1 写成 7。③容易将号码上的数字换位,如病案号码是 194383,但按 193483 归档。④由于最大的号码代表的是最新发展的病案,因此就会使大部分近期使用频繁的病案集中在病案库房某一区段归档。⑤由于大部分病案和检验回报单要在同一区域归档,影响对病案人员的归档工作的分派。

2.尾号归档

为了改进检索和归档的效率,用其他的方法取代了直接顺序归档法。其方法有两种,即尾号和中间号归档法。采用这种方法归档的目的是为了减少和杜绝归档错误,提高归档的速度和准确率。

尾号归档方法:①将 6 位数的号码分为 3 个部分,第一部分位于号码的右边的最后 2 个数字,称为一级号(也称为尾号);第二部分位于号码的中间 2 个数字,称为二级号(也称为中间号);第三部分位于号码的最左边 2 个数字,称为三级号(也称为查找号)。②在尾号归档中,每一级号都有 100 个号码,范围从 00~99。③归档时将尾号一样的放在一起,再将中间号一样的挑出来,按查找号顺序大小排列(图 2-1)。

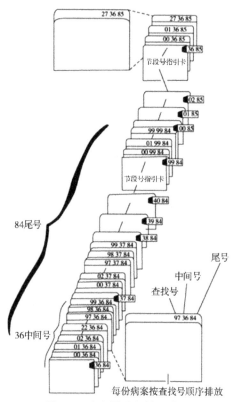

图 2-1　病案尾号归档示意图

尾号归档的优点:①病案可均匀地分布在 100 个尾号内。②每 100 个新病案号只有一个病案排列归档在同一个一级号(尾号)中。③免除归档区域内工作人员拥挤的状况。④负责病案归档的工作人员分工明确、责任心强。⑤工作人员的工作量分配较均匀。⑥当加入新病案时,非活动性的病案可以从每一尾号组内取出。⑦使用尾号归档法减少了错放病案的机会。⑧使用尾号归档法提高了归档速度。

注意使用原则:在较大的综合性医院,尾号归档法应与序列号归档法并用。即尾号归档法用于活动性病案,对于被筛选出的不活动病案(置于第二病案库房)采用序列号归档法。

3.尾号切口病案排列归档法

我国有不少地区和单位的门诊医疗记录采用门诊病案卡片,在归档排列方法上使用了尾号的排列归档管理方法。此种方法适用于门诊患者较多的医院和采用两号分开归档的病案管理,突出优点在于较其他归档方法快速、简便。

4.中间号归档法

中间号归档法的优点基本与尾号归档法的优点相同。其缺点是学习和掌握此方法难于尾号法。因病案号不是均匀分布,当旧病案抽取出来存入不活动病案库时,病案中就会出现空号现象,如果病案号多于6位数,此方法效果并不好。

(四)病案号的色标编码归档

色标编码是指在病案夹的边缘使用不同的颜色标志病案号码,以颜色区分号码。这是为使病案人员便于识别病案号,避免出现归档错误。使用色标编码要比按尾号和中间号排列归档病案的方法来说更方便。

1.国外色标编码法

通常在病案夹的不同位置用10种颜色表示0~9的数字。一种或两种颜色的色标可用来表示尾号归档中的一级号码。就两种颜色来说,上边的颜色代表一级号的十位数,下面的颜色表示一级号的个位数(表2-1)。

表2-1 尾号颜色标志

一位数尾号	颜色标志	二位数尾号	颜色标志
0	紫色	0 0	紫色 紫色
1	黄色	0 1	紫色 黄色
2	深绿	0 2	紫色 深绿
3	浅蓝	0 3	紫色 浅蓝
4	橙色	0 4	紫色 橙色
5	棕色	1 5	黄色 棕色
6	粉色	1 6	黄色 粉色
7	浅绿	2 7	深绿 浅绿
8	深蓝	3 8	浅蓝 深蓝
9	红色	4 9	橙色 红色

色标的使用通常限制在号码的2~3位数,使其尽可能简单并维持效果,其目的仅仅是为了避免归档错误。

2.我国的色标编码法

(1)彩色色标编码法:①尾号色标编码,用于按尾号方法排列归档病案时,通常在病案夹边缘的不同位置用10种颜色分别表示0~9的数字,以一种或两种颜色的色标用来表示一级号。就两种颜色来说,上边的颜色代表一级号的十位数字,紧接在下面的颜色表示一级号的个位数字。如142049这一号码中,用橙色和红色分别表示一级号中的4和9。②中间号色标编码,如果采用中间号排列归档,其由于一级号在中间,就要用颜色表示在"20"的数字上。一般将色标限制在号码的2或3位数,使其尽可能地简单并维持其效果,因其最大的目的是避免归档的错误。③顺序号色标编码,将不同的颜色标志固定在病案袋右下角,每1 000个号码更换一种颜色。

(2)单色色标编码法。包括顺序号单色画线标志。在病案封袋右边的不同位置印以黑线,从上至下分为7个档次,每一档次1 000份病案,即1 000个号码为一档次。当号码发展到第8个1 000时,黑线的位置又返回到第一档次。

二、归档系统的转换

当你要改变现在的归档系统时,不要低估了从一种归档系统转换为另一种归档系统工作的复杂性,以及所需要的转换时间及准备工作,不论做哪些系统的转换,大量的病案位置的移动和病案的其他方面问题都是必须加以考虑和控制的。下面就顺序号向尾号系统转换作一叙述。

(一)转换工作的要求

1.事先设计转换方案

要考虑病案数量,考虑时间、空间和物资等需求。如对于时间的分析要考虑需要多少天可以完成系统转换,是否可以分段进行,会不会干扰正常工作。对于空间需要则需要计算100个尾号归档病案的架位。对于事先需要准备的物品,如病案条形码、色标、病案封面等需要事先准备好。设计方案要经过讨论然后提交上级部门审批。

2.人员进行培训

归档系统的转换改变了日常习惯的操作方法,必须经过专门的培训才有可能圆满完成转换。培训除理论讲解目的、意义、方法外,还要在模拟现场进行教育。

3.进行必要的物质准备

库房的空间与充足的病案架是物质保证的前提;根据病案存贮的数量安排好转换的时间,如利用法定的长假,以不影响日间正常工作。

(二)转换的步骤

(1)培训工作人员熟练掌握尾号归档法。

(2)调查、计算年病案发展数量,并计算几年内所需病案架数量,准备足够的病案架;把所有病案架按尾号排列规划。

(3)计算并准备好所需指引卡的规格及数量。

(4)在转换排列过程中,注意找出以往错误归档的病案。归档方法的转换等于将病案进行重新组合,在这一过程中注意纠正过去难以发现归档的差错。

(5)未在架上的病案应填写好示踪卡,指明去向(包括已丢失的病案)。

(6)筛选非活动病案,并按顺序号将不活动病案存入第二病案库。非活动病案在患者就诊时再行转换。

(7)转换过程中还应注意更换已破损的病案封皮(袋)。

三、归档工作要求

(一)归档是一项重要工作

归档时要认真细致、思想集中、看准号码,不要抢时间。

(二)防止归档错误

如将号码看颠倒,字形看错,例字形1、7、9;3、5、8;0、6等,或将双份病案放入一个位置内。

（三）归档工作要坚持核对制

采取归档"留尾制"，即不要一次性把病案全部插入，要留一小部分于架外，经核对无误后方可将病案全部推入架内。

（四）保持病案排放整齐

归档时应随手将架上的病案排齐。病案排放过紧，应及时移动、调整，保持松紧适度，可防止病案袋破损，提高工作效率。

（五）破损病案的修补

对破损的病案袋或病案应在归档前修补好。

（严　霞）

第四节　病案的供应

病案管理的目的在于病案的利用。如果我们只知道保管病案而不去利用病案，则失去了病案管理的意义。病案室的工作大部分都是为临床和患者的医疗服务，病案管理所做的一切工作都是为了提供服务和资料的利用。病案只有被有效地使用才能产生效益。因而病案供应在病案管理中是一项很重要的工作，病案在为医疗、教学、科研服务的过程中，是一个不可缺少的环节。病案的供应体现着病案的科学管理和病案工作人员辛勤劳动的成果，也是检验病案管理好坏的一个依据。因此可以说，病案供应工作反映着病案管理的整体水平，因此要求病案供应工作人员在工作中必须做到：检索病案动作要快、抽取出的病案要准确，对病案需求者要认真负责、态度好。要求病案供应工作人员要以快、准、好的供应准则，保证病案供应工作的顺利完成。

病案供应工作中包括查找、登记、运送、回收、整理、粘贴、检查、检验回报单和归档等。以上每道工序完成质量的好坏，都影响医疗、教学、科研工作的开展。因此对每个工作环节都要有明确的操作方法和要求。

一、病案供应工作的原则

（1）在安全、保护隐私、保护医院利益、保护医师知识产权、符合医院规定的的条件下，应尽可能地提供病案服务。

（2）病案只有在医疗或教学使用时可以拿出病案科。建立保存病案的目的主要是为患者的继续医疗，为患者医疗需要病案科必须及时将病案送达临床医师。一份优秀的病案包含了一个典型的病例，是临床示教生动的活教材，必须带出病案科在教学中展示。

（3）所有送出的病案都要有追踪措施，以表明病案的去向。如采用示踪卡、登记本、登记表、条形码计算机示踪系统等方法，建立有效的病案控制方法。

（4）所有借出的病案都要按时收回及时归档，严格病案执行借阅制度。

（5）凡是科研、查询、复印等使用病案，一律在病案科内使用。病案涉及患者的隐私，为保障病案的安全，病案需在病案科内使用。

要建立有效的控制病案的方法，最大程度地做好病案的保管和使用工作。作为病案科的负责人或供应工作的负责人，必须对病案的保管和使用负全责。所有从病案科拿出去的病案，必须了解谁是使用人,在哪里使用,需要使用多长时间。要能够掌握和控制病案的流动情况,每个负责病案供应的工作人员都必须遵守病案供应工作的原则。

二、病案供应的种类

(一)门诊病案供应

门诊是为广大患者进行医疗服务的第一线,也是病案管理服务于临床医疗最主要的工作。门诊病案供应经常是在较为紧张的环境中进行的,这是一件时间要求很强、供应量很大且容易出现差错的工作。它要求工作人员在短时间内,将大量病案分送到各个诊室。因此,工作人员要做到快、准、好地供应病案,就必须按操作规程细心、快速、准确地查找和调运病案,避免因为差错而造成往返调换病案,耽误患者的就诊时间。预约挂号可使门诊病案供应在患者就诊的前一天准备就绪,有较充分的时间做好供应工作。目前我国绝大部分患者还是当日就诊当日挂号,故需要当天查找、使用的病案数量多、时间紧,这是门诊病案供应的特点。

(二)急诊病案供应

因为是急诊使用病案,故应安排专人负责查找。急诊病案供应要求查找迅速,送出及时。特别是近期曾就诊者或近期出院的病案,同前一次诊治或处理有密切的联系者,更需要又快又准的输送病案,以免延误病情、耽误抢救的使用。

(三)预约门诊的病案供应

门诊预约挂号的病案供应,特点是供应时间较从容,这就要求工作人员更应该认真、细致地核对,确保准确地供应,保证患者按时就诊。采用电脑管理预约患者,可打印出预约就诊清单,病案科根据其清单供应病案,同时可以更清楚、全面地了解掌握预约患者就诊情况。

(四)住院病案供应

病案管理工作首要的任务是服务于患者的医疗,患者在办理住院手续时,住院处要立即通知病案科将病案送达患者住院的病室,为医护人员接诊患者、了解病情提供参考。医院要做到一切以患者为中心做好工作,患者一经办理了住院手续,并且确认已有就诊病案,病案管理人员就要及时将病案送至病房,并做好登记。患者一旦出院,应将新旧病案一并收回,并在示踪卡上注明。

有些医院患者入住病房后再由医师到病案科办理借阅手续取得病案,这有悖于保存病案的目的和一切为了患者的服务宗旨。正确的做法应该是,护送人员携带病案陪同患者共同到达病房,并与医护人员做好交接。从医疗安全着眼,此种做法应作为规范医院的工作制度。

(五)科研、教学病案的供应

利用病案进行科研总结分析,是对病案资料深入的开发利用。临床教学使用病案示教,丰富了实践教学。一些负有科研、教学任务的较大型的综合医院,医疗、科研、教学任务十分繁重,病案科需要向他们提供大量有价值的病案进行科研总结。历史较长的医院储存的病案多,可提供给科研的病案数量大。一些样本较大的课题参阅病案的人员多,需要病案的数量大且保存时间长,常要重复使用。

由于科研使用病案的特点,使科研、教学使用的病案不同于一般就诊病案的供应。它可以和使用者约定分期分批地提供病案在病案科内使用,并提请爱护和妥善保管病案。不仅要为使用者提供病案服务,还要为其提供使用病案的方便条件;在满足科研教学需要的同时,还要做到不影响患者就诊使用病案。这就需要供应病案的工作人员掌握工作方法,管理者必须对他们的工作提出要求。

(六)医疗保险病案的供应

为了对病种医疗费用进行管理,医院内医疗保险办公室和上级医保部门对医疗费用合理理赔核查,这些都要病案作为医保费用审核的依据。随着参保人员不断增加,病案科为医疗保险部门提供的病案量不断提升。病案信息管理,纳入了国家医疗改革的行列,并扩大了病案对外服务的窗口,直接为广大患者服务。

有的地区患者出院后,医保中心即将病历从医院拿走,这种做法有碍医疗安全且不合国家法规,一旦出现患者紧急就诊时,如产妇大出血、心脏病等,医院不能立即提供病案,造成医疗事故隐患。医疗保险部门查阅病案也须参照病历复印的有关规定办理借阅手续,病案不得拿出医院。

(七)为公检法取证的供应

病案的本身是具有法律意义的文件,它记录了医务人员对疾病的诊治过程。病案中的各种诊疗记录、检验检查的结果,以及患者或家属签字的文件,如住院须知、手术同意书、危重病情通知书等知情同意书。这些有患者或家属签字的文件赋予医院某种权力,它具有法律作用。随着人们法律意识的增强,医疗纠纷、民事诉讼案件的增多,病案作为公检法机关判断案情的证据,医院提供病案资料的频率呈上升趋势。

(八)患者复印病案资料的供应

按照《医疗事故处理条例》和《医疗机构病历管理规定》,医院应受理有关人员对病历内容复印的申请。自 2002 年《医疗事故处理条例》颁发后,病案信息由为医院内部服务逐渐延伸到为社会广泛服务。病案科每天都要接待大量的患者申请复印病历,病案科已成为医院为患者服务的窗口。

树立以患者为中心,建立人性化服务的理念。各医院病案科在完成既定工作任务的同时,积极创造条件,增添设备、简化手续,为等候复印的人员设置舒适的环境,在不违背规定的原则下尽量满足患者复印病历的需求。一些单位为减轻患者负担,减少农村乡镇患者复印病历往返奔波,为患者开展病历复印邮寄服务。

1.根据国家规定允许复印病案的人员

(1)患者本人或其委托代理人。

(2)死亡患者近亲属或其代理人。

(3)公安、司法部门、劳动保障部门、保险机构。

2.复印病案时要求提供的证明材料

(1)申请人为患者本人的,应当提供其有效身份证明(身份证)。

(2)申请人为患者代理人的,应当提供患者及其代理人的有效身份证明(身份证)。

(3)申请人与患者代理关系的法定证明材料;申请人为死亡患者近亲属的,应当提供患者死亡证明及其近亲属的有效身份证明(身份证),以及申请人是死亡患者近亲属的法定证明材料;申请人为死亡患者近亲属代理人的,应当提供患者死亡证明、死亡患者近亲属及其代理人的有效身份证明(身份证)、死亡患者与其近亲属关系的法定证明材料,申请人与死亡患者近亲属代理关系的法定证明材料;申请人为保险机构的,应当提供保险合同复印件,承办人员的有效身份证明(身份证),患者本人或者代理人同意的法定证明材料,患者死亡的,应当提供保险合同复印件,承办人员的有效身份证明(身份证)、死亡患者近亲属或者代理人同意的法定证明材料。合同或者法律另有规定的排除;公安、司法部门因办理案件,需要复印病案资料的,应当提供公安、司法部门采集证据的法定证明及执行公务人员的有效身份证明(工作证)。

3.病案可供复印的范围

为患者提供复印件主要是根据需求,如报销、医疗目的,一般不需要复印病程等主观资料,但如果患者要求,根据2010年7月1日起施行《中华人民共和国侵权责任法》,也应当提供病案的所有资料。下列资料属于病历的客观资料:①门(急)诊病历。②住院志(即入院记录)。③体温单。④医嘱单。⑤检验报告单。⑥医学影像检查资料。⑦特殊检查(治疗)同意书。⑧手术同意书。⑨手术及麻醉记录单。⑩病理报告单。⑪出院记录。⑫护理记录。

在医务人员按规定时限完成病历后,方受理复印病案资料的申请并提供复印。

(严　霞)

第五节　病案的控制与示踪系统

病案流通管理的重要性在于可以保证了解病案的去向,保证病案处于随时可以获得的状态。现在病案的利用是多用户的,病案流通也是多环节的,因此必须制订一些使用规则,同时配有严格、科学的管理手段,才能有效地控制病案,更好地发挥病案的作用。

一、病案控制系统

(一)病案控制的定义

为保证病案供应的及时性、准确性,应当对病案采取有效的控制措施。措施包括手工填写的示踪卡、计算机示踪系统,以及为保证病案高效、准确的检索及归档的病案号色标编码、病案归档导卡等,这一系列控制病案的方式,统称为病案控制系统。随着信息系统的发展及现代化数字设备的应用,病案示踪系统的手段和工作结构也将随之产生日新月异的变化。

(二)病案控制的原则

病案工作人员对所有的病案归档操作及其使用必须加以控制,不论什么原因,凡是从已归档病案架中取出的病案,必须要有追踪。病案离架取走后,必须有记录,如示踪卡或计算机的示踪系统。病案示踪系统的最终目的是提供病案信息为医疗活动和社会实践服务,保证病案信息的完整性、准确性和安全性。掌握每份病案的流动情况是病案信息管理人员重要的职能。

医院或诊所的工作人员使用病案,必须保证病案完好地送回病案科,使用者如果没有事先和病案科联系,并及时改变示踪卡上病案的去向等信息,则不得将病案送到其他任何地方或转给他人,当使用病案的人发生变化时应重新办理借用手续。如果病案被丢失、错放,使用者应负责找回,他们对病案的使用和安全应负有责任。

(三)病案控制的规则

在病案控制系统中建立有效的病案管理规则,是衡量病案科管理水平的一个标志,它可以约束使用者,起到帮助管理者对病案管理人员工作的监督和指导作用。

(四)病案控制的制度

制度是要求所有病案管理人员共同遵守的规程或行为准则。根据病案管理规则及控制病案的原则,各医院及诊所的病案科必须制订出适用于本单位合理的病案使用制度、病案借阅制度、病案摘阅及复印制度等。

医院的病案委员会应制订有关使用、借阅病案的制度,基本内容应包括:①除为患者医疗使用外,病案不得从病案科取出。②凡是送到诊室或病房的病案必须进行示踪,示踪卡上应显示患者的姓名、病案号、科别、时间、借用医师姓名或病房等有关资料。

(1)每天工作结束时,将所有病案从诊室收回,出院患者的病案应在患者出院后 24 小时内从病房收回。

(2)如有可能,用于科研及其他方面使用病案应在病案科查阅,病案科尽可能地为使用者提供方便,以保证使用者及时、容易地拿到病案。

(3)病案在病房、门(急)诊科室使用期间,病房、门(急)诊科室护士对病案负管理之责。病案科应建立一定的工作程序,并且使其工作人员能遵循这一程序,保证对进出病案科的病案进行全面控制,不但要考虑到病案在借出病案科以外的登记和追踪,还要记录病案在病案科内部流通的交接信息。同时并非只有病案管理人员保证病案的安全,参与病案流通使用的所有人员都必须建立病案安全的意识,肩负起病案管理的责任,防止病案丢失。

(五)病案控制的方式和方法

有效的方式和准确的方法是完善病案控制系统的最主要的也是最后的一环,也是病案控制的原则、规则、制度的具体体现和实施。

病案控制方式包括病案使用登记本、手工填写示踪卡、电脑自动示踪系统,病案号的色标编码、病案归档导卡等。

病案控制方法是示踪系统中的具体操作步骤。

病案示踪系统的内容:病案示踪系统记录了病案由产生到使用再到最终封存或销毁的整个活动历程,其结构和流程也是围绕病案的建立、整理、编目、质控、保管和使用来设计,不但要考虑到病案在借出病案科以外的登记和追踪,还要记录病案在病案科内部流通的交接信息。示踪系统设计是为了帮助病案管理员进行借阅登记,快速的查询和定位病案所在的位置,为临床、教学和科研任务提供便捷优质的服务。发展到今天,计算机示踪系统所承载的任务远远超出这一内涵,还包括出院登记、库房管理、中转工作站登记、病案催还等与病案流通相关的功能模块。

首先要了解计算机示踪系统中各个模块的功能和应用,病案流通的主要途径,目前病案的用途主要有患者门诊就医使用、住院治疗使用、科研和教学、医疗保险、社会保险、医疗纠纷、复印等,除了门诊和住院医疗使用病案以外,其他方式使用病案都需要到窗口办理相应借阅手续,我们暂且把他们统一归为一类叫科研和其他,于是可以得到以下流程图(图 2-2)。

1.权限的控制

病案示踪系统是一部控制病案的管理系统,每一环节的操作都直接影响到病案实体的流通状态,影响病案管理人员对病案去向的判断,因此保证示踪系统信息的准确性是保证系统与病案实体流通状态同步的关键,建立完整和安全的权限管理至关重要。

工作站的权限控制:工作站是一个逻辑上的病案服务台,病案借出病案科后每经过一个工作站,都需要进行交接确认,便于病案管理者随时掌握病案的流动状态,根据病案在工作站间的交接日志,判断病案的流通进程。

用户的权限管理:用户权限的设置,一方面是为了限制未经授权的用户非法使用示踪系统,另一方面可以通过权限的设置很好地进行业务分工,使每个岗位都能各司其职,避免越权和越界的操作产生。

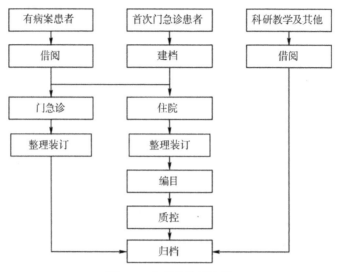

图 2-2　病案的使用流程

2.病案需求信息的获取

一般来说,病案科提供专门的服务窗口,凡到窗口即时办理的业务,不需要申请,按规定办理借阅手续即可。而对于门诊就诊和住院治疗使用的病案,病案科依据相应的业务协议主动提供病案服务。因此,在患者挂号和办理住院手续后,病案示踪系统快速、准确地从 HIS 中获取信息,为临床及时提供病案服务。

事实上,通过信息系统传递的需求种类很多,不限于门诊就诊和住院治疗,还有预约的科研病案、工作站提交的需求等,对这些需求的处理也非常重要。不同的需求提供病案的途径也有所区别,因此示踪系统必须自动将需求进行分类,并按照既定的规则顺序打印病案申请单。申请单应该在显著位置上列出病案号和姓名,方便查找人员核对病案,并明确打出使用单位的信息和具体地址。如果示踪系统应用在一家拥有多个病案库房的医院,那么相应的申请应该分别投递到病案所在的库房。除此之外,对申请单进行初步的筛选和过滤也是非常必要的环节,如多科挂号警告、退号退院警告、病案借出警告等,这样可以第一时间为病案查找人员提供一个大概的查找方向,减少无效劳动的产生。

3.病案借阅登记

病案一旦离开病案架,从库房中取出,为了避免发生丢失,便于随时追踪病案去向,必须进行详细的借阅登记。包括借阅的原因、使用单位、使用人、出库时间、操作人员及使用期限等翔实准确登记。对于科研和其他借用,就直接与使用人交接,定期催还即可。

4.工作站交接登记

工作站是病案流通过程中经过的病案服务台,也可能是病案最终送达的护士站和分诊台,负责病案的中转,可以与病案科和其他工作站进行直接沟通,处理与病案输送有关的突发事件。正常情况下病案从库房借出到使用完毕回收的流程如下。

病案库房总服务台→工作站 A→…→工作站 X→使用单位

工作站应该提供以下操作。

(1)发送确认、回收确认。用于记录经过工作站的标记点,一般用于发送或回收时目标明确且不需要病案停留的确认操作。

（2）收到确认。主要应用于病案送达目标单位时的确认操作或者由于某种原因病案需要在工作站保存一段时间,如出院病案在病案整理、编目、质控。另外也适用于预约病案的暂时保存、科研病案保留待用及阅览室阅览等。

（3）转科操作。转科操作适用于多个科室使用同一册病案时的情况,如同一患者在多个门诊科室就诊,病案需要在首诊科室用完后转去第二就诊科室使用。

（4）转站操作。可用于病案在工作站间的传递。

（5）病案使用申请。病案申请是一种通知库房调取病案的需求信息,该信息会在库房终端机上显示并打印出来,同时也为病案出库时自动填写使用部门提供信息支持。

5.病案的回收

（1）门诊病案的回收。患者门诊就诊使用的病案,就诊结束使用完毕的病案由各科分诊护士集中存放在分诊台指定地点,病案回收员定时回收。回收病案要逐一进行回收确认,全天就诊结束后,末端工作站工作人员要打印出当日未回收病案的催还单,并根据催还单上列出的病案号码到相应科室的分诊台回收剩余的病案。

（2）住院病案的回收。患者住院期间病案要一直保存在相应的病房,直到患者办理出院手续,完成本次住院治疗为止。病案由负责住院病案整理的专人回收,每天早上从 HIS 系统中接收上一工作日出院病案信息,并打印出出院病案回收核对表格,病案回收人员再依照表格上注明的信息到病房回收病案。收回的病案整理室进行收回登记,经整理、装订,送交编目室、质控室、随诊室等,各个工作站之间交接传递一定要进行确认登记。最终一册资料完整和质量合格的病案才会流回病案库房,等待专人入库上架。

（3）科研和其他使用病案的回收。凡是由使用者到病案服务窗口借阅的病案,在使用完成后必须由使用者本人交回病案窗口。对于借出病案科使用的病案,在接近归还期限之前,系统会自动提醒病案管理者及时催还,并根据需要打印出病案催还单,必要时采用电子邮件和短信通知。

6.病案的入库登记

各个环节回收的病案最终会回到病案库房的综合服务台,上架前要对所有病案进行入库登记,登记内容包括入库人、入库时间、工作站、库房等信息。按规定的顺序排放统一归档上架。

7.病案的示踪查询

病案的示踪查询实际是示踪系统数据的一个综合展现,它可以把病案的历次使用记录、住院信息及变更记录整合在同一个界面中,让我们可以随时掌握病案的活动轨迹和当前动向。它的核心功能就是病案的快速定位,无论病案是处在流通环节当中还是保存在库房之内,都可以准确反映病案的当前状态。特别是出现病案丢失情况的时候,示踪查询更是帮助我们分析和解决问题的得力工具。

图 2-3 是从工作中截取的一个真实样例,从图中可以清晰地看出 1 641 名患者病案的建立时间、使用时间及每次使用的具体流程。目前这个病案就保存在库房当中,如果是借出状态,系统会自动用警告色来加以提醒。如果想了解患者的住院记录,切换一下显示页面就可以了,非常方便快捷。当然这只是个样例,实际应用中不同软件公司会有不同的框架设计和页面风格。

8.统计分析

病案的整体使用情况真实地反映了病案科的运行现状,对病案示踪系统的数据进行科学的挖掘和分析,可以帮助病案管理决策部门发现存在的问题,并以此为据制订管理模式、分配医疗资源、改善服务流程、提高服务质量。

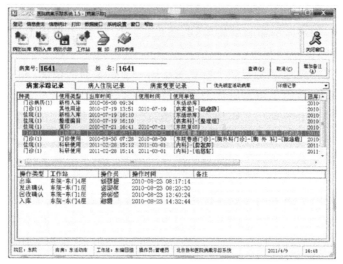

图 2-3　示踪查询

（1）逾期不归病案的统计。逾期不归病案用于统计使用部门拖欠病案的情况，统计结果一方面可以用于督促相关部门及时归还病案和办理续借手续，另一方面也可作为医院绩效考核和职称晋升的参考依据。

（2）入出库情况统计。对入库、出库和工作站流量的统计可以帮助管理者了解各个岗位的工作量，是定岗定编和计算岗位津贴系数的重要依据。

（3）病案借阅情况统计。对不同时期病案借阅情况进行分析，掌握全院、科室及个人借用病案的情况和特点，以便制订有针对性地服务方案，合理安排服务资源。

（4）住院病案回收情况统计。住院病案回收情况的统计可以反映住院医师的病案完成情况，同时也可以反映病案整理员的工作情况，监督住院病案的回收质量。

（5）病案库存情况。对病案库存情况进行分析，可及时了解病案的膨胀进度，根据病案的活动情况，定期转移活动度较低及不活动病案到备份库房，有助于合理安排库房空间。

9.字典维护

一个完善的病案示踪系统需要数据庞大的数据字典支撑，任何一个字典中的数据不准确，都会影响整个系统的稳定运行，因此字典的维护工作相当重要，不但要指定专人进行维护，而且要及时与相关系统保持沟通和同步，制订周密的维护计划。科别字典和医师字典涉及的应用范围广泛，最好与 HIS 系统有统一的维护方案。示踪系统内部字典可以单独维护，如病案类别字典、病案使用类别字典、库房等。

二、病案借阅的控制

做好病案借阅的控制是为了达到病案管理的目的，使之能更好地、及时准确地为各方面使用者提供所需要的病案信息，充分发挥病案的价值及其信息的实际效益。病案管理最基本的也是最重要的工作之一，就是对病案实施有效地控制，切实掌握每份病案的流动情况。

（一）控制借阅病案的方式

如病案需借出病案科使用或病案科内无阅览条件，在病案离开病案科前，必须办理借阅病案的手续，便于病案管理人员掌握和控制病案的流动情况。

（1）病案借调登记本。

（2）计算机自动示踪系统。

（3）示踪卡。

示踪卡通常放于病案所在病案架的原位置或按一定要求集中存放。在任何情况下取用病案，没有示踪卡就不得将病案取走，这是控制病案的最重要的原则。

（二）病案借阅的控制方法

（1）病案找出后，借用人必须在示踪卡或登记簿填写各项内容，签署本人姓名。要求字迹清楚、易于辨认。病案管理人员要逐一核对。

（2）填写好的示踪卡可放于病案所在病案架的原位，或集中按病案号顺序排列于卡片盒内。

（3）病案归还后撤出示踪卡或在登记簿注销。检查归还病案的情况，然后归档上架。

（4）对示踪系统定期检查，督促借用人按期归还借阅的病案。

（三）病案借阅计算机自动示踪系统

随着现代化信息技术的发展，许多传统的病案管理方法已被现代技术取代，计算机病案示踪系统是利用信息技术的发展、条形码技术的成熟应用，将条形码自动识别技术应用到病案管理过程中的回收、整理、入库、归档、上架、下架、借（调）阅、归还的业务环节中，提高了数据采集和信息处理的速度，保证了运行环节中的准确率，为医院管理者提供翔实、准确、及时的基础数据。该系统建立在条形码技术的基础上，能够准确地对病案进行借出、追踪、归档管理，提供病案去向信息，掌握病案的流向和使用情况，掌握科研病案及再次入院病案的使用情况。使病案示踪系统更快速、简捷、准确地控制病案的流通使用。

操作方法：①每份借出病案科使用的病案，必须将有关信息输入计算机，如果使用了条形码技术，对准条形码扫描必要的信息可自动录入，注意录入借用人的姓名和录入人的标记。②病案归还后扫描条形码便可消除示踪系统中借阅病案的信息。③定期检查借阅病案的情况，督促借用人按期归还借阅的病案。

三、病案借调（阅）的管理

（1）无论采取何种借调（阅）的方式，均应由病案科专人负责管理。

（2）负责借调（阅）病案的工作人员，应按有关规章制度严格办理借调（阅）手续，并限制一次使用病案的数量，较大量的借调（阅）病案可采取分批供应的办法。

（3）借调（阅）病案的手续，对本院内或院外人员应有区别，便于管理。

（4）示踪卡应按要求存档，定期检查，以及时做好归还病案的注销工作。使用自动示踪系统应及时做好有关数据的处理。

四、病案摘阅的管理

病案的摘阅管理是为病案的使用者提供阅览及摘录有关资料的工作，或进行部分资料的复印。借助于科技手段，目前在病案科做病案摘要的工作几乎被复印所替代，资料复印更能够保持原样，避免摘录的错误。做好这项工作不仅可以为患者在其他医院就医时提供参考资料，以满足患者在其他医院的医疗，亦可为司法等部门提供处理案件的依据。做好病案的摘阅工作可以大大减少病案的流动，同时又能充分发挥病案的作用，提高其资料信息的使用价值。

（一）病案可供摘阅的范围

（1）科研方面使用病案及医师撰写论文等。

（2）患者需到其他医疗部门就医的病情摘要。

（3）医疗行政部门对病案的质量检查、医疗情况的调查等。

（4）社会方面的使用。如司法部门、律师事务所、社会福利、医疗保险和其他保险等部门及使用公费医疗的事业单位。

病案科应由专人负责病案的摘阅工作，注意及时提供，并随时将使用完毕的病案归档。病情摘要一般应由指定人员完成，或由经治医师或其他临床医师根据医疗需要摘写。如需将病案送至临床科室去完成，必须做好登记及示踪工作。

（二）病案摘阅的制度

（1）凡属摘阅范围使用的病案，一律在病案科内使用，不得携出室外。

（2）院内医务人员阅览病案时应穿工作服或持借阅证，不准带包进入病案科及阅览室。

（3）外单位摘阅病案者，必须持单位正式介绍信，并经医务处、病案科主任批准后方予以接待。需抄写摘要者，经主管人员审阅后盖章有效。

（4）凡到病案科使用病案者，应自觉遵守病案科各项管理规定，不得私自拿取病案。

（5）使用者应对病案的完整、整洁和安全负责，不得私自拆卸、涂改、撕毁、玷污病案，违者应接受批评教育或处罚及连带的法律责任。

五、病案的其他控制方法

保证任何时候都能得到病案是至关重要的。病案管理人员在浩如烟海的病案中要能够迅速、准确找到需要的病案，除了精于专业理论和技术外，还必须借助各种方式方法。病案归档和检索方法的掌握和运用，是及时检索病案的保证。以病案的编号管理而论，在传统的管理工作中，不断创造了系列编号、中间位编号、尾数编号的管理方法。为了便于检索病案，避免归档排架的差错，又采用号码的颜色标记，有效地控制了病案的归档差错，使病案管理工作日臻完善。其中病案的尾号加颜色标记的归档方法即为成功之例。

除了通过病案号码颜色和排列帮助检索外，病案导卡也是一个重要的控制方法。导卡形状是在卡片的上边或侧面有一块突出的作为书写病案起止号的表头。在其突出的部位标有某一区域内的病案号，通过其指示使病案的归档及检索变得更容易、更迅速。另外当病案需要倒架挪动时，导卡可根据需要随之移动，起到指引病案位置的作用。

（一）导卡设置的数量

导卡数量的需求取决于该部分归档病案的厚度及归档的方法。确定导卡的数量可用下列公式计算：

导卡的总数＝病案的总数/两导卡之间的病案数

（二）导卡的质量

导卡应选用韧性很强的材料制作，且最好使用不同于病案的颜色做导卡，使其醒目，在整个归档区域能清楚地看到。

（李乔娟）

第三章

住院病案管理

第一节 住院病案的登记与管理

一、住院病案登记工作的概念及意义

住院病案登记工作是将有关病案的资料根据不同的目的和需要收集到一起,进行有选择的或提纲式的简记,使其成为系统的资料,便于应用和管理。它是住院病案信息管理中的一个必要的组成部分,是住院病案信息的二次开发,是住院病案信息管理的基础。做好住院病案登记工作有以下意义。

(1)住院患者登记是住院患者的明细表,便于了解每个病案号被分派给患者的情况,等于住院病案编号的总目录,掌握住院病案发展的动态。

(2)可明确患者是否已在医院建立有住院病案,避免住院病案号码的重复发放或将相同的号码发给不同的患者。保证住院病案信息管理系统的完整性,是进行系统编号管理的关键。

(3)住院患者的各种登记是统计的原始数据,完成住院患者有关的医疗统计。

(4)对病案信息进行二次加工的各种登记,为住院病案信息的开发利用提供了多途径查找检索的线索。

(5)了解各临床科室的住院情况。以病案编号为序的住院病案登记是掌握住院病案发展的明细表,患者每次住院都要进行登记,以便掌握住院病案的流动情况。住院病案的多项登记往往能够解决一些其他资料检索时不能解决的问题,弥补其他工作的不足,它可以起到充实病案查找线索的作用。因而登记工作从一开始就要做到登记资料的完整、准确,从登记内容的安排和设计上做到科学合理。随着计算机在病案信息管理中的应用,烦琐的手工住院病案登记已逐步退出,取而代之的是通过计算机的简单操作即可完成病案信息的登记。

二、住院病案登记的要点

(一)第一次住院的患者

患者第一次到医院住院,应该作为一个新患者登记,但必须问清楚患者是否住过院,以证实是不是新住院患者。即使者认为未曾住过院,住院登记处的工作人员也应与病案科核对,确定是否真的没有建立过住院病案。

现在,住院登记处工作人员利用医院计算机 HIS 系统输入患者就诊卡号,就可直接了解患者是否第一次住院,或历次住院的基本信息。

如果患者没有建立过住院病案,就要收集患者的身份证明资料,记录在新的住院病案首页上,并给予登记号即病案号。在发出的登记号下登记患者的姓名以免今后发放重复号码。登记应包括以下内容:登记号(病案号)、患者姓名、登记日期、科别。举例如下。

172842 林中 男 2008 年 10 月 8 日 外科

医院计算机 HIS 系统对住院患者登记已程序化,内容详细、准确,计算机控制新住院病案号发放,解决了以往人工登记多点派发新住院病案号的混乱现象。利用激光打印住院病案首页基本信息取代了以往人工填写。

(二)有住院病案的患者

如果患者曾经住过院即已有住院病案,使用原病案号,通知病案科将原住院病案送达病室。并根据提供的信息核对住院患者姓名索引卡,记录所有信息变化情况。

计算机化管理住院患者姓名索引,已将以往的纸质资料全部输入微机便于查询、利用,便于随时记录变化情况。

需要说明的是患者就诊卡的使用,实际上患者第一次来院就诊时即有了 ID 号及病案号,患者在办理住院登记时,只需核对就诊卡显示的患者基本信息,根据病案首页的项目做缺项补充,使用就诊卡原有的病案号。

(三)出院患者的病案处理

对于每天出院的病案,应根据要求按病案号的顺序分别记录于各种登记簿中。或计算机录入住院病案的各种登记记录,使资料更准确、更清楚,查找更快,存储更方便。

三、住院病案登记的种类

(一)住院病案登记

患者入院时,就应建立住院病案登记,以病案号为序,登记患者的身份证明资料等,患者出院补充登记有关出院的情况,并作为永久保存的资料。

1.登记的内容

(1)必要项目。病案号、患者姓名、性别、年龄、身份证号码、入院日期、出院日期、科别、病室。

(2)其他项目。籍贯、职业、出院诊断、入院诊断、手术操作名称、治疗结果及切口愈合情况。

2.登记的形式及作用。

(1)卡片式登记。一般适用于一号制管理的病案。患者建立了门诊病案后,仅有部分患者需要住院治疗。同时,由于门诊病案的数量发展快,手工登记工作量很大,所以门诊一般不做病案登记。当患者住院,则形成再实行一号制管理病案。采用卡片式登记,可随时按病案号调整卡片的位置,满足住院病案登记依病案号的大小顺序排列的要求。

(2)书本式登记。适用于按病案号次序连贯登记的两号集中制或两号分开制的住院病案。①由于按患者住院先后编号登记,自然成为按患者住院日期进行登记,这就提供了按患者住院日期查找病案的线索。②疾病诊断、手术名称、性别、年龄、职业等项目及再次住院患者的登记,都可作为统计的原始资料,提供各项统计数据。③由于患者住院登记的项目较全,可以从中查找出某一项需要的资料,而不必调用病案,因而可以省去很多人力,也可以减少病案的磨损。④住院病案总目录的登记能准确掌握住院病案的全貌,显示病案的发展数字;可以了解住院患者的基本信息,如主要疾病诊断、治疗结果等。患者姓名索引是以患者姓名索取病案号码,进而查询病案资料;通过住院病案总登记,可从病案号了解该病案所属患者的姓名与基本情况。

(3)计算机登记。HIS系统从患者建卡就诊即录入了患者的基本信息,便于信息的加工和检索,同时可以充分发挥登记的作用和对资料的利用,全面地掌握病案整体情况。

从完善病案信息管理系统来讲,不论是门诊还是住院病案的建立,亦不论是一号制或两号制的病案管理,在建立病案时都应按号登记,以掌握病案号的分配、使用,整体及个体病案的发展情况。因为门诊患者多,病案发展快而对门诊病案号的分派不予登记,是管理上的缺陷。计算机系统化的应用则可完成被分派病案号的患者所有信息,避免上述管理问题。

(二)各科出院患者登记

各科出院患者登记是永久性的记录,是按患者出院时的科别及出院日期的先后登记的。

1.主要项目

科别、病案号、患者姓名、性别、年龄、出院日期、入院日期、住院天数、出院诊断、手术名称、切口愈合情况、治疗结果等。

2.各科出院患者登记的作用

(1)是查找病案的一个途径,可按出院日期或科别来查找所需的病案。

(2)可为病案讨论提供即时病案,或为检查某段时间的医疗情况提供所需的病案。

(3)帮助统计工作提供部分原始数据。

(4)核对检查完成及未完成病案,以掌握住院病案的归档情况。

(三)转科登记

1.项目

除一般登记的必要项目外还应有入院日期、转出科别、转入科别、转科日期、疾病诊断。

2.作用

主要作为统计的原始资料,也可作为提供查找病案的原始记录。

(四)诊断符合情况登记

1.项目

必要的登记项目及入院日期、科别、入院诊断、出院日期、出院诊断、医师姓名等,亦可包括门诊诊断、术后诊断、病理诊断等。只记录经临床证实、检验检查证实误诊、漏诊等不符合的病例。

2.作用

既是统计的原始资料又可作为病案管理的永久性资料。

(1)可以通过登记掌握出入院诊断的符合情况,了解医院、诊所及社区医疗单位的整体医疗水平或医师的诊断水平、业务能力。

(2)可帮助查找某一时期有误诊、漏诊情况的病案,以利开展病例讨论,总结经验教训,提高诊断水平和医疗质量。

(3)可作为考核、晋升医师职称时的参考依据。

据我国目前对于各种疾病的诊断符合率,没有提供界定的硬指标,鉴于此种情况作为信息资料的开发利用,对每份出院病案进行此项登记无实际意义。建议只登记经临床、手术或病理证实的误诊、漏诊的病例,更具实际意义。

(五)死亡与尸体病理检查登记

1.项目

必要项目及死亡日期、科别、死亡诊断、尸检号、病理诊断等。

2.作用

通过它可以掌握全部死亡和尸检病例的情况,从而迅速准确地提供死亡和尸检的病案;作为统计的原始资料,可统计医院内某一时期的死亡及尸检情况;从中分析临床诊断与尸检病理诊断的符合率,了解医院、诊所的诊断水平;根据死亡病案,分析死亡原因,检查和分析医疗工作质量。

病案的登记虽然种类繁多,在用手工操作时要根据不同功能、作用重复抄录,如今医院 HIS 系统的建立,病案首页信息的全部录入,然后通过不同的项目组合可达到随意检索的目的,提高了病案信息的利用率,极大地减轻了病案管理人员的工作负担。

(李乔娟)

第二节　住院病案内容的排列

一、住院病案的形成

病案的形成是在患者与医疗部门接触的开始,是医务人员对患者所做的咨询、问诊、检查、诊断、治疗和其他服务过程中医疗信息的积累,这种积累使每个患者的医疗信息记录都具有一定的连贯性和连续性。

(一)住院病案的形成

从患者开始办理住院手续到出院的全部过程是医院内所有工作人员为患者服务的过程,是医务人员(医师、护士、实验室及其他医技科室的人员)、营养师、住院处及结账处、病案科的工作人员相互协作,整个过程产生了大量有价值的医疗信息,这些信息经过病案管理人员的整理、加工形成了住院病案。

1.建立住院病案并分派病案号

患者在门诊就医经医师确定需住院治疗者,持医师所开具的住院证到住院处办理住院手续,住院处为其建立住院病案并分派一个住院病案号(适用于两号分开制的病案管理)后进入病房。如患者系再次住院,住院处须立即通知病案科将患者以前的病案送达病房。

2.病房医师、护士的诊疗和护理记录

病房医师要连续详细地记载患者的发病、诊断、治疗及最后的结果,整个过程包括病程、诊断所见、治疗和各种检查结果;护士要记录有关护理观察和治疗计划及为患者所作的其他服务的资料。

3.患者的治疗过程、最后诊断和出院记录

患者出院时,医师要在病程记录的下面记载患者出院时的状况、诊断、治疗及患者是否需要随诊;医师要写出院记录,展示评判治疗、支持诊断的全部资料,并记录最后结果及出院后的注意事项;要在病案首页上记录主要诊断及其他诊断和手术操作名称,转归情况,注意在病案首页上签名以示对病案资料负责。

4.患者住院期间的所有资料返回病案科

患者在出院处办理好出院手续后,其在住院期间的所有资料都被送到病案科。

5.病案的整理、装订和归档

病案管理人员将患者的所有资料按一定要求进行整理、装订后即形成了住院病案,并入病案库归档保存。

（二）一份完整病案的标准

一份完整的病案必须包括"按事情发生的先后顺序记录的充分资料以评判诊断,保证治疗及最后效果"。完整的医疗记录的标准如下。

（1）有足够的资料证实已作出的诊断。

（2）叙述执行的是什么手术,为什么要做,做了什么,有什么发现,并详细叙述麻醉过程。

（3）叙述最后的诊断及外科手术操作。

（4）由治疗患者的医务工作者签名以证实无误。

（5）如果病案是逐步汇集的,应有足够的资料使其他医师或卫生工作人员能够接管对该患者的治疗（如交接班记录）。

（6）完整地收集患者所有医疗资料及相关资料。

（7）严格按照资料顺序的规定进行整理、装订。

（8）完成病历摘要、疾病和手术分类的编码和各种索引,满足了保存病案的目的。

（9）准确无误地归档。

二、病案的排列方式

作为病案工作者,必须始终重视患者资料的完整性和准确性,使之可随时用于患者的现在和将来的医疗。医疗记录的组织可以按患者资料来源或患者的问题进行。病案资料排列的原则,要以符合人们按时间发展的阅读习惯,能够迅速找到所需要资料的顺序排列。

（一）一体化病案

一体化病案（integrated medical records,IMR）是指所有的病案资料严格按照日期顺序排列,各种不同来源的资料混合排放在一起。

在一体化病案记录中,同一日期内的病史记录、体格检查记录之后可能排放着病程记录、护理记录、X线报告、会诊记录或其他资料。每一次住院的资料在病案中用明显的标志分开。

采用一体化病案形式的优点是向使用者提供了一个按时间发展顺序表示的某一医疗事件的全貌。其缺点是几乎不可能进行同类信息的比较。例如,了解血糖水平的变化,检查记录放在病案中的不同位置,从而使查找和比较都很困难。信息一体化可有不同程度的实施,最常见的是一体化的病程记录,即所有病程记录按时间顺序排列,而其他资料另外排放。

（二）资料来源定向病案

资料来源定向病案（source oriented medical records,SOMR）是根据资料来源排列的病案,将不同来源的资料按同类资料集中在一起,再分别按时间顺序排列。如医师的记录、护士的记录、实验室检查资料等分别收集起来,按时间发展的先后顺序排列。我国的病案内容排列大都采取这种方法。

病案作为信息交流的工具,怎样能更有效地迅速地检索、提供资料,是发挥病案的价值并使其具有保存意义的关键。在许多情况下,病案内的资料不易检索、不能被有效地开发利用,这是因为医疗记录往往是随时性记录,是在入院记录、病史、病程记录、护士记录或 X 线和其他实验室报告中无组织地、凌乱地、分散地记录,而且通常又没有指明疾病情况或问题的标记,病案常常越来越厚,显得杂乱无章,致使重要资料的检索既困难又无可奈何,也为医务人员内部交流设置了障碍。

在国外许多专家认为,解决这个问题的最好办法就是要使病案结构化,又称"结构病案",也有人称为表格病案。结构病案是指一种计划好的表格,其使用的语言与设计形式是统一的,所有用该表格的人都要遵循同一种形式,这种病案的构成能适用于所有情形。

结构病案很容易实行自动化的管理。随着目前医疗领域中计算机的使用不断增加,结构病案有利于实现使人工到自动化系统的转变。但是,完全性结构病案缺乏对个别问题进行描述的空间,因而使医务人员感觉很受格局的限制。

这说明,病案的结构化并非等于完全采用表格记录的方式,如病程记录往往需要进行描述,所需的记录空间要大,表格的限制将使记录受到影响而可能造成资料不全。因而,病案的结构化适用于"既定性信息"的记录,如病案首页等医疗表格。

(三)问题定向病案

1.问题定向病案的概念

问题定向病案(problem oriented medical records,POMR)是根据问题记录排列的病案,是为满足各种标准而建立的一种结构病案的形式。问题定向病案是由劳伦斯·韦德博士于二十世纪五十年代后期首先设计的。这一概念要求医师在问题的总数和内部关系这方面研究患者所有的问题,分别地处理每个问题,并促使医师确定和处理每个问题的路径都很清楚。它可以在获得所有事实的基础上对此进行评价。

劳伦斯·韦德博士于1969年写出了 *Medical Records Medical Education and Patient Care* 一书,他在序言中指出:要达到医疗效果,有两个必备的基本手段,即开发可能为所有的人提供医疗信息的交流系统;建立对患者问题和病情发展过程明确表述的系统。他认为过去的病历书写有如下欠缺:①对患者不能充分发挥医务人员集体的综合效应(群体医疗作用)。②对患者的资料、数据的收集和积累不完全、不恰当。③缺乏对日常诊疗的检查、核对机制。④资料难以综合高度分化的各专科的医疗情况。

问题定向病案和过去的诊疗记录有着根本的区别,过去的诊疗记录,是中世纪以来长期习惯使用的流水账式书写方式,是以医护人员为中心而撰写的备忘录,其内容是主观的、冗长的、罗列的、分散的;而问题定向病案是一种科学的综合记录,它对取得的信息进行归纳、分析,列出问题一览表。问题是从患者整体(社会的、心理的、医学的)中找到的,据此可以制订合理的医疗方案,其内容是提炼的、简明的、有说服力的,是一目了然的。

2.问题定向病案的组成部分

(1)数据库(基础资料)。建立问题定向病案的第一步是建立一个综合的数据库。内容包括患者的主诉、现病史、过去医疗史(既往史)、系统检查及体格检查的结果。

(2)问题目录。数据库一旦收集,应对资料进行评价并建立问题目录。每个问题对应一个编号。问题目录放在病案的前面,就如同一本书中的内容目录,即问题的编号名称像书中的章节、页号及题目一样。而在资料来源定向记录与问题定向病案记录之间概念上最大的不同就是问题目录。

问题目录的特征:问题定向病案记录是在填表者理解水平的基础上表达问题,问题目录不包括诊断印象,它是治疗计划中的一部分。

"问题"的含义:问题这一术语,是指需要管理或有诊断意义的检查,即指任何影响个体健康生存及生活质量的情况,因而它可以是内科、外科、产科、社会的问题或精神病学问题等。

问题目录的内容:在设计问题目录时,每个问题都要注上日期、编号、标题、活动问题、非活动问题、已解决的问题。①活动性问题,是指患者目前存在的,影响健康的,需要解决的问题。②非活动性问题,是指患者过去的一些重要的病史、手术史和过敏史及本次住院期间已解决了的问题。③活动性问题的列表标准:患者存在的活动性问题,一些需要继续观察治疗的情况及高度可能复发的疾病均作为活动问题列表的标准,活动性问题一旦解决,就应列到非活动性问题栏目中。记录活动性问题的方法:当病情不明确时,记录临床表现,一旦明确了诊断,就在其后画个箭头并随之填上诊断。

问题目录的作用:登记了所有的问题;在以患者为整体的治疗过程中保持了资料的有效、全面和可靠;可用于本专业人员、患者及其他医务工作者进行交流;清楚地指明了问题的状况是活动的、非活动的,还是已经解决的;可作为医疗指导。

(3)最初的计划。根据问题目录中所确定的问题,制订患者问题管理的最初计划,是使用问题定向病案进行计划医疗的第三个步骤。①诊断性计划:为了收集更多的资料而做的计划,如为辅助诊断需要做的实验检查计划等。②治疗性计划:为患者治疗所做的计划。③患者教育计划:计划告诉患者要为其做些什么。

(4)病程记录。这是问题定向病案记录的第四个步骤。病程记录必须是按问题编制,因为对每一问题都要分别处理,故每一问题一定要通过其编号及名称清楚地表示出来。病程记录可以是叙述性的,也可以是流程表式的。

叙述性记录又分为 SOAP 4 个项目,通常记录时先写日期,再以每个问题的编号和标题为引导。

——S(subjective data):由患者直接提供的主观信息,如患者的主诉、症状、感受等。

——O(objective data):由医师或护士获得的客观信息。

——A(assessment):医师或护士的判断、分析和评价。

——P(plant):对患者诊断、治疗的计划。

病程记录的作用:病程记录的这种结构类型提高了医师处理每个问题的能力及决定问题的途径,可显示出医师思维过程的条理性;如果书写正确,可使每个参与医疗和质量评价的人,对每个问题的理解及所进行的管理都会很清楚,便于对患者的治疗及对医疗质量的评价。

流程表(flow chart/sheet)。①适用:处理复杂快速变化的问题,它是观察患者病程最适当的方式。②用途:即可用于问题定向病案(POMR),也可用于资料来源定向病案(SOMR)。③设计流程表的步骤:应首先确定使用流程表的具体临床科室;确定所需要监护患者的状况;确定提供最大关注时所需资料收集的监护频率,这通常都在表格的上端指出。使用流程表的临床状况通常决定监护频率。

流程表是病程记录的一种特殊表格,在得到批准后,方可放到病案中,没有必要一定要将其放入每一份问题定向或来源定向病案中。

(5)出院摘要:完成病案的最后一步是准备出院摘要,在问题定向病案中,这项工作很容易做。医师在做问题定向病案的出院摘要时,可简要地总结已为患者解决了的特殊问题的治疗结果,并可着重介绍出院时没有解决的问题及简要地指出将来的诊断、治疗及教育计划。这一切均可从问题表上反映出来。

在结构式问题定向病案中,使用逻辑的显示系统是从数据库收集资料开始的。随后是问题目录,它可以帮助医师确定患者出现的问题,这一资料放在病案的前面,使负责治疗患者的每个医务人员都能知道患者的所有问题。从数据库和问题目录中,产生了治疗的最初计划及诊断性检查,即治疗患者的医师决定去做什么。然后是通过使用 SOAP 的方法记录问题,说明贯彻执行的情况。

3.问题定向病案的作用

问题定向病案是一种很有用的交流工具,它可以使病案资料能明确地显示出来,并促进了医师与其他医务人员之间的交流。

正如前面提到的,结构病案在系统中促进了临床科研、教学与计算机的应用,完善了医疗评价的资料检索。它通过把患者看作是一个整体,而不是孤立的事件或情节,从而提高了医疗质量。

4.问题定向病案的应用范围

这种结构式问题定向病案不是广泛使用的,特别是在那些较大且繁忙的医院不大适宜。它主要在一些小医院、诊所或初级卫生保健中心比较广泛地被使用。

5.问题定向病案书写方式的主要优点

(1)书写的过程要求医师全面考虑和处理患者的所有问题。

(2)或多或少地促使医师按问题的严重程度的顺序,去解释和处理患者的问题。

(3)使医师或其他人员在使用病案时,能够按照任何一个问题的进程了解患者的情况。

6.病案人员的责任

不管病案是按问题定向还是来源定向进行组织,病案工作人员均应该帮助医师及其他医务工作人员准备结构合理的表格,以促进资料的收集,并且使他们很容易得到所有不同层次的资料。

三、出院病案排列次序

我国最常用的住院病案排列是按资料来源排列次序。各部分病案记录的编排应按照日期的先后顺序,但患者在治疗期间与其出院后的病案编排顺序几乎相反,特别是护理记录及医嘱部分是按日期倒排的次序排列。原因是患者治疗期间,医师所要参阅的是患者最近的病情及其医疗措施,故将最近的记录放在最上面。患者出院后病案装订成册是永久性的保存形式,故应按日期先后顺序编排。这里提出的病案内容的排列顺序并非绝对的标准,但它是根据"使用上的要求"这一原则进行编排的,这个"要求"是病案排列的目的,便于资料的参考和使用。

(一)出院病案的内容

(1)病案首页:患者的鉴别资料。

(2)患者住院前的门诊记录。

(3)医疗部分:医师对疾病进行诊断、治疗所做的记录。

(4)检验记录:各种检查化验的记录和报告单。

(5)护理记录:护理人员对患者的观察、处置、护理所做的各项记录。

(6)各种证明资料:如手术操作知情同意书、各种证明书等。

(二)住院期间病案的一般排列顺序

(1)体温单(按日期先后倒排)。

(2)医嘱记录单(按日期先后倒排)。

(3)入院记录,入院病历。

(4)诊断分析及诊疗计划。

(5)病程记录(按日期先后顺排),包括计划治疗内容。遇有手术时,尚须填写下列记录单:手术前讨论记录单;麻醉访视记录单;麻醉记录单(按病程记录次序顺排);手术记录单(按病程记录次序顺排);手术室护理记录单;手术物品清点单;手术后记录(即手术后病程记录,排在该次手术记录后;如再有手术,应按先后顺序接在后面),出院或死亡记录。

(6)特殊病情及特殊治疗记录单(按日期先后顺排)。

(7)会诊记录单(按会诊日期先后顺排)。

(8)X线透视及摄片检查报告单(按检查日期先后顺排)。

(9)病理检查报告单(按检查日期先后顺排)。

(10)特殊检查报告单(如心电图、超声、放射性核素、CT、磁共振等,按检验日期先后顺排)。

(11)检验记录单(按页码次序顺排)。

(12)检验报告单(按报告日期顺排,自上而下,浮贴于专用纸左边)。

(13)中医处方记录单。

(14)特别护理记录单(正在进行特别护理时放在特护夹内)。

(15)病案首页。

(16)住院证。

(17)门诊病案。

(18)上次住院病案或其他医院记录。

(三)出院病案的一般排列顺序

(1)目录页(包括诊断、手术、出入院日期等,一次住院者可以省略,该部分内容由病案科填写)。

(2)住院病案首页。

(3)患者住院前的门诊记录。

(4)入院记录、入院病历包括:患者一般情况、主诉、现病史、既往史、个人史、婚育史、月经史、家族史、体格检查、专科情况、辅助检查、初步诊断、拟诊讨论。

(5)病程记录(均按日期先后排列)包括:首次病程记录、日常病程记录、上级查房记录、疑难病例讨论记录、交接班记录、转科记录、阶段小结、抢救记录、有创诊疗操作记录、会诊记录、术前记录、术前讨论记录、麻醉术前访视记录、麻醉记录、手术记录、手术安全核查记录、手术清点记录、术后首次病程记录、麻醉术后访视记录、出院记录或死亡记录、死亡讨论记录、其他一切有关病程进展的记录。

(6)治疗图表。

(7)治疗计划。

(8)X线报告。

(9)各种特殊检查报告(心、脑、肾等)。

(10)血尿便痰常规检查登记单。

(11)各种化验回报。

(12)病理检查回报。

(13)特别护理记录。

(14)体温脉搏图表。

(15)医嘱单。

(16)新生儿病历。

(17)入院证、病危通知书、领尸单等。

(18)手术操作知情同意书、输血治疗知情同意书、特殊检查和治疗知情同意书。

(19)护士病案(如患者死亡护理记录、液体出入量记录等)。

(20)随诊或追查记录。

(21)来往信件(有关患者治疗情况的材料)、证明书。

(22)尸体病理检查报告。

(李乔娟)

第三节　住院病案信息的收集与整理

一、住院病案信息的基本内容

病案信息管理人员必须了解病案所包含的内容。住院病案保存了医务人员对患者进行医疗的有关信息,它准确地记录了诊疗的事实,起到支持诊断、评判治疗效果的作用。因此病案信息管理人员在收集与整理住院病案时,首先必须清楚地知道病案的基本内容。

(一)患者鉴别信息(即患者身份证明资料)

病案必须包括足够的信息用于鉴别患者的病案。如病案号、患者姓名、性别、出生年月、年龄、民族、国籍、工作单位、家庭住址、籍贯、身份证号码、就诊卡号等。

(二)患者的病史信息

记录患者的主诉、现病史、既往病史、个人史及婚育史,以及家族的疾病史。

(三)有关的体格检查信息

记录一些与本次病情有关的身体检查及常规的体格检查情况。通常指呼吸系统(肺)、循环系统(心脏、血压)、消化系统(肝、脾)、神经系统的叩、听、触、扪的检查记录等。

(四)病程记录

记录患者病情的发生、发展及转归过程。住院患者的病程信息在时间上往往具有连续性和连贯性。门诊病案则只有在患者再次就诊时才有记录,因此其能否连贯记录取决于患者的就诊情况。

(五)诊断及治疗医嘱

主要包括医师的会诊记录(会诊指当患者在治疗过程中疑有其他科的病情时,请其他科或其他医院的医师共同对该患者的病情作出诊断和治疗的活动过程)、拟诊讨论记录、治疗计划、所施治疗方法的医嘱(医嘱指医师为患者的检查及治疗给予护士的指示记录,医嘱分为口头医嘱、临时医嘱、长期医嘱）。门诊病案的医嘱记录形式与住院病案不同,它只被简单地记录于当日诊疗记录中,不作为病案整理的内容。

（六）患者知情同意书

通常用于住院患者或急诊留诊观察的患者。它包括患者病重、病危通知书（此通知书是下达给患者家属的,为一式两份,患者家属及院方各执一份）；医疗操作、手术同意书（凡进行具有一定危险性或对患者可能造成一定不良影响的操作时,需征得患者或患者家属或授权人的签字同意方能进行）。患者知情同意书具有一定的法律作用。

（七）临床观察记录

临床观察记录是医师及护士对住院患者或急诊留诊观察的患者病情观察的记录。如患者体温单、护理单、特别护理记录等。

（八）操作及实验室检查报告

临床所做的腰椎穿刺（抽取脑脊液）、骨穿（骨髓穿刺）、活组织检查、内镜检查等的报告单；各种生化检验如血、尿、便常规报告单；影像学检查如 X 线、CT 扫描、磁共振、超声波检查等报告单；心电图、脑电图、肌电图检查报告单等。

（九）医疗结束时的结论

患者住院期间的医疗结束时,通常要有出院记录,其内容包括最后的诊断、治疗后的结果及治疗的主要过程（内容简明扼要）、对患者出院后的建议等。

（十）病案的特殊标志

不论是住院病案还是门诊病案,有些重要的医疗信息需要使用特殊的标志,以便迅速引起使用者的注意。例如,青霉素过敏、装有心脏起搏器或肾透析的患者等,这些信息应在病案首页以特殊的标志显示出来。如果这些内容出现在病案资料的其他地方,应使用色标以表示这是使用者需注意的特殊和重要的资料。病案管理者在整理病案时,有提醒医师对重要问题或事件等信息的遗漏应及时补充的义务,并按有关规定作出明显的标志。

二、出院病案的回收

出院病案能否及时回收,关系到医疗机构各类统计报表的生成、病案数字化储存、临床医师借阅、患者复印资料等工作的顺利进行。国家卫生行政部门要求医疗机构产生的某些信息、数据及时上报。因此出院病案在规定时限内及时收回是非常重要的一项工作。

病案管理人员应在患者出院后的 24 小时之内将所有出院病案全部收回,因此这项工作每天都要履行。收集出院病案可依据各病房出院患者日报表进行核收,但由于某种原因医师未能完成病案记录,导致个别病案不能按时收回。因此对未能按时收回的病案,应有记录。在收取出院病案时应注意收取患者住院前送达病房的门（急）诊或住院病案,以及滞后的检验检查报告单（即患者已经出院这些检验检查报告单才送回到病房或出院处）,这样才能保证病案信息资料的完整性。

有些地区和单位将出院病案回收的时间定为患者出院后 3 天或 7 天,有些单位每月月底回收一次,甚至未经病案科回收,病案即从病房被取走,这不是好的工作作风,也是长期困扰病案管理人员的难题。国家规定患者出院 24 小时完成出院记录,实际上决定患者出院时医师就应完成出院记录,形成"今日事,今日毕"良好的工作习惯。延迟 3 天或 7 天才去完成应于患者出院当日就应完成的工作,延迟数天追补记录,未能建立一个良好的工作秩序,难免出现误差。将患者出院数天的病案共同滞留于病房容易造成资料的混乱、丢失,不利于病案的安全管理,给病案统计工作带来的是多方面影响。有关国家统计报表的数据不能及时上报,患者复印病历、医保费用理赔、其他参考查询病案资料均不能及时提供;病案的整理、编码、质量监控、归档都不能按时完成。作为病案管理者要勇于坚持原则,督促医院领导和医务人员按规定于患者出院 24 小时内收回病案。

三、出院病案的整理

(一)意义

出院病案的整理工作是将各方面的资料收集起来,按照一定的组织系统及要求加以编排整理,在整理过程中进行病案资料质和量的分析,并检查病案内的各个组成部分,以确保资料的完整性、准确性,使病案的组织统一化和内容系统化,便于使用时能较快地找到所需要的资料。

出院病案的整理是一项极细致的工作,不只是单纯的排序、装订。病案管理人员要负责对病案的书写质量作出鉴别分析,促使医务人员提供完整的病案记录。每份住院病案的内容都比较复杂,包含有各种不同的记录,各种疾病的常规检查亦各不相同,患者签署的知情同意书则是赋予医师行医的职权,这些记录都是医师对患者实施正确诊疗的依据。有些病案则是今后医疗、教学、科研及法律方面的重要资料,病案管理人员在每天整理分析病案时,必须认真检查各项记录是否完整。根据《病历书写基本规范》要求,每册出院病案其所涉及的项目必须填写完整;每种疾病的常规检查和必要的特殊检查一定要齐全;所有手术操作中切除的组织必须有病理学检查报告;每项记录表单必须有患者的姓名、病案号、日期及医师签字。这样才能保证病案信息的准确性、完整性。既为患者的继续医疗提供了有效的医疗资料,也能很好地保护患者、医护人员及医疗机构的法律权益。因此对出院病案的整理在质和量上都有较高的要求,这就要求病案管理者具备一定的基础医学和临床医学知识,对正确的病案记录有详细的了解,能够根据病案记录分析病案内容的完整性,并按要求整理出合格的病案。

(二)任务

(1)每天上午到各病房收集前一天(24 小时内)出院患者的病案及住院前的老病案,同时送达患者在门诊时的检查检验回报单。

(2)按照整理要求及出院病案内容排列顺序的规定做好整理、编序、装订工作。

(3)负责有关病案的出院及分科登记工作。

(4)负责督促有关医师及时完成病案记录。

(5)负责对出院病案书写质量的检查,发现问题及时反馈有关科室医师或向领导反映,保证病案记录的完整性。

(6)负责住院病案完成后病历页码的标注。

(三)要求

(1)按时收回或签收出院病案,应注意收回老病案,个别未能按时收回的病案应有记录,并提示医师按规定的时限及时送交病案科,或在短时间内再次前往病房收取。

(2)整理出院病案必须逐页检查姓名、病案号;检查病案书写的字迹是否清晰、工整、易认;检查各种必要的检验检查报告是否齐全,并及时追索未回的报告,对已有报告的粘贴不合乎要求的应重新粘贴;每页记录的右上角应书写页码。

(3)检查各项记录是否完整,发现记录不全、有书写差错者,应及时通知有关医师补写或重写,保证病案资料准确与完整。

（4）及时准确地做好出院病案的各种登记,字迹应工整、易认,不准潦草,且必须用钢笔书写。登记出院日期必须将年、月、日注明,不准只写月、日不记年份。

（5）使用病案全程计算机网络化管理时,应及时录入患者出院的信息,保证各项登记完整,便于查阅和检索。

（6）病案装订时应以左边和底边为准,将所有记录页对齐,如用线绳装订应勒紧,使之平整。

（四）工作流程

（1）在患者出院前一天,病房经治医师将出院病案、门诊病案、出院证明、诊断证明和出院后用药处方等填写并签字后,由总务护士或护士长将病案按规定顺序整理后,放入固定地点,病案应在患者出院后24小时内由病案管理人员回收至病案科。每月至少由主治医师主持召开一次出院病案讨论会,总结检查病案书写质量和各种记录是否齐全,补充完善后由主治医师签字、归档,出院病案讨论会是一次很好的临床带教活动,科主任应同时参加。

（2）一切诊治结果报告,如病理检查报告及病理图片、特种治疗的报告单各种检查检验单等,均应及时归入病案。

（3）病案科对出院病案必须按规定次序排列,对各项记录应再次检查、整理。

（4）将整理好的病案,加盖封面、封底或封袋,并在封面显著位置盖印或以墨水正楷书写病案号、姓名、入院及出院日期,然后装订、标注页码。死亡患者的门诊病案应附于住院病案的后面。

（5）病案科于每月月底清点出院病案份数,如有缺少应及时查找归档。

（6）已装订的病案,在住院病案总目录(出入院患者总登记本)上将出院日期、转归情况等逐项进行登记,并进行疾病和手术操作分类编目,死亡患者应进行死亡登记或死亡患者编目。

（7）编目完毕的病案,应及时按病案号顺序排列归档。

（8）收到病区用毕退回的其他医院病案,应及时在病案收发本上登记,然后挂号寄还原医院。

四、检查、检验报告的管理

（一）意义

医疗事业的不断发展,使现代医疗工作中各种检查、检验手段成为证实疾病诊断,肯定治疗方法不可缺少的辅助医疗工作,其对科研、教学尤有重要意义。现代临床实验室的检查方法日趋完善复杂,其中有许多检查对于寻找病因、病灶的定性、定位、确定诊断及治疗方法具有重大的意义。随着工业和科学的不断发展,医疗仪器设备日益精密复杂,临床医学、科学研究日益广泛地使用各种器械、特殊装置对人体某一系统或器官的功能状态进行检查测定,这对了解病变的部位、范围、性质和程度,疾病的诊断,特别是对一些疾病的早期诊断、预防与治疗都有极大的意义。目前,各种实验检查项目有数千种之多,各种医疗器械检查的功能测定的项目,据不完全统计也有上千项。而这些检查、检验设备并非临床医师一人所能操作,因此每项检查、检验都必须由医师为患者开出申请单,经过实验室为患者检查、检验后,再将结果回报给医师,但大部分结果由于其滞后性而回到病案科后才被归入到病案内。各种检验回报和特殊检查记录都是病案资料的重要组成部分,也是病案管理中对病案内容质量检查的一项重点,做好了检查、检验回报的管理才能保证病案资料的完整性。如果病案管理人员未把检验检查结果正确地归入到病案内会使医师的诊断失去重要的科学依据,影响对患者疾病的处理,尤其是使病案资料的价值受到了很大的损失。因此,对这项工作应进行严密的科学管理。

(二)任务

(1)负责整理、查找、粘贴各种检查、检验回报单,并将粘贴好报告单的病案归档。

(2)负责错号报告单的查对工作。

(3)保存暂时无法归档的报告单。

(三)方法

1.建立签收制度

对一些比较重要的报告单应建立签收制度,加强实验室人员和病案管理人员双方的责任感,减少或杜绝差错:①指定专人负责签收各种检查、检验报告单。②确定需要重点签收的检查、检验报告项目。如病理检验报告、核医学检查报告等一些特殊检查项目。③做好签收登记。准确清楚地记录签收的检查、检验报告的项目、数量、科别、日期、签收者的姓名。④若患者正在住院期间应及时将检查、检验报告单送至病房。

2.进行系统的整理

对各种检查、检验报告单的规格要求如下:①与病案记录页纸张大小相等,如心电图、脑电图、病理检查等报告单。②为病案记录页的1/2,如X线透视、超声波检查、骨髓检查等报告单。③为病案记录页的1/4,是使用最多的一种,如化验室的血、尿、便检查报告单。④极少数报告单的纸张大小不一、不合规格,如一些医疗仪器自动打印的结果单,不是过小就是大于病案记录页。对大大小小的检查、检验报告单,每天必须加以整理,使之整齐地贴放在病案内。

3.整理要求

(1)在查找病案及贴放装订报告单的过程中,必须逐一核对病案号、患者姓名,防止发生差错。

(2)住院患者的一切检查、检验报告单要按照住院病案整理顺序统一集中贴放、装订。

(3)所有小张化验单粘贴时要注意保持整齐,采用叠瓦式的粘贴,并使每张化验单的上边露出空白以供填写化验项目及结果、日期等,便于医师查找翻阅。

(4)对住院患者的化验单,要求主管医师将检查项目、结果、日期填写在报告单的上方空白处,且阴性结果用蓝色墨水填写,阳性结果用红色墨水注明。

(5)各类报告单一律沿表格用纸的左边粘贴,装订一律以病案的左边、底边为齐。若报告单的纸张过大,在不损伤记录的情况下予以剪贴,以便保持整齐。

(四)要求

(1)对于每天回收的患者的检查、检验报告单,应及时、全部放入病案内并整理粘贴。

(2)粘贴时应按检查日期及病案内容的排列顺序贴放。要求不错贴,不订错排列顺序。

(3)如果未查到病案的检查检验报告单,应在当日查对各登记簿及病案示踪记录,查明病案去向。

(4)在查对错号报告单时,要细致分析其错号的原因,可根据患者姓名索引查对并纠正报告单错误的病案号,核对病案记录中是否有此项检查,准确地将报告单归入病案内。

(5)对未能归档的报告单,必须保持按病案号码顺序排好,以备查找。

(6)对无法查对的差错报告单,应保存起来按时呈送医院领导,并按要求定期统计各种报告单因病案号码或姓名差错而无法归档的错误率,提供领导者参考,便于领导及时掌握情况,便于改进工作。切不可将无法归档的报告单弃之,否则当事人将要承担法律责任。

（7）对于患者的特殊检查、检验报告单要及时归档，防止丢失，稍有疏忽将造成医疗资料的损失，影响患者的继续医疗及医保患者费用的理赔，甚至造成不必要的医疗纠纷，使患者、医院和医务人员的利益受到损害。

（8）病案管理人员应认识此项工作的重要性。要熟悉业务，具有高度的责任心，与各实验室相互配合，本着对患者及医疗信息负责的态度完成任务。

（李乔娟）

第四节　住院病案的编目与检索

病案具有广泛的知识内容，是一座蕴藏着丰富医学知识的宝藏，病案管理人员对其进行整理加工及编制各种索引，是打开宝藏的钥匙，利用病案的人员可以根据不同的需要和使用目的，检索到需要的病案资料。病案管理人员对病案信息开发建立的索引有患者姓名索引、疾病分类索引、手术操作分类索引、医师索引、随诊索引等。

一、疾病分类与手术操作分类索引

疾病分类和手术操作分类编目是病案信息科学管理中的一项基本工作，是把病案首页上医师所填写的疾病诊断和手术操作或有关健康问题，用国际标准予以分类编码建成索引，以备日后科研、教学、查询、统计分析、检索之用。国家规定国标《疾病分类与代码（国际疾病分类 ICD-10）》《手术操作分类（ICD-9-CM-3）》作为我国疾病分类和手术操作分类的标准。疾病分类涉及临床所有学科，需要掌握医学知识和相关知识，必须接受专业培训的才能胜任。特别是综合医院各专业学科齐全，接受诊治患者的病种广泛，更需要具备较强的知识。况且分类规则复杂、规定繁多，编码时必须查阅病案，非一般工作人员所能胜任。如果未经专业培训或单纯使用计算机程序编码，则必然产生分类编码的错误。国外从事疾病分类编码工作的人员必须经过专业培训，参加专业协会的考试持证上岗，如美国的注册卫生信息技术员（registered health information technician，RHIT）可以从事编码工作。1992年美国专门设立了疾病分类资格认证考试，如编码专业证书（certified coding specialist，CCS）；编码专业证书-医师为主（certified coding specialist-physician based，CCSP）（如开业医师、专科诊所编码人员）、编码助理证书（certified coding associate，CCA），只有通过资格考试，测验及格发给证书，才能上岗。中国医院协会病案管理专业委员会自2005年以来开展的国际疾病分类编码技术资格认证考试，促进了编码准确率的提升，为编码人员持证上岗做准备。有些地区的医保局已经规定，编码人员没有通过认证的医院不得接受医保患者。

卫生行政部门规定1987年开始在我国使用国际疾病分类（ICD-9）进行病案首页的疾病分类编码、住院患者疾病分类统计和居民病伤死亡原因分类统计。目前我国病案的疾病编码使用的是国际疾病分类 ICD-10（第2版）；手术操作分类使用2008版的 ICD-9-CM-3。

（一）编码和索引制作方法

（1）以国际疾病分类作为编目的指导书籍，按规则进行分类编码。

（2）索引以疾病分类各章节的编码顺序排列。

(3)审核每份病案诊断名称、手术操作名称书写是否完整符合要求。

(4)主要诊断与主要手术操作选择是否正确。

(5)按编码查找要求准确分类确定编码。

(6)注意随时查阅病案。

(7)手工操作多采用卡片式编制索引,设备有卡片柜、导卡、索引卡。

当前信息技术的飞速发展,病案信息管理工作许多项目已被电子化所取代,更适用于疾病分类和手术操作索引,医院已普遍在 HIS 系统中用计算机操作编制疾病分类和手术操作索引。计算机操作给工作带来许多方便,提高了工作效率,然而在工作中切不可粗心大意、简单了事。编码人员一定要随时查阅、分析病案内容,做好分类编码工作。更不可在分类编码时,只按医师书写的诊断,而不加审查、完全照搬;不使用 ICD 书籍查码、核对,完全按计算机字库编码,必然产生编码的错误,这已被各地多年实践所证实。

(二)ICD 编码技能水平考试的必要性

1998 年,国务院发出《关于建立城镇职工,基本医疗保险制度的决定》以来,国家为了有效控制过度医疗,节约医疗资源,减轻患者负担,各地卫生管理部门纷纷出台制订按病种管理付费的方法。为规范病种的管理,借鉴国际上相关诊断分组(DRGs)的管理方法,规范疾病病种管理的诊断治疗,给予准确的国际疾病分类编码,作为医疗保险单位对医疗费用理赔的依据。然而这一决定执行得并不理想,未能达到预期效果。究其原因是疾病编码的误差给医疗费用理赔核算造成困难。

世界卫生组织(WHO)于 1981 年在北京协和医院设立疾病分类合作中心,国家有关部门将国际疾病分类定为我国的《疾病分类与代码》的国家标准。卫生行政部门制订下发了住院患者疾病分类统计表、居民病伤死亡原因统计表;全国统一使用的病案首页,规定要将病案首页的疾病诊断和手术操作按照国际疾病分类(ICD)进行编码,20 多年的使用情况并不乐观。以北京市对 21 家三级和二级医院 16 个病种 17 万余册病案疾病分类编码检查,平均错误率在 23%,其他地区的编码错误率约在 30%或更高。

经过专业培训且使用多年的 ICD,为什么编码错误率仍居高不下? 通过参加编码技能水平考试人员的情况分析如下。

1.疾病和手术操作的发展

疾病分类和手术操作分类随着科学与时代的发展也在不断地发展,1993 年 ICD-9 向 ICD-10 的转换,2005 年根据医学发展世界卫生组织对 ICD-10 进行修订更换了第 2 版。随着分类规则的变更和新的疾病、手术不断出现及版本的更迭,人们必须随时学习新知识,掌握新规则,但基层单位很难及时派出人员参加学习更新知识。

2.人员更换

病案队伍不稳定,不少医院院长对于病案信息管理认识偏差,不认为病案信息管理是个专业,将 1~2 年即将退休的医护人员未加培训安排做病案管理和疾病编码,人员更迭频繁,一些地区卫生局的同志反映有的单位 5 年内病案编码人员换了 3 名;有些单位医院院长认为有了计算机编码库,不批准学员购买必备的 ICD-10 工具书。

3.认识错误

不了解国际疾病分类,误认为计算机疾病编码库完全可以代替 ICD 编码,现有的 ICD 编码库多为计算机开发人员按照工具书编制,但 ICD-10 的应用规定有许多的编码规则,卫生行政部门和世界卫生组织对于主要诊断的选择又有许多规定,计算机编码库不能体现替代规则的应用,一些同志将一些诊断挂靠在名称类似的项目下;加之疾病情况是千变万化的,最终还需要编码人员参阅病案进行分析取得正确的编码。一味地依赖计算机编码库,自以为编码正确,不理解、不掌握 ICD-10 的理论和原则,不加分析是编码错误的主要原因之一。一些未能通过考试的同志,踌躇满志满以为可以通过考试,拿到试卷大为诧异,不会编码,发现自己使用 ICD-10 原版书籍的编码技能接近于零。

4.知识匮乏

ICD-10 融入了很多知识,是一个知识性很强的专业,涉及医学知识、临床知识和编码规则理论。国际疾病分类与临床工作紧密结合,但是在医学教育中却没有这门课程,医师不了解 ICD 对于诊断书写的要求,不清楚主要诊断选择规则。而编码人员要面对所有临床科室的疾病诊断进行分类编码,知识匮乏常常造成分类编码的错误。

(三)疾病分类编码是医保费用理赔的依据

按病种管理医疗付费以来,由于屡屡出现疾病编码错误,广西柳州市医疗保险中心 2005 年在处理医疗费用的理赔达到了非常困难的境地,患者、医院、医保中心都不满意,为解决这一难题,柳州市医保中心从解决编码的准确性入手,邀请中国医院协会病案管理专业委员会进行疾病分类 ICD-10 的培训。

(1)组织全区 51 家医院,医院院长、医师、编码员进行 ICD-10 基础知识培训,包括疾病主要诊断的选择,疾病和手术操作名称规范书写。

(2)加强医院数据的一致性。整理与规范疾病和手术编码数据库,全市统一使用。

(3)在提高编码人员编码水平的基础上进行编码技能水平考试,要求各医院必须配备有考试合格的人员从事疾病编码,否则,医院不能接受医疗保险患者。

2008 年 4 月,柳州市医保中心邀请病案管理专业委员会进行疾病与手术分类编码检查,通过对2007 年5 365 份病案编码质量检查,结果表明医院配有通过水平考试的编码员分类编码错误率很低。而编码员没有通过系统学习,疾病分类编码库没有及时维护的医院,编码错误率50%以上。几年间柳州市经过5 次举办培训,大大提高了疾病和手术分类的编码水平。北京市医疗保险事务管理中心也将编码人员水平考试列为医院考核的重点。

病案管理专业委员会每年都会在全国各地举办 ICD 培训班,组织编码技能考试。但还应理智的认识,通过考试的同志大多数只是刚刚踏过门槛,对于深入掌握 ICD-10 的理论、分类编码的原则及难于分类编码的诊断还有欠缺,还需要不断加强学习,掌握更多的医学知识和疾病、手术最新的进展情况提高编码水平,为医改作贡献。为了巩固成绩不断提高编码人员水平,病案管理专业委员会在《中国病案》杂志设立继续教育测验栏目,要求考试及格人员按期答卷,每两年注册一次,每年达到继续教育20 学分准予注册,否则资格被自动解除。

国家的医疗改革的开展,城镇社会医疗保险、新型农村合作医疗的开展,都需要得到疾病分类编码的支持,国家医疗卫生统计数据也需要准确的分类编码。随着我国收费体制按项目收费走向按病种收费的改变,各方面对疾病分类和手术分类及其编码的准确性要求更高,

二、医师索引

医师索引主要来源于病案,由病案科将每个医师医疗工作的情况进行分类登记、收集整理而成。这是考核全部医务人员医疗工作业绩、医疗质量、专业素质、进行梯队建设的重要信息资料,

其他部门无可取代,也是病案管理部门具有行政管理职能的体现。

（一）内容

医师索引主要包括医师姓名、工号或代码、职称、科别、日期、接诊患者的病案号、手术患者的病案号、备注等。

（二）作用

医师索引主要用于医师的工作量统计,包括接诊门诊患者数、治疗住院患者数、参与手术数等,可为考评医师业绩、医疗质量、业务水平、职称晋升提供依据。

三、患者职业索引

患者职业索引的目的在于研究疾病防治与患者所从事工作的关系。许多疾病与大自然、工作环境、有害物质接触、空气污染等关系密切；人们从事的工作、工种与接触的环境有害物质直接影响人们的健康,如粉尘作业、化工作业、射线接触的工作人员皆为易感人群。职业索引可为职业病的防治、流行病学研究及其他科学研究提供信息。

患者职业索引信息主要来源于病案首页内容,因此要保证索引数据准确,病案首页患者职业的采集必须详细、准确,不能只是简单填写干部、工人等,应该填写具体职业,如清洁工、电工、化工厂工人、教师、会计、护士等,通过职业了解其与疾病的关系。

患者职业索引以各种职业建卡,登记罹患的疾病及该患者的病案号。

四、患者来源索引

通过患者来源了解医院的工作及服务范围,主要是外地与本地患者来源情况,外地患者越多,侧面反映医院医疗质量越高,声誉越好。结合患者的疾病谱可了解地区的疾病发生情况,对多发病、流行病进行重点的调查防治,防止疫情蔓延。对此,卫生行政部门对医院患者的来源情况非常关注。

患者来源信息也是通过病案首页信息获得,因此病案首页中患者户口所在地信息需要填写详细、准确。以地区名称建卡,登记该地区就诊患者的病案号。

病案资料各种索引的编制,通过完善的医院计算机病案首页信息系统进行信息组合均可完成,替代了原有大量的手工操作,病案信息的电子化是病案管理发展的必由之路。

（李乔娟）

第四章

医院人力资源的分级分类管理

第一节　医院人力资源管理的概念

一、医院人力资源

(一)人力资源的概念

人力资源最早是由美国当代著名管理学家彼得·德鲁克于 1954 年在其《管理的实践》(*The Practice of Management*)一书中提出的。彼得·德鲁克认为,相比于其他资源,人力资源具有特殊性,包括生物性、能动性、时效性、智力性、再生性和社会性等。对于人力资源的概念,我们可以从广义和狭义两方面去理解:广义上讲,人力资源是一定范围内的人口中具有劳动能力的人的总和,是能够推动社会进步和经济发展的具有智力和体力劳动能力的人的总称;狭义上讲,从组织层面看,人力资源是有助于实现组织目标的,组织内外所有可配置的人力生产要素的总和。

人力资源是所有资源中最宝贵的资源。作为一种特殊的资源,人力资源具有极大的可塑性和无限的潜力。人力资源的最大特点是能动性,这是人力资源与其他一切资源最根本的区别。人力资源的活动总是处于经济或事务活动的中心位置,决定其他资源的活动。因此,人力资源在经济活动中是唯一起创造性作用的因素,它影响着一个组织的发展、进取和创新。IBM 公司创办人毕生说:"就算你没收我的工厂,烧毁我的建筑物,但留给我员工,我将重建我的王国。"在现代西方的管理中,随着管理理论和模式的变革,人力资源成为最重要的战略资源,"以人为本"的管理思想得到了越来越多的认同。

(二)医院人力资源的概念及其特点

医院人力资源是指为完成医院各项任务,在医疗、护理等各种活动中所投入的人员总和。医院开展的各项医疗活动,离不开人力、物力、财力、信息等这些基本要素的投入,这些要素的相互结合、相互作用,共同影响甚至决定医院的发展。其中人力是最重要、最核心的资源,人的主动性、创造性及技术水平的发挥,是医院活力的源泉和发展的基础。

相比于其他行业的人力资源,医院人力资源具有社会责任重大、知识技能高度密集、团队协作性强等特点。

1.社会责任重大

医院人力资源直接面对人群和病患,提供诊疗保健服务,涉及人们的生老病死,其服务水平和服务质量的优劣关系亿万人民的健康,关系千家万户的幸福。承担着对社会、对公众救死扶伤的责任和义务。与人民群众切身利益密切相关,社会关注度高,是重大的民生问题,关系到人民群众对社会事业的满意度,关系到社会公平正义的维护和稳定。

2.工作具有高风险性

医院人力资源工作过程中会面对很多已知和未知的风险,很多工作带有救急性质,不可拖延。面对重大传染病疫情、危害严重的中毒事件、自然灾害或灾难事故引发的险情、恐怖袭击、放射性物质泄漏事件等突发卫生事件,危急时刻医务人员需要挺身而出,工作强度和压力超乎寻常。所面对的每个患者,病情变化、身体素质、恢复程度等不确定因素较多,医务人员在对病情的判断上难免会发生偏差。同时,社会上有些人对这种高风险性缺乏足够的认识,有些医务人员还会受到患者及家属的辱骂、殴打,甚至受到行政处分和法律追究。

3.从事知识技能高度密集型的劳动

医院人力资源成长过程较长,需要接受扎实的基础理论学习和临床实践训练。一名医学生要成长为一名合格的医师,一般需要接受5～10年的院校学习和1～5年的实践培训。在从事临床工作之后,还需要接受各种继续医学教育和培训。经过长期培养出来的医务工作者,其专业知识、技术必定具有较高的专业性。医院人力资源所提供的服务种类繁多,因为人类所面临的疾病危害的种类多,诊断和治疗的方法相对更多。医务人员的劳动以付出技术为主要特点,在为患者服务中,每个环节都渗透着技术,患者的康复凝聚着技术和知识的结晶。这些技术和知识正是上述理论学习和实践积累的成果。

4.医务劳动的团队协作性强

医院人力资源一方面必须对种类繁多的服务提供完善的技术规范,另一方面又必须针对每一个不同的个体辨证施治。诊疗工作的完成需要不同专业群体的高度协调,同时不允许有任何模糊或者错误。例如在开展手术时,需要有外科医师、麻醉师、手术室护士及病房护士等组成工作组,团结协作、密切配合。没有团队协作精神,手术无法顺利开展。因此,医院工作中更强调临床、护理、医技以及医院管理等各类人员之间的相互支撑和密切配合。

5.医务人员具有实现自我价值的强烈愿望

医务人员作为知识型人才,通常具有较高的需求层次,更注重自身价值的实现。为此,他们很难满足于一般事务性工作,更渴望看到其工作的成果。医师通常会认为患者的康复结果才是工作效率和能力的证明。医师在其工作中愿意发现问题和寻找解决问题的方法,并尽力追求完美的结果。也期待自己的工作更有意义并对医院工作和社会健康有所贡献,渴望通过这一过程充分展现个人才智,实现自我价值。

6.道德潜质要求高

由于医疗市场的复杂性以及医务人员技术垄断性,医患双方存在严重的信息不对称,发生道德风险的现象很普遍,主要表现为:为追求最大化的经济利益,提供超过患者需求的医疗服务;为最大程度减少责任和医疗纠纷,对患者采取"保护性医疗";对患者知情权尊重不够,缺乏足够的、耐心的解释和沟通等情况。患者存在的上述风险,可以通过提高医务人员的道德品质来规避。医务工作的宗旨是"救死扶伤,实行人道主义",对医务人员的道德潜质提出了更高的要求。

二、医院人力资源管理

(一)医院人力资源管理的概念和内涵

人力资源管理是指运用现代科学方法,对与一定物力相结合的人力进行合理的培训、组织和调配,使人力、物力经常保持最佳比例,同时对人的思想、心理和行为进行恰当的指导、控制和协调,充分发挥人的主观能动性,使人尽其才、事得其人、人事相宜,以提高绩效,实现组织目标。通常一个组织的人力资源管理工作主要涉及以下几个方面:制订人力资源战略计划,岗位分析和工作描述,员工的招聘与选拔,雇佣管理与劳资关系,员工培训,员工工作绩效评估,促进员工发展,薪酬与福利设计,员工档案保管等。

医院人力资源管理就是为了更好地完成医院的各项任务而充分发挥人力作用的管理活动,是人力资源有效开发、合理配置、充分利用和科学管理的制度、法令、程序和方法的总和。医院人力资源管理贯穿于医院人力资源活动的全过程,包括人力资源的预测与规划、工作分析与设计、人力资源的维护与成本核算、人员的甄选录用、合理配置和使用,还包括对人员的能力开发、教育培训、调动人的工作积极性、提高人的科学文化素质和思想道德觉悟,等等。

(二)现代医院人力资源管理的特点

长期以来,医院人事管理沿袭计划经济体制下的集中统一管理制度,参照管理行政机关人员的管理模式。这种传统的人事管理忽视员工的主观能动性和自我实现的需求,是一种操作性很强的具体事务管理。随着社会经济发展,影响健康的因素越来越复杂,广大人民群众医疗卫生服务需求日益增强,传统的医院人事管理制度存在的弊端逐渐暴露,已不能适应医药卫生体制改革和医疗卫生事业发展的需求,建立适应现代医院建设和管理要求的现代医院人力资源管理模式势在必行。作为管理学一个崭新和重要的领域,现代医院人力资源管理具有以下特点。

1.强调"以人为本",坚持医院内部成员参与管理的原则

现代医院人力资源管理强调对"人"的管理,以人力资源为核心,使"人"与"工作"和谐有效地融合,寻找人、事相互适应的契合点,旨在人适其所、人尽其才。医院管理者坚持"以人为本"的思想,主动开发人力资源、挖掘潜能,"用事业凝聚人才、用精神激励人才",最大限度地激发员工的工作积极性和创造性。同时,树立医院内部成员的主体意识,明确他们的主体地位,吸纳员工代表参与医院管理,努力促进管理者与被管理者之间和谐的合作关系,使人力资源与医院发展呈现一种双向互动的关系,实现员工成长与医院发展的"双赢"。

2.注重战略性,建立战略性人力资源管理体系

现代医院注重战略性、适应性的管理,从战略层面对医院的人力资源活动进行设计、开发和管理,建立一整套战略性人力资源管理体系。医院人力资源管理者应着眼于未来个人和医院的发展,关注如何开发人的潜在能力,采用战略眼光和方法进行组织、实施和控制;充分分析内部人力资源的需求情况、供给状况,医院外部机遇和挑战等信息,制定出科学合理的人才发展规划;建设和完善人才梯队,有目的、有计划、有步骤地引进和培养满足医院发展需要的各类人才;完善管理,设计不同的职业生涯模式,满足医务人员的职业追求;通过尽早的职业生涯规划管理和组织设计,使医务人员对医院和社会的贡献达到最大。

3.树立人力资源是"资源"而非"成本"的观念

传统人事管理将人视为一种成本,而现代人力资源管理把人看作一种充满生机与活力、决定医院发展和提升医院水平的重要资源。因此,医院在开展管理时,要摈弃人力投入是成本的旧观念,以人员保护、开发和增值作为工作重点,以投资的眼光看待在培养人才、吸引人才,以及使用人才方面的投入,不断提升医务人员的价值,促进他们积累医疗经验、扩充医疗知识、提高医疗技术。在开展培训时,要由传统的外部安排的课堂培训方式,向注重个人内在需要的灵活学习方式转变,使人才的知识转化为医疗服务能力,提高他们解决实际问题的能力。由于人力资源具有能动性和可创造性的特性,人力资源"投资"将成为医院发展最有前途的"投资"。

4.倡导"主动式管理"

医院传统的人事管理主要是按照国家卫生、劳动人事政策和上级主管部门发布的劳动人事规定、制度对职工进行管理,仅在"需要"时被动地发挥作用,而在对医院发展和职工的需求等方面,缺乏主动性和灵活性,对医务人员的管理缺乏长远规划。现代人力资源管理强调要发现人才、培养人才、使用人才,使每个人都工作在最适合自己的岗位上,做到"人-岗"匹配,同时创造一种积极向上、团结敬业的医疗卫生工作环境,提高医院工作效率。现代人力资源管理,通过实施医院的人才培养,全面掌握医院人才信息并及时进行反思和修正,来达到确认和发掘每一位职工的潜力,促进医院发展的目的。

5.开展"动态管理"

医院传统人事管理多为行政性工作,是以执行、落实各项规定和控制人员编制为目标的计划性静态管理。医院职工的职业基本上从一而终,管理模式单一,管理方法陈旧。现代人力资源管理更强调参与制定策略、进行人力资源规划、讲究生涯管理等创造性动态管理工作,逐步建立起包括招聘机制、培训机制、考核机制、激励机制、奖惩机制等动态管理体系,在保持医疗队伍相对稳定的同时,建立起真正的激励与约束机制。打破干部终身制,竞争上岗、择优聘用;畅通人员进出渠道,一方面减员增效,一方面积极引进人才,形成优胜劣汰的竞争局面。创造出一种"人员能进能出、职务能上能下、待遇能高能低"的动态管理模式,促进医务人员潜能的发挥和自身素质的提高。

(赵春祥)

第二节 医院人力资源管理的主要内容

一、医院人力资源规划

(一)人力资源管理战略体系

美国人力资源管理学者舒乐和沃克认为,人力资源战略是一种程序和活动的集合,它通过人力资源部门和直线管理部门的努力来实现组织的战略目标,并以此来提高组织的绩效、维持竞争优势。

人力资源战略也是人力资源管理战略。人力资源管理战略的践行能够调动、指引并确保所有的人力资源活动都能够围绕直接影响组织的问题实施。人力资源战略将组织管理思想与行动联系起来,确定了如何能够以战略为核心去进行人力资源管理,研究如何更加有效地实施人才强化战略、人员配置、薪酬管理、绩效管理,以吸引核心人才,保持竞争精神。

人力资源战略是为管理中可能产生的变化而制订的行动计划,它提供一种思路——通过人力资源管理使得组织获得和保持竞争优势。作为整个组织战略的一部分,人力资源问题事实上是组织战略实施的核心问题。在竞争日渐激烈的环境里,组织的目标就是要赢得胜利,而在此过程中,人力资源战略对组织来说无疑是越来越重要了,它能够确定组织如何对人进行管理,并以此实现组织目标。

同样,医院需要根据内外环境的变化来建立完善的人力资源管理的方法,正面影响医院绩效,为医院成功做出贡献。人力资源战略不但能提高医院绩效,还能够保证有效的成本控制。

(二)医院人力资源管理战略的实施

医院实施人力资源管理战略,一般有三个阶段。

1.制订阶段

制订人力资源管理战略虽然重要,但只有综合分析医院内外部那些影响人力资源的要素,确认所面临的境况,才能确定人力资源战略的方向。而要确定人力资源战略的方向,首先就要确定人力资源战略目标,随后制订实施计划,最后协调人力资源战略与医院整体战略间的平衡,合理配置医院内的资源,从整体的角度出发,调整人力资源战略使之符合医院整体战略的需要。

2.实施阶段

实施人力资源战略前,需先分解人力资源战略计划,化整为零,各部门明确自身的任务与作用,推动医院进入良性循环,实现医院目标。

3.评估与调整阶段

在人力资源战略计划实施以后,对该战略的有效性进行评估,保证战略计划的正确实施,也及时校验优化战略计划。当发现现行的人力资源战略已不符合医院的内外部环境时,最好的措施就是当机立断找出差距、分析原因并进行整改。

因此,人力资源战略需要不断地进行调整和修改,以随时适应环境,为医院航向掌好舵。

(三)医院人力成本核算与人力资源开发

人力成本包括以下几种。

1.取得成本

取得成本指医院在招募和录取职工的过程中发生的成本,如广告宣传费用、各种安置新职工的行政管理费用;为新职工提供工作所需装备的费用等。

2.开发成本

开发成本指医院为提高职工的技术能力、增加人力资源的价值而发生的费用,如上岗前教育成本、岗位培训成本、脱产培训成本等。

3.使用成本

使用成本指医院在使用职工的过程中而发生的成本,如工资、奖金、津贴、福利等。

4.保险成本

保险成本指按规定缴纳的各类社会保险费用。

5.离职成本

离职成本指由于职工离开组织而产生的成本,如离职补偿成本、离职前低效成本、空职成本等。

人力资源开发就是为了提高员工绩效,对人力资源进行投资,增强员工与工作绩效相关的技能水平。人力资源开发对于员工来说主要有三个主要方面:一是知识,二是技能,三是能力。

当然,人力资源开发不仅要着眼于员工知识、技能和能力,更要考虑到人岗匹配、知识共享、团结协作等方面。人力资源是所有资源中最本质、最重要、最有价值的资源,科学合理地加以管理开发,势必对医院整体绩效提升与目标实现有着至关重要的作用。

二、招聘与配置

(一)员工招聘

1.招聘的原则及途径

雷蒙德·A·诺伊在《人力资源管理:赢得竞争优势》中指出,招聘包括招募与选拔。招募是为现有的或预期的空缺职位吸引尽可能多的合格应聘者,这是个搜寻人才的过程,为空缺职位找到最优秀的应聘者群体;选拔是不断地减少应聘清单的人数,直到剩下那些最有可能达成期望产出或结果的人。

医院招聘的目的是通过寻找并获得合适的员工,确立医院的竞争优势,完成医院的战略,与此同时帮助员工实现个人价值。招聘是获取人力资源的第一环节,也是人力资源管理中的重要环节。做好招聘需要遵守一些基本的原则。

(1)公平原则。公平是要将医院在招聘时空缺的职位种类、数量和任职要求等信息对外告知,扩大招募人员的范围,并为应聘者提供一个竞争的机会,体现信息公平。

(2)双向原则。即医院根据自身战略发展和现实运作需要自主选择合适的人员,而应聘者也会根据自身的能力和愿望自主地选择岗位。

(3)科学原则。人员招聘不是传统意义上的分配,而是需要对应聘者进行选拔,需要通过一些科学的操作程序、评价标准和测评方法(如笔试、技能操作考核、小讲课等方式),有效地甄别应聘者的实际水平和具有的发展潜力,从而保证招聘最终效果的实现。

(4)动态原则。无论是医院的发展还是岗位人员的状态都处于不断变化的动态过程中,人力资源在不断的流动中寻求适合自己的位置,医院则在流动中寻找适合自身要求和发展的人才。

(5)经济原则。应重视招聘的效率和效益。招聘成本不仅仅包括招聘时所花费的费用,还包括因招聘不慎而重新招聘所花费的费用,以及人员离职时带给医院的损失。因此,在招聘过程中要注重招聘的经济性,以较低费用获得最合适的人才。

(6)合法原则。招聘必须依据国家的相关政策法规,不违背法律和社会公共利益,坚持公平公正,不搞各类招聘歧视,符合相关法律法规要求医院所承担的责任。

招聘途径可以分为内部和外部两种。内部招聘是指通过内部晋升、岗位轮换、内部竞聘、员工推荐和临时人员转正等方法面向现有员工进行招聘,将合适人选调剂在合适的岗位。外部招聘是根据一定的标准和程序,通过广告招募、校园招募、人才市场招募、专业机构招募、网络招募等途径,从外来应聘者中选拔获取所需人选的方法。

为了确保招聘工作的有效性,在招聘开始之前就要根据需补充人员的业务类型、职位复杂度、招募方法的实用性、招募方法与渠道情况做出正确的策略选择。没有尽善尽美而只有最合适的方法和渠道。

2.招聘工作流程

一般人才招聘工作由人力资源处负责拟定招聘计划并组织实施,人员需求部门参与招聘测评的技术设计和部分实施工作。具体工作流程为:①制订计划和任职条件。②发布招聘信息。③资格审核与考核录用。

3.招聘理念与发展趋势

人员招聘有两个前提和一个必要。一个前提是人力资源规划,医院从人力资源规划中得到人力资源需求预测,决定预计要招聘的职位、部门、数量、类型等,它包括医院的人力资源计划和各部门人员需求的申请;另一个前提是工作描述和工作说明书,它们为录用提供了主要的参考依据,也为招聘执行提供了有关工作的详细信息。

一个必要则是胜任素质模型的构建。胜任素质模型是指驱动员工产生优秀工作绩效的各种个性特征的集合,包括动机、特质、自我概念、态度、价值、技能等要素。它是人力资源的高端管理方式,是人力资源管理的重要延伸方向。胜任素质模型的建立一般采用工作胜任能力评估法,先对既定职位进行全面分析,确定高绩效模范员工的绩效标准,再对高绩效员工进行分析和比较,建立起初步的胜任素质模型并对其进行验证,保证它的有效性。基于胜任素质的招聘能够吸引那些具备了很难或无法通过培训与开发获取的个体特征的招聘者,使甄选过程更加有效,有助于提高组织的绩效水平。

(二)岗位配置

1.岗位设置原则

(1)按需设岗、因事设岗、因岗设人。岗位设置则是根据工作设置的,这就是按需设岗、因事设岗原则。医院内的岗位设置既要着眼于现实,又要着眼于未来发展,按照医院各部门的职责范围来划定岗位,然后根据工作岗位的需要配置相应人员,尽量做到人岗匹配,人尽其才。

(2)合理结构。岗位设置需要动静结合,对基础性的工作岗位宜采用静态分析,对变化较频繁的岗位,宜采用动态分析。

岗位设置的一项基本任务就是保证每个岗位工作量的饱满和有效劳动时间的充分利用。尽可能使工作定额和岗位定量科学合理化。

2.岗位设置流程

任何医院在运行过程中总会出现各种问题,这些问题可能是由于组织结构设计不合理造成的,也可能是由于部门或岗位设置不完善。为了解决运行中的这些问题,管理人员就需要对组织架构、部门岗位及互相关系进行调整或重新设置,首先需要对医院任务进行确定,包括内外环境分析、医院定位分析和任务分析;其次是确定任务部门,分析并改进业务流程,设计组织架构,确定部门工作任务;最后是岗位工作任务的确定阶段,设计部门内的岗位,界定岗位工作。

编制工作说明书是岗位设置的基础,而工作说明书建立在工作分析的基础上。工作说明书包括工作描述和工作规范,工作描述主要涉及工作执行者实际在做什么、如何做以及在什么条件下做的,而工作规范说明工作执行人员为了圆满完成工作所必须具备的知识、技术、能力等要求。

工作描述主要包括工作名称、工作身份、工作目的、工作关系、工作职责、工作权限、绩效标准、工作环境等,其中工作职责在工作名称、身份、目的的基础上对职位内容加以细化,是工作描述的主体。

工作规范则是指任职者要胜任该项工作必须具备的资格和条件,它关注的是完成工作任务所需要的人的特质,一般包括身体素质、教育程度、知识、工作技能、心理品质、经历和道德等要求。

明确的工作描述与合理的工作规范所组成的工作说明书才能做好岗位设置。

(三)人才激励政策

1.人才引进的标准和待遇

引进的人才必须满足以下基本条件:①坚持四项基本原则,热爱卫生事业,具有良好的思想品质和职业道德。②掌握国内外本学科的最新发展动态,对学科建设和学术研究有创新性构思。③具有严谨的学术作风和团结协作、敬业奉献精神。④身体健康,具有与岗位需求所对应的学历和职称。

由于各医院所处地域、专业类别、人才需求的不同,很难有统一的人才引进标准。各医院应该根据自身的实际情况、业务特点,制订符合自身发展需求的人才引进要求和待遇标准,并为引进人才做好服务和管理工作。

2.引进人才的管理及追踪考核评估

(1)人才引进工作由人力资源处牵头,相关职能管理部门参加。定期分析医院各科梯队建设情况,制订人才引进规划,加强横向联系,拓宽引进高级卫生人才的渠道。

(2)对引进人才制订跟踪、评估体系,由人力资源处等职能管理部门分头负责考核。具体职责分工如下。①科研、教学管理部门:侧重考核引进人才的科研教育能力,包括其课题、论文的数量、质量、级别,外语水平,学术地位等。重点考核其基础知识广度、专业知识深度、知识更新程度及信息掌握能力。②医疗、护理部门:侧重考核引进人才的临床业务能力,包括其解决疑难杂症能力、较复杂的手术技能,重点考核其在本专业领域中专业技术的竞争力、影响力、创造力,能否站在该学科发展的前沿。③党建、监察审计等部门:侧重考核引进人才的医德医风,精神文明,包括其事业心、团队精神、廉洁行医、服务意识。④人力资源处:侧重对引进人才考核的综合归纳分析,具体组织引进人才考核工作,包括计划、督办、总结等。

(3)引进人员入院工作满半年后,由人力资源处会同相关部门对其个人条件及入院后工作表现和业绩进行审核;并将审核情况报党政联席会议,由会议讨论决定是否发放引进费用以及具体发放额度。

(4)由院领导和引进人才谈话,告知党政联席会议讨论结果。医院与引进的人才签订引进人才聘用合同补充协议书,约定一定年限的服务期。

(5)原则上医院每年召开一次学术委员会专题会议,对引进的人才进行追踪考评。考评主要侧重综合素质、团队协作、学术水平等方面,评估结果报党政联席会议审核。如达不到岗位职责要求或是有违纪违规行为,医院有权解除聘用合同,并按协议约定要求本人退赔相关费用。

3.PI 管理

为加快推进医学科研国际化的步伐,可以根据医院学科专业建设与师资队伍发展规划,依托院内特色学科,有计划、有重点地引进与聘请海外高水平、有较大影响力的学科带头人,实施海外特聘人才系列项目,以提高医院学科建设水平和人才培养质量。

"海外特聘人才系列"项目需坚持公开、公正、公平、择优录用的原则和坚持扶特、扶需、扶强,重点支持优先发展的原则。

根据入选标准和工作要求的不同,可分为特聘教授、顾问教授、兼聘 PI 等类别。原则上医院全部专业学科均可申请本项目的资助,但医院依托并鼓励重中之重学科、重点学科、新兴学科、交叉学科等领域积极申报。申报学科应满足以下条件。

(1)应掌握相关学科或专业领域的世界发展状况和趋势。

(2)应与拟聘请的专家或学者已有一定的合作关系或交流基础。

(3)应对拟聘请的专家或学者来华工作有明确的学术目标,并有详细的科研工作安排。

(4)学科、专业本身应具有较强的软、硬件优势,能够获取相关的配套经费支持。

三、培训与规划

(一)员工培训

为了鼓励员工保持或提高当前或未来的工作绩效,对与之相关的员工的知识、技能、行为、态度做出系统性的计划活动,称之为员工培训开发。

1999 年底世界银行《21 世纪中国教育战略目标》归纳了 21 世纪的基本特征——科技的迅速

变化、经济开放与竞争以及以知识为基础的产业发展。在这样的时代背景下,人员培训开发在组织发展中无疑越来越有举足轻重的作用。

培训和开发虽然经常作为一个概念使用,但二者依然有着一些区别。培训更侧重于教授员工为了完成当前的工作而需要的知识技能,而开发着眼于更长远的目标,希望员工将来能胜任工作或能长期保持合格绩效。

1.培训计划的制订

培训工作的起点是培训需求分析,培训需求分析就是员工培训开发的主体部门,在组织内部各方配合的情况下,确定目标绩效与现有绩效水平之间的差距,收集和分析与之相关的信息,寻找产生这些差距的原因,从源头中找到那些能够通过培训开发解决的员工问题,为进一步开展培训活动提供依据。

在完成了所有需要的培训需求分析后,就能够制订培训计划了,而培训计划制订的第一步就是确定培训目标,培训目标是确定培训内容和评估培训效果的依据。培训计划是针对培训目标,对培训过程中所涉及的时间、地点、培训者、受培训者、培训内容、培训方式等进行预先的设想并按照一定的顺序排列后的设计方案。

2.培训指导与实施

在培训计划的制订与实施过程中,培训的深度与广度都是受到培训预算的约束的,在确定培训预算时,要考虑培训的实际需求和经费支持的可能性。

在大多数情况下,培训经费的使用都不采取绝对平均的分配方式,依据员工任务、工作的重要度与紧急度,或是员工自身质素等考量因素,组织一般将70%左右的培训经费用于30%的员工身上,更有甚者会将80%左右的培训经费用于20%的员工身上。事实上,很多组织的培训预算费用是偏向组织的高层和骨干的,因为这些核心人才更能影响组织的未来发展。为了保证培训效果,培训场所的选择需要满足一些基本的物质条件,首先是排除干扰,使受训者能集中精力完成培训;其次是场地设备的有效功能需要确保。

3.培训质量与效果评估

培训效果评估是培训工作的重要环节,对于培训项目的发起者、组织者、培训者、受训者都有实践意义,因此培训效果评估环节不该被忽略。

(二)职业生涯开发

1.职称晋升与聘任

职业生涯是个人生命周期中的与职业或工作有关的经历,是个体生命质量和价值的重要体现。医院应该根据国家和地方有关部门的法律法规和文件要求,结合医院实际情况,制订职称聘任实施方案,帮助员工规划其职业生涯。

(1)总则:医院对卫生专业技术人员实行专业技术职称聘任制。根据《事业单位岗位设置管理实施办法》的要求,确立高、中、初级专业技术职务的岗位和结构比例,明确不同的岗位责任、权限、任职条件和任职期限。

聘任原则:①以人员编制、岗位职数为依据。②与日常表现与考核结果相结合,坚持标准,择优聘任,宁缺毋滥。③注重医、教、研综合能力和学历结构合理。④逐级聘任。

(2)组织机构及职责。①医院成立考核聘任领导小组,由医院党政领导组成,主要职责为审定岗位设置、聘任工作实施办法以及考核聘任情况。②考核聘任工作主要由院、科两级考核小组组成,高级专业技术岗位的聘任由院级考核小组负责;中级职称及以下人员由科室组织考核。护理中级职称及以下人员由护理部组织考核。

院级考核小组由医院党政领导、学术委员会委员、相关职能处室负责人组成,主要职责为:①负责全院高级岗位的考核评议。②审议各级人员岗位考核评分标准。③审议中级及以下人员的考核结果。④受理岗位考核聘任中出现的意见、争议等问题。

科级考核小组由各科室行政正、副主任、支部书记、分工会主席组成,可以有护士长及科室职工代表参加,主要职责为:①负责所在科室中级及以下人员的岗位考核评议工作。②将考核结果及拟聘任情况报院级考核小组审定。

(3)受聘人员的基本条件。①遵守医院规章制度。②具有良好的医德医风和行为规范。③具有履行岗位职责的业务技术水平和解决实际问题的能力。④受聘担任卫生专业技术职务,应具有相应的卫生专业技术职务任职资格。

(4)聘任的形式。分为新聘、续聘、高职低聘、低职高聘(内聘)、特聘等。①新聘:取得相应的任职资格而未经聘任者。②续聘:原已聘任在相应任职资格的岗位,经考核合格,继续聘任在该岗位者。③高职低聘:因科室岗位编制数所限而低聘的;经考核不能胜任原岗位职责而低聘的;因违反医院规章制度给医院造成一定损失而低聘的。④低职高聘(内聘):仅限在医疗一线岗位工作的卫生系列专业技术职称聘任中实施,必须是医疗、教学、科研及学科建设发展急需补充的专业技术人员。⑤特聘:因科室岗位编制数所限,但聘任考核为优秀者,由院部予以特聘。

(5)聘任程序。①信息公布:医院公布各部门的岗位、职数、岗位职责、聘任条件、聘任年限。②个人申报:应聘者根据自身的条件、任职资格,提出岗位申请,并填写岗位申请表,提供相关申报材料。③考核评议:职能处室汇总日常考核材料,由院、科级考核小组参照《岗位考核评分标准》,对被考核者的医、教、研、精神文明进行考核并综合评出 A、B、C、D 4 个档次,按科室派出同级人员名次顺序及是否聘任意见。④考核结果审议:院级考核小组负责审议各级人员考核结果,由考核聘任领导小组集体讨论确定拟聘人员。⑤聘前公示:对拟聘人员在院内进行聘前公示7 天。⑥签订岗位聘用合同书:由人力资源处统一与拟聘人员签订正式岗位聘用合同书。

(6)聘任管理。①聘任权限:正高级职称由院长聘任;副高级职称由院长与科行政主任共同聘任;中级职称及以下人员由科行政主任聘任;聘任后名单汇总人力资源处备案;院长对上述聘任有行政否决权。②聘任考核:聘任考核分为日常考核、年度考核和任期考核。年度考核为每年一次,任期考核一般为两年一次;考核结果分为优秀、合格、基本合格、不合格四个等次,考核结果记入专业技术人员考绩档案,作为晋升、续聘、低聘、解聘的重要依据;日常考核分为医疗质量、科研教育、医德医风、精神文明等,由所在科、部门和相关职能处室负责。③聘后待遇:受聘人员按所聘任职务,享受相应待遇;受聘人员"高职低聘"后,其岗位工资按实际聘任的岗位重新核定;因岗位职数所限而低聘的人员(据法定退休年龄不足 2 年),考核合格,原执行的工资标准不变;内聘人员待遇根据医院相关文件规定执行。

2.内部聘任

为加强医院人才队伍建设,充分调动专业技术人员的积极性和创造性,对于一些在医疗、教学、科研及学科建设发展急需补充的专业技术人员,由于年限等原因没有达到一定职称的聘任标准,但是确有真才实学、业绩突出,医院应该创造条件帮助他们提前聘任到相应的岗位,鼓励他们为医院发展作贡献。

(1)聘任标准。各医院可根据本院人才队伍实际情况和特点自行制订内部聘任标准,其中医教研工作业绩标准一般应该高于常规的聘任标准。

(2)申报及聘任程序。①个人申请:对照申报条件,填写个人报名表。②科室考核推荐:科室根据申报者工作实绩,提出考核推荐意见。③相关职能部门审核申报者资质、条件。④院学术委员会评议:申报者进行述职,院学术委员会成员以无记名投票方式表决。出席成员应不低于院学术委员会成员总数的2/3,申报者获得实际到会人数2/3赞成票者为评议通过。⑤聘前公示:对拟聘人员名单在院内公示5个工作日。⑥医院发文正式聘任。

(3)聘期及待遇。聘期原则上一个聘期2年。内聘人员在聘期内,可对外使用内聘职称从事医疗、教学、科研及学科建设工作,同时应自觉履行岗位职责,接受岗位考核。聘期内按照内聘职称兑现工资,并可正常申报高一级职称。

3.聘后考核及分流

为了激励专业技术人员不断学习、提高业务能力,医院可以定期开展聘后考核工作,做到优胜劣汰,避免一聘定终身的现象。考核可以设定临床、科研、教学等多维度指标,根据最后考评分数确定A、B、C、D4个档。前3档人员可以在原岗位继续聘任,D档人员可能难以胜任目前的岗位要求,根据其实际情况给予低聘或分流安置。

分流可以在医院内部科室间安排,也可以在集团医院之间流动。分流的目的不是弃之不顾,而是希望他客观看待自身能力,帮助他找到合适的岗位,做到人岗匹配。

(三)各类人才培养项目申报

为了加快人才培养,从国家到各省市及相关行政部门,都设立了多样的人才培养项目。人才培养项目获得的数量和等级体现了医院的综合竞争力。

除了国家、省市级项目,医院还可为业绩突出的工作人员设置"特殊贡献特殊津贴"项目,依据"多劳多得、优劳优得"的原则,评选指标包括医、教、研、社会影响等各方面,一年评选一次。由人力资源处会同医务、教学、科研等部门共同打分,结果提交学术委员会审议决定。

(四)干部管理

1.中层干部届满考核与换届工作方案

(1)指导思想。根据《党政领导干部选拔任用工作条例》等相关文件精神为依据,围绕医院转型发展、和谐发展的目标,深化干部人事制度改革,按照公开、公平、公正、择优和任人唯贤、德才兼备、群众公认、注重实绩的原则,通过民主测评、民主推荐、个人自荐、竞争上岗、组织考察和公示任命有机结合的程序,建立有效的干部管理、监督、竞聘、激励和保障机制,努力建设一支团结进取、求真务实、开拓创新、勤政廉洁的中层干部队伍,为医院建设和发展提供坚强的组织保证。

(2)基本原则。①坚持党管干部原则和民主集中制原则。认真贯彻干部队伍德才兼备的标准,严格执行《党政领导干部选拔任用工作条例》,增加工作的透明度,做到公开、公正、公平,把政治坚定、实绩突出、群众公认的干部选拔到中层干部队伍中来。②坚持中层干部全面换届与岗位交流相结合的原则。注重干部轮岗交流工作,尤其在职能部门之间进行适当轮岗交流,逐步形成干部多岗位锻炼的管理机制。③换届工作与业绩考核相结合的原则。在换届中,要注重干部的工作业绩。对工作实绩突出,群众满意度高的干部作为提拔、任用的重要依据;对工作实绩不突出、群众评价不高者,不仅不能提拔任用,且应进行诚勉谈话,查找问题,限期整改;经核实确实存在问题的,经院党政联席会研究确认,根据实际情况降职使用或免除现任职务;在考核换届过程中发现有违法违纪问题的,交由纪检监察部门查处。

(3)有关规定。①换届涉及的中层干部是医院各职能部门、临床医技部门正副职干部。医院各党支部书记、工会和共青团等部门的负责人任期届满后,按照各自的章程进行换届选举,不列入考核竞聘范围。②在同一岗位任满2届的职能部门中层干部可考虑轮岗交流。③中层干部每届任期为2~3年。④换届调整范围内的中层干部进行统一述职考核,述职考核成绩为优秀或称职的,且本人符合继续任职条件并有继续任现职意愿的,予以续聘;述职考核为基本称职或不称职者,将通过公开选拔产生新的继任者;机构或干部职数有调整的岗位均采用公开选拔,竞聘上岗方式产生。⑤在讨论干部任免、调动或在考察干部工作中涉及本人及其亲属的,本人必须回避。

(4)职位和职数。坚持科学合理、精简高效的原则,严格控制机构和职数。①根据形势发展要求和医院实际,医院内设临床医技科室、职能部门、教研室、党支部、工青妇群团组织五类机构;②结合各部门工作职责、科室规模等因素,科学、合理设置职能部门、临床医技科室干部职数。

(5)干部选拔条件。

基本条件:①具有履行职责所应具备的政策和理论水平,认真贯彻执行党的路线、方针,在政治上、思想上、行动上与党中央保持一致。②坚持和维护党的民主集中制,有民主作风和全局观念,服从医院党政统一领导,善于集中正确意见,善于团结同志。③坚持解放思想、实事求是、开拓创新,认真调查研究,讲实话、办实事、求实效。④有事业心和责任感,具有胜任岗位工作的组织管理能力、文化水平和专业知识,有较强的沟通和协调能力。⑤清正廉洁、遵纪守法、作风正派,自觉接受群众的批评和监督。⑥身体健康,精力充沛。临床专业人员从事行政管理工作,必须保证80%以上的工作时间从事管理工作。

资格要求:①新提拔的职能部门中层干部应具有一定学历(学位)要求、职称要求和年龄要求。②临床医技科室中层干部应具有本科及以上学历、相应职称。新提拔的临床医技科室中层干部原则上应具有更高的学历(学位)要求、职称要求,二级以上医院正职原则上应具有正高级职称。③职能部门正职干部应具有副职岗位工作经历,副职干部应具有一定的工作经历。④岗位需要,且工作业绩特别突出者,可根据实际情况,酌情放宽有关资质要求。⑤年龄要求能任满一届(2年)。

(6)工作程序和步骤。成立中层干部届满考核与换届工作领导小组及工作小组,负责制订实施方案并组织实施。通过公告栏、院周会等途径公布工作启动的通知,并就此次调整的工作程序和时间节点进行说明。

届满考核和换届工作共分两个阶段进行。第一阶段是述职考核阶段;第二阶段是选拔竞聘阶段。

(7)工作要求。①中层干部届满考核与换届工作是一件重要而严肃的工作,各部门要树立大局意识和全局观念,严格遵守组织纪律、严禁违规用人,确保换届工作风清气正。②中层干部换届调整工作,必须在核定的中层干部职数内进行。对无人报名或虽有人报名但无合适人选的岗位,可根据工作需要进行统筹调配,无合适人选的岗位可暂时空缺。③凡在外出差、学习或因其他原因不在院内的人员,由其所在科室负责将换届工作的精神及时传达到本人。④在竞聘工作进行期间,所有干部必须坚守岗位、履行职责。竞聘上岗的新任干部和交流(或离任)的干部,应在聘任文件发布后一周内完成交接工作。⑤按照上级规定,重要部门的中层干部离岗实行经济审计,由监察审计部门根据有关规定负责组织实施。⑥医院实行中层干部任期目标管理。受聘的中层干部须在任职决定宣布后的一个月内,提出新的任期目标。医院将编制并签署中层干部任期目标责任书和廉政责任书,并接受公开监督。

2.医院中层干部年度绩效考核

为进一步加强干部队伍建设,激发中层干部的积极性、主动性和创造性,提高执行力,提升医院管理水平,对中层干部实行年度绩效考核

四、薪酬福利管理

(一)薪酬管理

1.薪酬体系

事业单位的工资制度,根据事业单位特点和经费来源的不同,对全额拨款、差额拨款、自收自支三种不同类型的事业单位实行不同的管理办法。

(1)事业单位实行分类管理。对全额拨款单位,执行国家统一的工资制度和工资标准。在工资构成中,固定部分为70%、浮动部分为30%。对差额拨款单位,按照国家制订的工资制度和工资标准执行。在工资构成中,固定部分为百分之六十、浮动部分为40%。对自收自支单位,有条件的可实行企业化管理或企业工资制度,做到自主经营、自负盈亏。

(2)工资制度的分类和工资构成。依据事业单位工作人员分类,分别实行不同的工资制度。①医院事业单位专业技术人员实行职务等级工资制的居多。专业技术职务等级工资制在工资构成上,主要分为专业技术职务工资和津贴两部分。②事业单位管理人员实行职员职务等级工资制。职员职务等级工资制在工资构成上,主要分为职员职务工资和岗位目标管理津贴两部分。③事业单位技术工人实行技术等级工资制,在工资构成上,主要分为技术等级工资和岗位津贴两部分。④事业单位普通工人实行等级工资制,在工资构成上,主要分为等级工资和津贴两部分。

(3)工资制度的内容。专业技术人员的专业技术职务工资是工资构成中的固定部分,也是体现按劳分配的主要内容。专业技术职务工资标准,是按照专业技术职务序列设置的,每一职务分别设立若干工资档次。津贴是工资构成中活的部分,与专业技术人员的实际工作数量和质量挂钩,多劳多得。

职员职务工资主要体现管理人员的工作能力高低和所负责任大小,是工资构成中的固定部分。职员职务工资标准,是按照职员职务序列设置的。一至六级职员职务,分别设立若干工资档次。岗位目标管理津贴,主要体现管理人员的工作责任大小和岗位目标任务完成情况,是工资构成中活的部分。

技术工人的技术等级工资是工资构成中的固定部分,主要体现技术工人的技术水平高低和工作能力的大小。技术等级工资标准是按照高级工、中级工、低级工三个技术等级设置的,每个技术等级分别设立若干工资档次。高级技师、技师,按照现行技术职务分别设立若干工资档次。岗位津贴主要体现技术工人实际工作量的大小和岗位的差别,是工资构成中活的部分。

普通工人的等级工资是工资构成中的固定部分。津贴是工资构成中获得部分,主要体现普通工人师级工作量的大小和工作表现的差异。

(4)岗位工资的实施。国家制订事业单位岗位设置管理规定,对岗位总量、结构比例和最高岗位等级设置进行管理。

(5)薪级工资的实施。工作人员按照本人套改年限、任职年限和所聘岗位,结合工作表现,套改相应的薪级工资。套改年限是指工作年限与不计算工龄的在校学习时间合并计算的年限。不计算工龄的在校学习时间是指在国家承认学历的全日制大专以上院校未计算为工龄的学习时

间。在校学习的时间以国家规定的学制为依据,如短于国家学制规定,按实际学习年限计算;如长于国家学制规定,按国家规定学制计算。任职年限是指从聘用到现岗位当年起计算的年限。

工作人员按现聘岗位套改的薪级工资,如低于按本人低一级岗位套改的薪级工资,可按低一级岗位进行套改,并将现聘岗位的任职年限与低一级岗位的任职年限合并计算。

工作人员高等级的岗位聘用到较低等级的岗位,这次套改可将原聘岗位与现聘岗位的任职年限合并计算。

工作人员按套改办法确定的薪级工资,低于相同学历新参加工作人员转正定级薪级工资的,执行相同学历新参加工作人员转正定级的薪级工资标准。

(6)绩效工资的实施。国家对事业单位绩效工资分配实行总量调控和政策指导。各地区、各部门根据国家有关政策和规定,结合本地区、本部门实际,制订绩效工资分配的实施办法。事业单位在上级主管部门核定的绩效工资总量内,按照规范的分配程序和要求,采取灵活多样的分配形式和办法,自主决定本单位绩效工资的分配。绩效工资分配应以工作人员的实绩和贡献为依据,合理拉开差距。

(7)津贴补贴的实施。规范特殊岗位津贴补贴管理。对在事业单位苦、脏、累、险及其他特殊岗位工作的人员,实行特殊岗位津贴补贴。国家统一制订特殊岗位津贴补贴政策和规范管理办法,规定特殊岗位津贴补贴的项目、标准和实施范围,明确调整和新建特殊岗位津贴补贴的条件,建立动态管理机制。除国务院和国务院授权的人事部、财政部外,任何地区、部门和单位不得自行建立特殊岗位津贴补贴项目、扩大实施范围和提高标准。

2.特殊人员的薪酬策略

(1)中国科学院院士、中国工程院院士以及为国家做出重大贡献的一流人才,经批准,执行专业技术一级岗位工资标准。

(2)对有突出贡献的专家、学者和技术人员,继续实行政府特殊津贴。

(3)对承担国家重大科研项目和工程建设项目等为我国经济建设和社会发展做出重要贡献的优秀人才,给予不同程度的一次性奖励。

(4)对基础研究、战略高技术研究和重要公益领域的事业单位高层次人才,逐步建立特殊津贴制度。对重要人才建立国家投保制度。

(5)对部分紧缺或者急需引进的高层人才,经批准可实行协议工资、项目工资等灵活多样的分配办法。

(二)福利管理

1.福利体系

(1)员工福利的内涵。员工福利主要是指组织为员工提供的除金钱以外的一切物质待遇。员工福利本质上是一种补充性报酬,一般不以货币形式直接支付,而经常以实物或服务的形式兑现,如带薪休假、子女教育津贴等。员工福利和员工的工资、奖金不同,它与员工的绩效无关,它是基于员工的组织身份而决定的。

(2)员工福利的重要性。近年来,员工福利在人力资源管理中的地位日益重要,主要表现在以下5个方面:①可以为员工提供安全保障。②可以招募和吸引优秀的人才。③有利于降低员工流动率。④有利于提高员工的绩效。⑤有利于节约成本。在劳动力价格不断上升的今天,充分利用员工福利,既可以使员工获得更多的实惠,也可以使企业在员工身上的投入获得更多的回报。

2.具体内容

(1)员工福利的种类。福利作为培育员工对企业归属感和忠诚度的独特手段,历来为企业家和管理者所重视。在我国,福利与工资分配所依据的原则是不同的。工资分配依据的是"按劳分配"的原则,其水平是根据员工劳动的数量和质量来确定的;而福利则是根据整个社会的生活和消费水平、企业的实际支付能力,有条件、有限度地满足员工的物质文化需要,并利用各种休假和休养制度来保证员工的身心健康。

(2)员工福利种类。①福利设施。②补贴福利。③教育培训福利。④健康福利。⑤假日福利。⑥社会保险。

五、劳动关系管理

(一)医院用工中可能涉及的相关法律规定及操作规范

1.双方协商一致解除合同

《劳动合同法》第三十六条规定,用人单位与劳动者协商一致,可以解除劳动合同。如果甲乙双方不愿意继续保持劳动关系,共同提出解除劳动关系,或一方不愿意保持这种关系,另一方同意,双方协商一致,则可以解除劳动关系。

2.员工单方面解除劳动合同

《劳动合同法》第三十七条规定,劳动者提前三十天以书面形式通知用人单位,可以解除劳动合同。劳动者在试用期内提前三天通知用人单位,可以解除劳动合同。

《劳动合同法》第三十八条规定,用人单位有下列情形之一的,劳动者可以解除劳动合同:①未按照劳动合同约定提供劳动保护或者劳动条件的。②未及时足额支付劳动报酬的。③未依法为劳动者缴纳社会保险费的。④用人单位的规章制度违反法律、法规的规定,损害劳动者权益的。⑤因本法第二十六条第一款规定的情形致使劳动合同无效的。⑥法律、行政法规规定劳动者可以解除劳动合同的其他情形。用人单位以暴力、威胁或者非法限制人身自由的手段强迫劳动者劳动的,或者用人单位违章指挥、强令冒险作业危及劳动者人身安全的,劳动者可以立即解除劳动合同,不需事先告知用人单位。

3.用人单位单方面解除合同

《劳动合同法》第三十九条规定,劳动者有下列情形之一的,用人单位可以解除劳动合同:①在试用期间被证明不符合录用条件的。②严重违反用人单位的规章制度的。③严重失职,营私舞弊,给用人单位造成重大损害的。④劳动者同时与其他用人单位建立劳动关系,对完成本单位的工作任务造成严重影响,或者经用人单位提出,拒不改正的。⑤因本法第二十六条第一款第一项规定的情形致使劳动合同无效的。⑥被依法追究刑事责任的。

《劳动合同法》第四十条规定,有下列情形之一的,用人单位提前三十天以书面形式通知劳动者本人或者额外支付劳动者一个月工资后,可以解除劳动合同:①劳动者患病或者非因工负伤,在规定的医疗期满后不能从事原工作,也不能从事由用人单位另行安排的工作的。②劳动者不能胜任工作,经过培训或者调整工作岗位,仍不能胜任工作的。③劳动合同订立时所依据的客观情况发生重大变化,致使劳动合同无法履行,经用人单位与劳动者协商,未能就变更劳动合同内容达成协议的。

《劳动合同法》第四十六条规定,有下列情形之一的,用人单位应当向劳动者支付经济补偿:①劳动者依照本法第三十八条规定解除劳动合同的。②用人单位依照本法第三十六条规定向劳动者提出解除劳动合同并与劳动者协商一致解除劳动合同的。③用人单位依照本法第四十条规定解除劳动合同的。④用人单位依照本法第四十一条第一款规定解除劳动合同的。⑤除用人单位维持或者提高劳动合同约定条件续订劳动合同,劳动者不同意续订的情形外,依照本法第四十四条第一项规定终止固定期限劳动合同的。⑥依照本法第四十四条第四项、第五项规定终止劳动合同的。⑦法律、行政法规规定的其他情形。《劳动合同法》第四十七条规定:经济补偿根据劳动者在本单位工作的年限,按每满一年支付一个月工资的标准向劳动者支付。六个月以上不满一年的,按一年计算;不满六个月的,向劳动者支付半个月工资的经济补偿。劳动者月工资高于用人单位所在直辖市、设区的市级人民政府公布的本地区上年度职工月平均工资三倍的,向其支付经济补偿的标准按职工月平均工资三倍的数额支付,向其支付经济补偿的年限最高不超过十二年。本条所称月工资是指劳动者在劳动合同解除或者终止前十二个月的平均工资。

4.用人单位不得解除合同的情形

《劳动合同法》第四十二条规定,劳动者有下列情形之一的,用人单位不得依照本法第四十条、第四十一条的规定解除劳动合同:①从事接触职业病危害作业的劳动者未进行离岗前职业健康检查,或者疑似职业病患者在诊断或者医学观察期间的。②在本单位患职业病或者因工负伤并被确认丧失或者部分丧失劳动能力的。③患病或者非因工负伤,在规定的医疗期内的。④女职工在孕期、产期、哺乳期的。⑤在本单位连续工作满十五年,且距法定退休年龄不足五年的。⑥法律、行政法规规定的其他情形。

5.劳动合同的终止

劳动合同终止是指劳动合同期限届满或双方当事人主体资格消失,合同规定的权利义务即行消灭的制度。《劳动合同法》第四十四条规定,有下列情形之一的,劳动合同终止:①劳动合同期满的。②劳动者开始依法享受基本养老保险待遇的。③劳动者死亡,或者被人民法院宣告死亡或者宣告失踪的。④用人单位被依法宣告破产的。⑤用人单位被吊销营业执照、责令关闭、撤销或者用人单位决定提前解散的。⑥法律、行政法规规定的其他情形。

(二)各类人员的劳动关系处理

1.在编人员

聘用人员和医院签订事业单位聘用合同,由医院直接管理,属于事业编制人员。事业单位人员适用《事业单位人事管理条例》。

2.非在编人员

聘用人员和人才派遣公司签订劳动合同,由派遣公司和医院共同管理,如果该条例未涉及的,则适用《劳动合同法》或其他相关法律。

(三)档案管理

1.人事档案

(1)人事档案管理部门的职责:①保管干部人事档案,为国家积累档案史料。②收集、鉴别和整理干部人事档案材料。③办理干部人事档案的查阅、借阅和传递。④登记干部职务、工资的变动情况。⑤为有关部门提供干部人事档案信息资料。⑥作好干部人事档案的安全、保密、保护工作。⑦调查研究干部人事档案工作情况,制订规章制度,搞好干部人事档案的业务建设和业务指导。⑧推广、应用干部人事档案现代化管理技术。⑨办理其他有关事项。

(2)人事档案管理制度。分为人事档案安全保密制度,人事档案查(借)阅制度,人事档案收集制度,人事档案鉴别、归档制度,人事档案检查、核对制度,人事档案转递登记制度和人事档案计算机管理制度。

人事档案安全保密制度:①严格按照《中华人民共和国档案法》《中华人民共和国保守秘密法》,做好干部人事档案的安全保密工作。②干部人事档案管理部门,应设立专用档案库房(室),配置铁质档案柜,妥善保管干部人事档案。③干部人事档案库房(室)必须备有防火、防潮、防蛀、防盗、防光、防高温等设施,安全措施应经常检查,保持库房的清洁和适宜的温、湿度。④干部人事档案库房(室)和档案柜,应明确专人管理,管理人员工作变动时,必须办理好交接手续。⑤非管理及无关人员一律不得进入档案库房(室)。⑥不得向无关人员谈论泄露有关干部人事档案的内容。⑦严禁任何人携带干部人事档案材料进入公共场所和娱乐场所。⑧在工作中形成的各种草稿、废纸等,不得乱扔、乱抛,一律按保密纸处理或销毁。

人事档案查(借)阅制度:①查阅单位应填写查阅干部档案审批表或查阅干部档案介绍信,按照规定办理审批手续,不得凭借"调查证明材料介绍信和其他联系工作介绍信查阅干部人事档案,阅档人员必须是中共党员干部。②阅档人员不得查阅或借阅本人及亲属的档案。③凡批准查阅干部档案部分内容的,不得翻阅全部档案,阅后要经档案管理人员检查,当面归还。④查(借)干部档案,必须严格遵守保密制度,不得泄密或擅自向外公布档案内容,严禁涂改、圈划、折叠、抽取和撤换档案材料;阅档时禁止吸烟和在材料上放置易污损档案的物品。⑤阅档人员经批准摘抄、复制干部档案内容,摘录的材料要细致核对,调查取证的材料,由档案管理人员审核后盖章;经档案主管部门签署盖公章后,方可使用。⑥干部人事档案一般不借出,因特殊需要(干部死亡、办理退休允许借一次),须按查(借)借用的干部档案要妥善保管,严格保密,不得转借,未经档案主管部门同意批准,不得以任何手段复制档案内容;档案借出时间不得超过两周,逾期使用者,应及时办理归还或续借手续。⑦查(借)阅干部档案必须认真填写查(借)阅档案登记簿。

人事档案收集制度:①严格按照中组部《干部人事档案材料收集归档规定》(组通字〈1996〉14号),收集干部任免、考察考核、晋升、培训、奖惩、工资、入党等新形成的材料归档,充实档案内容。②各组织人事、纪检监察、教育培训、审计、统战等部门,应建立送交干部人事档案材料归档的工作制度,保持收集材料的渠道畅通;在形成材料后的一个月内,按要求将材料送交主管干部人事档案部门归档。③干部人事档案管理部门,应掌握形成干部人事档案材料的信息,建立联系、送交、催要、登记制度,及时向有关部门收集形成的干部人事档案材料。④收集的干部人事档案材料必须是组织上形成的,或者是组织上审定认可的材料,未经组织同意,个人提供的材料不得收集。任何组织与个人,不得以任何理由积压、滞留应归档的材料。⑤干部人事档案管理部门,发现有关部门送交归档的材料不符合要求时,应及时通知形成材料的部门补送或补办手续。形成干部人事档案材料的部门,有责任按规定认真办理。⑥凡新参加工作、新调入单位的干部、地方新安置的部队转业干部,都应填写"干部履历表"审核后归入人事档案。

人事档案鉴别、归档制度:①归档的材料必须根据中组部的有关规定进行认真鉴别,不属归档的材料不得擅自归档;材料必须是正式材料,应完整、齐全、真实、文字清楚、对象明确,有承办单位或个人署名,有形成材料的日期。②归档的材料,凡规定由组织审查盖章的,须有组织盖章,规定要同本人见面的材料(如审查结论、复查结论、处分决定或意见、组织鉴定等),一般应有本人的签字。特殊情况下,本人见面后未签字的,可由组织注明。③干部人事档案材料的载体应是A4(21 cm×29.7 cm)规格的办公用纸,材料左边应留出2.5 cm装订边。文字须是铅印、胶印、油印或用蓝黑墨水、黑色墨水、墨汁书写。不得使用圆珠笔、铅笔、红色墨水及纯蓝墨水和复印纸书写。除电传材料需复印存档外,一般不得用复印件代替原件存档。④对归档材料应逐份地登记,并于一个月内归入本人档案袋(盒)内,每年装订入卷一次。

人事档案检查、核对制度:①档案存放要编排有序,便于查找,一般每半年或一年将库房内干部人事档案与干部人事档案名册核对一次,发现问题,及时解决。②凡提供利用的干部人事档案,在收回时,要严格检查,经核对无误后,方可入库。③凡人员调动、职务变更,应及时登记。④每年末,对库房内档案进行统计,确保档案的完整与有序。⑤输入计算机的干部人事信息须与干部人事档案核对无误后方可使用。

人事档案转递登记制度:①凡干部任免或接到"催调干部人事档案材料通知单"后,应按规定办理登记手续,将干部人事档案正本(或副本)及时送交干部人事档案的主管(或协管)部门,并做好登记。②转出的档案必须完整齐全,并按规定经过认真的整理装订,不得扣留材料或分批转出。应检查核对材料与目录,防止张冠李戴或缺少材料。送交的档案必须按规定经过整理,对不合格的,可退回原单位重新整理,限期报送。③干部人事档案管理部门在收到档案材料后要逐一登记,并及时办理接收手续。④对送交的档案材料,要按中组部《干部人事档案材料收集归档规定》要求,认真鉴别,严格审查,防止不符合归档要求的材料进入档案。转递档案必须填写"干部人事档案转递通知单"。⑤干部人事档案应通过机要交通转递或派专人送取,不准邮寄或交干部本人自带。⑥接受单位收到档案后,应认真核对,并在"干部人事档案转递通知单"的回执上签名盖章,立即退回。逾期一个月未退回,转出单位要查询,以防丢失。⑦干部人事档案应随着干部的工作调动或职务的变动及时转递,避免人档分离。⑧凡是转出的干部人事档案或材料均应严密包封,并加盖公章。

人事档案计算机管理制度:①爱护机器设备,熟悉机器性能,按程序规范操作。②充分发挥干部人事档案管理信息系统的功能,建立完整的档案信息数据库,利用该系统完成档案查借阅、转递、目录及零散材料的管理。③以干部人事档案和干部人事工作中形成的正式文件为依据采集信息并及时维护,确保信息内容的准确、完整和新鲜。④对新维护的档案管理信息要及时备份,并登记备份的时间和主要内容。⑤不得随意使用外来磁盘,确需要使用时要进行病毒检查,防止机器故障造成信息的损坏或丢失。⑥未经批准不得提供、复制干部信息,无关人员不得查看干部信息,贮有保密信息的载体严禁外传,软件应由专人保管。⑦利用干部档案信息对干部队伍进行综合分析,为领导决策提供服务。

2.业务技术档案

对具有技术职称者,建立业务技术档案,收集和存储以下材料:个人业务技术自传,包括学历、资历、工作表现、奖惩情况等;个人论著,包括学术论文、资料综述、书刊编译、专著、论著等,并分别记载学术水平评价和获奖级别;创造发明,包括重大技术革新、有价值的合理化建议、科研成果等;定期或不定期的技术能力和理论知识水平的评定;考试成绩,包括脱产或不脱产参加学习班、进修班的考试成绩、鉴定等。

(四)员工奖惩

奖励和惩罚是员工纪律管理不可缺少的方法。奖励属于积极性的激励诱因,是对员工某项工作成果的肯定,旨在利用员工的荣誉感发挥其负责尽职的潜能;惩罚则是消极的诱因,是利用人的畏惧感促使其不敢实施违规行为。充分调动管理者和广大员工的工作积极性是现代组织管理的一项重要任务。激励是持续激发动机的心理过程,是推动人持续努力朝着一定方向和水平从事某种活动的过程。激励的水平越高,管理对象完成目标的努力程度就越高。依据坎贝尔和邓内特的观点,将激励理论划分为两大类:内容型激励理论和过程型激励理论。

内容型激励理论包括马斯洛的需要层次理论,即人有五种不同层次的基本需要——生理需要、安全需要、社交需要、尊重需要和自我实现需要;麦克利兰的成就需要理论——人在生理需要得到满足后只有三种需要:权力需要、归属需要、成就需要;赫茨伯格的双因素理论——工作中存在两种因素,保健因素和激励因素,保健因素对人没有激励作用,但是能够维持员工积极性,当保健因素得不到满足时,员工感到不满意,保健因素得到满足时,员工没有不满意,当激励因素没有保证时,员工不会感到满意,而当激励因素被满足时,就会使员工感到满意并受到激励。

过程型激励理论中则有弗隆的期望理论,激励力量＝效价×期望值,其中激励力量是指调动个体积极性的强度,效价指所要达到的目标对于满足个人需要来说具有的价值和重要性,而期望是指主观上对于努力能够使任务完成的可能性的预期,二者任何一项接近于零时,激励力量都会急剧下降;亚当斯的公平理论则是"个人对自身报酬的感觉/个人对自身投入的感觉＝个人对他人报酬的感觉/个人对他人投入的",使我们看到了公平与报酬之间的独特性与复杂性。医院每年可进行优秀员工、优秀党员、优秀带教老师、优秀科研工作者等多项先进评选,以表彰先进、激励更广大职工共同努力,为医院发展作贡献。

在激励的同时,医院也应该有严格的规章制度约束员工,对于不合格的人员及时清退,例如:连续两次执业资格考试不合格人员,医院有权解除合同,以此保障员工队伍的质量。

(赵春祥)

第三节　医院人力资源的构成类别与等级

一、医院人力资源岗位类别

《中共中央国务院关于进一步加强人才工作的决定》和《国务院办公厅转发人事部关于在事业单位试行人员聘用制度意见的通知》要求,在事业单位推行聘用制度和岗位管理制度。试行事业单位岗位设置管理制度,是推进事业单位分类改革的需要,是深化事业单位人事制度改革的需要,也是改革事业单位工作人员收入分配制度的紧迫要求,对于事业单位转换用人机制,实现由身份管理向岗位管理的转变,调动事业单位各类人员的积极性、创造性,促进社会公益事业的发展,具有十分重要的意义。

卫生事业单位岗位分为管理岗位、专业技术岗位、工勤技能岗位三种类别。三种类别的岗位结构比例,根据其社会功能、职责任务、工作需要和人员结构特点等因素综合确定。专业技术岗位为主体岗位,主体岗位之外的其他两类岗位,应保持相对合理的结构比例。具体结构比例为:管理岗位占单位岗位总量的10%左右;专业技术岗位一般不低于单位岗位总量的80%;工勤技能岗位一般不超过单位岗位总量的10%。医院人力资源构成相应分为三类:管理人员、专业技术人员、工勤人员。

(一)管理人员

管理岗位指担负领导职责或管理任务的工作岗位。管理岗位的设置要适应医院管理体制、运行机制、增强单位运转效能、提高工作效率、提升管理水平的需要。

管理人员指担负领导职务或主要从事管理工作的人员,包括医院党政领导班子成员和职能部门、处室工作人员。党群管理包括党委办公室、总支、支部、工会、共青团、妇女工作、宣传、统战、纪检、监察等部门专职工作人员。行政管理包括院长办公室、人力资源处(科)、医务处(科)、护理部、科教处(科)、门诊办公室、规划财务处(科)、信息统计、安全保卫、总务后勤、医学工程等方面的管理人员。

(二)专业技术人员

专业技术岗位指从事专业技术工作,具有相应专业技术水平和能力要求的工作岗位。专业技术岗位的设置要符合专业技术工作的规律和特点,适应发展社会公益事业与提高专业水平的需要。医院专业技术岗位按工作性质和岗位数量分为卫生专业技术岗位和辅助系列(其他)专业技术岗位。

1.卫生专业技术岗位

卫生专业技术人员是医院的主体,是实现医院功能、完成医疗任务的基本力量。根据专业性质,卫生专业技术人员分为医、护、药、技四类。医是指依法取得执业医师资格或者执业助理医师资格,经注册在医院执业的各级医师,包括临床科室和其他相关科室有执业资格的医师;护是指经执业注册取得护士执业证书,依法从事护理活动的各级护理人员。药是指医院的药剂人员,包括各级中药、西药师。技包括临床检验、理疗、影像、营养、病理等科室以技能操作为主的卫生技术人员。

2.辅助系列(其他)专业技术人员

辅助系列(其他)专业技术人员是指医院内以从事其他非卫生专业技术工作的工程技术、医疗器械修配、科研、教学、财会统计、审计、图书及档案等工作的专业技术人员。

(三)工勤技能人员

工勤技能岗位指承担技能操作和维护、后勤保障、服务等职责的工作岗位。工勤技能岗位的设置要适应提高操作维护技能,提升服务水平的要求,满足单位业务工作的实际需要。

按照事业单位改革方向,后勤服务等工作应逐步实现社会化,已经实现社会化服务的一般性劳务工作,不再设置相应的工勤岗位。

二、医院人力资源岗位等级设置

根据岗位性质、职责任务和履职条件,对医院管理岗位、专业技术岗位、工勤技能岗位分别划分通用的岗位等级。管理岗位分为10个等级,即一至十级职员岗位。专业技术岗位分为13个等级,包括高级岗位、中级岗位和初级岗位。高级岗位分7个等级,即一至七级;中级岗位分3个等级,即八至十级;初级岗位分3个等级,即十一至十三级。工勤技能岗位包括技术工岗位和普通工岗位,其中技术工岗位分为5个等级,即一至五级。普通工岗位不分等级。另外,根据医院实际需要,按照规定的程序和管理权限可以确定特设岗位的等级。

(一)管理人员

卫生事业单位管理岗位名称使用干部人事管理部门聘用(聘任、任命)的职务名称。管理岗位的最高等级和结构比例根据事业单位的规格、规模、人员编制和隶属关系,按照干部人事管理有关规定和权限确定。管理岗位实行职员制,分为10个等级。省以下卫生事业单位管理岗位分为8个等级,按现有厅级正职、厅级副职、处级正职、处级副职、科级正职、科级副职、科员、办事员依次分别对应管理岗位三至十级职员岗位。不同职级的职员根据不同工作年限获得相应的职务等级工资。

（二）专业技术人员

专业技术岗位的最高等级和结构比例按照事业单位的功能、规格、隶属关系和专业技术水平等因素，根据现行专业技术职务管理有关规定和行业岗位结构比例指导标准确定。专业技术岗位分为 13 个等级。其中高级岗位分为一至七级。正高级专业技术岗位包括一至四级，副高级岗位包括五至七级；中级岗位八至十级；初级岗位十一至十三级，十三级是员级岗位。卫生专业技术岗位设置数量一般不低于专业技术岗位设置总量的 80%。

1.卫生专业技术人员

正高级卫生专业技术岗位名称为特级主任医（药、护、技）师岗位、一级主任医（药、护、技）师岗位、二级主任医（药、护、技）师岗位、三级主任医（药、护、技）师岗位，分别对应一至四级专业技术岗位。

副高级卫生专业技术岗位名称为一级副主任医（药、护、技）师岗位、二级副主任医（药、护、技）师岗位、三级副主任医（药、护、技）师岗位，分别对应五至七级专业技术岗位。

中级卫生专业技术岗位名称为一级主治（主管）医（药、护、技）师岗位、二级主治（主管）医（药、护、技）师岗位、三级主治（主管）医（药、护、技）师岗位，分别对应八至十级专业技术岗位。

初级卫生专业技术岗位名称为一级医（药、护、技）师岗位、二级医（药、护、技）师岗位和医（药、护、技）士岗位，分别对应十一至十三级专业技术岗位。

2.辅助系列专业技术人员

辅助系列专业技术岗位名称已在印发的事业单位岗位设置结构比例行业指导标准中明确的，按照相应规定确定；没有明确的，岗位名称参照卫生系列岗位名称格式确定。

（三）工勤技能人员

工勤技能岗位的最高等级和结构比例按照岗位等级规范、技能水平和工作需要确定。工勤技能岗位包括技术工岗位和普通工岗位，其中技术工岗位分为 5 个等级，即一至五级，依次分别对应高级技师、技师、高级工、中级工、初级工。普通工岗位不分等级。

（赵春祥）

第四节　专业技术人员的管理

医院专业技术人员包括卫生专业技术人员和其他专业技术人员。医院的人员构成中，卫生专业技术人员包括医、药、护、技四类，是完成医疗、预防、保健任务的主要力量，占医院人员的 80% 以上，这支队伍建设的好坏直接关系医院医疗服务质量、核心竞争力形成及医院发展的成败。医院管理者应结合医院实际情况，加强医院卫生专业技术人员的管理，提高队伍的整体素质和竞争力。

一、医院专业技术人员任职条件

医院专业技术岗位的基本任职条件按照现行专业技术职务评聘有关规定执行。其中高、中、初各级内部不同等级岗位的条件，由单位主管部门和事业单位按照有关规定和本行业、本单位岗位需要、职责任务和任职条件等因素综合确定。实行职业资格准入控制的专业技术岗位，还应包括准入控制的要求。

(一)政治条件

热爱祖国,拥护中国共产党的领导和社会主义制度,遵守宪法和法律,贯彻执行党的路线、方针、政策和卫生工作方针,恪守职业道德,认真履行岗位职责,积极承担并完成本职工作任务,全心全意为人民服务,为社会主义卫生事业作出积极贡献。

(二)卫生专业技术人员业务条件

1.医(药、护、技)士

(1)具备规定学历、资历,中专毕业见习一年期满。

(2)了解本专业基础理论和基本知识,具有一定的基本技能。

(3)在上级卫生技术人员指导下,能胜任本专业一般技术工作。

(4)经考核,能完成本职工作任务并通过全国中初级卫生专业技术资格考试。

2.医(药、护、技)师

(1)具备规定学历和任职年限:中专毕业,从事医(药、护、技)士工作5年以上,经考核能胜任医(药、护、技)师职务;大学专科毕业,见习一年期满后,从事专业技术工作2年以上;大学本科毕业,见习一年期满;研究生班结业或取得硕士学位者。

(2)熟悉本专业基础理论和基本知识,具有一定的基本技能。

(3)能独立处理本专业常见病或有关的专业技术问题。

(4)借助工具书,能阅读一种外文或医古文的专业书刊。

(5)经考核能胜任医(药、护、技)师职务并通过全国中初级卫生专业技术资格考试。

3.主治(管)医(药、护、技)师

(1)具备规定学历和任职年限:取得相应专业中专学历,受聘担任医(药、护、技)师职务满7年;取得相应专业大专学历,从事医(药、护、技)师工作满6年;取得相应专业本科学历,从事医(药、护、技)师工作满4年;取得相应专业硕士学位,从事医(药、护、技)师工作满2年;取得相应专业博士学位。

(2)具有本专业基础理论和较系统的专业知识,熟悉国内本专业先进技术并能在实际工作中应用。

(3)具有较丰富的临床和技术工作经验,以熟练地掌握本专业技术操作,处理较复杂的专业技术问题,能对下级卫生技术人员进行业务指导。

(4)在临床或技术工作中取得较好成绩,从事医(药、护、技)师工作以来,发表具有一定水平的科学论文或经验总结等。

(5)能比较顺利地阅读一种外文或医古文的专业书刊,经考试合格。

(6)通过全国中初级卫生专业技术资格考试。

4.副主任医(药、护、技)师

(1)具备规定学历和任职年限:具有大学本科以上(含大学本科)学历,从事主治(主管)医(药、护、技)师工作5年以上;取得博士学位,从事主治(主管)医(药、护、技)师工作2年以上。

(2)具有本专业较系统的基础理论和专业知识,熟悉本专业国内外现状和发展趋势,能吸取最新科研成就并应用于实际工作。

(3)工作成绩突出,具有较丰富的临床或技术工作经验,能解决本专业复杂疑难问题,从事主治(管)医(药、护、技)师工作以来,在省级以上刊物上发表过有较高水平的科学论文或经验总结等。

(4)具有指导和组织本专业技术工作和科学研究的能力,并作出重要成绩。

(5)能指导中级卫生技术人员的工作和学习。

(6)能顺利地阅读一种外文或医古文专业书刊,经考试合格。

5.主任医(药、护、技)师

(1)具备规定学历和任职年限:具有大学本科以上(含大学本科)学历,从事副主任医(药、护、技)师工作5年以上。

(2)精通本专业基础理论和专业知识,掌握本专业国内外发展趋势,能根据国家需要和专业发展确定本专业工作和科学研究方向。

(3)工作成绩突出,具有丰富的临床或技术工作经验,能解决复杂疑难的重大技术问题,从事副主任医(药、护、技)师工作以来,出版过医学专著、或在省级以上刊物上发表过有较高水平的论文或经验总结等。

(4)为本专业的学术、技术带头人,能指导和组织本专业的全面业务技术工作。

(5)具有培养专门人才的能力,在指导中级技术人员工作中作出突出成绩。

(6)经考核,能熟练地阅读一种外文或医古文的专业书刊。

对虽不具备规定学历和任职年限,但确有真才实学,业务水平高、工作能力强、成绩突出、贡献卓著的卫生技术人员,可破格推荐晋升或聘任相应的卫生技术职务。

主任医(药、护、技)师中专业技术一级岗位是国家专设的特级岗位,其人员的确定按国家有关规定执行,任职应具有下列条件之一:①中国科学院院士、中国工程院院士。②在自然科学、工程技术、社会科学领域作出系统的、创造性的成就和重大贡献的专家、学者。③其他为国家作出重大贡献、享有盛誉、业内公认的一流人才。

主任医(药、护、技)师中专业技术二级岗位是省重点设置的专任岗位,不实行兼职。其任职应具有下列条件之一:①入选国家"百千万人才工程"国家级人选、享受国务院政府特殊津贴人员、国家和省有突出贡献的中青年专家。②省内自然科学、工程技术、社会科学等领域或行业的学术技术领军人物。③省级以上重点学科、研究室、实验室的学术技术带头人。④其他为全省经济和社会发展作出重大贡献、省内同行业公认的高层次专业技术人才。

(三)辅助系列(其他)专业技术人员业务条件

辅助系列专业技术人员业务任职条件按照相应行业指导标准中规定确定,参见国家相应专业技术人员任职条件。

二、医院卫生技术人员职务评聘管理

加强卫生专业技术职务评聘工作是卫生事业单位人事制度改革顺利实施的重要保障,是调整优化卫生专业技术人才结构的重要措施。

(一)专业技术职务评聘分开制度

为进一步推进职称制度改革,加大卫生专业人才资源开发力度、努力营造鼓励优秀人才脱颖而出的良好氛围,建立健全竞争激励的用人机制。按照"个人申请、社会评价、单位使用、政府指导"的职称改革方向,在卫生行业实行专业技术资格评定(考试)与专业技术职务聘任分开的制度。卫生事业单位专业技术职务实行"评聘分开"是指专业技术职务任职资格的评定与专业技术职务聘任相分离,专业技术人员工资福利待遇按聘任的岗位(职位)确定。实行按岗聘任,在什么岗位便享受相应的待遇。

实行评聘分开制度后,专业技术人员可根据相应专业技术资格的条件,经过一定的程序、途径向相应评价、考试机构申报专业技术资格;单位根据专业技术职务岗位的需要,自主聘任具备相应资格的专业技术人员担任专业技术职务。专业技术人员获得的专业技术资格不与工资待遇挂钩,但可作为竞聘专业技术职务的依据之一;专业技术人员聘任专业技术职务后,可享受相应的工资待遇。

(二)专业技术职务资格的获得

专业技术人员可通过以下途径获得专业技术资格。

1.初定

未开展专业技术资格考试的系列,符合国家有关文件规定、并具有国家教育部门承认的正规全日制院校毕业学历且见习期满的人员,经所在单位考核合格后,初定相应级别的专业技术资格。

2.评审

未开展专业技术资格考试的系列,符合国家及省有关文件规定条件的人员,经相应级别的专业技术资格评审委员会评审,获得相应级别的专业技术资格,并领取专业技术资格证书。

3.考试

符合国家专业技术资格考试或卫生执业资格考试报考条件,参加考试并取得合格证书,获得相应级别的专业技术资格。

2000年原人事部、卫生部联合下发了《关于加强卫生专业技术职务评聘工作的通知》,逐步推行卫生专业技术资格考试制度,卫生系列医、药、护、技各专业的初、中级专业技术资格逐步实行以考代评和与执业准入制度并轨的考试制度。高级专业技术资格采取考试和评审结合的办法取得。

2001年,原卫生部、人事部印发了《临床医学专业技术资格考试暂行规定》《预防医学、全科医学、药学、护理、其他卫生技术等专业技术资格考试暂行规定》及《临床医学、预防医学、全科医学、药学、护理、其他卫生技术等专业技术资格考试实施办法》等文件,建立了初、中级卫生专业技术资格考试制度,初、中级卫生专业技术资格实行以考代评,通过参加全国统一考试取得。全国卫生专业技术资格考试于2001年正式实施,考试实行"五统一":全国统一组织、统一考试时间、统一考试大纲、统一考试命题、统一合格标准。考试科目分基础知识、相关专业知识、专业知识、专业实践能力4个科目进行。考试合格者颁发人事部和国务院卫生行政主管部门用印的卫生专业技术资格证书。

(三)专业技术职务聘任

医院实行评聘分开应在科学、合理的岗位设置,制定专业技术职务岗位说明书、专业技术人员聘后管理及考核细则,建立专业技术职务聘任委员会的基础上进行。专业技术职务聘任委员会负责单位的专业技术职务聘任工作。

医院应在政府卫生、人事部门规定的专业技术职务岗位限额内,按照德才兼备、公平竞争的原则进行专业技术职务聘任工作,单位与受聘人员要签订聘任合同。对聘任上岗的专业技术人员,要按照岗位职责和合同规定的内容,定期进行考核。考核结果应及时归入专业技术人员档案,作为专业技术人员续聘专业技术职务的重要依据。

当前,卫生技术人员按技术职务可分为:高级技术职务,包括主任医(药、护、技)师、副主任医

(药、护、技)师;中级技术职务,包括主治(管)医(药、护、技)师;初级技术职务,包括医(药、护、技)师、医(药、护、技)士。

1.初级技术职务

(1)医师(士)。临床医学专业初级资格的考试按照《中华人民共和国执业医师法》以下简称《执业医师法》的有关规定执行。参加国家医师资格考试,取得执业助理医师资格,可聘任医士职务;取得执业医师资格,可聘任医师职务。

(2)护师(士)。《护士执业资格考试办法》规定"具有护理、助产专业中专和大专学历的人员,参加护士执业资格考试并成绩合格,可取得护理初级(士)专业技术资格证书;护理初级(师)专业技术资格按照有关规定通过参加全国卫生专业技术资格考试取得。具有护理、助产专业本科以上学历的人员,参加护士执业资格考试并成绩合格,可以取得护理初级(士)专业技术资格证书;在达到《卫生技术人员职务试行条例》规定的护师专业技术职务任职资格年限后,可直接聘任护师专业技术职务"。

(3)药师(士)、技师(士)。根据《预防医学、全科医学、药学、护理、其他卫生技术等专业技术资格考试暂行规定》要求,参加药学、技术专业初级技术资格考试的人员,应具备下列基本条件:①遵守中华人民共和国的宪法和法律。②具备良好的医德医风和敬业精神。③必须具备相应专业中专以上学历。

取得初级资格,符合下列条件之一的可聘任为药、技师职务,不符合只可聘任药、技士职务:①中专学历,担任药、技士职务满5年。②取得大专学历,从事本专业工作满3年。③取得本科学历,从事本专业工作满1年。

2.中级技术职务

根据《临床医学专业技术资格考试暂行规定》和《预防医学、全科医学、药学、护理、其他卫生技术等专业技术资格考试暂行规定》要求,取得中级资格,并符合有关规定,可聘任主治医师,主管药、护、技师职务。

参加临床医学专业中级资格考试的人员,应具备下列基本条件:①遵守中华人民共和国的宪法和法律。②具备良好的医德医风和敬业精神。③遵守《中华人民共和国执业医师法》,并取得执业医师资格(只针对医师)。④已实施住院医师规范化培训的医疗机构的医师须取得该培训合格证书(只针对医师)。

除具备上述四项规定条件外,还必须具备下列条件之一:①取得相应专业中专学历,受聘担任医(药、护、技)师职务满7年。②取得相应专业大专学历,从事医(药、护、技)师工作满6年。③取得相应专业本科学历,从事医(药、护、技)师工作满4年。④取得相应专业硕士学位,从事医(药、护、技)师工作满2年。⑤取得相应专业博士学位。

3.高级技术职务

高级资格的取得实行考评结合的方式,具体办法由各省(市)卫生、人事部门制定。申报高级资格学历和资历基本要求如下。

(1)副主任医(药、护、技)师。①具有相应专业大学专科学历,取得中级资格后,从事本专业工作满7年。②具有相应专业大学本科学历,取得中级资格后,从事本专业工作满5年。③具有相应专业硕士学位,认定中级资格后,从事本专业工作满4年。④具有相应专业博士学位,认定中级资格后,从事本专业工作满2年。

(2)主任医(药、护、技)师。具有相应专业大学本科及以上学历或学士及以上学位,取得副主任医(药、护、技)师资格后,从事本专业工作满 5 年。

符合下列条件之一的,在申报高级专业技术资格时可不受从事本专业工作年限的限制:①获国家自然科学奖、国家技术发明奖、国家科技进步奖的主要完成人。②获省部级科技进步二等奖及以上奖项的主要完成人。

三、医护专业技术人员执业注册管理

1998 年 6 月 26 日,第九届全国人大常委会第三次会议通过了《中华人民共和国执业医师法》。2008 年 1 月 23 日,国务院第 517 号令颁布了《护士条例》。《执业医师法》《护士条例》对医师、护士的执业注册、权利义务、医疗卫生机构的职责及相关法律责任等内容给予了明确规定。

(一)医师执业管理

自 1999 年 5 月 1 日《执业医师法》正式施行以来,医师必须依法取得执业医师资格或者执业助理医师资格经执业注册,才可以在医疗、预防、保健机构中按照注册的执业地点、执业类别、执业范围执业,从事相应的医疗、预防、保健业务。

1.医师资格的取得

国家实行医师资格考试制度。医师资格考试制度是评价申请医师资格者是否具备执业所必备的专业知识与技能的一种考试制度,分为执业医师资格考试和执业助理医师资格考试,每年举行一次,考试的内容和方法由国务院卫生行政主管部门医师资格考试委员会制定,国家统一命题。医师资格考试由省级人民政府卫生行政部门组织实施,考试类别分为临床、中医(包括中医、民族医、中西医结合)、口腔、公共卫生四类。考试方式分为实践技能考试和医学综合笔试。医师资格考试成绩合格,取得执业医师资格或执业助理医师资格。

2.医师执业注册

国家实行医师执业注册制度。医师经注册后,可以在医疗、预防、保健机构中按照注册的执业地点、执业类别、执业范围,从事相应的医疗、预防、保健业务。未经医师注册取得执业证书,不得从事医师执业活动。《执业医师法》和《医师执业注册暂行办法》对医师执业注册的条件、程序、注销与变更等均作出了明确规定。

全国医师执业注册监督管理工作由国务院卫生行政主管部门负责,县级以上地方人民政府卫生行政部门是医师执业注册的主管部门,负责本行政区域内的医师执业注册监督管理工作。取得执业医师资格或者执业助理医师资格是申请医师执业注册的首要和最基本的条件。

《执业医师法》还规定:执业助理医师应当在执业医师的指导下,在医疗、预防、保健机构中按照其执业类别执业;在乡、民族乡、镇的医疗、预防、保健机构中工作的执业助理医师,可以根据医疗诊治的情况和需要,独立从事一般的执业活动。

3.医师定期考核

《医师定期考核管理办法》和《关于建立医务人员医德考评制度的指导意见(试行)》要求对依法取得医师资格,经注册在医疗、预防、保健机构中执业的医师进行 2 年为一周期的考核,考核合格方可继续执业。

(二)护士执业管理

护士执业,应当经执业注册取得护士执业证书。护士经执业注册取得《护士执业证书》后,方可按照注册的执业地点从事护理工作。

1.护士执业资格考试

护士必须通过"护士执业资格考试"才可以进行护士执业注册,护士执业资格考试实行国家统一考试制度。统一考试大纲,统一命题,统一合格标准。护士执业资格考试原则上每年举行一次,包括专业实务和实践能力两个科目。一次考试通过两个科目为考试成绩合格。为加强对考生实践能力的考核,原则上采用"人机对话"考试方式进行。

2.护士执业注册

申请护士执业注册,应当具备下列条件:①具有完全民事行为能力。②在中等职业学校、高等学校完成国务院教育主管部门和国务院卫生主管部门规定的普通全日制3年以上的护理、助产专业课程学习,包括在教学、综合医院完成8个月以上护理临床实习,并取得相应学历证书。③通过国务院卫生主管部门组织的护士执业资格考试。④符合国务院卫生主管部门规定的健康标准,具体要求为:无精神病史,无色盲、色弱、双耳听力障碍,无影响履行护理职责的疾病、残疾或者功能障碍。

护士执业注册有效期为5年。护士执业注册有效期届满需要继续执业的,应当在有效期届满前30天,向原注册部门申请延续注册。

四、医师和护士的权利与义务

(一)医师的权利与义务

《执业医师法》对执业医师在医疗过程中的权利、义务及执业规则作出了明确规定,是医师从事医疗活动的基本行为规范。

1.医师的权利

医师在执业活动中享有下列权利。

(1)在注册的执业范围内,进行医学诊查、疾病调查、医学处置、出具相应的医学证明文件,选择合理的医疗、预防、保健方案。这是医师为履行其职责而必须具备的基本权利。医师有权根据自己的诊断,针对不同的疾病、患者采取不同的治疗方案,任何个人和组织都不得干涉或非法剥夺其权利。同时,我们也必须明确,不具备医师资格或超出其注册范围的不得享有此项权利,虽取得医师资格,但未被核准注册的也不得享有此项权利。

(2)按照国务院卫生行政部门规定的标准,获得与本人执业活动相当的医疗设备基本条件。这是医师从事其执业活动的基础和必备条件。

(3)从事医学研究、学术交流,参加专业学术团体,即医师有科学研究权。医师在完成规定的任务的前提下,有权进行科学研究、技术开发、技术咨询等创造性劳动;有权将工作中的成功经验,或其研究成果等,撰写成学术论文,著书立说;有权参加有关的学术交流活动,以及参加依法成立的学术团体并在其中兼任工作;有权在学术研究中发表自己的学术观点,开展学术争鸣。

(4)参加专业培训,接受继续医学教育。医师有权参加进修和接受其他多种形式的培训,有关部门应当采取多种形式,开辟各种渠道,保证医师进修培训权的行使。同时,医师培训权的行使,应在完成本职工作前提下,有组织有计划地进行,不得影响正常的工作。

(5)在执业活动中,人格尊严、人身安全不受侵犯。医师在执业活动中,如遇有侮辱、诽谤、威胁、殴打或以其他方式侵犯其人身自由、干扰正常工作、生活的行为,有权要求依照《治安管理处罚法》等规定进行处罚。

(6)获取工资报酬和津贴,享受国家规定的福利待遇。医师有权要求其工作单位及主管部门根据法律或合同的规定,按时、足额地支付工资报酬;有权享受国家规定的福利待遇,如医疗、住房、退休等各方面的待遇和优惠以及带薪休假。

(7)对所在机构的医疗、预防、保健工作和卫生行政部门的工作提出意见和建议,依法参与所在机构的民主管理。医师对其工作单位有批评和建议权;有权通过职工代表大会、工会等组织形式以及其他适当方式,参与民主管理。

2.医师的义务

根据《执业医师法》第22条的规定,医师在执业活动中应当履行下列义务。

(1)遵守法律、法规,遵守技术操作规范。

(2)树立敬业精神,遵守职业道德,履行医师职责,尽职尽责为患者服务。

(3)关心、爱护、尊重患者,保护患者的隐私。

(4)努力钻研业务,更新知识,提高专业技术水平。

(5)宣传卫生保健知识,对患者进行健康教育。

(二)护士的权利和义务

1.护士的权利

根据《护士条例》的规定,护士享有以下权利。

(1)护士执业,有按照国家规定获取工资报酬、享受福利待遇、参加社会保险的权利。任何单位或个人不得克扣护士工资,降低或取消护士福利等待遇。

(2)护士执业,有获得与其所从事的护理工作相适应的卫生防护、医疗保健服务的权利。从事直接接触有毒有害物质、有感染传染病危险工作的护士,有依照有关法律、行政法规的规定接受职业健康监护的权利;患职业病的,有依照有关法律、行政法规的规定获得赔偿的权利。

(3)护士有按照国家有关规定获得与本人业务能力和学术水平相应的专业技术职务、职称的权利;有参加专业培训、从事学术研究和交流、参加行业协会和专业学术团体的权利。

(4)护士有获得疾病诊疗、护理相关信息的权利和其他与履行护理职责相关的权利,可以对医疗卫生机构和卫生主管部门的工作提出意见和建议。

2.护士的义务

根据《护士条例》的规定,护士应履行以下义务。

(1)护士执业,应当遵守法律、法规、规章和诊疗技术规范的规定。

(2)护士在执业活动中,发现患者病情危急,应当立即通知医师;在紧急情况下为抢救垂危患者生命,应当先行实施必要的紧急救护。护士发现医嘱违反法律、法规、规章或者诊疗技术规范规定的,应当及时向开具医嘱的医师提出;必要时,应当向该医师所在科室的负责人或者医疗卫生机构负责医疗服务管理的人员报告。

(3)护士应当尊重、关心、爱护患者,保护患者的隐私。

(4)护士有义务参与公共卫生和疾病预防控制工作。发生自然灾害、公共卫生事件等严重威胁公众生命健康的突发事件,护士应当服从县级以上人民政府卫生主管部门或者所在医疗卫生机构的安排,参加医疗救护。

五、其他专业技术人员管理

(一)现状

随着社会的进步和科学技术的不断发展,医院的功能在不断地扩展,医院内其他技术人员在医院中所起到的保障性和创造性的地位日益重要。医院内其他专业技术人员的门类较多,各医院的配备也有较大差异,其重要性往往与他们的岗位特点又密切相关。相对于医师、护士等卫生专业技术人员,其他技术人员在医院内所占的比例相对较少,但在医院总体工作中却占有不容忽视的位置和作用。

(二)人员组成

1.工程技术人员

医学工程技术人员在医院中的主要任务包括对医院设施、建筑、装备等进行规划、选择、维护、管理等工作,以保证医院各种现代化装备与设施的正常运行。

随着现代医学与工程技术的相互结合、相互渗透,大量高新科技已在许多医用电子仪器设备上得以广泛应用,诊疗过程对医疗设备的依赖使医疗设备正成为疾病诊疗的重要因素,甚至是必要条件,同时先进的医疗设备也已成为医院现代化的重要标志之一。医院的医学工程技术人员已不再是传统意义上的设备维修者,而是成为诊疗过程的保障者,在诊疗过程中的作用日益重要。这就要求医学工程技术人员一方面要掌握医疗设备的性能和使用,另一方面还要掌握一定的医学知识,这样才能积极配合医师的诊疗,进一步提高医疗水平。所以,医学工程技术人员不仅要具有扎实的工程知识和技术,还要了解医疗设备的新进展以及与医学诊疗方法的关系。

2.信息技术人员

医院信息化已成为医疗活动必不可少的支撑和手段。信息管理系统涉及医院的"患者出入转管理""收费管理""电子病例管理""电子处方"等数十个业务管理系统,很难想象,现在没有计算机和网络,医院的门诊和住院业务该如何处理。信息技术人员对于医院信息化起着关键作用,但相对于医师、护士,其还是一支新兴的队伍,如何去选拔、配备,技术水平要求如何等一系列问题仍需医院去面对。因此,医院管理者应关注这支队伍,完善相应标准和管理办法,建设一支满足医院信息化需求的信息技术队伍。

3.财务人员

随着改革的深入,尤其是医药卫生体制改革的逐步实施,医院经济运行环境发生着巨大变化。医院财务人员作为医院管理队伍的重要组成部分,除承担日常财务管理工作之外,还承担着为医院的经济决策提供科学、可行的参考意见的职责,这不仅关系到医院财务的正常运转,更关系到医院的生存和可持续发展。而传统的财务人员已难以满足当前医院发展的需要。国家在医改的相关文件中,对于建立规范的公立医院运行机制方面明确提出:"进一步完善财务、会计管理制度,严格预算管理,加强财务监管和运行监督。"在医院管理人员职业化发展的背景下,总会计师岗位的设立变得更加紧迫与现实:①由总会计师主抓医院的财务管理,可发挥专才管理的优势,强化医院财务管理工作,完善医院财务监督机制,提高财务人员的整体素质。②建立总会计师制度可进一步健全和完善医院内部管理控制制度,也便于统一协调与财务管理相关的多部门的工作,提高管理效率,明确管理责任。③总会计师的加入有利于优化医院领导班子的素质结构,使医院经营管理决策更加科学合理。④设置总会计师制度是医院职业化管理的要求,也是医院由"专家管理"向"管理专家"过渡的有效途径。

4.图书、档案管理人员

图书、档案管理各自独立而关系又十分密切,均是对医学情报信息进行搜集、加工、整理、存储、检索、提供利用的过程。在这个过程中,它们所采取的方法和手段有不少比较相似:档案信息资源加工、输入输出的过程就是将档案转化为一次、二次、三次文献,满足读者阅读需要的过程,这与图书馆的文献信息资源的收集、整理和提供过程大同小异。在现代化科学管理方面,如电子计算机、现代化通信技术、文献缩微技术、光学技术、数字化技术以及防灾系统等的应用,医学图书馆实现网络化,医学文献信息资源共建共享,医学档案馆也在向这方面努力。

医院图书馆属专业图书馆,它是医院文献信息交流的中心,是为医疗、科研、教学和管理等各项工作收集、储存、提供知识信息的学术性机构。它的服务对象是医院的医、教、研人员。其藏书及文献资料均以医学专业为主,兼顾相关学科、前沿学科及综合学科。医院图书馆在推动医学科学发展和医院现代化建设中起着重要作用。在"信息"爆炸的当今社会,要对浩如烟海的医学文献进行有效的开发、交流和利用,特别需要一支业务水平高、思想素质好的图书馆现代化专业队伍。

21世纪是信息和网络科技时代,医院管理信息化、规范化已成为医院发展的必然趋势。随着医院管理向科学化、现代化和标准化发展,档案工作已成为医院管理的重要组成部分。在科技进步日新月异、知识创新空前加快的时代,对档案人员的综合素质提出了越来越高的要求,造就一支具有坚定理想信念、掌握现代科技知识和专业技能、胜任本职工作、富有创新能力的档案干部队伍,已经成为医院管理工作的当务之急。

在信息时代,医院档案管理机构的社会角色将发生重大改变,其功能将由传统的以档案实体管理为中心转变为以档案信息管理为中心,借助互联网实现档案信息资源共享。因此,档案人员不仅要有较强的档案管理业务知识,同时,在未来的一段时期,正确地运用和管理电子文件、电子归档系统的开发和应用、网上发布档案资料信息,为社会提供方便快捷的档案信息服务,将成为档案人员的主要学习内容。

随着医疗卫生体制和社会医疗保险制度改革的不断深入,对医院档案管理工作提出了新的要求。医院档案管理工作如何去适应新的挑战和机遇,更好地服务于医疗、教学、科研等工作,是新时期面对的新任务、新课题。

(王　超)

第五节　医院管理人员的管理

一、医院管理人员概述

医院管理人员从事着医院的党政、人事、财务等管理工作,在整个医院的运转中发挥着举足轻重的作用。但人员结构方面中存在着"五多五少"特征,即低层次学历的多,高层次学历的少;医学专业的多,管理专业的少;愿意从事医疗工作的多,愿意从事管理工作的少;领导层兼职的多,专职的少;靠经验管理的多,靠科学管理的少。医院管理人员的现状已经成为制约我国医院发展的瓶颈之一。

医院管理人员按照医院的管理层级分类,医院管理人员可分为三个层次:第一层次为决策层,主要指由医院行政和医院党委组成的医院领导班子;第二层次为管理层,主要指医院办公室、党委办公室、人力资源部、医务部、科教部、规划财务部、护理部、门诊部、总务部、党支部、工会、团委等中层管理部门人员;第三层次为操作层,主要指医院各业务科室的科主任、护士长、党支部、工会分会、团支部等组织。

二、任职条件

医院管理人员应遵守宪法和法律,具有良好的品行、岗位所需的专业能力或技能条件,适应岗位要求的身体条件。管理岗位一般应具有中专以上文化程度,其中六级以上管理岗位一般应具有大学专科以上文化程度,四级以上管理岗位一般应具有大学本科以上文化程度。各等级岗位还应具备以下基本任职条件:①三级、五级管理岗位,须分别在四级、六级管理岗位上工作2年以上。②四级、六级管理岗位,须分别在五级、七级管理岗位上工作3年以上。③七级、八级管理岗位,须分别在八级、九级管理岗位上工作3年以上。

三、管理人员职能

医院领导层是医院管理的核心,是医院的决策者、行动的指挥者、行为结果的责任者。中层职能部门是决策层与执行层的传动结合部、是决策层与主要业务子系统信息集散、整合的枢纽,是领导层的参谋和助手,是领导联系基层群众的纽带,各职能部门负责人和其下属的管理人员既为领导当好参谋,执行管理决策,承担从事具体的管理任务,又为业务部门和员工提供具体的服务。

医院领导者根据国家卫生工作方针、卫生事业发展规划和国家有关政策承担领导职责。同时通过授权与分权,组织中层职能部门负责人和一般管理人员参与,履行以下职能。

(一)规划与计划

规划和计划是管理过程的初始环节,是引导机构发展战略思考的结果,是对发展前景的科学预测与设计。领导者通过规划确定机构的发展目标以及实现目标的途径和方法,并围绕发展目标全面运筹所在卫生机构的人、财、物、信息等资源。

(二)组织与授权

组织职能包含对有形要素和无形要素的组织。其中有形要素包括建立相适宜的内设机构及其职责、任务,选拔适宜的人员担任相应的职务并授予相应的职权;确定业务技术工作的架构;配置仪器、设备、设施;建立各项规章与工作制度等。无形要素包括明确的工作职责划分和合理的分权与授权;建立追求共同目标、理想的内部关系;建立相互间的默契配合,思想与意志的沟通渠道以及协调一致的、有效运行的发展机制。无形要素是机构生存和发展的灵魂所在。

(三)决策与指挥

领导者必须对机构发展的目标、策略和对重大事件的处理作出决定,对如何行动提出主张,指导具体计划的实施,调动各内设机构的力量,为实现规划目标而共同努力。指挥的重点是实现对人员和公共关系的最佳整合,使机构达到高效有序运行,在提供良好卫生服务的同时,做到服务与发展互相促进,实现机构的持续发展。

(四)统筹与协调

统筹与协调包括内部协调和外部协调两个方面,内部协调是指机构的各内设部门、人员和任务在不同管理层次、不同管理环节上的协同和配合,以实现计划目标和确保各项服务活动的良性运转。在部门协调中,强调团结合作、各尽其职、顾全大局的原则;在进行人员活动协调时,强调服从大局、公平公正、人尽其才的原则;在任务协调时,讲求分清主次、突出重点、统筹兼顾的原则。外部协调系指对机构外在环境的协调,包括对上级、相关部门和单位的沟通联络,争取对本机构发展的支持与合作,求得本机构良好的发展环境。外部协调的原则是抓住机遇、积极主动、求同存异、利益共享。

(五)控制与激励

主要是指对机构计划执行情况的检查、评估与调整的过程。控制是管理者主动进行的、目的明确并与绩效考量密切相关的一种重要的管理行为。内容包括标准的制订、执行情况的监督评价、计划的调整等。

四、医院管理人员的职业化发展

随着市场经济的发展和医药卫生体制改革的不断深化,科学化管理显得越来越重要。医院在日趋激烈的竞争中能否求得生存,其关键在于是否拥有一批职业化的具备现代管理素质的领导者。国家在卫生改革的相关文件中明确提出:"规范医院管理者的任职条件,逐步形成一支职业化、专业化的医疗机构管理队伍"。专业管理人才将逐渐走向医院的管理岗位,医疗机构管理者职业化将成为必然。

(一)转变观念、提高认识,加快医院职业化管理队伍建设

对医院职业化管理队伍的培养是当务之急,因此,首先应得到各级卫生行政主管部门的高度重视,要在政策上予以扶持,在舆论上广泛宣传。要将之提高到战略的高度,特别需要与政府人事部门共同设计和贯彻,将选拔医院管理干部的标准提高到管理专家的标准上来,这是加快医院管理队伍职业化进程的前提。

(二)完善制度,规范医院管理人员的管理

(1)建立管理岗位职员制度,在待遇方面作相应的提高,达到稳定医院管理队伍,提高医院管理者素质的目的。在申报和晋升过程中充分考虑已在岗的管理工作者在医院管理上已作出的成绩和达到的水平。同时将管理意识渗透到医院管理者和业务员工的思想中,鼓励有识之士和有志青年加入到管理队伍中来。为加快管理队伍职业化的进程营造良好的环境。

(2)探索适应现代医院要求的职业管理者选聘制度。综合运用资格认证、资产所有者推荐、董事会聘用、民主选举和公开招聘等方式、方法来选择经营者。引入竞争机制,实行优胜劣汰。医院要根据管理职能合理进行岗位设置,实行聘任制,改革目前管理人员由上级行政机关和主管部门任命委派的选任方式,建立公平、公开、公正的竞争机制,打破行政职务、专业技术职务的终身制;对一般管理人员实行职员制,制定职务条例,规范职员的聘用和管理。

(3)建立完善医院管理岗位任职条件,按岗位任职条件选聘管理岗位人员。采取一系列的措施,选拔优秀的卫生管理专业毕业生充实管理干部队伍,也可以从临床医学专业人员中选拔政治素质好,办事公正,组织管理能力强的干部队伍,强化培训,提高自身素质,增强管理能力,促进优秀管理人才的形成。医院管理层人员的聘任,应严格按照有关法律、法规和章程的规定进行,管理岗位应设立严格的准入标准:一方面对于在岗人员,必须要求其参加管理培训,经考核合格获得任职资格后才能继续上岗;另一方面对于新招聘的管理人员,应以受过管理专业学历教育的人员为主,逐步改善管理队伍的专业结构,推进职业化医院管理队伍的建设。

(4)建立职员岗位工资等级制度。通过调整工资福利制度,允许和鼓励管理作为生产要素参与收益分配,提倡管理创新,鼓励卓有成效的管理人才。构建有效的激励机制,主要包括:建立与技术职称相对应的医院管理职称系列,细化管理人员职称晋升标准;实现多种形式的分配制度,如借鉴国际通行做法,实行医院管理者年薪制、绩效激励;确认管理者相应的学术和社会地位,满足管理者对荣誉感、成就感的精神需求。

(5)建立管理岗位职员考核制度。完善公正的考核机制,对管理人员的考核评价将对决策者起到直接导向的作用,公正科学的考核机制是筛选、调控机制的基础,科学的评价标准是既要看有无让群众满意的政绩,又要看是否干实事,还要看是否廉洁。对管理人才重要的是看主流、看潜力、看本质和发展,客观的评价方法 是着力改进业绩考核方法,即健全定期考核制度,建立考核指标体系,坚持定性和定量相结合,推行三维式立体型考核办法。

建立科学的评价体系。医院传统的绩效考核方式是从德、能、勤、绩四个角度出发来对管理人员进行评估,与对专业技术人员的考核相类似,这种考核方式存在一定的缺陷。管理人员的考核应当注重其管理能力而不是专业技术能力,对管理人员"重临床、轻管理"的错误行为要加以引导,使医院管理人员能够从医院的根本利益出发来做好管理工作。医院管理人员职业化的评估考核标准体系构架应遵循求是、务实、简便、易行的原则;以职业管理、规划培训、报酬分配提供依据为目的;采用制订计划、选择专家、实施方案、分析结果、考评结论、建立档案的流程方法,实施对医院管理人员职业道德考评、业绩评估和分级、分等、分类职业能力考核等。在考核中要保证考核主体的多元化、规范科学的考核程序、改进考核方法、制定科学的考核指标体系和评价标准,力求全面准确全方位地考核干部。

(三)加强培训,规范上岗

凡是从事医院管理工作的人员,必须具有卫生专业管理学历或经过系统的医院管理专业培训,掌握医院管理的知识和技能,达到管理人员职业化的需求。否则,不能从事管理工作。根据国务院卫生行政主管部门文件要求,逐步建立医疗卫生机构管理人员持证上岗制度。卫生管理岗位培训证书应当作为医疗卫生机构管理人员竞聘上岗的重要依据。规范医院管理者的任职条件,逐步形成一支职业化、专业化的医疗机构管理队伍。

(王　超)

第六节　工勤技能人员的管理

一、医院工勤技能人员概述

在医院所有组成人员中,医护人员是直接与患者接触的第一线医疗和医技人员,他们直接负责患者的诊断、治疗和康复的所有医疗过程,医护人员的直接服务对象是患者。工勤人员通过非医疗的方法为医疗一线人员和患者提供服务,如餐饮、电梯、通信、搬运、供暖、供水、供电、安全保卫、维修、保洁、建筑等。医院管理者在提高医护人员技术水平的同时,还应重视医院工勤技能人员的业务素质和思想素质的提高,注重对这支队伍的管理与建设。

二、任职条件

(1)一级、二级工勤技能岗位,须在本工种下一级岗位工作满5年,并分别通过高级技师、技师技术等级考评。

(2)三级、四级工勤技能岗位,须在本工种下一级岗位工作满5年,并分别通过高级工、中级工技术等级考核。

(3)五级工勤技能岗位,须相应技术岗位职业技术院校毕业,见习、试用期满,并通过初级工技术等级考核。

卫生行政部门和医院要在各类各级岗位基本条件的基础上,根据国家和地方有关规定,结合实际,研究制定相应各个岗位的具体条件要求。

三、工勤技能人员的发展

(一)医院后勤工作社会化外包

在医院的改革与发展中,医院后勤保障系统成为影响医院快速发展的重要因素之一。卫生行政部门也将后勤保障系统的社会化改革作为医院改革的重要任务之一。

医院人力资源的主体是临床第一线的医、教、护、技术人员,除此之外,其他人员工作性质是辅助和服务性的。实施后勤社会化外包可以有效实现后勤人员独立经济核算,使后勤人员在市场机制作用下充分发挥自己工作的积极性和创造性,提高劳动生产率。通过全方位后勤服务社会化,可以使医院管理者摆脱"大而全、小而全"的后勤工作日常烦琐杂乱的事务性干扰,潜心研究医疗质量的管理,集中精力于医教研等核心业务工作,不断提升医疗技术水平和医疗服务质量。医院后勤社会化改革必须遵循市场经济规律,对医院后勤管理模式、运行成本进行经济学的测算分析,科学评估,通过推行医院后勤社会化服务改革,减轻医院自身压力,节约医院有限资源,提高医院综合运营效益。

现代医院的发展,由传统的生物医学模式转为生理-心理-社会医学模式。医院后勤服务也从重点开展物质服务,走向以医院医疗服务活动需求为目标,创造方便、及时、优质、高效的以人为本的全方位服务。从一般简单的劳动服务,发展到复杂的技术性服务等。这就使医院后勤服务逐渐从"自身型"发展到"社会型",实行后勤服务社会化已成为当今国内外医院的共同选择。医院实行后勤服务社会化工作已取得明显实效,后勤工作也逐渐由单纯行政管理型向经营管理型转变。

(二)医院技能人员的规范化管理

随着社会的进步和医疗卫生事业的发展,患者对医疗服务的要求越来越高,除传统的医师、护士等卫生专业技术人员之外,在医院中从事健康服务工作的人员也逐渐增多,如护理员(工)、药剂员(工)、检验员等,已成为医院人力资源的重要组成部分。这些人员的素质和服务技能的高低直接影响着医院的医疗服务质量。以护理员为例,良好的言行、优质的服务,将会增强患者对医院的信任度,提高医院的社会效益;良好的服务可以降低医院的陪住率,促进患者的康复。专业的护理员可以协助护士工作,把护士从烦琐的生活护理中解脱出来,更多地做好技术服务,同时也为患者和家属提供了便利,解决了后顾之忧。他们已经成为医院不可缺少的特殊群体。

(赵春祥)

第五章

医院人力资源培训与开发

第一节 医院人力资源培训的概述

一、培训特点和意义

(一)特点

1.培训对象

医院的员工多以知识型人才为主。知识型人才的特点在于,其工作动力并不仅仅来自物质报酬的多少,而更多的与其个人特质、心理需求、价值观念及工作方式等有关。知识管理专家玛汉·坦姆普经过大量的调查研究后认为,激励知识型员工的前四个因素分别是:个体成长(约占34%)、工作自主(约占31%)、业务成就(约占8%)、金钱财富(约占7%)。因此,与其他类型的员工相比,知识型员工更重视能帮助他们学到更多知识、获得更大发展的有挑战性的工作,并且他们在工作中要求拥有更大的自主权,希望能够通过自己的努力实现个人价值。

2.培训内容

社会经济文化环境日趋复杂,患者对医院技术和服务的水平提出了更高的要求。现代医院培训不仅包括岗前培训、技能培训、晋升培训、轮岗培训等传统培训内容,而且更注重对医院文化、团队精神、协作能力、沟通技巧、患者心理等新知识的宣讲。

3.培训手段

现代医院培训注重以员工需求为导向,运用现代教育技术和网络信息技术作为培训工具和培训手段,借助社会化的服务方式而达到培训的目的。为了使员工获得需要的技能和知识,培训需要更新原有的课程设置,根据差异化的需求作出个性化的设计,培训过程中强调培训者与被培训者之间的互动,提高被培训者学习的积极性。

4.培训效果评估

现代医院培训注重对培训效果的评估。根据美国培训专家柯克帕特克开发的四级评估法,对培训效果的评估有四个层次:①反应(他们喜欢它吗?)。②学习(他们学到了什么吗?)。③行为(他们会运用所学的知识吗?)。④结果(引起医院什么变化了吗?)。

(二)意义

1.医院的竞争归根到底是人才的竞争

随着当前国内医疗卫生体制改革的不断深化,医疗结构格局日益多元化,公立医院一统天下的局面被打破,而医疗市场的份额是有限的,各大医院间的竞争日趋激烈。可以肯定,医德高尚、技术精湛的医学人才将成为医疗队伍的主流;既懂医学又擅长管理的人才将是医院管理的中坚力量。科学、有效、持久地做好有针对性的培训,一方面能使员工适应日益复杂的医疗环境、快速发展的医学知识的要求,一方面有利于医院保持竞争优势,夯实医院发展的根基,在激烈的竞争中立于不败之地。

2.医疗环境日趋复杂,对医务人员的能力提出了更高的要求

中国正处于社会转型期,随着社会经济的发展、人民生活水平的不断提高,人们的文化素质和法律意识都有了很大的提高,这必然从客观上对医院的技术和服务提出更高的要求。医院员工从事的是与“人”打交道的工作,但过去医学教育中,并没有设立患者心理、人文技巧等方面的课程。单凭医学知识,一线员工已深感力不从心。因此只有顺应环境的变化,在培训内容上进行有针对性的开发,提升医院员工知识、技能,才能使医院员工更好地适应环境的变化。

3.医学知识更新换代迅速,需要医务人员随时补充新知识、新技能

随着疾病谱的不断扩大,医疗卫生行业的知识和技术也不断更新,且知识、技术更新的速度日益加快,很多治疗方式和方法在3~5年就会更新换代。医院想要为患者提供更高质量的服务,提高自己的业务素质,得到更多的尊重,都需要对医疗知识和技能予以提升。这显然是一次性教育所不能完成的,这需要不断地学习,不断地培训才能获得。

总之,人力资源的培训和开发是医院提高自身竞争力,提高服务质量和技术水平的必由之路。医院人力资源培训既有利于医院,又有利于员工的成长,还有利于患者,更有利于整个卫生事业的进步与发展。在思想上正确认识人力资源开发和培训的重要性,建立起职业化、系统化的人力资源机构,采用制度化的人力资源培训过程,是提高公立医院人力资源培训和开发水平的可行途径。

二、培训现状与问题

(一)现状

为了规范医学人才的教育培训,完善毕业后医学教育制度,国家针对不同的人才类型制定了一系列培养制度,如住院医师规范化培训、全科医师规范化培训、卫生技术人员继续医学教育、公共卫生应急队伍培训、卫生管理干部岗位培训等。但是对于医院内部培训没有明确的规定,没有统一的负责部门。

对医师和护士的培训,多数医院已形成了一套较为固定的培训模式,如到上级医院或国外进修,参加学术会议,参加学术讲座等。当然,这种模式对医院的发展是不可缺少的,但是也有其弊端,即时间长、范围小、成本高、知识更新速度慢。对医院管理人员的培训,数量较多,需求较大。我国医院管理人员大多医学专业出身,缺少系统的管理知识的学习。而科学管理是医院必然的发展趋势,也是医院的生存之道,这对医院管理人员提出了更高的要求,但是目前的培训活动知识零散,缺少系统性、针对性。对工勤人员的培训相对较少,而医院工勤人员总体上文化水平低,大部分未经专业培训,工作中往往凭个人经验自行其是,工作质量不高。医院对这类人群缺少规范统一的岗前培训,没有统一的工作方法和标准,岗位素质、院内感染、消毒隔离、工作规章制度、

工作流程等方面标准不一。

在医院培训组织机构建设方面,各医院的设置不尽相同。一般由副院长分管培训工作,由人力资源管理部、科教部、医务部、护理部中的某个部门负责,或多个部门分工负责具体组织实施,医院不同,各部门分工、职责也不相同。

(二)问题

1.重视不足

医院人力资源培训的重要性毋庸置疑,但是在很多公立医院里,处于节约成本或是医院管理者对自身任期的考虑,培训却没有被放在重要的位置上。有些医院更加重视临床技术人员的技能培训,而不重视等其他人员的培训。

2.专业性不高

有很多培训针对性不强,很多医院没有培训开发计划,培训学习大多数临时安排,事前并没有进行科学、细致的培训开发需求分析,未能与医院发展目标和业务紧密相连,无法体现医院和员工的需求,难以做到有的放矢。

3.缺少培训评估

对培训的评估管理,是培训领域的难点。目前医院培训评估管理上普遍比较薄弱,没有较为系统、完善的评估机制。

三、医院职责

做好医院人力资源培训与开发工作,医院应设立相应的机构,承担起医院人力资源培训与开发的责任。

(一)机构设置

医院人力资源培训应在院长或副院长领导下,成立培训委员会,负责制订培训计划、监督落实情况等。由医院的科教部门、护理部门、后勤管理部门等分工合作,对医院人力资源开发与培训进行总体规划,做好不同类别人员培训的具体组织管理工作。

(二)机构职责

医院人力资源培训部门应按照计划或需求,对员工进行规范、公平的培训和继续教育。其工作内容应包括以下几个方面。

1.成立培训规划工作小组

培训规划工作小组,在主管院长领导下进行工作。工作小组成员包括医院人力资源管理部、财务部、医务部、护理部以及业务科室的负责人,也包括重点科室的专家。

2.做好培训需求的调查与分析

培训需求分析的目的是分析员工的培训需求,依此制订培训计划。在了解培训需求的前提下,能够避免医院培训工作的盲目性和随意性,做到有针对性地制订培训计划。在做医院培训中长期规划之前,应当摸清医院的一般情况,如所有人员的性别、年龄、学历、专业等;各科室、部门人员的性别、年龄、学历及知识结构;各级各类人员的知识、技能及其岗位的履职情况;医院各个时期人员流动情况;医院内部人员成长情况等,以便对医院中长期发展的人力资源需求进行预测,找到现状与目标的差距,制订有针对性的中长期培训计划。

3.制订合适的培训计划,选择合适的培训方法

确定培训需求后,就要制订相应的培训计划。培训计划对于整个培训工作将起到指导性的作用。培训方法一般包括理论讲座、具体案例研讨以及具体的技术操作。例如对于医疗技术人员的培训应根据学习对象、学习条件、学习内容等不同情况,采用组织学术讲座、研讨会、业务考察等方式。对于行政后勤人员的培训,可采用定期组织学习班的方式,提高其管理知识与职业修养,最后再进行定期考核。

4.监督、管理培训的组织实施

确定了培训的需求和计划后,就可以开展培训工作了。医院可根据自身的情况自己实施或外包给专业培训机构实施。培训的实施涉及培训内容的筛选、培训的时间、地点、师资、方式等的选择,培训对象的确定等。培训过程中,要特别注意培训内容与岗位工作结合,通过针对性、实用性的培训切实提高员工能力,收到实实在在的效果。

5.组织培训评估工作

培训完成后,需要对培训的成效进行评估和检查,了解培训的状态与目标的差距,及时纠正。评估不是一次性的工作,应建立一个符合现代医院人力资源管理要求的评估系统,将每一次评估发现的问题进行真正意义上的解决。这样才能发挥评估的作用,提高培训的有效性和满意度。

四、培训模式

医院人力资源培训的需求可以分为宏观和微观两个层面。微观层面需求是指针对某一类岗位胜任要求产生的培训需求;宏观层面需求是指针对医院的某一业务体系存在的问题而产生的培训需求。针对这两类培训需求,可以将培训需求分为两种模式。

(一)基于胜任力的岗位培训模式

根据胜任力需求分析,确定岗位需要具备的条件,对该岗位人员进行相关知识、技能的培训。如入职培训、岗位知识更新的培训、轮岗培训、进修培训等。

"胜任力"的概念最早由哈佛大学戴维·麦克利兰教授于1973年正式提出,是指能将某一工作中有卓越成就者与普通者区分开来的个人的深层次特征,它可以是动机、特质、自我形象、态度或价值观、某领域知识、认知或行为技能等任何可以被可靠测量或计数的并且能显著区分优秀与一般绩效的个体特征。这些特征包括知识、技能、自我形象、社会性动机、特质、思维模式、心理定势,以及思考、感知和行动的方式。

在工作分析的基础上,结合工作岗位对胜任能力的要求,寻找不足之处,进行有针对性的培训,提高员工某方面的胜任能力。例如,我国医院管理者的胜任力包括:影响力、社会责任感、调研能力、成就欲、驾驭能力、人际洞察力、主动性、市场意识、人力资源管理能力,工作中分析这些因素中哪些比较欠缺,就可以有针对性地对欠缺的能力进行培训,使其胜任所在岗位的工作。

(二)针对业务系统的立体培训模式

围绕医院的业务系统、领域,组织相关人员进行立体培训,使相关人员对这一系统、领域的工作达成共识,进而促进整个系统工作效率的提高。如医院后勤管理系统运转效率不高、各环节衔接不畅,出现这种情况,就可以通过流程立体培训,组织后勤业务相关的各个部门各个层面人员进行培训,统一思想,明确工作,进而提高医院整个系统的工作效率。

基于胜任力的岗位培训可以满足员工个人能力提升的需求,但是不能解决医院系统运行中出现的问题。在解决跨部门的人员工作衔接不好、业务系统效率不高等影响医院战略目标的问题时,针对业务系统的立体计划就凸显重要性。

立体培训的设计要重点解决好两个问题,一是系统内不同人员的培训课程设计问题,要形成一个系统的课程体系,相互衔接;二是统一理念,在系统内形成统一的口径、统一的规范和标准,实现系统运转的通畅。

(王　超)

第二节　医院人力资源培训的流程

流程就是多个人员、多个活动有序的组合。它关心的是谁做了什么事,产生了什么结果,传递了什么信息给谁。这些活动一定是体现组织价值的。国际标准化组织在质量管理体系标准中给出的定义是:"流程是一组将输入转化为输出的相互关联或相互作用的活动"。培训流程就是培训活动中各种相互联系或相互作用的活动转化为培训结果的有序组合。

培训流程从总体上可以划分为四个阶段,分别是培训需求分析、培训计划、培训实施、培训评估。四个阶段构成一个完整的流程,培训各个阶段的评估结果又为下一次的培训提供参考(图 5-1)。

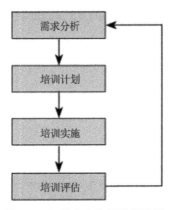

图 5-1　医院人力资源培训流程

在不同的培训阶段中,医院培训部门承担的责任和扮演的角色是不同的。医院人力资源培训部门的核心工作是参与需求调研、确定培训目标及方案、协调医院内部各层面员工的参与。一些具体工作,如需求分析、培训设计、培训组织、培训评估等则可以委托专业培训机构来实施。

一、需求分析

培训流程的第一个步骤是培训需求分析。需求分析是一个复杂的过程,主要以获取的信息为依据。培训需求分析要结合医院战略目标,在了解现有的政策、法律及医院情况下,确定医院的培训方向和重点。离开了医院战略目标的培训需求分析,就迷失了培训的大方向。

二、培训计划

在需求分析基础上,制订培训逻辑框架,明确培训活动的目标、产出、活动,以及相应的检测指标、评价方法、风险情况。结合需求分析和培训逻辑框架,制订培训计划。培训计划的载体就是培训计划书。培训计划书的内容要包括培训目标、对象、内容、师资、讲义/教材、方式和方法、时间、地点、经费、组织、评估方法和培训实施机构等信息。

三、培训实施

培训实施是对培训计划的落实。培训实施包括培训实施的准备阶段、实施阶段和总结阶段三个阶段。通过这三个阶段的工作,制订明确的培训日程,统筹培训师资,学员进行现场组织管理,并协调相关资源,实现既定培训目标。

四、培训评估

培训评估是对培训目标实现程度的一种评价,是贯穿于培训过程始终的活动。从项目立项阶段的需求调查开始到项目实施,到财务结算、资料存档等各个环节均需要进行评估。通过评估活动,实现培训过程和培训效果的监督、评价和指导。培训评估的内容主要包括两个方面,一是对培训内容、师资、课程等方面的评估;二是对培训组织和安排的评估。目前常用的方法是四级评估法。

（王　超）

第三节　医院人力资源培训的需求与计划

一、需求调查与分析

培训需求调查是培训工作的基础,主要包括调查、分析两个环节。调查、分析的范围涉及培训的时间、地点、对象、方式、内容、师资要求等。

(一)培训需求调查的方法

医院培训需求调查可以通过多种途径实现,包括资料分析法、问卷法、访谈法、头脑风暴法等,也可以寻求专业咨询公司、培训机构的帮助,分析了解医院富有个性化的培训需求。

1.资料分析法

医院培训部门通过翻阅文献资料,并利用互联网、图书馆等渠道多方收集整理有关医院人力资源培训的先进经验,以及相关前沿知识和理论,认真分析培训目标和实现途径,确定培训需要达到的理想状态,并检索相关专业文献,了解医院人才培训的现状和问题。

2.问卷法

问卷法是调查者将事先设计好的问卷(调查提纲或询问表)交给被调查者,让其在规定的时间内回答完毕,然后通过调查者收回或邮寄,进行统计汇总,取得所需的调查资料的调查方法。问卷法进行调查主要步骤如下。①列出问题清单:确定有效和优先调查的问题,突出调查重点。②设计编辑问卷:问卷要简明扼要、易于回答,以封闭性问题为主。③预测试问卷:请有关专家和被调查对象对问卷进行评估或小范围对问卷进行测试,保障问卷的有效性和可靠性。④实施问卷调查:实施时,应向被测试群体说明测试目的、要求和注意事项,取得被测试者的理解和重视,保证信息的有效性和回收率。

3.访谈法

访谈法是通过访员和受访人面对面地交谈来了解受访人的心理和行为的心理学基本研究方

法,又称晤谈法。访谈时须注意几点:①确定访谈目标,也就是明确"什么信息是最有价值的,是必须得到的"。②准备全面的访谈提纲,这对防止转移访谈中心是非常关键的。③营造融洽的、相互信任的访谈气氛。通常,访谈法与问卷调查法结合使用,通过访谈来补充或核实调查问卷的内容,讨论填写不清楚的地方,探索较深层次的、较详尽的原因。访谈法在具体操作的过程中可采取多种形式完成,也可以借助电话、电子邮件或其他方式进行访谈。

4.头脑风暴法

头脑风暴法要求集中有关专家或医院相关人员召开专题会议,主持者以明确的方式向所有参与者阐明问题,说明规则,尽力创造融洽轻松的会议气氛,使与会人员尽可能多地提出培训需求的方法。头脑风暴法主要步骤如下:①将有关人员召集在一起,通常是围桌而坐,人数不宜过多(一般以十几人为宜)。②让这些人就某一主题尽快想出尽可能多的培训需求,在一定时间内进行无拘无束的讨论。③只许讨论,不许批评或反驳。观点越多,思路越广,越受欢迎。④所有提出的方案都当场记录下来,不作结论,只是产生方案或意见的过程。事后对每条需求信息的迫切程度与可培训程度提出看法,以选出当前最迫切的培训需求信息。

(二)培训需求分析

培训需求分析是一个复杂的过程,主要以获取的信息为依据,涉及组织、岗位和人员三个相互关联、相互交叉、不可分割的层次。

1.组织层次

主要是分析组织面对的相关政策、法律、市场竞争等问题,结合组织内部发展目标,以便使开展的培训活动能够围绕组织目标开展,这样培训才能被组织的管理者所认可。可以结合下列问题进行访谈:①实现组织目标,你会遇到哪些困难?②实现组织目标,你需要改变哪些行为?提高哪些技能?③实现组织目标,你缺少哪些技能?

2.岗位层次

主要是指通过对培训对象所在岗位要求的分析,了解岗位需求所需的知识、态度、技能等内容,来确定培训内容和预期培训结果。

3.个体层次

主要分析培训对象工作中的表现,了解其执行水平与实际绩效水平之间的差距,在此基础上确定培训对象应该接受培训的具体内容。

二、培训逻辑框架编制

(一)概述

为描述培训活动如何对被培训人员产生预期效果,可以采用逻辑框架的形式归纳培训目标和实现目标的途径,以确保培训目标的实现,提高医院人力资源培训管理与设计的水平。以下是逻辑框架的内容及格式(表5-1)。

表 5-1 逻辑框架样表

项目描述	监测指标	评价方法	假设/风险
目的(总目标)			
目标			
产出			
活动			

运用逻辑框架进行分析时,需要注意的问题:①活动、产出、目标、目的之间必须有内在逻辑联系并在总体上切实可行。②监测指标是用于测定是否达到项目目的、目标、产出、活动等所采用的指标,各级监测指标都应当可测量,应具体描述数量、质量、时间、地点和目标人群。③假设与风险指必须具备的条件或因素,才能在完成项目活动时实现项目产出。设定假设与风险只包括关键性的假设,低风险假设不必列出。

(二)编制步骤

培训逻辑框架的编制一般需要经过以下几个步骤:①确定宏观目标。②确定具体目标。③确定产出成果。④确定需投入的活动。⑤检验纵向逻辑关系。⑥确定重要假设和外部条件。⑦确定可检验的指标。⑧确定指标的客观验证方法。⑨确定预算成本和验证指标及方法;⑩对整个逻辑框架的设计对照检查和核对。

三、培训计划的制订

计划,意即进行比较全面的长远的发展计划,是对未来整体性、长期性、基本性问题的思考、考量和设计未来整套行动方案。制订培训计划是实施培训的重要步骤,计划的合适与否直接决定了培训绩效。

(一)分类

医院人力资源培训计划按照范围和层次可以分为三种:培训规划、年度培训计划和培训班计划。培训规划是医院人力资源培训较长远的、宏观的、战略性的、全局性的计划;年度培训计划是制订全年的培训工作计划,按照一定的时间顺序和逻辑关系,安排确定当年的培训内容,是培训工作能够有条不紊地顺利开展的前提;培训班计划则属于具体某一培训项目的作业计划。

(二)原则

培训计划的制订一般包括以下几项原则。

(1)培训计划首先要考虑的是培训工作整体的发展和需要,要和医院整体战略目标相一致。医院培训部门应该根据自身情况,如医院发展战略、人力资源发展规划等制订具体的培训计划。

(2)培训计划的拟订,需要所有相关人员参与。

(3)培训目标要根据需求调查的结果来设定,意见要以大多数人的意见为焦点,还要善于分析判断调查中反映出来的问题,结合医院具体岗位要求,提出培训解决方案。

(4)在计划的制订过程中,应考虑设计不同的学习方式来适应学员的需要和个体差异。

(5)培训计划的制订,尽可能多地争取医院各部门主管的支持。

(6)可以考虑一些提高学员学习积极性的措施。

(7)在评估培训成效方面,应考虑学员的成长和实际工资绩效情况。

(8)注重保持培训各个环节之间的畅通并注重培训细节。

(三)步骤

医院人力资源培训部门应结合需求和培训逻辑框架,制订培训计划。培训计划遵从一定程序获得审批后,下发各执行部门及相关人员,并督促遵照执行。培训计划制订后,不是一成不变的,可根据医院战略目标的调整进行修正。

培训计划的制订包括以下几个步骤,每个步骤要明确培训工作的主要方向和基本原则。

1.培训目标

培训目标为培训计划提供了明确方向和可遵循的构架。有了目标,才能确定培训对象、内容、时间、教师、方法,并可在培训后作为效果评估的基本尺度。培训目标要与医院战略目标相结合,并具有可操作性。

2.培训对象

选择适宜的培训对象,对确保培训的有效性至关重要。医院培训部门在发出培训通知时对培训对象应有明确的要求,不区分培训对象的统一培训往往效果不佳。

3.培训内容

根据培训目标和培训调研分析的结果,来确定培训内容。一般来说,培训内容涉及知识培训、技能培训、态度培训、思维技能培训、行为习惯培训等类型,究竟该选择哪个方面的培训内容,应根据培训目标而定。

4.培训方式和方法

培训方式总体上可以分为面对面培训和远程培训两种方式。具体的方式和方法取决于培训的目标、内容和对象。

5.培训时间

制订培训班计划时,有必要确认合适的培训时间。培训时间与培训方式、培训的内容直接相关。

6.培训地点

培训地点的选择主要应考虑培训环境的设计,其中培训内容及培训方法决定着培训场所及设备需求。如果条件许可,离开医院原有环境进行培训一般效果更好。

7.培训师资标准

根据培训内容和培训对象情况,确定培训师资的标准。来自不同岗位、不同背景的师资各有其自身优势和缺点,师资的选择,要根据培训目标以及由此确定的培训内容及要求来决定。

制订计划时,还应考虑备选师资,如果首选师资因特殊或紧急情况不能按计划承担工作,需有备选师资替代,才能不影响整个培训计划的实施。

8.确定培训资料

培训资料包括师资提供的讲义资料和培训组织者提供的参考资料两部分。制订计划时需明确该培训班选用何种培训资料,如没有现成的培训教材可选,则应考虑编制教材和讲义。

9.培训经费

一般来讲,在制订年度计划时即为各个培训班作出了粗略的预算,而在每个培训班筹备之初,还需要作出更详细的预算,要尽可能详尽和准确,保证有足够的资金支付培训所需费用,避免培训班因经费不足而影响培训质量。

10.评估方法

为保证培训质量和效果,在设计培训班时应该把准备采取的评估方法确定好,作好充分的相应准备。评估方法有很多,应根据培训目标、培训内容和培训对象等因素,确定适宜的评估方法。

11.奖惩措施

对培训优秀的员工采取晋级、提薪、奖金或是其他的方式进行奖励,而对培训不合格的员工应该进一步加强管理。

12.实施机构选择

培训班组织实施的过程中,因为人力方面、专业方面等因素,培训部分环节或者整个培训班可以委托专业培训机构协助完成,从而提高培训质量,提高医院培训部门的工作效率。

(四)内容

培训计划主要内容应包括培训目标、对象、内容、师资、讲义/教材、方式和方法、培训时间、地点、经费、组织、评估方法等。以下是培训班计划样式(图5-2)。

×××××培训计划

一、培训目标
二、培训对象
三、培训内容
　　(一)课程模块设计
　　(二)培训专题
四、培训时间和方式
五、师资
六、经费预算
七、工作分工

任务	负责机构	完成时间

八、日程表

时间、主持人：	内容、	主讲
9:00～9:30	开幕式、合影	医院有关领导
9:30～11:30	×××专题	×××讲师
11:30～12:00	提问与讨论	×××讲师
12:00～13:30	午餐	
主持人：		
13:30～17:00	×××专题	×××讲师

九、培训评估
　　(一)评估目标
　　(二)评估方法

图5-2　培训班计划样表

（王　超）

第四节　医院人力资源培训的组织实施

培训组织实施是培训流程中将培训计划付诸实施的关键环节,可以区分为三个阶段。第一阶段为培训实施准备阶段,明确培训的形式、时间、地点,确定培训课程和适宜的师资人选,制定培训日程,完成培训资料印制,向受训对象发放培训通知等工作。第二阶段为培训实施阶段,组织培训师资和受训学员培训,进行现场的组织管理,如授课签到、培训信息(照片、录音、录像等)采集。第三阶段为培训总结阶段,进行培训的总结、资料归档、费用结算等工作。

一、培训课程的确定

课程设计是培训的核心,是培训效果的保障。对课程设计的定义比较多,不同的定义反映了不同的课程研究取向。大致可分为两类:一类是技术取向的,如普拉特认为:课程设计是课程工作者从事的一切活动,这包含他对达成课程目标所需的因素、技术和程序,进行构想、计划、选择的慎思过程;另一类则为理性主义取向,如有学者认为课程设计是指教育科研机构的专家学者对课程的研究并拟订出课程学习方案,为决策部门服务,拟订教育教学的目的任务,确定选材范围和教学科目,编写教材等都属于课程设计活动。

针对医院内部的人力资源培训,课程设计可以定义为在需求调研的基础上,根据培训目标的要求,对培训内容进行梳理、选择、提炼、落实的过程。

(一)课程设计原则

1.实用原则

实用是课程设计的关键,符合学员实际,切实解决问题,促进学员能力素质提升是课程设计的基础。

2.目标原则

课程设计目标清晰,需要与学员进行深入的沟通与培训需求调查。评估手段完善,确保学员达成培训目标,取得最佳培训效果。

3.课程模块原则

课程分成若干模块,如基本能力、核心能力、综合能力、品质素养等方面。每套培训课程根据需求调查的结果包含其中部分或全部模块。

(二)课程安排原则

在医院内组织的培训,如果一次培训涉及多个专题,讲授的先后顺序要注意合理性和科学性。政策性、理论性的专题安排在培训的最开始,研讨、案例分析等专题放在培训的后半程;或者根据"人体生物钟"编排课程,大脑神经细胞的工作能力是按一定的时间规律变化的,大多有一个从开始上升,渐至高潮,再逐步下降的过程,将难度较大或比较枯燥的专题尽量安排在上午,下午安排比较生动形象、容易引起兴趣的专题。

二、培训形式的选择

培训形式是培训活动所采取的某种组织形式,它反映的是培训活动过程中培训师资和学员之间、学员与学员之间的相互关系或合作形式。

培训形式根据培训实施时师资与学员所处的空间状态可分为现场培训和远程培训。

(一)现场培训

现场培训的特点是师资与学员在同一组织实施空间中,现场情况双方可同时知晓,因此师资可以根据现场情况调动学员的情绪,学员也可根据师资的讲授,对问题提出疑问,互动性较好。根据具体组织形式,现场培训又可分为集中面授、专题讲座、主题研讨、角色扮演、案例分析、拓展训练、临床进修等。集中面授是比较常用的培训形式,受众人数较多,培训主题可以多个,以师资讲授为主,学员只能多"听"和多"接纳",比较适用于系统性理论知识的培训,例如全院统一学习某项政策法规、某项新技术;专题讲座和主题研讨适用于对某一问题深度探讨,例如讨论某手术术式的适应证;角色扮演和案例分析互动性较强,适用于技能类知识的培训,例如对疑难病例的讨论;拓展训练是近几年较流行的培训形式,更侧重于意志和精神方面的培训,常用于团队建设、管理能力提升等方面的培训;临床进修更有利于医护人员专业领域的技能提升。同时也要考虑培训对象的因素,如果培训对象是年轻人,则互动式方法更容易产生效果,如果是经验丰富的员工,小组讨论比较容易分享彼此的经验。

现场培训无论采用什么方式,都需要按照事先明确的时间地点实施。医院内部组织培训,学员多为本院在职工作人员,因工作原因,经常会在时间、地点上与培训发生冲突,这是院内现场培训的一个限制因素。

(二)远程培训

随着网络和多媒体技术的普及与发展,远程培训得到了较多的应用。远程培训最大的特点是自主性,学员可以根据自己的实际情况,自主选择课程和内容,根据需要自主调整学习进度,打破了时间、地点的限制,避免了与工作发生冲突,还可节省大量交通费等非培训费用。远程培训可以在有限的财力情况下,最大限度地扩大受众人群,并且网络教学具有信息容量大、资料更新快等特点。远程培训互动效果不如现场培训,但通过网络也可以实现资源共享,搭建平台,使得院内外的同行之间可以互相交流。

医院在设计人力资源培训时,要注重多种形式搭配使用。例如新员工入职培训,可以通过播放光盘等影像资料,使其了解医院的历史与发展规划;聘请医院相关部门的负责人对医院的各项规章制度进行专题讲座;通过拓展训练达到增强团队协作能力的目的。

三、培训时间和地点的选择

(一)培训时间

每次培训实施前都要制订完整的课程时间安排表,包括培训的主要内容、相应的时间安排等。医院应保证每位员工每年应参加培训的时间。时间长短应根据员工和医院的实际状况而定。培训时间的落实要注意两个方面:一方面是员工是否有时间,需要协调各参与者的时间和医院相关活动的时间,避免时间撞车;另一方面是讲师的时间,特别是外聘讲师是否有恰当的时间。如果各方面时间不能统一,具体培训时间也可以适当的拖后或提前。

(二)培训地点

不同形式的培训需要选择不同的培训场地。理论或操作性不强的培训可以选择在常规的教室进行,互动活动多的培训就需要教室桌椅能够方便移动,实践性操作课程要选择在操作现场或者能够实施操作的地方进行。培训地点的选择,可以是医院内部会议室或专设的培训场地进行培训,也可以是外部场地,两种场地都有各自的优缺点。医院内部场地进行培训方便医护人员,可以节约时间,但是内部场地培训也存在不足之处,医院人员培训地点和工作地点很近,环境相似,不利于集中精力参加培训,容易受到工作及其他事情的干扰,从而影响培训效果。医院外部场地进行培训,学员在一个新的环境培训有利于放松心情、集中精力,增强培训效果,但不足之处在于培训经费成本较高,需要提前预定并进行现场勘察,在培训时间上也受限制。

培训场地的布置要根据培训的具体情况而定,场地及环境布置应注意:①场地的选择应根据培训方式和参训学员的数量决定。教室不宜过小也不能太大,场地光线要好,能够通风,不能空气污浊、有异味。培训场地要有遮光窗帘,防止光线刺眼,提高投影的清晰度。培训时尽量把灯光打开,造成学习的氛围,但投影幕布上面的灯一定要关掉。②培训设备要进行细致检查:如空调、通风设备、线路等运转是否完好;培训设备要事先调试,如电脑与投影仪匹配性,麦克风的效果等;如果培训师有什么特别需求,都要预先沟通并作好相应准备。③桌椅摆放要便于讲师及学员之间相互讨论。如果培训过程中有游戏活动,就需要桌椅能够活动;单纯的讲课以常规性的课堂摆放即可;如果以讨论为主,安排成环形最合适。④培训场地要为学员准备饮水设备和水杯。最好有茶水台,方便学员自己倒水。如果是全天的培训可以为学员准备适当的水果、点心等。

培训场地的布置有以下几种方式。

1.以教师为中心的座位布置

课桌式座位布置是以教师为中心的典型座位布置方式(图5-3)。这种布置适合在学员较多的情况下,进行知识传授型教学(如学术报告、专题讲座等)。

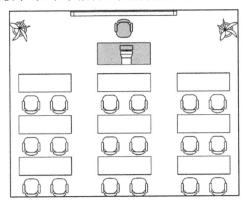

图 5-3　课桌式座位布置

2.双向协调式的座位布置

双向协调式的座位布置俗称马蹄式(U字式),可鼓励学员之间相互交流,便于进行演示、举例、角色扮演和问题讨论等参与式培训形式,起到了平衡“教师为中心”与“学员为中心”的作用(图5-4)。

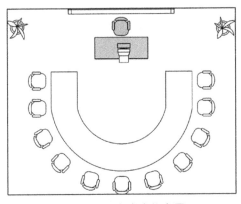

图 5-4　U字式座位布置

3.以学员为中心的座位布置

采用以学员为中心的座位布置方式时,教师在中间或走到不同小组旁边讲课或提问,起到激励学员参与的作用。在小组讨论或小组演练时,便于互相交流、相互影响(图5-5)。

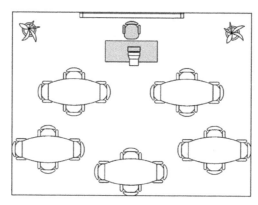

图 5-5 分组式座位布置

在布置座位时,可根据培训内容的要求、学员的类型和数量,灵活安排。要使学员感到舒适,都能看清屏幕。

四、培训师资的管理

培训师资是培训实施的重要组成部分,正确地选择师资对于顺利完成培训及确保培训效果至关重要。成人培训不是简单的知识传授,在培训过程中,师资承担着不同的角色。师资可以与院方共同制订培训计划、培训策略,起到组织者的作用;在培训实施过程中确保培训质量,起到监督者的作用;培训中激励指导学员有效地学习起到引导者的作用。

(一)培训师资来源

师资来源主要有三种:①国内外知名培训师,此类人员属于专职培训师,有丰富的授课经验,培训现场气氛较活跃,互动性较强。②医学、管理研究领域的专家,多为高校、研究所的专业研究员。此类人员理论知识很丰富,具有一定的授课技巧。③医疗领域工作突出的实践者,这一部分人因为具体从事人力资源管理或者曾经从事过,虽然在理论上不是科班出身,但通过多年的实践,积累了丰富的实践经验、培训针对性强、借鉴性指导性强,培训效果很好。

(二)师资选择原则

无论何种角色,师资最重要的还是传道授业解惑,为保证良好的培训效果,在师资选择上需要注意以下四方面。

1.知识能力

考量师资优劣最基本的就是其专业知识和技术水平的掌握能力。具有相关的学历背景和专业知识,受过基础的系统训练,对培训主题掌握大量相关信息,在业内有一定的建树。

2.授课技巧和经验

医院的人力资源培训不是面对一无所知的孩子,而是面对有了一定工作经历和经验的成年人。以教学为主的培训不能满足需要,互动式培训将培训与工作经验相结合,使学员的经验可以分享交流。这就要求师资有较高的授课技巧,能够活跃课堂气氛,互动性较强,能够调动学员的听课激情。成人学习喜欢见效快的培训,如果培训师只是一味地灌输,缺少与学员的讨论和交流,不能解决学员工作中发生的实际问题,容易使学员失去参与的信心,从而影响培训效果。

3.态度品德

师资对知识和技能的掌握可以影响到培训效果,但关键还是要看师资的责任感。负责任的师资会在培训前根据培训对象,认真准备培训内容,培训中会根据现场情况进行调整,培训后也会进行不断的反馈。责任感可以促使师资不断充实完善自我,授课内容紧抓时代内涵,毫无保留地传授知识。

(三)课程任务书管理

为保证课程质量,组织方在选择师资的同时应向师资下达课程任务书。课程任务书是明确师资授课任务,确保培训质量的一种有效手段。

课程任务书主要包含以下内容。

1.背景

说明为什么要开展培训、培训目标以及培训的一些基本信息,如培训起止时间、地点、学员人数等,使师资能够充分了解培训任务所服务的环境、战略目标、在总体培训规划中的地位以及同其他活动的衔接。

2.目的或目标

说明本次培训的目的以及通过培训要求学员达到的行为结果。

3.工作范围和内容

通过描述师资明确即将负责的具体工作究竟是什么,其中必须要为师资明确指出培训工作的内容重点和方向。

4.工作量及产出

明确说明师资完成培训工作所需的天数,其中要确定提交课件初稿的时间、终稿完成的时间。

通过课程任务书,师资可以从一开始就能明确培训的目标及产出,参与到培训中,同时还可以利用课程设计的时机,主动与培训组织者协商培训方法,更好地了解培训需求,以保证培训效果。

五、培训资料的选择

培训资料包括师资提供的讲义资料和培训组织者提供的参考资料两部分。

讲义资料一般包含封面、培训要求、目录、培训内容、思考练习等几个部分,培训内容可以依据培训目的,由培训师资提供。一种情况是授课专家、教师、学员推荐与培训内容相符合的教材;另一种情况是医院人力资源培训部门组织任课教师广泛搜集案例,紧密联系医院培训需求、目标,突出培训重点,从实际出发自行编制教材。

参考资料,是培训组织者根据培训内容和对象,收集的培训辅助资料,包括师资推荐的辅助专业资料、与培训内容相关的国家最新政策和法规等。

六、培训对象的选择

医院人力资源培训对象的选择要根据既定的培训目标进行,结合培训需求调查分析的结果确定适合本次培训活动的培训对象。在对培训对象进行选择时,要结合其所在科室、岗位对培训的需求,了解其职务、职称、学历,既往所接受过的相关培训,以及目标培训对象的实际情况,从而判断其是否需要参加此类培训,最终确定培训对象人选。在确定培训对象人选时,也应考虑有关主观因素,如目标学员参加培训的欲望、参加培训的激励程度等。

（王　超）

第五节　医院人力资源培训的评估

培训评估是贯穿培训始终的活动,对培训活动的评估,尤其是培训效果的评估至关重要。本节将重点介绍医院人力资源培训中进行培训效果评估的流程、步骤和方法。

一、评估概述

(一)概念

评估是运用社会研究方法,依据一定的标准对某个社会项目或某件事的运行、功效和价值进行客观和系统的评价。在培训领域,效果评估是指根据培训前制订的培训目标和培训需求,运用科学的理论、方法和程序,从培训过程中收集信息和相关数据,衡量培训价值和意义的过程。

(二)意义

具体而言,培训效果评估的作用主要体现在以下几方面。

(1)对授课教师而言,可以较为客观地了解自己的培训技能是否得到了学员的认可,以及认可程度,从而通过进一步学习、调整和改进不断丰富授课方式和培训技巧,提高培训水平。

(2)对培训组织而言,培训效果评估是考核培训质量的重要手段和依据,起到监管和督促作用。

(3)评估的根本作用在于考察培训是否达到了预期的目标,通过诊断分析找出培训过程各个环节存在的问题与不足,从而改进培训计划,不断更新和完善培训方案,促进培训过程的良性循环。

(三)问题

进行培训效果评估,一般要考虑以下几个问题。

(1)受训者能力和行为有没有发生变化。

(2)这种变化是否由培训引起。由于受训者培训前后的能力和行为变化,不仅仅取决于培训过程本身,还有组织环境、受训者对培训的认知程度、工作经验和自身素质等多种因素的复合作用。因此,必须设法从诸多因素中分析培训本身的影响。

(3)这种变化对组织目标的实现是否有积极的影响。对这一问题的回答有利于了解培训重点是否和培训需求相一致。

(4)下一批受训者完成同样的培训后,是否还能发生类似的变化。也就是说确定培训方案的推广应用价值——是仅仅局限于某个特殊群体还是可以推而广之,应用到其他的群体和组织。为了回答上述四个关键性问题,又必须回答以下三个问题。①用什么标准(指标)评价培训是否有效。②用什么方法测量受训者培训前后能力和行为的变化。③如何排除非培训的影响因素。

由此,我们可以看出,培训评估是一个环环相扣的、极其复杂的系统过程。

二、评估分类

(一)以评估方式为分类标志

1.非正式评估

非正式评估是指评估者依据自己主观性评价作出的判断,不是用事实和数字来加以证明的评估。换句话说,它往往根据"觉得怎样"进行评判。

非正式评估一般不需要记录有关信息,但有时需要记下某些注意到的、人为对评估有价值的信息,如培训对象的有关表现、态度和特殊困难等。虽然非正式评估是建立在评估者的主观看法上,但在有些时候能发挥较大的作用,尤其是要评价培训对象对培训师资的满意度时。非正式评估的优点有:①不会给培训对象造成太大的压力。②可以更真实准确地反映出培训对象的态度。③方便易行,几乎不需要耗费什么额外的时间和资源。

2.正式评估

当评估结论要被高级管理者用来作为决策的依据,或者为了向特定群体说明培训的效果时,就需要用到正式评估。

正式评估往往具有详细的评估方案、测度工具和评判标准,尽量排除主观因素的影响,从而使评估更有可信度。正式评估的优点有:①在数据和实施的基础上作出判断,使评估结论更有说服力。②更容易将评估结论用书面形式表现出来,如记录和报告等。③可以将评估结论与最初的计划比较核对。

(二)以评估目的为分类标志

1.建设性评估

建设性评估是指以改进培训项目而不是以是否保留培训项目为目的的评估。如果评估结论表明培训项目并不像所期望的那样运转良好,就可以对培训项目作出适当的调整,如改变培训形式等。它通常是一种非正式的主观的评估,可以帮助培训对象明白自己的进步,从而使其产生某种满足感和成就感。这种满足感和成就感在培训对象后一阶段的学习中,将会发挥巨大的激励作用。

进行建设性评估时,需要保证定期评估不过分频繁,也不能让培训对象有一种他们一直在进行简单、乏味和重复学习的感觉。

2.总结性评估

总结性评估是指在培训结束时,对培训对象的学习效果和培训项目本身的有效性作出评价而进行的评估,当评估结论将被作为决定给予受训者某种资格,或为组织的决策提供依据时才采用。这种评估经常是正式的、客观的和终局性的,它只能用于决定培训项目的生死,而不能作为培训项目改进的依据;只能用于决定是否给培训对象某种资格,而无助于培训对象学习的改进。

进行总结性评估时必须注意,培训目标和预期培训效果必须自始至终是清晰的,这不仅仅对培训者而言,对受训者也一样,可以在培训前预先使受训者了解培训目的。

(三)以评估时间为分类标志

1.即时评估

一般在培训刚结束时,通过即时评估评判培训目标的达成情况、受训者反应、培训者的工作绩效等。如受训者获得你传授的技能了吗?受训者理解了对他们的要求了吗?

2.中期评估

它用来判断培训中所学知识、技能和行为在工作中是否已得到应用,即受训者、同事及其主管是否认为其行为、技能、态度因培训而发生了可喜的改变。

3.长期评估

它评估培训对受训者和组织的长期影响,通常比较困难,除非培训从一开始就与组织的运作相联系才有可能实施。评估内容多为受训者是否对组织确实作出贡献,培训带来的变化到底有多大等。

三、评估流程

遵循良好的培训评估流程是顺利有效进行培训评估活动的关键,一般说来,培训效果评估包括五大环节(图 5-6)。

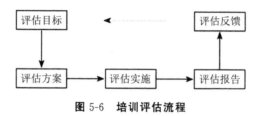

图 5-6　培训评估流程

培训评估过程是一个循环,任何评估都是一个长期的,不断完善的过程,这样才能真正发挥培训评估的作用。

(一)评估目标

确定培训效果评估的目标,即"确定培训达到什么水平说明本次培训是成功的",是开展评估工作的前提。评估的目标与培训目标息息相关。培训目标主要是界定培训要了解什么问题和解决什么问题,以显示培训的价值所在。培训评估的作用是考察是否达到了培训目标,完成培训目标的程度。

(二)评估方案

确定培训评估的目标后,便需要根据每个培训项目的独特性设计评估方案,包括确定评估主体、评估层次、评估工具以及评估的时机等。

评估主体指的是参与评估工作的人员,应该由不同背景的人员共同参与培训效果评估,目的是为了确保获得真实、客观的评估结果。在培训效果评估的不同阶段,由于评估目的和评估内容不同,参与评估工作的主体也有所不同。

评估内容和方法的确定是培训评估的一个重要环节。确定了评估内容和方法后,才可以进一步考虑采用什么工具来收集数据。

(三)评估实施

确定了评估方案后,就可以开展具体的评估工作了。实施评估要选择合适的时机,这是取得公正客观评估结果的前提和保证。

系统的培训效果评估应由五方介入。

1.医院领导层

不直接介入培训评估,但通过一些途径来对培训评估产生重大影响,如:批准评估可用资源;要求相关人员参与评估等。

2.医院人力资源培训部门

与培训师资共同实施不同层次的评估。

3.培训师资

与培训机构共同设计评估方案,根据方案帮助实施评估。

4.受训者的主管

明确学员学以致用的行动计划,并确定可以提供的帮助。

5.受训者

正确认识评估的作用,在评估中把真实想法写出来,认真接受评估调查。

(四)评估报告

在适时收集到所需信息后,就要按照预先设计好的表格整理信息,形成评估数据库,使用分析软件进行数据分析,继而综合利用所有信息,撰写培训评估报告。根据阅读报告的主体不同,应提交侧重点各不相同的报告。

(五)评估反馈

在培训评估过程中,反馈评估结果对培训项目来说具有非常积极的意义。一般评估结果应该反馈以下五类人。

1.医院领导层

医院领导是培训项目的决策者,反馈内容应着重在评估的结论和分析上,从而为高层管理者评价培训项目的价值,决定培训投入提供判断基础。

2.医院人力资源培训部门

反馈内容重点在于培训内容和培训过程管理,使培训管理者检验培训项目的优缺点,进一步改进培训项目。

3.受训者

反馈内容重点在于测验成绩、培训师资的评语以及绩效改进情况等。

4.受训者的主管

反馈内容重点在于受训者的表现和改进上,从而为受训者创造学以致用的环境。

5.培训师资

反馈内容重点在于授课情况的满意度,促使师资不断改进培训课程。

四、评估方法

培训领域有很多关于培训效果的评估方法,如层次评估法、柯氏改良法、技术匹配模型法、成功案例模型法和目标导向模型法。层次评估法着重点是把培训效果分层次进行评估,层层递进,包括柯氏四层次评估法,杰克·菲利普五层评估模型,肯尼和里德的五层次评估法等;柯氏改良法是在柯氏四层次评估法的基础上提出的,将四层次连接成一个有机整体。技术匹配模型法是把劳希的满意效用和麦西的技术匹配模型综合使用的一种方法。成功案例模型法是通过对部分成功受训者的知识、行为、态度等方面的评估从而确定影响成功培训的因素和影响接受培训的因素。目标导向模型法的评估重点是受训者个人能力和素质的提高程度。

上述评估方式都有其优点和不足之处,在培训实践中,美国培训专家柯克帕特里克开发的四级评估法得到了广泛的应用。四级评估法界定了四个层次的评估。下面通过这四个层次评估说明对医院人力资源培训的效果评估。第一层次:反应(学员对培训满意吗?);第二层次:学习(学员学到了什么吗?);第三层次:行为(学员会运用所学的知识吗?);第四层次:结果(引起学员所在医院的什么变化了吗?)

这四个层次之间有一种明显的逻辑关系,它们是由低级到高级、由简单到复杂的关系。比方说,如果一个学员不喜欢某期培训项目,那么他也不会学得很好。以此类推,学员也不可能运用到他没掌握的知识和技能。

四级评估法不仅考虑到培训的近期效果,而且考虑到远期效果;不仅考虑到培训对学员个人的影响,而且考虑到对学员所在医院的影响,是一种比较全面的培训效果评估方法。以下是显示四级评估法中各级评估的标准和指标(表5-2)。

表 5-2　四级评估法框架评估级别

评估级别	标准	描述	指标
第一级评估:反应层面	学员主观反馈	学员对培训是否满意、上级领导是否认可	·学员满意度 ·领导认可度
第二级评估:学习层面	学员知识和技能的收获	学员是否理解、掌握了培训目标中的知识、技能等	·课后的测评分数 ·技能的掌握程度
第三级评估:行为层面	学员工作行为变化	学员在工作岗位上的行为、能力、态度等是否由于本次培训而发生了变化,学员绩效是否有相应提升	·工作执行情况 ·工作水平的变化 ·工作能力的提高 ·工作量的提高 ·学员工作态度、精神面貌变化
第四级评估:结果层面	绩效变化	医院绩效是否改善	·工作态度、精神面貌变化 ·服务能力提高 ·服务质量改善

(一) 反应层面评估

这一层次评估主要集中于学员对该培训班的各种反应,表明他们对其进程和学习内容的接受程度。即在课程结束时,通过学员对培训项目的看法、满意程度,得出对培训效果的最基本评价。在培训结束之前下发评估表是第一层次评估最常用的方式。它主要询问,如"您对此次培训的行程安排满意吗?""您认为课程实用吗?"对这一层次评估要注意以下几点。

(1)确定想得到的信息以及想评估培训班的哪几个方面(如培训班的内容、进程、师资等)。

(2)设计的表格要包含各种不同的反应,要鼓励填写关于改进培训班的具体建议和意见。资料越丰富,越容易总结。

(3)确保评估表能在5~10分钟完成,过长则不利于这类反馈。

(4)要求培训班学员至少花5分钟来填写评估表。如果不这样要求,一些学员可能会仅仅是"在方框内画勾"或"圈出你认为对的序号",而后在30秒内交差。

(5)鼓励学员诚实地填写评估表。鼓励其不带个人偏见和感情色彩,以保证反馈信息的质量。

(6)为某一类培训班确立一种评估分类标准,用该标准来对一段时间内的各期评估进行比较。

(7)听取学员的反馈并采取行动,如果学员的反馈有建议,那么进行内容和进程方面的重大调整是非常重要的。

(二)学习层面评估

学员学到了培训班的内容吗?他们能以何种方式证明这一点呢?这一层次的评估主要集中于认识和理解,了解学员学到了什么知识和技术,对照培训需求和目标衡量实现程度。如,可以问学员"请列举出医院财务管理应注意的几个方面""医院中层管理人员如何提高执行力?"等。一般采用培训后测试或培训前后两次测试的比较形式来检验学员的学习收获。培训后测试,就是注重评估学员对知识技能的掌握情况,对培训内容的理解和领会程度,培训师资与学员是否有效的交换了信息。有的培训项目需要更精确的评估结果,因为学员培训前的水平是不同的,因此,可在培训前先进行评估,用以与培训后的测试成绩进行对比。如果培训班讲授的内容主要为理论知识的话,那么应该主要运用口试或笔试等方式进行,或设置一个场景,提出一些问题,要求他们予以解决。如果讲授的是技能,那么可以采用情景模拟、角色扮演等方法进行。

对这一层次评估要注意以下几点:①尽量在培训班开班以前和以后,都要评估学员的态度、知识和技能,系统地分析这些数据和资料。②用一种客观的标准来评估知识和态度。③用行为测试(如情景模拟等)来评估技能。

(三)行为层面评估

学员在培训班或工作岗位上的行为方式有变化吗?他们能有效地实践和尝试新的技能吗?这些变化明显而且在一定程度上可以量化吗?这一层次评估主要集中于学员们在参加培训班或培训项目以后的行动改变问题上。行为评估旨在考察学员的工作行为有多大程度的改变,从而判断学员在培训中所学知识、技能和相关行为改变与实际工作结合的情况,是否在实践中得到应用。例如,可以去观察一名参加了相关培训班的医院科室主任在带领团队能力方面的变化。

虽然这一层次评估是评价实际工作中的绩效,但他们也主要依靠一些间接的、主观的标准进行衡量。例如请受训者的上级撰写一份以描述为主的行为介绍,为便于比较,可以在培训班之前和之后各要一份。

一般来说,学员在工作岗位上的变化需要隔一段时间才能显现,因此,这种评估属于中期评估。对生产性工作进行行为变化的测量是简单而直接的,但知识性工作的测量则比较复杂和困难。在评估行为改变时,还需要考虑习惯的力量。如果行为变化仅仅是要求用新的方法工作,而不涉及改变他们根深蒂固的习惯,那么这种变化比较容易进行,但最难改变的是科室或医院的一些习惯,如规范、医院文化等。

(四)结果层面评估

结果层面评估旨在通过对学员所在医院多方面的指标测量或观察,衡量培训对医院最终产生了什么变化。即评估学员的行为改变是否促进了医院的绩效,以及这些改变是否源于学员参加了某项培训班的作用。例如,考察一位参加完以医院信息化建设为主题的培训班学员,对医院信息化建设的促进。

结果评估是一种远期培训效果的评估,要在培训后经过一段实践,再来看培训对医院的影响。评估指标包括定量和非定量两种,定量指标包括工作业绩变化如培训前后患者数量的变化、不合格处方率的变化等;非定量指标包括工作态度、精神面貌、人际关系和满意度的变化等。但需要特别指出的是,这一层次评估需要处理许多复杂而不可掌控的变数,需要我们去区分变量间的因果关系。

对第三、四层面的评估要注意以下问题。

(1)要进行这两个层面评估,需要一个清晰、明确的目标。因为这两种评估昂贵又耗时,因此在进行评估前,要先做成本效益分析。

(2)不要孤立地考察和测评培训对医院绩效单独作出的贡献大小。在医院的实际环境中有太多不可掌控的、互相依赖的因素在发挥作用。

(3)培训之前和之后进行的测评以及对其相关信息的掌控都同等重要。如在培训班开班前让学员的上级或下属填写一份关于学员在工作岗位上表现的问卷,在培训结束后数周内再让他们填写一份。

(4)收集关于学员工作环境的信息。支持或反对运用新的技能。

(5)调查或查访学员、他们的上级或下属以便了解培训班的学员在工作中的表现,在适当的时机反复进行类似的调查。

五、评估报告

培训效果评估报告要求简明扼要、实事求是、语言平实,尽量通过数字、图表等表达效果。

(一)内容

评估报告一般包括以下几部分。

1.前言

介绍被评估培训项目的实施背景、性质、目的、培训机构、培训时间地点、人员参与情况等。

2.评估实施过程说明

概述培训评估方案的设计、评估方法的运用、资料收集过程以及评估指标的选择等。

3.评估结果阐述

简要说明评估调查的结果与期待目标的关系,并将有关统计数据作为客观事实写出。

4.参考性意见

根据评估结果提出有参考性的意见和建议,如指明在成本不变的情况下是否可以通过其他培训方案取得更大效益。

5.附录

包括收集和分析资料所用的图表、调查问卷、访谈提纲、案例等。

(二)注意事项

(1)评估者(尤其是内部评估者)在撰写评估报告时要尽量实事求是,切忌主观评价及过分美化和粉饰评估结果。如把观点当事实报告,"觉得有效果";夸张评估结果,"学员都认为培训效果很好"等。

(2)评估报告必须涵盖培训的整体效果,以免以偏概全。

(3)评估报告必须以一种委婉的方式论述培训结果中的消极方面,避免打击有关培训人员的积极性。

(4)要注意报告的文字表述与修饰,保持问卷问题和报告使用的词汇和术语的一致性,避免造成概念的混淆。如对数据解释不当,把 51% 解释为大多数;当样本量很小时,不应该用百分比,否则容易引起误解。

(5)当评估方案持续一年以上时间时,评估者需要作中期评估报告。

(三)影响因素

一个培训项目对学员的远期作用不可避免地受到学员工作生活等外部环境的影响,包括机构环境、行业环境、社会环境等方面。

(1)要确定哪些变化是由培训引起的,并分析各种相关因素。卫生服务能力的提高应该是知识、技能和认识的综合提高,可以是由本次培训所致,也可能与其他培训或环境的变化有关,在撰写报告时应认真分析。

(2)培训评估需要拆分复杂的培训过程,以确定培训影响和过程的关系。如培训影响不显著,可能是由于这一培训内容不是学员所需要的,没有针对性;也可能是培训主题虽然适合需求,但学员不合适,同样难以取得理想效果。因此,对于培训效果要具体问题具体分析。

(3)调查培训结果时必须注意接受调查的受训者的代表性,必须保证他们能代表整个受训者群体回答评估者提出的问题,避免因调查样本缺少代表性而作出不充分的归纳。

总的来说,培训效果评估是一项复杂的系统工程,涉及的可控和不可控的因素很多,具体的评估过程中还存在不少问题,需要作出更多的探讨和努力,以不断提高培训评估水平。

（王　超）

第六章

医院财务管理

第一节 医院财务管理的概念

在我国,医院是社会主义市场经济建设的重要保障,为了满足人民群众医疗、护理、保健和康复的需要,医院要投入一定的生产资料进行生产和扩大再生产活动。在医院的生产经营活动中,投入的物资不断地运动,由一种价值形态转换为另一种价值形态,循环往复,形成了资金的运动,物资价值的运动通过资金运动体现出来。因此,医院的生产经营活动一方面表现为物资运动,另一方面表现为资金运动,医院的资金运动形成了医院的财务活动,继而产生了财务关系。医院的财务管理就是组织医院的财务活动,处理财务关系的一项经济管理工作,是医院管理的重要组成部分。财务管理渗透在医院的一切经济活动之中,凡是涉及资金的业务活动都属于医院财务管理的范畴,因此,医院财务管理是医院一切管理活动的基础,具有十分重要的作用。

由于医院职能的特殊性,医院财务存在一定的特殊性,因此,要正确把握医院财务管理的概念,必须理解医院资金运动与财务关系的内容。

一、医院资金运动

医院资金运动形成了财务活动,继而形成了财务关系,因此,财务活动和财务关系都与医院的资金运动密切相关,把握医院资金运动的规律与特点是做好医院财务管理的基础。

资金是社会再生产过程中各种财产物资价值的货币表现,是物资运动的价值反映,资金运动和物资运动共同构成了生产经营活动的过程。在生产经营活动中,物资不断地运动,其价值形态也不断地发生变化,由一种形态转化为另一种形态,循环往复,形成了资金的运动,物资价值的运动就是通过资金运动的形式表现出来的,资金运动以价值的形式综合反映着生产经营过程。

根据运营阶段的不同,资金运动可以划分为三个阶段、五个过程:①资金投入阶段,即资金筹集过程,筹资是为了满足投资和用资的需要,筹措和集中所需资金的过程,是资金运动的起点,是组织进行生产经营的前提。②资金使用阶段,包含资金投放、资金耗费、资金收入三个过程。资金投放就是资金的运用过程,筹集来的资金必须投入运营资产上,主要是通过购买、建造等方式形成运营必备的生产资料,如固定资产、各种材料等。资金耗费就是资金在生产运营中的消耗,包括投入材料的消耗、人员经费的消耗、设备仪器的消耗等,这些消耗综合表现为成本或费用。资金收入是资金投入生产运营后带来货币收入的过程,包括产品的销售或服务的结算、定价规则、结算方式的选择、收入的实现等。③资金退出阶段，即分配与结余过程，分配是对资金投入生产运营后所获得的货币收入的处置活动，分配后形成的结余是再生产的基础。资金退出既是一次资金运动的终点，又是下一次资金运动过程的起点。

在我国，公立医院（以下简称医院）是公益性事业单位，不以营利为目的，医院必须进行扩大再生产活动，满足自身生存与发展的需要，目的是更好地履行社会职能，满足社会公共需要，实现公共利益。在医院生产经营过程中，随着投入资金的运用，医院取得开展业务活动所必须的物资，并消耗一定的人力、物力、财力，用以进行医疗活动或完成一定的职能，最后又获得货币资金，用于再生产。在整个医院运营的过程中，一方面表现为实物形态的物资运动，如购置药品、卫生材料后形成库存物资，之后通过医疗过程提供医疗服务产品；另一方面表现为价值形态的资金运动，如购置药品、卫生材料后形成储备资金，提供医疗服务产品后形成为医疗服务产品资金，患者结算后又取得货币资金。随着医院生产经营活动的不断进行，医院的资金总是处于不断的运动之中，医院的资金运动形成医院经济活动的一个独立方面，这就是医院的财务活动（图 6-1）。

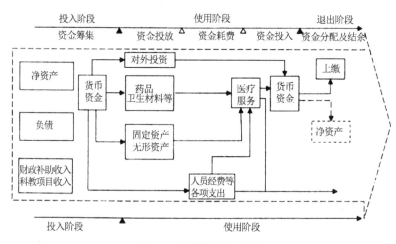

图 6-1　医院资金运动图

根据业务活动的性质及运动方式的不同，医院的资金运动总体上可以分为四类：①正常医疗活动所形成的资金运动。②医疗活动中的特殊事项形成的资金运动。③专项活动所形成的资金运动。④对外投资活动所形成的资金运动。

（一）日常医疗收支活动所形成的资金运动

日常医疗收支活动是医院在执业范围内开展的医疗、保健、康复等活动，这类活动形成的资金运动是医院资金运动的主体与核心。通常情况下，该类资金运动包括三个阶段：投入、使用及退出阶段，其中投入阶段是资金筹集的过程，使用阶段是资金的投放、耗费及收入过程，退出阶段是结余及分配的过程，资金运动状况可表述为"三个阶段、五个过程"。

1.资金投入阶段

资金投入阶段，也即筹资过程，是日常医疗活动的起点和基本环节，为医院医疗活动再生产的顺利进行提供了保证。日常医疗活动资金的筹集渠道有医院净资产、负债、财政补助及科教项目资金等。医院净资产主要是专门用于事业发展的事业基金，包括结余分配转入资金（不包括财政基本支出补助结转）、非财政专项资金结余解除限制后转入的资金等；负债主要包括银行借款、预收医疗款、应付账款等;财政补助及科教项目资金主要是指可以用于开展日常医疗活动的补助收入,如人员经费、用于基本建设、设备购置等的专项收入等。

2.资金使用阶段

资金使用阶段包括投放过程、耗费过程及收入过程三方面。①投放过程中,医院利用筹资收到的资金进行投放,一方面进行固定资产、无形资产投入,如修建住院大楼、改造病房、进行信息化建设等,形成单位的固定资产或无形资产,货币资金形态转化为固定资金形态;另一方面购买药品、卫生材料等开展医疗服务活动所必需的基本物资,对有些医院,购置原材料等进行加工,形成医院的自制试剂或药品,总之,这个过程中,货币资金形态转化为储备资金形态。②耗费过程就是提供医疗服务的过程,医院耗费药品等各种物资,开展各项检查并耗费各类仪器等固定资产,支付医师报酬及其他费用,这些消耗就是日常的费用或成本。③收入过程中,医院对患者接受的服务项目或病种等进行核定,按照国家物价部门规定的收费进行结算,获得医疗收入,取得货币资金。

3.资金退出阶段

资金退出阶段,即资金的结余与分配过程,主要任务是对结算过程取得货币资金,按规定正确计算与分配结余。专项补助结余应当按国家规定区别处理,执行"超收上缴"的医院应当按照规定将超收部分上缴财政,用于支持本地区卫生事业发展,除了有限定用途的结余及超收上缴部分外,结余的其他部分留归医院,从医院资金运动过程中退出。

(二)医疗活动中的特殊事项形成的资金运动

医疗活动中的特殊事项是指在日常医疗活动中发生的未能取得收入的事项,这类事项往往是医院为了履行社会责任及公益性,或是管理原因造成的,如对特殊人群医疗费用的减免、突发公共事件紧急医疗救治和预防保健任务,因住院患者逃费而发生的医疗欠费、因医院原因造成医保申报额与实际拨付额的不符等。

这种事项的资金来源与上述医疗活动的特殊事项相同,两者的区别在于是否能够获得补偿并取得收入,如果能够取得收入则为日常的医疗活动,如果不能,则为医疗活动中的特殊事项。

医院获得投入资金后,进行资金投放、提供医疗服务,在后续环节中无法对付出的医疗服务进行补偿,也不能取得收入,因此,没有资金的结算过程,也无法取得货币资金。这类资金始于投入过程,止于资金使用阶段的服务过程,因此,只有资金投入阶段、资金使用阶段的投放过程和耗费过程,资金运动表现为"两个阶段、三个过程"。

(三)专项活动所形成的资金运动

专项活动指有专项资金来源,用于开展特定用途的、支出未计入特定对象成本的活动,如取得应急演练财政专项补助收入开展的演练活动,取得科教项目资金而用于的培训活动等。该类活动的资金运动表现为"两个阶段、两个过程"。

专项活动或两类活动的资金来源都可能是财政补助收入及科教项目收入,区别于这部分资金用于哪类活动的标志,是看该项支出是否计入了特定对象的成本,是否取得了收入,如果计入了特定对象的成本且取得了收入则为正常医疗活动,计入了特定对象的成本且未取得收入则为医疗活动中的特殊事项,未计入特定对象的成本且未取得收入则为专项活动。

取得专项活动的资金后,即进行资金的使用,用于专门的用途,资金被消耗掉,这类资金通常具有一次收支和无偿性等基本特征,资金运动经历资金投入阶段和资金使用阶段的耗费过程。

(四)对外投资活动所形成的资金运动

对外投资是医院以货币资金购买国家债券或以实物、无形资产等开展的投资活动。对外投资活动的资金运动表现为"三个阶段、四个过程"。

医院是公益性事业单位,因此,对外投资的资金投放范围也有一定的限制,只是经济活动的辅助内容,原则上不得进行营利性投资,非营利性投资范围也仅限于医疗服务相关领域,主要是购买国家债券及投资医疗相关行业。医院应当在保证正常运转和事业发展的前提下严格控制对外投资,对外投资的资金来源也有一定的限制,不能够使用财政拨款、财政拨款结余开展对外投资。投资到期或按约定可获得投资收益,并形成医院结余,资金退出该次的资金运动过程。对外投资活动的资金运行经历了资金投入结算,资金使用阶段中的投放过程、收入过程及退出阶段,表现为"三个阶段、四个过程"。

二、医院财务关系

医院开展财务活动的过程中,与多个方面都有着密切的联系,在资金运动中与各方面发生的经济关系就是医院的财务关系。

(一)外部财务关系

1.医院与主管部门的财务关系

主管部门作为医院的直接管理机构,负责当地的卫生发展及规划,医院资金总体收支及规划情况及重大事项必须经过主管部门批准,医院和主管部门的财务关系主要体现在项目资金(经费)申请、审批医院预决算及其他报表、药品等物资的采购、重大建设项目及对外投资的审批、相关财务管理制度或政策的报批等方面。

2.医院与财政部门的财务关系

财政部门作为政府的组成部门,负有综合管理财政收支,财税政策,实施财政监督,参与国民经济进行宏观调控的职责,医院与财政部门的财务关系主要体现在:财政资金直接支付或授权支付的申请与批准,账户、相关票据及印章的使用及规范等。

3.医院与税务部门的财务关系

税务部门是主管当地税务工作的行政机构,医院应该按照国家税收法律、法规的规定依法纳税(费),如个人所得税、营业税、城市维护建设税等,医院应该及时、足额纳税,这是医院对国家应尽的义务,必须认真履行。医院与税务部门的财务关系反映的是依法纳税和依法征税的税收权利义务关系。

4.医院与社会保障部门的财务关系

社会保险是国家强制规定职工及单位按一定比例缴纳的费用,主要包括医疗保险费、养老保险费、失业保险费、工伤保险费和生育保险费等,住房公积金是单位及其在职职工缴存的长期住房储备金,是住房分配货币化、社会化和法制化的主要形式。社会保险和住房公积金都是为了职工权益及社会稳定所采取的保障措施,医院必须按照法律、法规的规定,及时足额上缴各项保险及公积金,及时办理提取手续,保障职工利益,形成医院与社保部门的财务关系。

随着我国医疗保障体系的不断完善,医院在为各项医疗保险参保人员提供医疗服务的过程中,逐渐实现了与医保患者的实时结算,医院要按照医保部门规定的支付方式及其他规定,定期与医保部门结算医疗费用,形成了医院与医保部门的财务关系。

5.医院与物价部门的财务关系

医疗服务价格是医院补偿各项耗费、与患者结算医药费用并取得收入的依据。物价部门负责医院的收费价格管理,医院与物价部门的财务关系主要表现在医药服务价格管理方面,包括制定医药价格管理政策。发放、审验《收费许可证》,收费价格制定,新增收费项目审批,对收费项目、收费标准、收费资格进行年审等。

6.医院与审计部门的财务关系

审计部门负责当地的政府审计工作,在医院财务管理过程中,对于政府建设项目预算执行和决算情况,国际组织和外国政府援助、贷款项目的财务收支情况及其他的财务收支状况要接受审计部门的监督与审计,从而形成一定的财务关系。

7.医院与金融机构的财务关系

医院与金融机构的财务关系主要表现在三个方面:①医院银行账户的管理,医院必须按照规定程序使用及管理银行账户。②支付结算业务关系,医院必须按照国家有关支付结算办法及银行的有关规定办理日常的收支业务。③借贷关系,如医院按规定向金融机构取得借款后就形成了借贷关系,具有还本付息的义务。

8.医院与医疗服务接受方之间的财务关系

医院向患者提供医疗服务后,患者应该按照国家规定的收费项目或病种等向医院支付相关的医药费用,医院与患者之间的财务关系主要表现在医药预交金的收取与退还、欠费的收取与补交、医药费用的清算,此外,为方便患者结算,医院负有垫付患者医保报销款的义务,对于特殊人群或特殊事项,医院要处理医药费用的减免等。

医院按照合同等的约定向单位职工提供医疗服务时,相关单位应该按照付费标准或合同约定向医院支付款项,形成了医院与接受医疗服务单位之间的财务关系。

9.医院与供应商的财务关系

医院资金投放阶段,需要购置药品、卫生材料、仪器设备及进行房屋等基建工作,供应商根据医院需要提供劳务或物资,医院与有关单位发生了商业信用,从而产生了医院与供应商的财务关系,主要反映的是债权债务关系或是合同义务关系。

10.其他外部财务关系

其他外部财务关系,如医院与投资单位之间的财务关系等。如果医院吸收社会资本入股,则投资单位与医院就形成了投资与被投资的关系,投资单位在医院的股权体现了所有权的性质,投资单位可以从医院分得投资收益,医院与投资单位之间主要反映的是投资与分享投资收益的财务关系。

(二)内部财务关系

1.医院与各科室及各科室内部的财务关系

一般来说,医院各科室与财务部门都要发生领款、报销、代收、代付的资金结算关系,在实行成本管理与核算的要求下。医院各科室之间的物资领用及提供的服务都需要进行结算,产生了各科室之间的计价及结算关系。同时,医院要对各类科室之间的成本进行归集与分配。这样,医院与各部门及各部门之间就产生了财务结算关系,体现着他们之间的经济利益关系。

2.医院集团内部的财务关系

随着医院集团化发展趋势的产生,医院集团内部之间也必然发生一定的联系:紧密型医院集团的核心由各主体共同提供医疗服务,由集团医院管理层统一协调运营,以集团为单位进行统一管理、统一核算,各主体之间资金往来与成本分摊等形成了财务关系;松散型医疗集团成员医院各自独立运营,主要通过合作等方式与集团联合,各独立主体之间开展的合作与资金结算形成了该类集团医院的财务关系。

3.医院与职工之间的财务关系

医院与职工之间的财务关系主要体现在医院向职工支付工资、津贴及奖金等劳动报酬过程中所形成的经济关系,体现着职工与医院在劳动成果上的分配关系,医院必须按照国家的政策合理分配。此外,职工向医院的借款、医院代职工垫付款项、医院代扣职工款项及职工科研课题开支等事项都会形成医院与职工之间的资金结算关系。

(周航宇)

第二节 医院财务管理的目标与任务

一、财务管理目标的含义

(一)财务管理目标的概念

目标是指向的终点或采取的行动所期望达到的境界与目的。财务管理目标是单位进行财务管理所期望达到的境界或目的,是单位的运营目标在财务上的集中和概括,是一切财务管理活动的出发点和归宿。只有明确、科学、合理的财务管理目标,财务管理工作才有明确的方向,财务管理活动才能达到预期效果。

(二)财务管理目标的作用

财务管理目标有利于财务活动的顺利开展,是实现组织目标的有力保障。具有重要的作用:①财务管理目标具有导向作用,为各类管理者及各种财务管理活动指明了方向。②财务管理目标具有激励作用,财务管理目标是激励各部门及职工工作的力量源泉,每个部门及职工只有明确了目标才能调动工作积极性,发挥潜在能力,产出最大效益。③财务管理目标具有凝聚作用,每个单位都是一个共同协作的组织,只有明确的财务管理目标才能增强全体成员的凝聚力,保证财务活动的顺利开展。④财务管理目标具有考核作用,财务管理目标指明了财务管理活动所要达到的最终目标,是评价财务活动开展状况的标准和尺度,是进行考核的依据。

(三)企业财务管理的主要观点

当前,企业财务管理目标主要有利润最大化、股东财富最大化、企业价值最大化、利益相关者价值最大化、社会价值最大化。

1.利润最大化

这种观点认为利润代表企业新创造的财富,利润越多则说明企业的财富增加越多,越接近企业的目标,因此,企业应该通过对财务活动和经营活动的管理,不断增加企业利润。

2.股东财富最大化

这种观点认为,企业主要是由股东出资形成的,股东创办企业的目的是扩大财富,他们是企业的所有者,因此,企业的发展应该追求股东财富最大化。

3.企业价值最大化

这种观点认为,企业应通过财务上的合理经营,采取最优的财务政策,充分利用资金的时间价值和风险与报酬的关系,保证将企业长期稳定发展摆在首位,强调在企业价值增长中应满足各方利益关系,不断增加企业财富,使企业总价值达到最大化。

4.利益相关者价值最大化

这种观点认为,企业是一个多边企业的结合体,它不仅仅由单纯的股东或单一的利益相关者构成,而是由所有的利益相关者通过契约关系组成,企业是使许多冲突目标在合约关系中实现均衡的结合点,企业应该对众多利益相关者专用性资源进行组合,其目的是为了获取单个组织生产所无法达到的合作盈余和组织租金。

5.社会价值最大化

这种观点认为企业在追求企业价值最大化的同时,要保证预期利益相关者的协调发展,形成企业的社会责任和经济效益间的良性循环关系,实现社会价值的最大化。

二、医院财务管理目标的现实选择

企业是通过从事生产、流通、服务等经济活动,以生产或服务满足社会需要,实行自主经营、独立核算、依法设立的一种盈利性的经济组织。企业财务管理的目标是由企业生存、发展和盈利的目标决定的。因此,不论是上述哪种企业财务管理目标,都离不开获取经济利益。也就是说,企业的一切财务管理活动都要以经济活动作为出发点。显然,这些观点是不能直接用于医院财务管理理论与实践中的,归根结底是由于医院与企业的社会功能及管理目标不同所造成的。

医院财务管理是医院管理的一部分,财务管理的目标要取决于医院的性质与职能,并且受到医院自身财务管理特殊性的影响。

(一)医院性质的特殊性

在我国,公立医院是政府举办的公益性事业单位,不以营利为目的。公立医院的公益性质决定了医院在开展一切活动时,都必须坚决地把社会效益放在首位,防止片面追求经济收益。在宏观层面,公立医院在确定服务内容、服务区域和服务人群时,必须以满足社会公共需要、实现公共利益为目标,而不是以经济收益最大化为目标;在微观层面,按照公共服务最大化而非经济收益最大化的原则组织提供服务,着力提高运行效率,通过创新体制机制,加强内部管理,努力以比较低廉的费用提供比较优质的服务,为群众提供安全、有效、方便、价廉的医疗卫生服务。

(二)医院财务管理的特殊性

资金是社会再生产过程中各种财产物资价值的货币表现,资金运动及其形成的财务关系是财务管理的对象。通常来说,按照经济用途的不同,资金可以分为本金和基金。本金是各类经济组织为生产经营活动而垫支的资金。生产经营活动中,本金被垫支后,没有被消耗掉,而要从再生产活动中收回,并要求增值保值。因此,周转性和保值增值性是本金的基本特性。基金是为实现特定职能而取得及运用的,基金具有专门的用途,要被消耗掉。因此,一次收支和无偿性是基金的基本特性。一般来说,企业的资金具有本金性质,国家行政事业单位的资金具有基金性质。

在我国,公立医院由国家举办,医院的一切收支活动都要纳入预算管理,要实现特定的职能。因此,医院资金具有一定的基金性质,也就是说,医院的资金具有特定的用途,这体现了医院资金的"质"的性质。同时,医院必须利用自身的人力、物力,控制成本、组织收入,主要利用自身生产运营来开展扩大再生产活动。

因此,医院资金同时又具有本金的性质,也就是说,医院的资金要讲求保值增值,这体现了医院资金的"量"的性质。可见,医院的资金是"质"与"量"的统一,既反映了资金的特定职能,也反映了保值增值的要求。医院资金性质的特殊性与复杂性决定了医院财务管理的特殊性,且决定了医院的财务活动必须以完成特定职能为目标。同时,必须控制支出,降低成本,提高资金使用效益,合理取得经济效益,满足事业发展的需要。

综上所述,我国的公立医院是政府举办的公益性事业单位,不以营利为目的,医院开展一切活动都要实现社会效益的最大化,满足公共利益。医院开展财务管理活动也要以实现社会效益最大化为前提,同时合理取得经济效益,实现医院资金"质"的效益与"量"的效益。医院财务管理目标选择的思路是在体现公益性的总要求下,以满足社会效益为前提。实现合理的经济效益的最优,因此,医院财务管理目标可以归纳为资金效益最大化。

以资金效益最大化作为医院财务管理的目标,符合我国的现状与医院的特点,是当前科学的选择。首先,效益最大化体现了公益性的要求。医院的资金是"质"与"量"的统一,资金效益最大化体现了医院资金"质"与"量"的效益最大化,反映了对特定职能的履行情况,即社会效益和公共利益的履行情况,避免了片面追求经济效益,体现了公益性的要求。其次,效益最大化体现对医院资金保值增值的要求。效益最大化还体现了劳动(包括物化劳动与活劳动)占用、劳动消耗与获得的劳动成果之间的比较,体现了投入产出的关系,反映对医院资金保值增值的要求,是医院进行扩大再生产及事业发展的要求。最后,效益最大化体现了国家对财政支出绩效评价的要求。医院的各项收支活动要纳入预算统一管理,因此,医院的资金使用情况要接受财政部门的监督,要接受支出绩效评价,效益最大化体现了财政支出绩效评价的要求;效益最大化反映了医院资金的经济效益、社会效益,体现了财政绩效评价的预期效果方面的内容;反映了投入产出情况,体现了财政绩效评价的预期产出和耗费的成本资源方面的内容;同时也间接反映了财政绩效评价的受益人满意程度方面的内容。

财务管理的目标具有层次性,资金效益最大化是医院财务管理的总体目标,是医院财务管理活动的出发点和归宿。在总体目标的制约下,某一部分财务活动所要达到的目标就是财务管理活动的具体目标。如在资金效益最大化的制约下,医院在筹集资金时,必须要首先认识到医院筹集的资金会影响到社会资金的流向和流量,影响着社会效益的实现,因此,要遵守国家的规定,合理选择筹资渠道、时点与筹资量,降低财务风险,保证筹资的社会效益;在此基础上,考虑筹集资金的成本效益,选择资金成本低的筹资方式。

三、医院财务管理的任务

任务是指承担的工作或担负的责任,医院财务管理的任务就是按照医院的职能及管理的要求,医院财务管理所应该承担的工作或具体的责任,财务管理的任务不同于财务管理的目标,有效完成财务管理的任务是实现财务管理目标的保障,财务管理目标是医院财务管理任务的指导与总体要求。

医院财务管理的主要任务包括科学合理编制预算,真实反映财务状况;依法组织收入,努力节约支出;健全财务管理制度,完善内部控制机制;加强经济管理,实行成本核算,强化成本控制,实施绩效考评,提高资金使用效益;加强国有资产管理,合理配置和有效利用国有资产,维护国有资产权益;加强经济活动的财务控制和监督,防范财务风险。

(一)科学合理编制预算,真实反映财务状况

医院预算是医院按照国家有关规定,根据事业发展计划和目标编制的年度财务收支计划,医院预算是医院开展财务活动的出发点的基本依据,是各级各部门工作的奋斗目标和协调工具,也

是控制的依据和考核的标准。医院应将一切财务收支活动纳入预算管理,编制收入和支出预算。医院要充分结合年度事业发展计划,充分调动全院参与,充分利用科学合理的方法编制预算,坚持以收定支、收支平衡、统筹兼顾、保证重点的原则,不编制赤字预算,科学合理地反映医院年度财务计划。

(二)依法组织收入,努力节约支出

医院要依法组织收入,严格执行国家的物价政策,建立健全各项收费管理制度,各项收费必须按照有关规定使用财政部门统一监制的票据,严禁使用虚假票据。各项收入要全部及时入账,纳入财务部门统一管理,不得另设账目管理,严禁私设"小金库"。医院要严格执行国家有关财务规章制度规定的开支范围及开支标准,严格执行政府采购和国家关于药品采购的有关规定,严格控制人员经费和管理费用,做好专项资金管理,努力节约支出。

(三)健全财务管理制度,完善内部控制机制

医院除了要遵守国家相关的法律法规外,还要建立健全单位内部的财务管理制度,规定医院内部财务活动的要求与规则,理清内部财务关系,明确各方的责权利关系,使财务管理工作有法可依、有章可循,实现规范化、精细化财务管理。医院财务管理制度主要包括预算管理制度、收入管理制度、各项费用支出开支管理制度、财务审批制度、各类资产管理制度、投资管理制度、重大经济事项计提决策及责任追究制度、成本管理制度、绩效管理制度等。同时要完善内部控制机制,建立良好的内部控制环境,全面评估运营过程中的各项风险,采取科学合理的措施开展内部控制,保证医院内部信息传递畅通、高效、透明,定期开展内部控制运行效果的评价,确保内部控制有效运行。

(四)加强经济管理,实行成本核算,强化成本控制,实施绩效考评,提高资金使用效益

医院要加强经济管理,重视成本管理工作,明确成本核算对象,主动开展科室成本核算,准确反映科室成本开支状况,积极开展病种成本及诊次、床日成本核算,提供全面的成本核算资料,在此基础上采取多种方法及时分析成本变动的趋势及原因,把握成本变动的规律,并利用多种方法开展成本控制,同时要建立科学合理的绩效管理制度,充分调动医务人员工作积极性,在保证医疗服务质量的前提下降低成本费用支出,切实减轻患者的经济负担。

(五)加强国有资产管理,合理配置和有效利用国有资产,维护国有资产权益

加强医院的国有资产管理,是防止国有资产流失,提高资产使用效益的客观要求,医院要设置专门的管理机构采用现代化的电子信息化手段对医院的国有资产进行管理,并建立健全相关管理制度。医院要重视和加强对国有资产购置、使用、报废等环节全方位管理,严格遵守国家招标采购及政府采购法等有关要求,降低采购成本、确保资产质量,避免采购过程中贪污腐败现象的发生;财务部门及资产管理部门要及时对资产的购进及使用进行账务处理,科学合理计提折旧及进行摊销,准确反映资产价值,并对大型资产实行责任制,定期分析大型设备的使用效益;定期或不定期对各类资产进行盘点,及时处理盘点中出现的问题;资产报废时,要按照严格的审批手续进行,确保有效利用资产,避免国有资产流失。

(六)加强经济活动的财务控制和监督,防范财务风险

医院要建立健全内部监督制度和经济责任制,根据有关法律、法规和财务规章、制度,运用特定的手段进行财务控制和财务监督,对财务活动中脱离规定目标的偏差实施干预并进行校正,对各项财务活动进行监察和督促。医院要实行事前、事中和事后相结合,日常检查与专项检查相结合的财务监督与控制措施,及时发现医院预算管理、收支管理、资产管理、负债管

理等方面的问题并加以督促、纠正或处理,防范财务风险,维护财经纪律,保证各项运营活动的顺利开展。

(周航宇)

第三节　医院财务管理的内容

医院财务管理是组织医院的财务活动,处理财务关系的一项经济管理工作。具体来说,是指医院为实现运营目标、体现公益性,在组织医院财务活动、处理财务关系的过程中所进行的预测、决策、计划、控制、分析、考核、监督等经济活动中所进行的经济管理工作的总称,是对医院运营过程中的价值管理。按照管理内容的不同,医院财务管理的主要内容可以分为预算管理、筹资管理、对外投资管理、营运资金管理、固定资产及无形资产管理、收支结余及分配管理、成本管理、资本经营、纳税筹划、财务活动分析和评价、医疗保险管理、医疗价格管理、计算机财务管理等方面。

一、预算管理

预算是医院按照国家有关规定,根据事业发展计划和目标编制的年度财务收支计划,医院预算是医院开展财务活动的出发点的基本依据,是各级各部门工作的奋斗目标和协调工具,也是控制的依据和考核的标准。医院应当实行"核定收支、定项补助、超支不补、结余按规定使用"的预算管理办法,有条件的医院可以开展其他方式的试点,各医院应当在预算管理办法的基础上,开展全面预算管理,建立健全预算管理制度,规范预算的编制、审核、执行、调整、决算、分析和考核等工作。

二、筹资管理

医院筹资是指医院根据卫生事业发展的需要,通过一定渠道采取适当的方式,获取所需资金的一种行为,医院筹资是医院资金运动的起点,是医院正常运行的保障。医院筹资应该严格遵循国家对财政补助资金、医院结余、负债等管理的相关规定,合理选择筹资方式及筹资额度,把握各类资金所占比例,控制负债比例。

三、对外投资管理

对外投资是医院以货币资金购买国家债券或以实物、无形资产等开展的投资活动。医院开展对外投资有严格的限制,必须在保证正常运转和事业发展的前提下严格控制并按规定报批,严格按照国家规定在国家允许投资范围内投资,加强对投资效益、收益与分配情况的监督,确保国有资产的保值增值。

四、营运资金管理

医院营运资金是流动资产减去流动负债后的差额。流动资产是指可以在1年内(含1年)变现或者耗用的资产,在医院业务活动中,流动资产参加循环周转、不断改变其形态;流动负债是偿还期限在1年以内的负债,通常要用流动资产或提供劳务进行偿还。医院要合理控制流动资产和流动负债的比例,保持适当的营运资金持有量,既要防止营运资金不足导致运营压力及财务风险增大,又要避免营运资金过多导致运营效率差。

五、固定资产管理

固定资产是指单位价值在 1 000 元及以上(专业设备单位价值在 1 500 元及以上),使用期限在 1 年以上(不含 1 年)并在使用过程中基本保持原有物质形态的资产,医院固定资产主要包括房屋及建筑物、专用设备、一般设备及其他固定资产四类,医院应建立专门管理机构或专人对固定资产实施管理,根据获得方式的不同合理计算固定资产的成本,按照固定资产性质采用合理的方式计提折旧,采用信息化手段做好固定资产管理,提高使用效率,并做好出售、转让及报废工作中的资产管理。

六、无形资产管理

无形资产是指不具备实物形态而能为医院提供某种权利的资产,医院应做好无形资产的计价工作,按照规定做好无形资产的摊销及处置工作,充分发挥无形资产为医院服务的效能。

七、收支结余及分配管理

收支结余是医院收入与支出相抵后的余额,包括业务收支结余、财政项目补助收支结转(余)、科教项目收支结转(余),各类要按照规定的要求及程序进行结转或使用,正确计算与分配结余。医院结余资金要按照规定纳入单位预算,在编制年度预算和执行中需追加预算时,按照财政部门的规定安排使用。

八、成本管理

成本管理是指医院通过成本核算和分析,提出成本控制措施,降低医疗成本的活动。成本核算是指医院将其业务活动中所发生的各种耗费按照核算对象进行归集和分配,计算出总成本和单位成本的过程,根据核算对象的不同,可以分为科室成本核算、医疗服务项目成本核算、病种成本核算、床日和诊次成本核算。成本分析是通过将一定期间内的实际数与计划数等比较,揭示成本计划完成情况及差异,并分析原因为后续工作提供依据的管理活动。成本控制是运用科学的方法对医院运营过程中实际所发生的各种费用进行严格的审查和限制,以降低医院成本的管理工作。

九、资本经营

医院资本经营是以实现医院资产保值增值为目的,以价值形态经营为特征,通过生产要素的流动与重组,优化资源配置,对医院资产进行综合运营的一种经营活动。医院要在保证医院公益性的前提下,在政策范围内对可以支配的资源和生产要素进行运筹、谋划和优化配置,以实现最大限度的资本增值目标。

十、纳税筹划

纳税筹划指纳税人通过筹资、投资、收入分配、组织形式、经营等事项的事先安排、选择和策划,在合法的前提下,以税收负担最小化为目的的经济活动。按照国家规定,对非营利性医疗机构按照国家规定的价格取得的医疗服务收入、免征各项税收,医院纳税筹划主要涉及非医疗服务而取得的其他收入征收的营业税、房产税、营业税及附加、企业所得税以及职工的个人所得税等。

十一、财务活动分析和评价

医院财务活动分析是以医院会计核算资料和财务会计报告为主,结合医疗统计和其他有关资料,检查医院经济活动过程中计划预算执行情况,通过与本单位以前年度或最好时期相应指标的比较,或与同类医院相应指标的比较,以评价工作业绩,总结经验教训,提出改进工作的意见或措施,更好地服务于医疗活动。财务分析评价的主要内容包括医院业务开展情况分析、财务状况分析、劳动生产率分析、医院盈利能力分析、医院成本效益分析、医院财产物资利用情况分析、医院内部报表分析等。

十二、医疗保险管理

医疗保险是我国社保体系的重要组成部分,医院是医疗保险制度得以实施的关键载体之一,加强医院医疗保险管理是规范医疗服务行为、提高服务质量,维护参保患者权益的保障,同时有利于优化医疗服务流程,医疗保险管理的主要内容包括医保费用申报与拨付、医保结算与流程优化、医保信息化等。

十三、医疗价格管理

医疗服务价格是医院补偿各项耗费、与患者结算医药费用并取得收入的依据,规范与完善医院服务价格管理能增进医患沟通。促进医院良性运行,医院医疗服务价格管理主要包括医疗服务价格公示、审查、监督,新增项目审批,投诉管理等。

十四、医院财务信息化

随着科学技术的发展,特别是电子计算机的出现,计算机技术已进入大规模的应用阶段,电子计算机已被广泛应用于医院会计核算和财务管理的各个方面,发挥越来越大的作用。医院财务管理系统一般由财务核算系统、门诊收费管理系统、住院结算管理系统、医疗保险结算管理系统、药品及物资管理系统等组成。各系统独立完成各自的工作,又互相监督牵制,构成医院完整的财务管理网络化体系。

(周航宇)

第四节　医院财务管理的原则

财务管理的原则是组织财务活动、处理财务关系的基本理念或基本准则,是从财务管理的实践经验中概括总结出来的、体现财务管理活动规律性的行为规范,是对财务管理的基本要求。医院财务管理活动既有与其他组织财务管理活动的共性,又有自身的特殊性,因此,医院在进行财务管理时,既要遵循财务管理的通用原则,又要结合医院实际,遵循自身特殊的原则。

按照层次的不同划分,医院财务管理的原则可以分为财务管理的基本原则与医院财务管理的具体原则,财务管理的具体原则又可以分为组织财务活动的原则与处理财务关系的原则。

医院进行财务管理,必须适应社会主义市场经济和医疗卫生事业发展的需要,遵循合规性、成本效益、公益性、收支平衡、适度风险、利益关系协调的原则。

一、财务管理的基本原则

财务管理的基本原则包括合规性原则及系统性原则。

(一)合规性原则

一切财务活动必须以国家的各项法律法规为准绳,牢固树立法律意识,坚持依法理财。医院在财务管理活动中,必须执行国家有关法律、法规和财务规章制度,必须以《医院财务制度》为依据,紧密结合医院的特点合理组织财务管理工作,建立健全各项财务管理制度,做好财务管理的基础工作;严格执行国家规定的各项财务收支范围和标准,依法筹集与使用资金;按规定做好财务预算、成本管理、财务分析与考核工作;按规定正确计算结余与分配;加强财务监督,确保各项经济活动的合法合规,坚决抵制各类违反财经纪律的行为。

(二)系统性原则

财务管理是医院管理的组成部分,本身又包含多个方面,在医院财务管理中坚持系统性原则,要求医院的各项财务管理活动必须从医院的职能及发展战略出发,不能仅仅局限在财务的范畴思考与处理问题;医院财务管理的各个方面必须围绕医院整体财务管理的目标及任务而开展工作,不能"各自为政";必须统筹兼顾,应注意各项比例的优化,从而保证医院整体的优化;财务管理活动必须保持适当的弹性,以适应理财环境的变化。

二、财务管理的具体原则

(一)组织财务活动的原则

医院应该遵循财务管理的一般原则,如资金合理配置原则、收支积极平衡原则、成本效益原则、分级分口管理原则等,还要根据医院财务管理的特殊性,遵循医院财务管理的特殊原则,如正确处理社会效益和经济效益原则,厉行节约、勤俭办事原则,适度风险原则。

1.正确处理社会效益和经济效益的原则

正确处理社会效益和经济效益原则,要求医院不能片面追求经济效益而忽视社会效益,要在实现社会效益的基础上获取合理的经济、效益。

医院在财务管理活动过程中,必须防止片面追求经济效益,这是由医院的公益性质决定的。医院要切实履行公共服务职能,努力满足群众的基本医疗卫生服务需求,体现公益性,实现医院的社会功能。而不是以经济效益最大化为主要目标。同时,医院为了再生产的需要,要积极组织收支活动,对医疗服务的成本进行补偿,这就要求医院充分利用人、财、物等资源,在满足公共需要的基础上,合理组织财务管理活动,按照国家规定的医疗服务价格获得补偿,取得合理的经济效益。

2.厉行节约、勤俭办事的原则

医院要积极践行艰苦奋斗的优良传统,在财务管理工作中坚持厉行节约、勤俭办事的原则,这是提高工作效率、降低运行成本,树立艰苦奋斗的优良氛围,创造良好医患关系及节约性医院的要求。厉行节约、勤俭办事,要求医院严格预算管理,做好财务规划;严格控制"三公"经费、办公经费等,杜绝铺张浪费;做好投资的可行性论证,定期分析投资效益,提高资金使用效益;做好成本分析与控制,努力降低运行成本。

3.适度风险的原则

财务风险是指获得预期财务成果的不确定性。一般来说,低风险只能获得低收益,高风险则往往可能获得高收益。在医院财务管理活动中,要防范财务风险,将财务风险控制在一定的范围之内,即财务活动中保持适度风险。医院财务管理的目标不是片面追求经济效益,不需要以较高的风险博取较高的收益。而应当以满足社会效益为前提,稳健运营,保持和谐稳定发展。适度风险原则是由医院的公益性质及财务管理的目标决定的,在财务管理活动中,要严格控制各项投资,做好可行性论证,按要求做好报批工作,遵循国家对非流动负债管理的规定,并将资产负债率等风险管理指标控制在合理的范围之内。

(二)处理财务关系的原则

医院财务管理活动要组织资金的运动,因而同各方的经济利益有着密切的关系。处理财务关系的原则即为利益关系协调原则,就是在财务管理活动中要正确处理国家、单位和职工三者的利益,正确处理医院同其他各方的利益关系,维护有关各方的合法权益。

医院要正确处理国家、单位和职工三者的利益关系,要统筹兼顾,在获取经济效益的同时,要以提高社会效益为前提,维护国家及社会的利益;在提高效益和经济效益时,要充分考虑职工的利益,坚持社会主义按劳分配制度,充分体现多劳多得、优绩优酬,维护职工权益。当国家、单位和职工三者利益发生冲突时,要始终把国家利益放在首位,职工个人利益服从于单位利益。

正确处理医院同其他各方的利益关系,调整解决好同各方可能存在的利益冲突,约束和规范各方的行为,避免各方的逆向选择和道德风险,这是财务活动顺利开展的必要保证。在处理医院同各管理、监管方的财务关系时,要积极主动沟通汇报,及时提供各项报表、材料,营造良好的财务工作基础;处理同有资金往来各方的财务关系时,要及时、准确做好各项资金收付工作,完善各项手续,保持长期的友好关系,在处理同患者的财务关系时,还要为患者提供便捷、高效、友好的结算服务等,营造良好的医患关系;在处理同内部各项财务关系时,要正确运用价格、奖惩等手段,发挥财务的激励及约束机制,提高内部运营效率及工作积极性,促进医院健康、可持续发展。

(臧黎霞)

第五节　医院财务管理的方法

医院为了有效地组织、指挥、监督和控制财务活动,并处理好各种财务关系,就需要运用一系列科学的财务管理方法。医院财务管理方法,简单地说,是指为了实现医院财务管理目标而进行的手段、方式、途径和程序的总和,通常包括财务预测、财务决策、财务预算、财务控制、财务分析与评价等,这些方法相互配合、相互联系,构成了完整的财务管理方法体系。

一、财务预测

财务预测是指根据相关历史资料,考虑当前条件和未来要求,对医院未来时期的财务收支活动进行全面的分析,并做出各种不同的预计和推断的方法。医院财务预测的主要内容有筹资预测、投资效益预测、收入预测、成本费用预测和结余预测等。通过财务预测,可以评价各方面的效益情况,为财务决策提供依据,同时财务预测可以为财务预算的编制提供基础。

在进行财务预测时,首先要明确财务预测的目的,如是为降低成本费用还是评价项目经济效益;其次要充分搜集资料,包括历史财务资料和医院内外部的相关统计资料、政策法规等;然后要选择合理的预测模型,如因果分析模型、回归分析预测模型等;最后将加工整理的资料进行系统的研究,结合所选择的财务模型开展分析,确定预测结果。

二、财务决策

财务决策是指在财务预测的基础上,结合医院管理的目标,对相关的方案进行分析与比较,全面权衡利弊,从若干可供选择的财务活动方案中确定最优方案的方法。医院财务决策的主要内容有筹资方案决策、投资方案决策、成本费用决策、收入决策和收支结余决策等。财务决策是编制财务预算的基础,财务决策的质量决定了医院财务管理的效果,甚至影响医院的发展状况。

在进行财务决策时,首先要确定财务决策的目标,如医疗设备购置决策等;其次拟定备选方案,在预测的基础上,提出能够达到财务决策目标的各种可行方案,及各方案的利弊;最后根据一定的评价标准,采用相关的评价方法,结合各项政策规定及医院的实际情况,确定最终的方案。一般来说,对于重要的财务方案决策时,一定要对以上各项步骤及会议进行详细记录,并拟定方案可行性论证报告,以确保财务决策过程的科学、完整,并为经济责任评价提供基础资料。

三、财务预算

预算是医院按照国家有关规定,根据事业发展计划和目标编制的年度财务收支计划。医院预算是医院开展财务活动的出发点的基本依据,是各级各部门工作的奋斗目标和协调工具,也是控制的依据和考核的标准。医院应当实行"核定收支、定项补助、超支不补、结余按规定使用"的预算管理办法,有条件的医院可以开展其他方式的试点,各医院应当在预算管理办法的基础上,开展全面预算管理,建立健全预算管理制度。

医院在进行全面财务预算时,要把握以下三个方面:①预算管理的内容要全面,要将全部收入都纳入预算管理,在预算中全面反映医院整体收支活动情况,不能仅仅反映部分收支情况。②预算管理的过程要全面,医院不仅要建立预算管理制度,而且要加强对预算的编制、审批、执行、调整、决算、分析和考核的全过程的管理,充分发挥预算的作用。③预算管理的主体要全面,除财务部门外,其他各部门都要积极参与到预算管理中来,共同参与,各司其职,确保预算管理的顺利实施。

四、财务控制

财务控制是指以财务预算和财务制度为依据,运用特定的手段对单位的各项财务活动进行调节,对财务活动中脱离规定目标的偏差实施干预并进行校正,保证财务目标实现。财务控制是确保财务预算完成的有效手段,是实现财务目标的有力保障。医院财务控制的内容主要有收入控制、支出控制、货币资金控制、库存物资控制、固定资产及无形资产控制、工程项目控制、对外投资控制、债券和债务控制、财务电子信息化控制等。财务控制所采用的具体方法主要有预算控制法、制度控制法、监督检查控制法等。

医院在进行财务控制时,首先要明确制度要求,理清各部门及岗位职责;其次制定财务控制的标准,按照责权利相结合的原则,将预算、计划或具体要求分解落实到具体的科室或个人;再次详细记录执行情况,同预算、计划标准或具体要求相对比,确定差异的程度和性质,及时分析差异形成的原因,确定差异的责任归属,并采取措施消除或降低差异;最后根据执行结果,运用科学、合理的激励机制,做好考核奖惩。

五、财务分析

财务分析是以医院会计核算资料和财务会计报告为依据,结合医疗统计和其他有关资料,采用专门方法,对医院的财务状况、运营成果、管理绩效、发展前景进行综合全面分析,以评价工作业绩、总结经验教训、提出改进工作的意见或措施,更好地服务于医疗活动的一项专门管理工作。科学规范的医院财务分析对于医院实现有效管理,提高医院的经济和社会效益,促进医院可持续发展具有积极的意义。

医院财务分析的主要内容包括预算执行分析、结余和风险分析、资产运营状况分析、成本管理情况分析、收支结构分析及发展能力分析。

医院在进行财务分析时,首先要根据医院分析期间的工作重点,确定应进行财务活动分析的项目、内容和范围,制定财务活动分析计划;其次应明确分析对象,完整地收集整理分析资料,包括计划资料、定额资料、技术资料、核算资料、调查资料和其他有关的分析资料;再次根据分析指标的性质及其指标之间的相互联系,选定合适的分析方法,寻找影响指标变动的因素,并测算各因素变动对财务指标变动的影响及程度;最后结合医院的特点和历年状况,对分析结果进行认真总结和评价,提出建议措施。

(臧黎霞)

第六节 医院财务管理的环境

医院是在一定的环境下开展医疗活动的,医院的运营及发展必然受到环境的影响,作为医院管理组成部分的财务管理活动也要受到各种因素及条件的影响,这些对医院财务管理活动产生影响作用的内外部各种因素或条件就是医院财务管理的环境。环境构成了医院财务管理的客观条件,医院资金的取得、使用及收入的取得会受到环境的影响,资金的配置和使用效率会受到环境的影响,财务监督的效果也与环境有着密切的联系,环境影响着医院财务活动的各个方面,决定了医院财务管理的成效,进而对医院的运行产生重要的影响,医院进行财务管理活动,必须要了解影响财务管理的环境因素。

一般来说,财务管理的环境包括政治环境、法律环境、经济环境、社会文化环境、科技教育环境以及影响财务管理运行的内部各种条件和因素。具体到医院来说,对医院财务管理影响较大的因素及条件主要包括医药卫生体制、法律法规环境、金融环境、技术环境、竞争、医院文化、财务管理体制、财务人员素质等。其中,医药卫生体制、法律环境、金融环境、技术环境、竞争这五个因素是独立于医院客观存在的,是医院所不能控制和改变的,是医院财务管理的外部环境;医院文化、财务管理体制、财务人员素质是影响医院财务管理运行的内部条件和因素,是医院财务管理的内部环境。

医院财务人员要充分认识所面临的财务管理环境,提高财务管理环境的适应能力,对于医不能改变的外部环境,管理人员要随着环境的变化来适应、承受及应变,要能够及时调整思路及策略,提高利用环境的能力。对于医院的内部环境,管理人员除了要能够适应、承受及应变外,还要不断寻求改善各项不理想的环境或条件的思路及方法,逐步优化内部环境,为财务管理水平的不断提高奠定基础。

一、医院财务管理的外部环境

(一)医药卫生体制

医药卫生体制决定了医院的运营方式与运行效率,影响到医院财务管理的诸多环节,例如医保制度影响了医保结算收入占医院收入的比重,对资金结算、账务处理、资金周转及与内外部相关部门或单位的沟通协调有着重要影响;基本药物制度直接影响了医院药品收入及药品结余,对医院的收支状况、资产负债状况及现金流量都有重要影响;基层卫生服务状况对医院工作量及工作重心都会产生深刻影响,从而影响到医院的资金流量;财政补偿机制会对医院的收支结构、筹资机制及成本管理都有一定的影响。

(二)法律法规环境

医院财务管理活动的开展必须遵守相关法律,如《中华人民共和国会计法》《中华人民共和国招标投标法》《中华人民共和国政府采购法》《中华人民共和国合同法》《中华人民共和国预算法》《中华人民共和国注册会计师法》《中华人民共和国个人所得税法》《中华人民共和国企业所得税法》等。还有也必须遵守好相关法规及规章制度,如《财政违法行为处罚处分条例》《医院财务制度》《会计从业资格管理办法》等。

例如,医院必须按照政府采购的相关要求按照规定的程序采购相关物资,这对医院相关的固定资产及库存物资的管理产生一定的影响。相关的税收法律法规对于医院的税收问题做出了规定,是医院开展税收管理的依据,如《中华人民共和国企业所得税法》规定,符合条件的非营利组织的收入为免税收入。《中华人民共和国营业税暂行条例》规定医院、诊所和其他医疗机构提供的医疗服务免征营业税。又如《中华人民共和国会计法》第三条、第十五条、第十六条,《财政违法行为处罚处分条例》第十七条对"小金库"的认定及处罚做出了规定,这对医院规范财务活动、加强财务监督提供了法律法规依据。

(三)金融环境

广义的金融市场是指一切资本流动的场所,包括实物资本和货币资本的流动,影响医院财务管理的金融环境主要是指与金融机构的资金往来及相关金融政策等,如金融机构的信贷业务为医院提供了融资的渠道,利率的高低会直接影响医院融资的资金成本;医院日常资金收付业务要依托金融机构,金融机构与医院之间的资金流动渗透到医院财务管理的众多环节;医院同金融机构间的支付结算必须遵守相关的结算纪律,不准签发空头支票,不准无理拒绝付款,任意占用他人资金,不准违反规定开立和使用账户等。

(四)技术环境

医院要实现财务管理的目标,完成财务管理的各项具体任务,必须借助于一定的手段。科学技术的发展为医院财务管理实务及创新奠定了基础,如现代计算机技术的发展不仅使会计账务处理实现了电算化,改变了医院会计信息系统的处理方法,而且逐步使医院的成本管理、预算管理、绩效管理等实现了计算机化,使医院财务人员的职能分工及工作的深度发生了变化。同时,促进了诸如医院资源计划等理念的产生,使医院财务与会计从传统的核算型向管理型转变。

(五)竞争

医院之间的竞争涉及到设备、技术、人才、管理等各个方面,医院的竞争环境不仅能够促使医院提高医疗质量和管理水平,提高运营效率。对医院财务管理来说,周边医疗市场的资源配置状况(如医院的数量、布局、等级)及竞争者各方面的实力,特别是随着民营资本进入医疗卫生领域,都会对医院的财务活动产生直接影响。为了改善竞争地位,医院必须加强成本费用控制,加强科研支持力度,提高资金使用效益。由于竞争的存在,医院诸多方面的对策都会在医院的财务活动中体现出来。

二、医院财务管理的内部环境

(一)医院文化

医院文化是医院在长期进行医疗等活动过程中形成的,影响医院内部环境和运营效力的精神、意识和理念,主要包括医院整体的价值观、服务意识、管理理念、职业操守及职工的行为守则等方面。医院文化会渗透到医院的一切活动当中,财务管理活动也不例外,如积极向上的医院文化环境下,普通职工一般会主动关心或参与医院财务管理,财务人员会积极参与或为医院财务决策提供建议,医院财务管理创新意识较强;高度集权的医院文化环境下,容易导致财务管理的"人治"现象,较不利于的财务制度的制定及执行,也较不利于进行集体财务决策。

(二)医院组织结构

医院的组织结构情况包括医院的部门设置与分布;各部门职能及其业务流程;管理组织机构设置是否合理,是否建立院、科两级管理责任制,是否能够满足管理上作需要;是否有完整的规章制度和岗位职责;是否建立了科学的决策机制,"三重一大"(即重大问题决策、重要干部任免、重大项目投资决策、大额资金使用)事项是否经集体决策并按规定程序报批等。这些因素决定了医院财务管理方式能否与组织形态相协调、相适应,决定了能否发挥或能够有效发挥财务部门和财务人员的作用。

(三)财务人员素质

财务人员是医院经济管理工作的重要角色,是医院财务管理的参与者和实施者,财务人员的素质直接影响了医院财务管理的效果。医院面临的环境及形式纷繁复杂,对医院财务人员的素质提出了较高的要求,财务工作人员必须适应新的形势及要求,与时俱进,加强自身素质的提高,增强处理问题的能力,包括加强职业道德修养,不断更新专业知识,及时了解相关医药卫生政策,提高沟通能力等。

(臧黎霞)

第七节　医院财务活动分析与评价

一、财务活动分析和评价概述

(一)医院财务活动分析的意义和作用

1.医院财务活动分析的概念

医院财务活动分析是以医院会计核算资料和财务会计报告为依据,结合医疗统计和其他有关资料,采用专门方法,对医院的财务状况、运营成果、管理绩效、发展前景进行综合全面分析,以评价工作业绩、总结经验教训、提出改进工作的意见或措施,更好地服务于医疗活动的一项专门管理工作。科学规范的医院财务活动分析对于医院实现有效管理,提高医院的经济和社会效益,促进医院可持续发展具有积极的意义。

医院财务报告是反映医院某一特定时期和某一会计期间业务成果、现金流量、净资产变动、财务状况的总括性书面文件,包括会计报表(主要有资产负债表、收入支出总表、现金流量表、财政补助收支情况表)和相关附表(包括业务收支明细表、基本建设收支明细表、净资产变动表及国家会计制度规定的其他附表)以及财务情况说明书。

财务情况说明书主要说明医院的业务开展情况、预算执行情况、财务收支状况、成本控制情况、负债管理情况、资产变动及利用情况、基本建设情况、绩效考评情况、结余实现与分配、资金增减与周转、财务收支、财产变动、财务分析评价等情况,对本期或下期财务状况发生重大影响的事项,专项资金的使用情况以及其他需要说明的事项。

2.医院财务活动分析的作用

做好医院财务活动分析,可以全面评价医院的财务状况和经济社会效益,查明医院计划、预算完成或未完成的主客观原因,并通过对这些问题或原因的分析研究,抓住主要矛盾,解决关键问题,推进医院工作,保证计划和预算的落实。

通过财务活动分析,还可以不断提高管理人员的业务素质,全面提高医院管理水平,促进医院各项业务工作和管理工作优质、低耗、高效运行。其具体作用有以下几方面。

(1)评价计划、预算执行情况,促进其实现。医院的计划和预算是医院经营管理活动的目标和准则,努力完成计划和执行预算是全体职工的职责,财务活动分析考察、评价计划和预算执行情况,分析完成好坏的原因,发现薄弱环节和问题,采取措施,及时调整,从而促使医院计划和预算的顺利实施。

(2)促进医院更好地贯彻执行政策法令和规章制度。医疗单位的一切活动都必须遵守国家的政策法令和财务规章制度,财务活动分析通过对会计、统计、业务等资料的分析研究,考察医院在提供医疗服务过程是否遵纪守法,是否严格执行有关财务制度、标准等,有无任意提高标准、乱收费、乱开支情况;通过对财产物资和资金管理的分析,考察单位财和物的管理情况,进一步揭露存在的违法违纪、挥霍浪费现象,从而总结经验,促进单位加强法制观念,保证国家的方针、政策、制度在医院的贯彻执行。

(3)评估医院的资金状况和经济实力:通过对医院资产负债率、流动比率、资产规模、收益能力、成本水平、收入增长率等重要指标的分析,确定医院的综合实力、资金运营状况、付现能力和偿债能力,评价医院的经营业绩、运营风险、管理效率,预测医院未来的发展趋势,提高医院经济决策的科学性。

(4)提高医院经营管理水平。管理水平的高低直接关系着医院的健康发展和社会经济效益。现阶段医疗单位都还存在着管理人员素质不高,管理水平较低的情况。财务活动应从资金活动着手,进而研究人办、物力、财力利用情况,不断总结经验教训,找出差距和问题,提出改进意见,提高医院社会效益和经济效益。财务活动分析不仅直接改善单位的管理水平,而且也是在实践中培养和提高管理人员素质的一种有效方法。

(5)挖掘内部潜力,提高医院综合经济效益。财务活动分析不仅对单位经营管理的实际结果进行评价,更主要的是分析研究经营活动取得某项成果的原因,查明存在的问题,采取措施,加速资金的周转,提高设备的利用率,减少积压浪费,降低门诊人次和住院床日的平均费用,挖掘内部潜力,充分利用卫生资源,提高医院综合效益。

(6)为管理决策提供参考资料。医院是一个复杂的经营服务系统,为使其运行良好,提供质优、量多、高效、低耗的医疗健康服务,必须不断改善经营管理。财务分析对收集到的信息和数据进行对比,分析利弊,查找原因,研究对策,提出措施及建议,为领导决策提供信息和依据。

(二)医院财务活动分析的主体

医院财务活动分析主体分为内部主体和外部主体。内部主体是指对医院进行财务分析的医院内部人士,主要包括医院管理者、职工等。外部主体主要是医院利益相关者,包括债权人、政府管理部门、供应商、投资者、医院保险管理机构、社会公众、其他组织等。不同的财务分析主体需要通过医院的财务活动分析做出相应的决策,因而在进行财务分析时有各自不同的分析目的。

1.管理者

医院的经营管理者作为医院委托关系中的受托者,为了完成其受托责任,需要对医院的经营状况进行有效的管理与监控。医院管理者对医院的医疗活动进行日常管理,需要通过财务分析全面掌握医院的运营能力、偿债能力、盈利能力、社会贡献能力、可持续发展能力等信息,及时发现医院经营中的问题,检查各项财务计划的完成情况,了解医院内部各部门和员工工作情况,以便进行有效的医院控制和科学规划,从而为医院的发展做出科学合理的发展战略和策略。

2.债权人

医院的贷款提供者是医院的重要债权人。医院的贷款提供者将贷款提供给医院,要求医院按期偿付贷款本金并支付贷款利息。因此,医院的借款提供方需要对医院的信用和财务风险情况以及偿债能力进行分析。他们通过密切观察医院有关经营与财务状况,及时搜集与分析与医院相应的财务与非财务信息,从而对医院的短期和长期偿债能力做出判断,以便决定是否需要向医院提出其他附加条件,如追加抵押或担保,是否继续合作或者提前收回债权等。

3.供应商

医院的供应商是医院药品、材料、设备等资源的提供者,他们在向医院提供药品、材料和设备时即成为医院的债权人。对医院的供应商来说,如果医院缺乏流动性和偿债能力将直接影响到他们的周转。因此供应商对医院的资金流动性、偿债能力会非常关注。

4.政府管理部门

我国公立医院是由政府举办的社会公益性事业。政府管理部门在履行职能时,往往需要财务分析。政府在制定财政补偿政策、医疗服务价格政策、药品加成政策以及国家卫生筹资、资源配置等政策时都需要分析医院经济运行状况。政府职能部门通过医院财务分析,可以监督医院是否认真贯彻落实国家相关政策法规,可以强化对医院的管理,以维护正常的医疗市场秩序,保障国家和社会利益,提高人民群众健康水平。

5.医疗保险管理机构

我国的医院保险体系主要由城市职工医疗保险、城镇居民医疗保险、新型农村合作医疗等组成。医疗保险体系有两大功能:①筹资,使个人医药费用负担风险可以在广大人群中分担,解决"看病贵"的问题。②购买,即代表参保者的利益,扮演第三方购买者角色,以较低的成本购买较好的医疗服务,控制医疗费用的上涨并保证医疗质量。医疗保险机构在履行职能时必须对医院的财务状况进行分析以了解医院的费用水平、成本状况、服务质量及资源使用效率等,以确保科学合理使用医疗保险资金。

6.社会公众

医院的服务对象是社会人群,通过提供医疗保健服务来满足人们的医疗需求,医疗服务产品与其他商品相比具有明显的特殊性,因此社会公众非常关心医院运营状况。他们不仅关心医院的服务质量、技术水平、医疗流程,同时还非常关注医院的收费价格水平以及医疗费用负担水平,为他们的消费选择提供依据。要了解这些方面的信息,往往需要借助于医院的财务活动分析。

7.医院职工

医院的职工与医院存在雇佣关系,医院经营好坏与其自身利益具有密切的关系。职工通过分析医院的财务状况,可以判断其工作的收益性、稳定性、安全性以及福利保障等。另外,职工还可以通过财务分析了解自己以及所在科室的业绩和存在的问题,为未来工作找到努力的方向。

8.竞争对手

医疗市场中的竞争对手希望了解其他医院的财务状况,如收入、成本、费用以及运营效率等方面指标,作为参照来判断医院之间的相对效率与效益,找出其同竞争对手之间的差距及优势,为提升医院竞争能力打下基础。若需要对其他医院进行兼并重组,对其财务状况进行分析,可以为谈判提供有利依据。

9.其他组织

其他一些与医院经济业务有关的企业、事业单位以及社会中介机构,如会计师事务所、律师事务所、审计事务所、资产评估机构以及管理咨询机构等也会关注医院的财务状况。

(三)财务活动分析评价的资料准备

医院财务活动分析通过分析医院资产负债表、收入费用总表和明细表、财政补助收支情况表、现金流量表、净资产变动表、成本报表和有关附表,揭示医院财务状况和财务成果变动的情况及其原因,达到了解和评价医院偿债能力、盈利能力和经营能力状况,促进医院改善财务管理和提高经济效益的目的,以充分满足政府、金融单位、投资者、医院管理者和医院职工的需要。首先必须做好医院财务分析资料在数量和质量上的准备。

医院财务资料的数量,主要指医院财务报表应按规定的报表类别定期编制,这是财务分析的资料基础。此外,还应补充一些其他相关资料,作为全面分析评价的依据。如核算资料,即除财务报表以外的内部会计核算、统计核算、业务核算等各种有关凭证以及账簿、报表资料等;计划资料,包括国家和主管部门下达的业务计划和医院内部制定的工作计划或财务收支计划等;定额资料,包括材料定额、成本定额、消耗定额、工时定额等指标;同行业资料,即其他医疗单位的主要财务经济指标或政府公布的医疗行业先进水平指标;合同资料,即与外单位签订的合同或协议等;其他资料,主要包括会议记录、决议、文件、报告、批件等。医院分析资料的质量,主要取决于医院财务报表的编制质量,医院财务报表的质量可靠,才能保证医院财务分析结果的高质量。一般来讲,医院财务报表应具有相关性、理解性、验证性、公正性、及时性、可比性、完整性等特性。

(四)医院财务活动分析的组织形式

医院财务活动分析按照不同的分类标志可以划分为以下几种不同组织方式。

1.从分析内容所包括的范围划分

从分析内容所包括的范围来划分,可以分为全面分析、局部分析、专题分析和典型分析。

(1)全面分析。对一定时期的医院财务经济活动进行全面详细的分析,包括分析全部财务报表和医院各项财务能力指标的变动趋势,有利于综观全局、协调平衡、相互联系地对医院财务活动过程及其结果做出总体性的综合评价。但是,全面分析涉及面广,工作量大且需时较长。全面分析一般适用于对季度、年度报表的分析。

（2）局部分析。对一两个主要问题或几个主要会计指标进行扼要的剖析，与往期比较，或与预算比较，借以考核预算管理水平的提高程度，大体展现观察期医院的经济管理情况或某指标发展的基本趋势。局部分析一般适用于月度分析。

（3）专题分析。对某些重大财务经济问题进行专门深入的调查研究，分析评价重点财务指标的异动情况。它往往能抓住问题的关键，发现薄弱环节，及时制定措施。

（4）典型分析。对某些典型事例、典型单位所进行的分析。

在实际工作中，上述几种分析形式往往是互相结合，互相补充，采用哪一种分析，需要根据分析的要求具体决定。

2.从分析人员划分

从分析人员来划分，可以分为专业分析和群众分析。

（1）专业分析。会计部门、各有关职能部门对有关财务经济指标进行的分析。

（2）群众分析。科室、职工在业务活动和科室管理工作中所进行的相关收支、成本、绩效、损益、经营分析。

群众分析是基础，专业分析为主导，专业分析必须与群众分析相结合。

3.其他划分

从分析时间来划分，可以分为事前分析和事后分析。事前分析也称为预测分析，事后分析又称总体分析。事后分析往往细分为日常分析、定期分析和不定期分析。

医院财务活动分析还可分为院内分析和院际分析。医院内部各部门所进行的分析，包括全院分析、科室分析、治疗组分析、单设备分析、单病种分析、单病员分析等均属内部分析。医院之间同类财务经济指标的对比分析称为院际分析。

医院财务活动分析的组织形式要多样化，根据不同分析主题的目的要求，因地制宜地采取灵活多样的组织形式。同时，各种组织形式要相互结合，相互补充。实践证明，召开形式多样的财务经济活动分析会议是一种行之有效的组织形式。医院可由主管财务工作的院领导牵头，召开有财务、后勤、采购、设备、药剂、临床等部门参加的医院财务经济分析会议。

（五）医院财务活动分析的基本程序

医院财务活动分析一般按以下程序进行。

1.明确目的，制订分析计划

根据医院分析期间的工作重点，确定应进行财务活动分析的项目、内容和范围，制定财务活动分析计划。在财务活动分析计划中，应规定分析的目的要求、分析工作的组织分工，确定采取的分析形式和分析程序，安排分析工作的进度，确定分析资料的种类与来源等。财务活动分析工作应按计划进行，但在实际分析过程中可根据具体情况对计划进行修改补充。

2.收集资料，确定分析对象

为了全面分析医院财务活动、正确评价医院的经营绩效，应完整地收集整理分析资料，包括计划资料、定额资料、技术资料、核算资料、调查资料和其他有关的分析资料。在收集整理分析资料后，还必须认真检查核实分析资料，只有真实可靠的分析资料才能保证分析工作质量。检查核算资料应根据资料的来源和类别，采取适当的方法进行，重点在于检查分析资料的真实性和合法性。在此基础上，通过对资料数据的研究和比较，形成分析目标，确定分析对象。

3.选定方法,测算因素影响

根据分析指标的性质及指标之间的相互联系,选定合适的分析方法,寻找影响指标变动的因素,并测算各因素变动对财务指标变动的影响及程度,并根据计算结果分清主次,区别利弊,这是医院财务活动分析的主要环节。

4.总结评价,提出建议措施

结合本院的特点和历年状况,对分析结果进行认真总结和评价。肯定成绩,发现问题,实事求是地评价过去,科学地预测未来,提出合理化建议和改进工作的措施,供医院领导决策时参考。

(六)医院财务活动分析存在的局限性

医院财务活动分析的主要依据是医院财务报告,由于主客观原因,医院财务报告在很多方面存在局限性,故医院财务活动分析也存在诸多局限,具体表现在以下几个方面。

1.侧重单一财务信息的分析,综合分析水平不高

由于财务人员受业务知识单一性的限制,财务活动分析仅重视内部财务指标、财务行为和财务管理状况等财务方面的信息,缺少对医疗服务和相关业务等医学方面知识的了解,影响了分析人员的观察力和分析力,无法从财务变化中判断医疗运营中存在的问题以及对财务指标造成影响的因素,忽视了对其他相关经济信息的综合分析,从而影响评价医疗活动的真正效益,造成医院财务活动分析综合水平不高。

2.重视医院内部分析,忽视行业外部分析

目前医院之间的信息"孤岛"不利于横向比较,使财务分析工作仅局限于医院内部,缺乏与同行业间的对比,造成医院管理层难以了解相关指标在同行业中的地位,不利于医院对经营决策进行适当定位。对医疗物价政策、市场状况、国家医药政策及财务管理体制等外部影响因素的关注不充分。

3.着重于经济事项的事后分析,缺少有效的前瞻性分析

传统的医院财务活动分析是解剖已发生的财务活动及其成果,这种事后分析的适时性和快速反应能力滞后,也缺少对医疗风险的防范和发展潜力的预测;仅侧重于财务指标的静态性分析,忽略了医疗服务活动的动态性分析。

4.缺乏投资决策分析

医院发展的规模、项目、资金的具体运用等基本采用行政手段,缺乏必要的自主权,也不需要承担多少责任,一人或几人说了算,强调社会效益,不讲经济效益,缺少投资决策分析。

5.按历史成本原则反映的财务指标可能影响财务状况的真实性

财务活动分析要以财务报表数据为基础,真实、有用的财务信息是进行有效财务分析的前提条件。但目前医院财务报表数据本身存在着很大的局限性,如财务报表以原始成本为基础,缺乏时效性;没有考虑通货膨胀和物价变动等因素的影响;资产负债表与收入支出总表所反映的时间概念不同,其揭示的会计信息无法反映最新物价变化,以比率的形式将两表数据进行比较,其可比程度不一致。

6.缺乏财务指标与非财务指标的有效结合

现行医院财务活动分析一个很大的缺陷,就是过分注重财务指标,倾向于对这些财务指标进行详细复杂的定量分析,而忽略了定量与定性分析的有机结合,没有很好地与非财务指标结合,往往只能得出单一的对历史数据的分析结论,缺乏实际决策的利用价值。如医院人力资源状况、医疗技术、服务质量、市场拓展、医疗流程、医院发展规划等方面的信息不能在医院财务指标中反

映,故医院财务活动分析中也对上述内容反映不充分。

7.医院的财务信息有可能被人为操纵或粉饰

医院中许多经济业务的发生金额或发生时间需要会计人员的经验判断来决定,由于会计人员的主观性和其他人为因素的影响,医院的财务报表及其提供的信息有可能不准确,甚至被人为操纵或粉饰。在此基础上所进行的财务活动分析便不可避免地带有人为修饰的痕迹,无法准确地评价医院现状,也不能客观地反映医院的经济活动状况。

8.财务活动分析报告质量不高

部分医院的一些财务人员把提交财务活动分析报告当作一种例行公事,匆匆完成了事,而不讲求效果质量(不考虑报告的时效性、针对性、相关性和应用性);有的只是利用会计报表进行表面的解读,不能就指标数值之间的因果关系进行分析、判断,跳不出财务自身的思维惯性;不太关注宏观经济的发展和外部环境的变化对医院经营的影响,不熟悉基本的医疗业务流程,只能简单地就数据论数据,忽视指标间的相互关系,生搬硬套公式等,由此编写的财务活动分析报告对医院经营管理没有使用价值。

二、医院财务活动分析的基本方法

运用科学的财务活动分析方法和财务评价指标体系是有效进行财务活动分析的关键,医院常用的财务活动分析方法有比较分析法、比率分析法、因素分析法、结构分析法、趋势分析法、财务综合分析法等。在实际分析时,要求财务人员根据分析目的运用多种分析方法与财务比率指标体系相结合开展科学、全面、综合的分析,以找出各有关指标间的内在联系,从而对医院的财务状况做出准确、合理的判断及评价。

(一)比较分析法

比较分析是将所要分析的报表数据与上一年或连续数年财务数据并列比较,或与其他医疗单位的相关资料进行比较,或利用某报表的部分指标与总量指标进行比较,通过比较寻找差异及发现问题,并观察其变动趋势。比较分析法中较常用的方法是编制比较财务报表,有横向比较分析、趋势比较分析和结构比较分析。

1.横向比较分析

将两期以上的财务报表并列,分析财务报表中各科目的金额与以前年度金额的增减变化,并计算其增减百分比,加以比较,使管理者可以得知每一财务报表逐年变动的情况及此项变动是否有利,以把握医院经营状况的局面。进行财务报表项目比较时,可针对绝对数字比较,或者对其增减变动、增减百分比进行比较,但需注意若未来会计方法有变动或物价水平有变动时,直接比较可能无法得到正确结果。

2.趋势比较分析

趋势比较分析,是指在连续数年的财务报表中,选择某一年度作为基期,并计算每一年度中各项目对基期同一项目的趋势百分数,以了解各项目在各年度中的变化情况,并可据以判断医院财务状况及经营成果是否改善或恶化。其中基期的选择有三种方法,固定基期(以某一期的金额为固定的基期金额)、变动基期(以前一期的金额为下一期的基期金额)、平均基期(以每一项目各期的平均金额为基期金额)。

趋势比较分析在应用上需注意以下问题。①基期金额不能为零或负数,否则无法进行比较。②基期的选择必须是正常营运的年度,否则比较将失去意义。③前后期会计政策及处理方法、物价水平应无明显变化,否则也失去比较意义。④对于单独项目进行趋势比较分析,其意义有限,应与其他相关项目一同比较才会有所帮助。例如医疗收入分析不妨与医疗成本的趋势作同期分析,其对医院营运状况的了解才有作用。此外,还应与绝对值相参考比较,以免以偏概全。

3.结构比较分析

结构比较分析,也称比重分析,它是分析某一经济现象在总体中所占的比重,从比重构成的分析中,进一步掌握事物的特点,借以认识事物的本质和客观规律性的一种方法。其计算公式为:结构相对数=某部分数额÷总体数额×100%。结构分析法的特点就是把分析对象的总体作为100%(如资产负债表中的资产总额),借以分析构成总体的各个部分所占的比重,以认识局部与总体的关系和影响。例如周转金占用情况分析、固定资产类别分析、医疗机构人员构成分析、经费收支变化的构成比例分析等。

(二)因素分析法

因素分析法是确定各因素对分析指标影响程度的一种分析方法。它是在多种因素共同作用于某项指标的情况下,分别确定各个因素的变动对该项指标变动的影响及其影响程度的分析方法。其特点是以指标体系为基础,逐次替换每个因素,当某个因素替换时,所有的其他因素不变,由此所产生的差异就是替换了的那个因素影响的结果。因素分析法的分析结果,可以用绝对值表示,也可以用相对数表示。因素分析法有不同的计算方式,常用的有连环替代法和差额分析法。

1.连环替代法

连环替代法是利用各个因素的实际数与标准数的连续替代来计算各因素脱离标准所造成的影响。

2.差额分析法

差额分析法是以各个因素实际数与计划数、历史数之间的差额为基础,按照因素分析法的排列和替换顺序直接计算各个因素对经济指标影响程度的一种分析方法。

3.采用因素分析法应注意的问题

(1)因素分解的关联性。即确定构成经济指标的因素必须存在一定的因果关系,要能够反映形成该项指标差异的内在构成原因,否则就失去分析的价值。

(2)因素替代的顺序性。在替代因素时,必须按照各因素的依存关系,排列成一定的顺序依次替代,否则就会得出不同的计算结果。确定各因素变动顺序的一般原则是:如果既有数量因素又有质量因素,应先计算数量因素,后计算质量因素变动的影响;如果既有实物因素,又有价值数量因素,应先计算实物因素,后计算价值数量因素变动的影响;如果有几个数量因素或质量因素,还应区别主要因素和次要因素,先计算主要因素变动的影响,后计算次要因素变动的影响,不可随意颠倒。

(3)顺序替代的连环性。在计算每一个因素变动时,都是在前一次计算的基础上进行,并采用连环比较的方法确定因素变化影响结果。只有保持计算顺序上的连环性,才能使各个因素影响之和等于分析指标的变动差异,全面说明分析指标变动的原因。

(4)计算结果的假定性。在计算各因素变动对指标的影响时,会因替代计算的顺序不同而有差别,即其计算结果只是在某种假定前提下的结果。为此,财务人员在具体运用此方法时,应注意力求使这种假定合乎逻辑和具有实际经济意义,这样才不会妨碍分析的有效性。

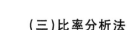

(三)比率分析法

医院财务报表由大量数据信息组成,根据各表内部及表与表之间的有关数据,可以计算出各种财务比率。按照各个比率体现的经营内涵,可以将这些比率分成以下四类。

1.偿债能力比率

(1)短期偿债能力(变现能力)比率。

医院的短期偿债能力比率对报表使用者是非常重要的,因为在权责发生制原则下,即使是一个有盈利的医院,也会出现不能偿还其短期债务的现象(形式上无支付能力)而发生财务危机。

营运资金。营运资金是指医院流动资产与流动负债之差,即:

营运资金=流动资产-流动负债

在通常情况下,医院偿还流动负债的资金来自流动资产,所以通过本指标可以了解医院的偿债能力。但由于各家医院在规模上存在差异,因此,作为绝对数的营运资金在被用作医院间的分析时是无意义的。为解决此不足,人们提出了流动比率的概念。

流动比率。流动比率是指医院流动资产与流动负债的比率。它表明医院的每1元流动负债有多少流动资产作偿还的保证,反映可用于在短期内转变为货币资金(以下简称现金)的流动资产偿还到期流动负债的能力。在一般情况下计算公式为:

流动比率=流动资产÷流动负债

由于资产负债表中所列示的流动资产与流动负债的内容有一定局限性,其反映的会计信息尚有不完备之处,故我们在计算、分析流动比率时必须对表内有关项目予以适当调整。同时,还需充分考虑其他未在表内披露的财务信息,才会对医院偿付债务的能力有一个准确的了解。①计算流动比率时应调整的项目。第一,应将待摊费用排除在流动资产范围之外。在资产负债表中待摊费用虽名为资产,但与其他资产相比,却具有一经发生就不能收回的特点。它们不能增加医院未来时期的现金流入,从本质上讲更接近于费用。第二,应将对外投资中易于变现的短期债券投资纳入流动资产范围。流动比率是反映医院偿还短期债务的一项指标,它注重资产的流动性,也即资产的变现能力,一般要考虑某项资产变现所需要的时间和实现其价值的可靠性等因素。我国证券市场上的各种债券都依法通过了有关部门的严格审查后才得以募集和流通,其变现风险、违约风险都很小,故可将其视为现金等价物。第三,应将一年内到期的长期负债纳入流动负债的范围。《医院财务制度》第五十八条规定,负债的分类是以是否超过一年为标准。医院一年内将要到期的长期借款或应支付的长期应付款实际上已具备了流动负债的一切特性,理应将其作为流动负债。第四,按照现行会计制度,医院因购买物资、接受劳务而支付的预付款要么记入"应付账款"的借方,要么记入"其他应收款"。如果是后者则需要将其从流动资产项目中扣除。理由是预付款是指已经支付、尚未失去效用的成本,它实际上已经被消费掉的流动资产,不可能再获得现金。②在分析流动比率时应注意的问题。通常情况下,本指标越高,说明医院的偿债能力越强,对债权人越有保障。但也应注意:第一,如果医院应收账款占流动资产的比例较大,同时这些应收账款的质量欠佳,实际上可能发生的坏账比按规定计提的坏账准备大。在这种情况下,即使流动比率的数值较大,其实际的偿付能力仍然是比较差的,季节性的变化(如夏季或年末就诊人数增加)可能使报表的应收账款数额不能反映平均水平。另外,应收医疗款的对象包括医疗保险局和欠费患者,两者信用状况迥然不同。第二,一般而言,资产的流动性和收益性呈反比。资产的流动比率过高,可能意味着它的资产使用效率和获利能力较弱,进而会影响其发展潜力。第三,按现代财务管理理论,当资产利润率大于资金成本时,医院可能适当提高负债比例,借助财务杠杆之力来获得较多的利润。流动比率高可能是由于流动负债额度过低。表明医院投资不足，对前途缺乏信心，发展后劲不足。本指标只有和同行业平均流动比率、本医院历史流动比率进行比较，才能知道这个比率是高还是低。第四，要考虑到存货的计价方法。如在物价上涨时，采用后进先出法会低估存货成本，从而低估流动比率。

速动比率。由于流动资产中有很大一块内容是存货（其中尤以药品为重），而在一般情况下医院不可能通过出售库存药品的方式来偿还债务，并且存货极有可能已过时或其账面价值与市场价格不符，所以人们希望能用一种比流动比率更直观的比率指标来反映偿债能力，这就是速动比率。其计算公式为：

速动比率＝（流动资产－存货）÷流动负债

此外，人们还常常使用保守速动比率指标，其计算公式为：

保守速动比率＝（现金＋短期债券＋应收款项净额）÷流动负债

现金比率。比速动比率更保守的指标是现金比率，其计算公式为：

现金比率＝（现金＋短期债券）÷流动负债

之所以要在公式的分子中剔除应收款项，是因为上文已提及的应收款项的可变现性值得怀疑以及应收款项的季节性变化。

强制性现金比率。其计算公式为：

强制性现金比率＝现金流入总额÷经营活动现金流出与偿付债务本息之和

医院持有现金的三大目的中的两条是支付经营活动所需和偿还到期债务，通过本比率可以了解医院的支付能力。

现金流量比率。其计算公式为：

现金流量比率＝经营活动产生现金净流量÷流动负债

本指标反映了医院偿债能力，比率越高，说明偿债能力越强；但也要辩证地看到，比率过高可能说明经营活动产生的现金未能被很好地利用，从而影响医院的获利能力。

偿债保证比率。其计算公式为：

偿债保证比率＝经营活动产生现金净流量÷债务总额

医院可以有多种偿债方法（如出售长期资产、筹措新债等），但最优的办法还是利用医院经营活动取得的现金。本指标越大，说明偿债能力越强。如果比率小于1，说明医院会出现形式上无支付能力的状况，应引起足够重视。由于短期借款利息不记入"短期借款"科目，故可将短期借款到期应付利息数额加入上述"现金流量比率"和"偿还保证比率"两公式的分母中。

（2）影响短期偿债能力的其他因素。

增加变现能力的因素。医院流动资产的实际变现能力，可能会比会计报表项目反映的变现能力要好一些，主要有以下几个因素。①可动用的银行贷款指标：银行已同意、医院未办理贷款手续的银行贷款限额，可以随时增加医院的现金，提高医院的支付能力。这一数据不反映在报表中，必要时应在财务情况说明书中予以说明。②准备很快变现的长期资产：由于某种原因，医院可能将一些长期资产很快出售变为现金，增加短期偿债能力。③偿债能力的声誉：如果医院的长期偿债能力一贯很好，有一定的声誉，在短期偿债方面出现困难时，可能较容易地从银行获得贷款。

减少变现能力的因素。①未作记录的或有负债，如针对医疗事故或事件赔偿的未决诉讼。②提供担保责任引起的负债（营利性医院）。

(3)长期偿债能力比率(负债比率)。

负债比率反映债务和资产、净资产间的关系,表明医院偿付到期长期债务的能力。

债务比率(资产负债率)。本指标通过将医院负债总额和资产总额比较,反映一旦在破产清算的情况下对债权人的保障程度。其计算公式为:

债务比率=负债总额÷资产总额×100%

本指标并非越低越好。因为从债权人的立场上看,他们最关心的是贷给医院款项的安全程度,他们希望债务比例越低越好,医院偿债有保证,贷款不会有太大的风险;从股东的角度看(营利性医院),由于医院通过举债筹措资金与股东提供的资金在经营中发挥同样的作用,所以股东所关心的是全部资本利润率是否超过借入款项的利率,在全部资本利润率高于借款利息率时,负债比例越大越好,否则反之;从经营者的立场上看,如果举债很大,超出债权人的心理承受程度,则认为是不保险的,医院就借不到钱,如果医院不举债,或负债比例很小,说明医院畏缩不前,对前途信心不足,利用债权人资本进行经营活动的能力很差。

产权比率。本指标表达的内容与债务比率一样,它们的区别只是在于债务比率侧重于债务偿还安全性的物质保障程度,产权比率侧重于揭示财务结构的稳健程度及自有资金的抗风险能力。其计算公式为:

产权比率=负债总额÷净资产净值×100%

由于净资产中的福利基金从本质上讲是医院对职工的负债,一般不能用来偿债,故需从分母中剔除。产权比率高,是高风险、高报酬的财务结构;反之,是低报酬、低风险的财务结构,医院应对这两者进行权衡比较。

有形净值债务率。本指标比债务比率和产权比率更保守,它将无形资产从净资产中扣除了,因为无形资产一般不能用来偿债,不会提供给债务人任何资源。其计算公式为:

有形净值债务率=负债总额÷(净资产净值-无形资产)×100%

有形净值债务率指标实际上是产权比率指标的延伸,从长期偿债能力来讲,比率越低越好。

利息保障倍数。已获利息保障倍数指标反映医院经营收益为所需支付的债务利息的多少倍。只要已获利息倍数足够大,医院就有充足的能力偿付利息,否则相反。从稳健性的角度出发,最好比较本医院连续几年的该项指标,并选择最低指标年度的数据作为标准。这是因为,医院在经营好的年头要偿债,而在经营不好的的年头也要偿还大约同量的债务。本指标一般应大于1。其计算公式为:

利息保障倍数=息税前结余÷利息费用

息税前结余=收支结余净值-利息费用-所得税(营利性医院)

也有人提出本指标应设成:

利息保障倍数=经营活动产生的现金净流量÷偿付负债本息所支付的现金

因为医院的利息支付能力主要取决于医院是否有充足的现金,而不是医院的收支结余多少。结合本指标,医院可以测算长期债务与营运资金比率(长期负债÷营运资金)。一般情况下,长期债务不应超过营运资金,因为长期债务会随着时间延续不断地转化为流动负债,并动用流动资产来偿还。

(4)影响长期偿债能力的其他因素。①长期租赁。当经营租赁量比较大、期限比较长或具有经常性时,则构成了一种长期性筹资,虽然不包括在长期负债之内。但到期时必须支付租金,会对医院的偿债能力产生影响。②担保责任(营利性医院)。③或有项目。④长期资产总值。当无获利能力时,医院拥有长期资产是非常重要的,但遗憾的是会计报表一般不揭示长期资产的市价或清算价值。

2.资产管理比率

我们可以通过计算流动、速动比率来了解医院偿还短期债务的能力,但计算的结果并不能说明指标为什么高或低。流动比率异常的主要原因可以通过对应收款项和存货的详细分析找出。

(1)应收医疗款周转率。应收款项和存货一样,在流动资产中有着举足轻重的地位。及时收回应收款项,不仅增强了医院的短期偿债能力,也反映出医院管理应收款项方面的效率。反映应收款项周转率速度的指标是应收款项周转率,即年度内应收款项转为现金的平均次数,说明应收款项流动的速度。用时间表示的周转速度是应收款项周转天数,表示医院从取得应收款项的权利到收回款项、转换为现金所需要的时间。其计算公式为:

应收医疗款周转率=医疗收入÷平均应收医疗款

应收医疗款周转天数=360÷应收医疗款周转率

式中平均应收医疗款是指未扣除坏账准备的金额。

一般来说,应收医疗款周转率越高,应收医疗款周转天数越短,说明应收医疗款回收越快。否则,医院的运营资金会过多地被应收医疗款占用,影响正常的资金周转。计算本指标要注意有关应收医疗款余额期末大量增加的情况。

(2)存货周转率。本指标反映医院存货在一年内转化成现金的次数(或每次所需的时间),其意义与应收医疗款周转率近似。其计算公式为:

存货周转率=医疗收入÷平均存货

由于药品和医用材料占存货的比例极大,故本指标可分解成药品周转率和医用材料周转率。其计算公式分别为:

药品周转率=药品收入÷平均药品库存

医用材料周转率=卫生材料收入÷平均卫生材料库存

药品和医用材料对医院经营活动的变化具有特殊的敏感性,存货过多会产生如下弊病:过分占用流动资金,增加资金调度压力;容易受市价下调影响;容易过期失效;产生如储存费等额外成本。当然存货不足也会使经营流动受影响,因此管理当局必须使医院经营活动保持平衡。一般来讲,存货周转速度越快,存货占用水平越低,流动性越强,说明医院存货管理水平越高。

有了应收医疗款周转天数和存货周转天数指标就可以知道医院的营运周期。即:

营业周期=应收医疗款周转天数+存货周转天数

一般来讲,营业周期越短,说明资金周转速度越快;营业周期越长,说明资金周转速度越慢。

(3)交换比率。由于流动比率、存货周转速度等的计算结果有时会出现不一致的情况,例如在医院的药品收入增加、库存药品的周转速度提高、应收医疗款也增加的情况下该如何评价其资金管理水平。近几年在美国开始使用交换比率这一指标,其计算公式为:

交换比率=医疗支出"平均应收款项×(1-毛利率)+平均库存-平均应付款项

式中,平均应收款项×(1-毛利率)的原因在于要使它与其他变量保持一致。为了更清晰解释该比率,可以将其转换成周转一次所需的天数,其计算公式为:

交换比率(天)=360÷交换比率

=应收款周转天数+存货周转天数-应付款项周转天数

(4)流动资产周转率。本指标反映流动资产的周转速度。周转速度快,会相对节约流动资产,等于相对扩大资产投入,增加医院盈利能力;而延缓周转速度,需要补充流动资产参加周转,形成资金浪费,降低医院盈利能力。其计算公式为:

流动资产周转率=医疗收入÷平均流动资产

(5)固定资产周转率。固定资产本身并不产生业务收入,但没有固定资产,医院的业务收入会受到限制。这一比率说明对于特定的业务收入来讲,医院服务能力的水平是否合理。本指标计算时要注意因固定资产的购入年代及价格水平造成兑现能力的差异。其计算公式为:

固定资产周转率=医疗收入÷平均固定资产

本指标可详细地分解成医用固定资产周转率,说明医用设备获取医疗收入的能力。其计算公式为:

医用固定资产周转率=医疗收入÷平均医用固定资产

使用本比率评估几家医院绩效要注意固定资产的来源,是自有的还是融资租用,应将口径调整一致。大量的固定资产投资意味着诸如维修等固定成本的增加,结余马上受到影响;也意味着流动资金可能减少,维持日常经营活动可能出现困难。

(6)总资产周转率。本指标与流动资产、固定资产周转率相同,由于总资产中的对外投资与医院主营业务收入无关,故在计算保守总资产周转率时应将其剔除。其计算公式为:

总资产周转率=医疗收入÷平均资产总额

保守总资产周转率=医疗收入÷(平均资产总额－对外投资)

(7)收入收现率。本指标计算公式为:

收入收现率=提供医院服务和销售药品收到的现金÷医疗收入

如果比率大于1,说明应收医疗款管理工作做得较好;如果比率小于1,说明应收医疗款有增加,应引起重视。

3.盈利能力比率

(1)收入收益率(结余率)。本指标衡量每1元收入赚取净收益的数额,表明医院的获利水平。本指标越高越好。其计算公式为:

收入收益率=收支节余净额÷收入总额×100%

由于医院其他收入和其他支出包含的内容大都是非经营、非正常项目,在有对外投资的情况下,如果是采用权益法进行核算,其投资收益也计入其他收入,故有必要对本指标作如下变形:

保守收入收益率=收支节余净额÷医疗收入×100%

(2)资产收益率(结余率)。本指标用于衡量医院利用其资产赚取收益的能力。比率越高,表明医院资产的利用效果越好。其计算公式为:

资产收益率=收支节余÷平均资产总额×100%

保守资产收益率=收支节余净额÷(平均资产总额－对外投资)×100%

一家医院收支节余的多少与医院的资产总额、资产结构乃至经营管理水平有关。为了评价医院的经济效益,挖掘结余的潜力,可将本指标与医院前期、行业平均及行业先进水平进行比较,以便找出差距,改进工作。

(3)净资产收益率(结余率)。本指标的作用与收入收益率和资产收益率近似。其计算公式为:

净资产收益率=收支结余净额÷净资产×100%

本指标和产权比率不同,分母没有用净资产净值的原因是:在具有负债性质的福利基本没有被支付而被医院占用时可视作医院的一项资金来源,也能产生效益。

(4)经营能力比率。本指标用来评估业务收入波动对收支结余的影响,说明业务收入以"如此多倍数"的比例改变收支结余。其计算公式为:

经营能力比率=(医疗收入+其他收入-变动成本)/收支结余净额

保守经营能力比率=(医疗收入-变动成本)/收支结余净额

(5)收入成本率。本指标说明医院每获得1元的收入将花费多少成本。其计算公式为:

收入成本率=医疗支出÷医疗收入×100%

本指标越低越好。由于成本与指标成正比,收入与指标成反比,因此不难发现减少支出与增加收入是降低指标的两条途径。本指标应与医院历史水平、计划水平或行业平均水平及行业先进水平进行比较。

由于药品成本和卫生材料支出占总支出的比重较大,故我们还可以分别计算以下两个指标:

药品加成率=药品毛利÷药品成本×100%=(药品收入÷药品成本-1)×100%

分母中的药品成本为"医疗支出"所属一级明细科目"药品"发生额。

百元卫生材料支出的医疗收入=医疗收入÷卫生材料费×100

分母中卫生材料费为"医疗支出"所属一级明细科目"卫生材料费"发生额,为使指标反映的经济内涵更为精确,在计算时可剔除明显不耗用材料的挂号收入、住院收入、诊疗收入和护理收入。

(6)人力资源营运能力比率。本组指标一般包括:

人均业务收入=(医疗收入+其他收入)÷职工人数

人均业务支出=(医疗支出+管理费用)÷职工人数

人均结余支出=收支结余÷职工人数

(7)收益质量比率。由于现金流量消除了会计政策、会计估计、会计处理方法,以及权责发生制原则下的人为因素,因此本指标能真实客观地反映出医院的收益质量。其计算公式为:

收益质量比率=经营活动产生现金净流量÷收支结余

一般地讲,比率越大,质量越高。但过高则说明没有很好利用资金,经营较保守。如果比率小于1,说明本期结余中存在着未实现的现金收入,应注意医院是否会出现资金短缺现象。

(8)财务弹性比率。其计算公式为:

财务弹性比率=经营活动产生净流量÷经营活动现金流出

本式中分子近似于实现的收支结余,分母近似于医院开展日常医疗业务所必需的成本费用。比率越高,说明医院获得现金收益付出的代价越小。本指标可以反映医院增收节支的效果,评价医院成本控制的能力和经营管理水平。

4.可持续增长率

可持续增长率是指在不损害未来发展能力的前提下所实现的发展。其计算公式为:

可持续增长率=净资产变动值÷期初净资产×100%

=(期末净资产-期初净资产)÷期初净资产×100%

由于期末净资产等于期初净资产加本期结余分配,所以在实务中可将上述公式进一步分解为:

可持续增长率=(结余分配÷收支结余)×(收支结余÷期初净资产)

=(结余分配÷收支结余)×(收支结余÷业务收入)×(业务收入÷总资产)×

（总资产÷期初净资产）

  ＝结余分配率×收入收益率×资产周转率×净资产权益率

  式中的结余分配率描述了主管部门对医院施加的财务影响。在不考虑亏损的情况下，如果不实行药品收支两条线管理，该比率应为1。如若该比率不为1，一般是反映了医院药品收入上缴的情况。收入收益率和资产周转率概括了医院的经营业绩，两者相乘即为资产收益率，同时收入收益率也能反映医院控制成本的能力。净资产权益率反映了医院净资产与总资产和负债的比例关系，揭示了医院利用财务杠杆的情况。

  可持续增长率是由四个因素共同作用的结果，它强调了系统中各因素的相互制约作用。收入收益率和资产周转率、资产收益率与净资产权益率呈反方向运动，表明医院无论在生产资源还是在管理资源上都存在客观的限度，不能无限制地扩大或缩小。当某个因素发生变动时，管理者必须主动采取不同财务策略，以求得各因素重新平衡。

  5.使用财务比率时应注意的问题

  由于财务报表本身有局限性，据此计算的财务比率也有局限性。在使用财务比率时，要注意以下问题。

  （1）计算比率所使用的财务报表数据不一定反映真实情况。财务报表是按会计准则编制的，它们合乎规范，但不一定反映该医院的客观实际。其原因有以下5点：①报表数据未按通货膨胀率或物价水平调整。②非流动资产的余额是按历史成本计算的，不代表现行成本或变现价值。③有许多项目，如科技开发支出，从理论上看是资本支出，但发生时已立即列作了当期费用。④有些项目是估计的，如无形资产摊销和开办费摊销，但这种估计未必正确。⑤发生了非正常或偶然的事项，如财产盘盈或坏账损失，可能歪曲本期的净收益，使之不反映盈利的正常水平。

  （2）不同医院可能会选择不同的会计程序，使它们的财务比率失去可比性。

  （3）由于会计报表格式的局限性，有些财务数字未在会计报表上明确列示，如门诊护理收入在门诊医疗收入之"其他收入"栏反映，故会计报表外部使用者有时只能以近似数据来分析。

  （四）量本利分析法

  量本利分析法，是根据量（服务量）、本（服务成本）、利（结余）三者之间的内在联系，将医疗服务的成本费用按其与服务量的关系划分为固定费用和变动费用两大类，进而分析量本利关系的一种分析法。用量本利分析法可以分析预测保本点的业务量，预测分析目标收支结余。计算公式为：

  医院业务收入＝平均收费水平×业务量

    ＝单位变动费用×业务量＋固定费用总额＋收支结余

  保本点业务量的收支结余为零，在此情况下：

$$保本点业务量＝\frac{固定费用总额}{平均收费水平－单位变动费用}$$

  若要预测目标结余额，在上式基础上，在"固定费用总额"后加"目标结余"，即：

$$目标结余业务量＝\frac{固定费用总额＋目标结余}{平均收费水平－单位变动费用}$$

  整理后得：

  目标结余＝业务量×（平均收费水平－单位变动费用）－固定费用总额

  收支平衡时的业务量为保本点业务量，当业务量小于保本点业务量时会发生赤字，即亏损，当业务量大于保本点业务量时,会带来净收益。

(五)杜邦分析法

杜邦分析法是由美国杜邦公司创造并率先使用的一种财务分析方法。使用杜邦分析法分析医疗机构的财务状况,其最大的特点是把一系列财务指标有机地结合在一起,利用各种指标之间的递进关系,揭示指标之间的内在联系,找到影响某一指标发生变动的相关因素,为报表使用者全方位地了解医院的运营情况和盈利状况提供了方便,为正确引导医院的经营行为,达到社会效益和净资产结余率最大化提供了非常有价值的信息,也为院长的宏观决策奠定了基础。

1.杜邦分析图的构架

杜邦分析法是以净资产结余率为主线,将医院在某一时期的医疗运营成果以及资产运营状况全面联系在一起,层层分解,逐步深入,构成一个完整的分析体系。犹如枝繁叶茂的树枝,从上往下梳理到树梢,形象而又直观地反映医院的财务状况和运营成果的总体面貌(图 6-2)。

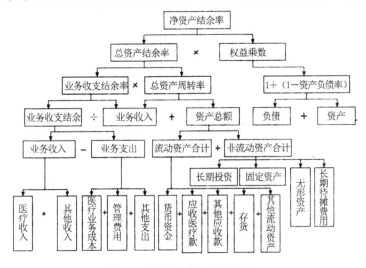

图 6-2　医疗机构杜邦分析图

图 6-2 的左边部分反映医院的内部管理因素,主要是对医疗运营成果和运营能力的分析,并展示运营成果和运营能力之间的内在联系;右边部分是体现财务稳定性的风险分析,主要是对医院资本结构和偿债能力的分析,并展示这些指标的内在联系。

2.财务指标之间的关系

杜邦分析法的核心是从评价医院运营绩效最具综合性和代表性的指标——净资产结余率出发,通过对指标的分解,从不同角度分析有关因素变动对该指标的影响。

(1)净资产结余率反映医院净资产与收支结余的关系。从这个意义上说,提高净资产结余率是提高医院盈利能力的关键所在。要想提高净资产结余率,可从提高劳动生产率,多诊治患者来增加业务收入量;对医用耗材的合理使用和科学管理,杜绝浪费,减少不必要的消耗等方面采取措施。在分析中还可以将净资产结余率进一步细分为多个指标,多角度地分析医院综合经济效益变动的原因和程度,拓展财务分析的思路,评价医院经济管理的业绩。

$$净资产结余率 = \frac{收支结余}{平均净资产} \times 100\%$$

$$= 总资产结余率 \times 权益乘数$$

＝业务收支结余率×总资产周转率×权益乘数

（2）权益乘数主要受资产负债率的影响。资产负债率高，权益乘数就大，说明医院负债程度高，会有较多的杠杆利益，同时潜在的财务风险也高。因此，权益乘数不是必须予以最大化的指标，发挥权益乘数效应的关键在于收益与融资成本之间保持审慎的平衡。在医院总资产结余率大于负债需要承担的利率前提下，权益乘势越高越好，反之，则越低越好。

$$权益乘数＝\frac{1}{1-资产负债率}$$

（3）总资产周转率反映总资产价值回收、转移与利用效果。该指标越高，说明医院在资产总额及结构控制、资产质量管理、资产使用效率等某些指标管理上取得了成效。

$$总资产周转率＝\frac{医疗收入＋其他收入}{总资产平均余额}×100\%$$

资产的运营能力，既关系到医院的获利能力，又关系到医院的偿债能力。一般而言，流动资产直接体现医院的偿债能力和变现能力，非流动资产体现医疗运营规模和发展潜力，两者之间应保持适度的结构比率。为此，要进一步分析各项资产的占用额和周转速度，对流动资产重点分析库存物资是否存在超经济批量的积压、货币资金是否闲置、应收医疗款有无被医保管理部门剔除而形成坏账的可能；对非流动资产重点分析固定资产配置的合理性，以及是否得到有效利用。

（4）业务收支结余率衡量业务收入创造净收益的能力，反映医院业务收入的规模水平、成本费用的节约程度以及医院的管理能力、技术状况等，也是检验医疗运营计划及成本核算工作的指标。

$$业务收支结余率＝\frac{业务收支结余}{业务收入}×100\%$$

当然，医院的业务收支结余率高并不等于总资产结余率也高。这是因为医院在追求高结余率的同时，必然伴随着大量的资产投入，特别是基本建设投入，不能立竿见影产生效益，反而会导致账面资产周转率降低。所以，只有当业务收支结余率和总资产周转率共同作用达到最佳状态时，才能提高医院的资产报酬率。

3.杜邦分析应注意的问题

财务人员运用杜邦分析法对每个财务比率不同时期的变化进行分析、比较，可以找出影响净资产结余率变化的业绩要素，为医院管理者发现问题、及时加以修正、提高未来净资产结余率指明了方向。但是，在运用杜邦分析法时应关注以下问题。

（1）要结合医院其他信息加以分析。杜邦分析法是财务分析方法中的一种，单独运用有其局限性。如能结合医院的其他信息加以分析，不仅能弥补原有的缺陷和不足，还能彰显自身独特的优势，使财务分析更完整、科学和合理。

（2）要对原有公式结构作调整。杜邦分析法简单、实用、概念清晰，在西方被广泛地运用于企业的财务分析。医院在引用杜邦分析法原理进行财务分析时，要根据《医院财务制度》的规定，对原有会计科目和公式结构先作相应的调整，财务分析指标及其经济内涵也不能生搬硬套。

（3）要将事后功能延伸到事前。杜邦分析法主要是利用净资产结余率和权益乘数等财务指标之间的关系综合地分析医院的财务状况，是利用过去的财务资料对过去的财务状况进行分析。如能把杜邦分析法的"事后财务分析"功能延伸到"事前战略规划和目标责任管理"方面，其现实意义将更大。

（4）要关注递进关系和动态发展趋势。要注意杜邦分析法中各项财务指标的递进影响关系和动态发展趋势，并根据这种动态发展趋势，观察医院近期目标责任制的落实和长期发展战略目标的实施情况，适时进行修正和调整，形成近期目标责任制和长期发展战略目标和谐统一、相互支持、相互促进、共同实现的经济管理目标体系。

（六）财务综合分析

财务综合分析是将医疗运营能力、偿债能力和盈利能力等方面的分析纳入到一个有机的分析系统之中，全面对财务状况、经营状况进行解剖和分析，从而对医院经济效益做出较为准确的评价与判断。

1.财务综合分析包含的内容

财务综合分析一般适用于财务月报、季报和决算分析。以年终财务分析为例，应包括以下内容。

（1）基本情况。对医院职工人数、离退休人数、新调入或分配职工人数以及实际占用总床日数等作简要的介绍。

（2）收支情况。收支情况分析是年终财务分析的主体部分，要求对收支状况按大类进行逐项分析，包括：①收支基本情况。通过与往年同期相比较，找出收支增长或降低的差距（一般通过报表格式体现）及原因（一般采用文字形式）。②明细项目分析。通过表格分析、图形分析，可以让医院管理层了解各项收支情况。但明细项目分析不能反映各种项目增减变化的具体原因，这就要求在编写财务分析报告时，要对医疗运营情况进行全面分析。在分析过程中，要求把本年度的业务收入与同一时期相关的支出进行配比，以反映医院本年度的结余情况；通过对收入费用情况的分析，反映医院本年度运营的收益和成本耗费情况，体现医疗运营成果；通过对不同期间的数据比较、分析（本月数、本年累计数、上年数），了解资本的完整性，预测医院今后运营状况的发展趋势及获利能力。

2.财务综合分析的步骤

财务综合分析的步骤包括计算基期与报告期的经济效益单项指标数据；计算基期与报告期的经济效益指标比率；计算报告期单项经济效益指数值；计算加权后的单项经济效益指数值；比较基期与报告期的经济效益水平，并提出分析意见。

医院财务分析基本方法的提出有其特定的历史背景与社会条件，都在一定程度上推动了财务分析的发展，有助于提高医院财务分析的质量。但由于每种方法适用范围不同及存在或多或少的局限性，要求财务人员应深入了解每一种财务分析方法的内容，根据不同的分析目的，有针对性地运用财务分析方法，并从相互联系、相互制约的角度对医院的经营状况进行分析评价，这样才能得出正确的结论。

三、医院财务活动分析的内容

医院财务活动分析的内容取决于其分析主体和分析动机，不同的分析主体所关注的经济与财务重点不同，因此分析的内容也有差异。

（一）预算管理分析

预算管理分析主要用于反映和评价医院预算执行结果，便于主管部门（或举办单位）对医院预算执行、成本控制以及业务工作等情况进行综合考核评价，并将结果作为对医院决策和管理层进行综合考核、实行奖惩的重要依据。医院预算管理分析指标有预算执行率、财政专项拨款执行率两类。

1.预算执行率

预算执行率包括预算收入执行率和预算支出执行率两个指标,反映医院预算管理水平。

(1)预算收入执行率。

$$预算收入执行率 = \frac{本期实际收入总额}{本期预算收入总额} \times 100\%$$

本期预算收入是医院编制的年度预算总收入,本期实际收入是医院在预算年度中实际完成的收入。预算收入执行率反映医院收入预算的编制水平和执行能力,该项指标的理想状态是100%左右,过高或过低的原因,一种可能是在年初编制预算时没有充分考虑医院的经营状况和环境条件,预算编制不科学;另一种可能是外部环境发生巨大变化,对医院收入影响较大;还有一种可能是经营管理不善,没有达到应该达到的收入水平,应予高度重视。

(2)预算支出执行率。

$$预算支出执行率 = \frac{本期实际支出总额}{本期预算支出总额} \times 100\%$$

本期预算支出是医院编制的计划期内预算总支出,本期实际支出是医院在预算期内实际发生的支出。预算支出执行率反映医院对支出的预算编制和管理水平,该项指标过高或过低说明医院预算编制或支出控制方面存在问题。

分析医院预算执行时,应将预算收入执行率和预算支出执行率结合起来分析。

2.财政专项拨款执行率

$$财政专项拨款执行率 = \frac{本期财政项目补助实际支出}{本期财政项目支出补助收入} \times 100\%$$

财政专项拨款执行率反映医院财政项目补助支出的执行进度。

(二)结余和风险管理分析

结余和风险管理分析主要反映医院收支管理水平以及对财务风险的控制情况。医院是公益性事业单位,保证运营的安全是医院可持续发展的前提,医院运营应贯彻适度举债的原则,严格控制医院的财务风险。反映医院结余和风险管理的指标主要有业务收支结余率、资产负债率、流动比率、速动比率。

1.业务收支结余率

$$业务收支结余率 = \frac{业务收支结余}{医疗收入+财政基本支出补助收入+其他收入} \times 100\%$$

业务收支结余率反映了医院除来源于财政项目收支和科教项目收支之外的收支结余水平,能够体现医院财务状况、医院医疗支出的节约程度以及医院的管理水平等。

2.资产负债率

$$资产负债率 = \frac{负债总额}{资产总额} \times 100\%$$

资产负债率揭示了医院资产与负债的依存关系,反映医院的资产中借债筹资的比重。一般来讲,在医院的管理中,鉴于医院的性质及特点,资产负债率不应太高,且不宜超过50%。医院应结合行业发展趋势、所处竞争环境和技术发展状况等客观条件,确定一个合适的水平。

3.流动比率

$$流动比率＝\frac{流动资产}{流动负责}$$

流动比率揭示流动资产与流动负债的对应程度,考察医院短期债务偿还的安全性,反映医院的短期偿债能力。一般地讲,鉴于医院的特点,医院的流动负债不应过高,医院应贯彻适度举债的原则,以免影响医院正常业务开展。

4.速动比率

$$速动比率＝\frac{速动资产}{流动负债}$$

速动比率反映医院在某一时点运用随时可以变现资产偿付到期债务的能力。医院的速动资产包括货币资金、短期投资、应收账款等。由于剔除了存货等变现能力较弱且不稳定的资产,因此,速动比率较流动比率更能准确、可靠地评价医院资产的流动性及其短期偿债能力。

(三)资产运营分析

医院运营能力是指医院基于外部市场的约束,通过人力、财力、物力资源的有效组合而对医院财务目标所产生作用的大小。资产运营能力是对医院获利能力的补充,对医院资产质量和资产运营能力指标的分析,有助于评价医院驾驭所拥有的经济资源的能力,从而可以对医院的资产管理水平予以正确评价,并为医院提高经济效益指明方向。反映和评价医院资产运营能力的指标主要有总资产周转率、流动资产周转率、应收账款周转率、存货周转率等。

1.总资产周转率

$$总资产周转率＝\frac{医疗收入＋其他收入}{平均总资产}$$

总资产周转率又称资产周转次数,反映医院总体资产的平均运作效率,通常表示总资产在一年中周转的次数。周转次数越多,表明运营能力越强;反之,说明医院的运营能力较差。

2.流动资产周转率

$$流动资产周转率＝\frac{医疗收入＋其他收入}{平均流动资产}$$

流动资产周转率反映医院流动资产周转速度和流动资产利用效果。医院一定期间的流动资产周转次数越多,说明医院的流动资产利用效果越好;反之,说明医院的流动资产运营能力较差。

3.应收账款周转天数

$$应收账款周转天数＝\frac{平均应收账款余额×365}{医疗收入＋其他收入}$$

应收账款周转天数反映医院应收账款的流动速度。应收账款在医院的流动资产中占有很大份额,医院应加强应收账款的管理,因为应收账款对于医院而言是一种风险和成本,包括坏账损失、管理成本、收账成本、资金的时间成本。

4.存货周转率

$$存货周转率＝\frac{医疗支出中的药品、卫生材料、其他材料支出}{平均存货}$$

存货周转率反映医院取得的药品、卫生材料、其他材料投入医疗服务等各环节的效率,体现管理水平。存货过多会浪费资金,同时还可能造成存货过期变质;存货过少则会影响医院的正常医疗活动。因此,医院应根据医疗服务规律确定最佳存货水平。

5.百元固定资产医疗收入

$$百元固定资产医疗收入 = \frac{医疗收入}{固定资产总额} \times 100$$

该指标反映医院平均每百元固定资产创造的价值,反映固定资产的利用效率。通过该指标的分析可以发现固定资产管理中存在的问题并加以改进。

(臧黎霞)

第七章

医院财务预算管理与控制

第一节　医院全面预算管理体系

医院通过预测和决策,确定发展的长期战略目标和短期运营目标。为保证决策方案得以执行,实现既定目标,必须编制未来一定期间的全面预算,对医院的各项活动进行统筹安排及全面控制。

医院全面预算是指以数字形式表示的计划,反映医院以政府要求、患者要求和市场为导向的运营活动的各项目标及其资源配置的数量和金额等,它既是决策的具体化,又是控制医院运营活动的依据。

医院的全面预算由一系列预算构成,它覆盖整个医院的各个部门、科室。在医院全面预算的体系中,各项预算之间相互联系、相互制约、相互对应,构成一个有机的整体。

一、医院预算的概念和内容

(一)医院预算的概念

医院预算是指医院根据事业发展计划和任务编制的年度财务收支计划。医院预算由收入预算和支出预算组成。

国家对医院实行"核定收支、定额或定项补助、超支不补、结余留用"的预算管理办法。定额或定项补助的具体内容和标准,可根据各级各类医院不同的特点和业务收支状况及财力可能进行确定。大中型医院一般以定项补助为主,小型医院一般以定额补助为主。

医院预算参考以前年度预算执行情况,根据预算年度收入的增减因素和措施,编制收入预算;根据事业发展需要、业务活动需要和财力可能,编制支出预算。编制收支预算必须坚持以收定支、收支平衡、统筹兼顾、保证重点的原则,不得编制赤字预算。医院要逐步采用零基预算方法编制预算。医院所有收支应全部纳入预算管理。

医院财会部门根据年度事业计划提出预算建议数,经主管部门审核汇总报财政部门核定。医院根据主管部门下达的预算控制数编制预算,报主管部门审核批复后执行。

在医院预算执行过程中,当上级下达的事业计划有较大调整或由于国家有关政策的变化对预算执行影响较大时,医院须报经主管部门或财政部门调整预算;对预算执行影响较小时,由医院自行调整,报主管部门备案。

(二)医院预算的内容

医院未来一定期间的预算,包括收入预算和支出预算,是以决策确定的运营目标为指导,以运营预算为基础,根据医院的人力、财力和物力资源而确定的。如根据支出预算确定人力成本、药品、材料、管理费用等预算。

编制医院全面预算是通过编制一整套预计的财务报表和其他报表来实现的,这些表格相互衔接,组成医院的全面预算体系。

1.运营预算

运营预算是指为保证医院正常运营的收入、支出、存货等而编制的预算。它是预算体系的核心,包括收入预算、服务量预算、人力成本预算、药品、材料成本预算、管理费用预算等。医院的收入预算,包括财政补助收入、上级补助收入、医院收入、药品收入、其他收入等内容;医院的支出预算,包括事业支出、经营支出、自筹基本建设支出、对附属单位补助支出和上缴上级支出等项内容。

2.财务预算

财务预算是关于资金筹措和使用的预算,它以运营预算为基础,主要编制现金预算、信贷预算、预计总收入支出、预计资产负债和预计现金流量等。

3.专门(专项)决策预算

专门(专项)决策预算是指根据医院投资决策所编制的投资支出预算,即经医院有关部门反复论证确定的项目支出预算。它可能只涉及现金支出,也可能同时涉及固定成本(提取固定资产更新维护费)。

二、医院全面预算的作用

编制医院全面预算是规划和控制医院未来运营活动的手段之一,是强化医院运营管理的重要环节,其作用主要有以下几个方面。

(一)目标具体,责任明确

要实现对医院经济活动的有效控制,不仅需要制定医院发展总目标,而且需要将运营总目标按医院内部各职能部门的职责分工层层分解,使医院的运营总目标成为各职能部门工作的具体目标,以便能够控制医院内部各部门、各科室的业务活动,并使医院全体员工都知道自己在预算期内的具体任务及其与医院运营目标之间的关系,从而明确自己所承担的责任。

医院在持续运营的过程中,通过编制全面预算,可以把医院的收入、支出、收支结余、项目支出等方面的目标要求,同有关部门、科室、班组的具体工作任务有机地结合起来,使每位员工的工作在预算指导和控制下有计划、有步骤地进行。由于全面预算全面、具体,因此可时时掌握执行过程中的偏差信息,采取有效措施,保证医院在预算期内整个运营活动不偏离运营目标。

(二)可协调医院各部门的运营活动

医院为实现决策层所提出的既定目标,必须使医院内部各部门、各科室、各班组之间紧密联系,有机配合,避免医院运营过程相互脱节。通过编制全面预算,可以把各部门、各科室、班组、个人和每一环节的目标有机地结合起来,明确各自的经济责任和相互关系,有助于医院各层次、各个部门、科室、班组和个人通过正式渠道加强内部沟通。同时,有助于发现医院未来时期运营活动的薄弱环节,从而为加强薄弱环节的管理和控制,克服消极因素的影响,更好地协调医院内部各项运营活动,最终实现医院社会效益、经济效益和技术效益最大化创造良好条件。

(三)有利于日常经济活动标准的控制

医院在日常运营活动中,各项经济活动的进展如何,是否符合预算进程,能否实现决策目标,都需要根据一定的标准进行分析和判断,以便及时采取措施。预算使各个部门的管理人员、医技科室的专业人员和全体员工明确知道运营期间部门、个人都应该做什么和怎样做,并以预算为依据,通过计量、对比,及时提供实际执行结果及与预算标准之间的差异,然后采用有关的分析方法,找出原因,采取有效措施,保证预算目标顺利实现。

(四)为经营控制提供可靠依据

全面预算一经制定,就必须付诸实施,在预算执行过程中,各部门、各医技科室应以全面预算为依据,通过计量、对比,及时提供实际偏离预算的差异数额并分析其原因,以便采取有效措施,挖掘潜力,巩固成绩,纠正缺点,保证预定目标的完成。从这个意义上说,全面预算为经营控制提供了可靠依据。

(五)为评价、考核工作绩效提供客观标准

预算一旦经过全院各部门充分酝酿、讨论、起草、修改,就确立为医院内部各部门、科室、员工行动的目标和可考核的经济责任。医院可以通过对其实际完成数与预算数的比较分析,检查其完成预算目标的程度,考核评价各部门、员工的工作业绩。同时,根据预算与实际的偏差,检查预算的编制质量,以便提高预算编制水平。此外,编制全面预算,还有利于找到降低成本、提高效益的措施和途径,有利于调动全院职工为实现医院的总体目标而不懈工作。

三、医院全面预算的编制原则与依据

(一)医院全面预算的编制原则

1.坚持收支统管、收支平衡的原则

医院在编制预算时,必须将一切财务收支全部列入预算,包括计划部门根据项目功能、规模核定安排的基本建设计划,以及医院自筹用于发展建设和对外投资的资本支出等。医院预算要做到收支平衡,根据预算收入安排相应支出,保证国家下达的卫生事业计划能够顺利完成。

2.坚持量入为出、统筹兼顾的原则

要按照上年度的执行情况,考虑预算年度的可变因素,将收入打足,在安排支出预算时,应分清轻重缓急,将有限的资金安排到最需要的地方。要对各类资金统筹调度,合理安排。人员支出是保证医院正常运转的基本支出,必须优先安排。然后,再视财力可能,本着先急后缓、先重后轻的原则,妥善安排其他支出项目,做到既要保证重点,又要兼顾一般。基本原则是效率优先,兼顾公平。

3.坚持积极稳妥、依法理财的原则

编制预算要坚持以收定支、量入为出、收支平衡、略有结余或要有结余的原则,不能赤字预算。收入预算既要实事求是,又要留有余地;支出预算要打紧,坚持勤俭办院的方针。要把效益放在突出位置,一切收支数字要科学、严密、准确、真实。预算是医院财务工作的重要基础,预算的编制过程也是贯彻国家有关方针、政策、法规、制度及规范财务管理的过程。因此,医院在编制预算的过程中,必须认真贯彻和准确体现国家有关财经和医疗卫生方面的政策、法规、制度,特别是财政、财务、会计等方面的规章制度。

(二)医院预算的编制依据

为了保证医院预算切实可行,在编制预算时,要有充分的依据,主要包括:①国家卫生行政管

理部门下达的卫生事业发展计划。②以往年度的预算执行情况。③本单位的业务规划及工作目标。

四、医院全面预算的编制与实施程序

(一)编制预算的准备工作

编制预算是医院预算管理的基础环节。为保障预算编制的科学、合理,应做好以下准备工作。

1.对上年预算执行情况进行全面分析研究

通过分析研究,掌握财务收支和业务规律及有关资料的变化情况,预测预算年度的收支增减趋势,为编制新年度预算打下基础。主要的分析包括分析上年计划和任务完成情况,预算执行情况,找出规律;分析各项资金来源及其变化情况;分析收支标准及定员、定编、定额的变化情况;分析资金使用中存在的问题及改进措施;分析有关政策对预算收支的影响程度。

2.核定基本数字

基本数字是反映医院规模、工作量多少、人员配置等情况的基础统计数据,是编制预算最基础的依据。核定基本数字包括:①定员,职工人数包括人员编制、在职职工实有人数、离退休职工实有数等。②定额,如每次食品检测的收费、每位从业人员的健康体检收费、支出定额中的人员经费等。③开支标准,计划年度各项费用的开支范围、额度、标准等,如差旅费、会议费等。④基本数字是卫生机构事业发展规模和业务量的依据,如各种服务量。

3.正确测算各种因素对单位收支的影响

(1)分析测算计划年度内国家有关政策对单位收支的影响,如监督和防疫分离政策、收费标准变动对收入的影响,职工医疗保险制度改革对收入的影响等。

(2)分析事业发展计划对单位收支的要求,如新建疾病控制中心,新进大型检测设备等对资金的需求和对收入的影响等。

4.准确掌握各种预算知识

准确掌握财政部门和主管部门有关编制收支预算的要求,熟悉新的预算科目及其内涵,熟悉预算表格的内在联系,熟悉预算科目,包括收入预算科目和支出预算科目,熟悉各种预算表格包括基本数字表、大型购置预算明细表、预算单位收支预算表等,理解其内在含义和联系,以保证预算编制的统一性和规范性。只有充分做好上述各项准备工作,才能将预算编制做得符合实际,更具有操作性。

(二)医院全面预算的编制程序

医院预算的编制是非常复杂的,涉及行政、后勤、医疗、医技等各个部门,只有全员参与预算的编制,才能使预算成为各部门、科室、全体员工自愿努力完成的目标。医院全面预算的编制程序如下。

(1)医院最高管理层根据医院长期发展战略规划、运营目标、运营方针,提出医院在预算期(财年)的预算总目标和具体目标。

(2)各业务部门对于分配的预算指标进行反复研究,编制本部门预算,报送医院预算管理部门。

(3)医院预算管理部门审查、论证、平衡各部门编制的预算,汇总编制医疗收支、药品收支、管理费用、专项收支等预算,汇总出医院的全面预算,提交医院院长办公会。

（4）经医院院长办公会批准，审议机构（预算管理委员会或职工代表大会）通过或驳回修改预算。

（5）主要预算指标报给主管部门（市卫生局、市财政局）。

（6）批准后的医院预算，下达各部门、科室并执行。

（三）医院全面预算的实施程序

1.首先要对医院的外部环境和内部环境进行调查摸底

在市场经济条件下，医院的经济目标要服从于市场经济的客观规律，所以在预算管理中要准确把握国家宏观经济政策和卫生改革的总体方向，周边医疗市场资源配置状况，地区居民收入发展趋势，居民医疗消费需求发展情况及同行业相关信息。对医院内部要充分把握工作思路、目标、各项事业发展计划和实施计划，全面了解单位人员编制、财产分布及使用情况，了解科室、部门的人员、设备、技术力量、盈利能力、工作量情况，并对历年数据进行加工、分析，以便做好经费的预算和项目论证工作。

2.确立医院收支目标

医院的收入主要包括业务收入、财政拨款收入和投资收入三大部分。确立医院收入目标时应以医院业务收入为重点。通常根据医院总体发展规划和目标确定总收入；根据医保定点人员的扩大、绩效激励政策的改变等因素来确定医院的增收额；根据卫生及物价等政策的改变、周边卫生资源配置变化、医保政策的变化等因素确立医院的总的减收额；根据医院总的工作量指标（如门、急诊人次，出院人数），确立医院业务收入结构。医院的支出应遵循"一要吃饭，二要建设，三要有所积累"的原则量入为出，量力而行，并与医院成本核算相结合。

3.对医院收支目标进行合理分解，并层层落实到科室、部门

（1）业务收入部门。根据业务科室的历年经营状况及技术水平，结合科室的人员结构，设备投入情况，医院对科室的扶持政策，科室所承担的职能来分解落实收入目标；根据收入来配比药品、器械、材料消耗支出；根据历年情况核定其他公用经费支出。

（2）行政后勤部门。主要根据所承担的职能、任务，强调费用的合理开支，减少浪费，通过定额、定项管理的办法来核定费用支出。当然这些收支指标的分解、落实并非一劳永逸，而是按"自上而下，自下而上，上下结合，多次平衡"的方式进行，从而缩小预算与实际的偏差，使目标更具合理性和可操作性。

4.全面预算的评价与激励

杰克·韦尔奇说："我的经营理念是要让每个人感觉到自己的贡献，这种贡献看得见、摸得着、数得清。"医院全面预算管理是一项全员参与、全面覆盖、全程跟踪的系统工程，要使其有效实施，必须充分调动管理者和全院职工的积极性，使执行情况与医院管理者、职工的经济利益挂钩，并做到奖罚分明、到位。要奖罚必须定期对科室的实绩与预算的差异进行分析、评估，考评中要求明确责任，区分执行中的可控及不可控因素，对于那些由责任部门创造的预算绩效，按增加收入、节约支出金额的一定比例确定奖励额度；对由于主观过失所造成的损失，按收入减少、费用超支额度酌情确定责罚额度。

医院全面预算管理是单位和医院行之有效的财务管理手段与技术。积极推进医院全面预算管理将从根本上推动医院建设和发展。

五、预算编制方法

预算编制方法很多,常用的编制方法包括传统的预算编制方法、弹性预算和零基预算。

(一)传统的预算编制方法

1.基期法

基期法指确定基期(通常为上一年度)预算收支的基数,在基期执行数的基础上,按照一定增减比例或数额确定预算年度收支指标的方法。该方法的最大优点是简单方便。它的缺点是没有考虑基数收支是否合理;它是一种增量预算,是在原预算基础上的增加,实际上是承认既成事实,而不管这个事实是否科学。

2.系数法

系数=收支统计数÷同期有关技术经济指标数

收支预算数=系数×计划年度有关的技术经济指标数

3.定额法

定额法是利用各种定额和有关的技术经济指标来测算近年收支预算数。

收支预算数=定额×计划年度有关的技术经济指标

如医院人员工资的编制采用的就是定额的方法,每一名职工工资有一个基本的定额,根据在职职工实有人数,就可以确定在职人员工资。

4.比例法

比例法是在已知全部预算收支总额的情况下,利用局部的比例关系,测算局部收支数的一种方法。它的公式为:

某项收支预算数=预算收支总额×比例

如根据卫生材料费占事业收入的比例,测算卫生材料预算数。

5.分析法

分析法是在原有基础上,分析各种新发生的因素或者原有因素的新变化对预算收支影响的方法。它的公式为:

预算收支数=基数±各种增减因素

6.综合法

综合法是综合利用系数法和分析法等,测算预算支出的一种方法。它的公式为:

预算收支数=系数×有关指标计划数±各种增减因素

以上传统的预算编制方法共同的特点是操作简单,适应性强,但是,这些方法没有考虑到收支因素的变动及这些变动是否合理。运用传统方法编制预算,实际上是只能升不能降,不利于加强财务管理。

(二)弹性预算

弹性预算是在不能准确预测业务量的情况下,根据本量利关系,按照一系列业务量水平编制的有伸缩性的预算。它的特点是在可预见的业务量范围内确定多个业务量水平的预算数,根据实际业务量确定相应的费用预算。编制的步骤如下。

(1)选择业务量的计量单位。

(2)确定适用的业务量范围:70%～120%。

(3)研究各项成本与业务量之间的关系:

成本＝固定成本＋单位变动成本×业务量

(4)计算各项成本预计数,并用一定的方式表达出来。

(三)零基预算

1.零基预算的概念

零基预算是目前世界各国普遍采用的一种相对科学的预算方法。我国 20 世纪 80 年代初期有人提出这个名词,20 世纪 90 年代陆续有些地区和部门采用这个方法。零基预算是指预算的收支以零为基点,对预算期内各项支出的必要性、合理性,预算收入的可能性及预算数额的大小,逐项审议决策从而确定收支水平的一种预算方法。零基预算适用于较难分辨其产出的服务型部门或不经常发生的及预算编制基础变化较大的预算项目。

2.零基预算的特点

零基预算的特点是以零为起点;要求针对一切业务活动;在对各项目成本效益分析的基础上,按项目的轻重缓急和财力可能分配预算金额;可以排除以前年度的不合理因素,使预算更切合实际;有利于调整单位之间的利益格局。

3.零基预算的编制

(1)各部门根据各自的分目标列出预算期内可能发生的费用支出项目及目的,并对各费用项目列示出几套不同的经济活动方式下的费用开支方案,上报预算管理委员会。

(2)对各费用开支方案进行汇总、排序。将刚性支出在尽可能节约的前提下,列为第一层,对酌量性费用进行成本效益分析,按成本效益比的大小进行排序,列为第二层和第三层。

(3)根据可动用的财力资源,按费用层次和轻重缓急进行资金分配,汇总编制成费用预算。

(臧黎霞)

第二节　财务预测与财务计划

一、财务预测

财务预测是医院管理人员以对未来经济状况和经济行为的假设为基础,对医院预期的经营成果、财务状况和现金流量所作的预测。财务预测的成果是预测性的财务报告,其表现形式可以是整套的财务报告预测,也可以是财务报告一部分或多部分的预测。

从财务管理的整个过程来看,财务预测在财务计划、财务决策和财务控制之前,是财务管理的首要环节。通过财务预测可为进行财务计划、做出财务决策和实施财务控制提供依据,也是提高医院经济效益的手段。

(一)财务预测的目的

财务预测是融资计划的前提。医院要为患者提供医疗服务,必须要有一定的资产。医疗服务增加时,医院必然要相应增加医药用品等流动资产,甚至还需要增加医疗设备等固定资产。为取得改善医疗服务所需增加的各项资产,医院要筹措资金。这些资金,一部分来自保留盈余,另一部分通过外部融资取得。因此医院需要预先知道自己的财务需求,提前安排融资计划,否则就可能发生资金周转问题,影响服务质量。财务预测的真正目的是应变。财务预测与其他预测一样都不可能很准确。从表面看,不准确的预测只能导致不准确的计划,从而使预测和计划失去意义,其实并非如此。预测可以提高企业对不确定事件的反应能力,从而减少不利事件出现带来的损失,增加利用有利机会带来的收益。

(二)我国财务预测的特点

(1)财务预测体系不健全、法规不完善。现阶段的法律、法规未对医院财务预测的程序、方法、具体要求等提供相应的规定或指南。

(2)财务预测内容不完整、行为不规范。预测的范围主要是盈利预测,而不是医院全面的财务预测,盈利预测的审计主要是对预测的基本假设及所选用的会计政策、预测编制的基础和计算方法进行审核,对预测的准确性不承担审计责任。

(三)财务预测的种类

(1)按预测对象分类,可分为筹资预测、投资预测、成本预测、收入预测和利润预测。

(2)按预测性质分类,可分为定性预测和定量预测。

(3)按预测跨度时间分类,可分为长期预测、中期预测和短期预测。

(4)按预测项目多寡分类,可分为单项预测和多项预测。

(5)按预测态势分类,可分为静态预测和动态预测。

(四)财务预测的基本程序

(1)明确预测对象和要求,即确立财务预测的目标,使预测工作有目的地进行。

(2)收集和分析财务预测的资料,并加以分类和整理,使之满足预测的需要。

(3)选择合适的预测方法,有效地进行预测工作,以取得初步的预测结果。

(4)检查和修正预测的结果,分析误差及其产生原因,以保证目标的完成。

(五)财务预测的主要方法

1.定性预测法

定性预测法也称专家预测法,是通过判断事物所具有的各种因素、属性进行预测的方法,它是建立在经验判断、逻辑思维和逻辑推理基础之上的,主要特点是利用直观的材料,依靠专家个人的经验和直觉进行综合分析,主观地对事物未来状况进行预测定性。经常采用的定性预测方法有专家会议法、德尔菲调查、访问、现场观察、座谈等。定性预测法的优点是在资料不足的情况下可以加快预测速度,但科学依据不足,可靠性较差。

2.定量预测法

定量预测法主要是根据变量之间的数量关系建立数学模型,通过分析事物各项因素、属性的数量关系来进行预测的方法。它的主要特点是根据历史数据找出其内在规律,运用连贯性原则和类推性原则,通过数学运算对事物未来状况进行数量预测。有时间序列预测法和因果预测法两种。

(1)时间序列预测法也称趋势预测法,是分析按时间顺序排列的历史资料,根据事物发展趋势进行预测的一种方法。这种方法可以分为算术平均法、加权平均法、移动平均法、指数平滑法、最小二乘法、回归趋势法等。

(2)因果预测法是根据历史资料找出要预测的因素与其他因素之间的因果关系,并建立数字模型进行预测的方法。有一元回归法、多元回归法和投入产出法等。

定量预测法和定性预测法并不是相互孤立的,在进行财务预测时,经常要综合运用。进行财务预测所取得的资料要真实、及时,采用的方法要科学、合理,预测结果要正确、可靠。

二、医院财务计划

财务计划是在一定时期内以货币形式综合反映医院资金运动和财务成果的形成和分配的计划。它是组织和指导医院财务活动及进行财务管理的重要依据,既可以使各项经营目标具体化、系统化,协调各项计划指标,综合平衡各项生产经营计划,也可以为检查、考核和分析生产经营过程与结果提供依据。

(一)财务计划的作用

财务计划是以货币形式表示的财务方面的经营计划,是规定计划期医院经营中资金来源和运用、资金消耗和收入分配的计划。正确编制财务计划,对有效地组织财务活动,控制货币收支,努力达到预定的财务目标具有重要的意义。具体来说,财务计划有以下两个方面的作用。

1.有助于明确目标

财务计划是具体化的财务目标。编制财务计划有助于医院内部各个科室、部门的主管和员工了解本科室、部门、本人在医院财务目标中的地位、作用和责任,有助于医院财务人员为保证医院运营目标的实现,经济合理地使用资金和筹措资金。财务计划围绕医院的财务目标,把医院运营过程中各个环节的工作紧密组织起来,有利于消除部门之间的隔阂和本位主义,使医院内部各方面力量相互协调,资金运用保持平衡,减少和消除可能出现的各种矛盾冲突,从而使医院成为一个为完成其运营目标、财务目标而顺利运转的有机整体。

2.有助于控制资金

财务计划的控制作用主要表现在三个方面:事前控制、事中控制和事后控制。计划的事前控制,主要是控制计划单位业务范围和规模,以及可用资金限额。由于医院计划总是有一定限度的,因此各科室、部门不能随心所欲,应分清轻重缓急,在资金允许的情况下,合理安排。科学合理的计划能激发各科室、部门和医院员工的工作积极性,主动献计献策,提出降低医疗服务费用,增加医疗收入的措施,以确保计划目标的完成。计划的事中控制主要是按计划确定的目标,对计划收入进行督促,争取实现预期收益和货币资金的流入;对计划的各项耗费和货币资金流出进行审核,防止超支,保证计划的执行。计划的事后控制主要是进行计划和实际执行结果的比较,分析差异产生的原因,进行业绩评价,并为下一期的计划编制工作提供依据。

(二)财务计划的内容

财务计划就是以现金收支预算为核心,编制现金收支预算表、预计损益表和预计资产负债表。

现金收支预算由现金收入、现金支出、现金多余或不足、资金的筹集和运用等四个部分组成,其目的在于协调医院现金收支的平衡,提供现金收支的控制依据。预计损益表是在汇总销售、成本、费用、投资和营业外收支预算基础上编制的,其格式基本上与会计报表相同,其目的是可以掌握税后净利润。预计资产负债表是利用期初资产负债表相关数字,根据销售、生产、资本等预算的有关数据加以调整后编制的,其目的是为了预见计划期的财务状况,保证各项目的收支平衡。

(三)编制财务计划的程序

(1)收集和整理资料,并根据上期指标预计执行情况和财务决策,结合市场形势,全面提出财务计划指标。

(2)紧密结合医院各项计划,对各项指标进行协调,实现计划的综合平衡。

(3)在先进、合理的技术经济定额的基础上,调整各项指标,提出计划表格。

(4)组织讨论,提出措施,发动职工,贯彻计划的执行。

(四)确定财务计划的方法

计划的编制是个信息的转换过程,将初始信息转化成关于医院未来发展目标、资金筹措、运用和考核效果的财务计划指标,必须借助于一定的数量分析和推断的方法。财务计划的编制方法一般有以下几种。

1.平衡法

平衡法即利用有关指标客观存在的内在平衡关系计算确定计划指标的方法。

2.因素法

因素法即根据影响各项指标的各种因素来推算计划指标的方法。

3.比例法

比例法即根据医院历史上已经形成的各种指标之间的比例关系来计算计划指标的方法。

4.定率法

定率法即根据有关规定的固定比率来确定计划指标的方法。如税金、利息、折旧等都可以按照固定比率计算确定有关计划指标。

5.定额法

定额法即以医院规定的定额作为计划指标的一种方法。

6.趋势计算法

趋势计算法即根据历年指标的发展趋势确定计划指标。

(臧黎霞)

第三节 责 任 中 心

一、责任中心概述

(一)责任中心的概念

责任中心是医院实行责任会计制度的基础,是指医院内部按照责权统一的原则划分的、相对独立的、根据其管理权限承担一定经济责任并能反映其经济责任履行情况的核算单位。

医院在进行医疗服务的过程中,为了有效地进行内部经济管理和控制,在统一领导、分级管理的原则下,根据本院的具体情况,将整个医院的经济管理逐级划分为若干个责任领域或范围,即责任中心。让其主管负责人员在其职责范围以内,尽其职,负其责,努力工作,并定期就其经济责任进行绩效考核,实行奖惩,将权、责、利有机地结合起来,围绕各责任中心的经营活动实行自我控制。实行责任中心制,可以真实反映医院各部门、各科室自身经济责任的完成情况,进一步规范科室成本计算办法,加强成本控制,有利于激励各部门、科室和全体人员的工作热情,有利于医院总体经济管理目标的实现,从而推动医院逐步形成集约化的经营管理模式。其目的是加强医院内部管理,保证社会效益和经济效益的不断提高。

(二)医院责任中心的划分

医院划分责任中心前,必须明确每个责任单位的权责范围,做到权小责小,权大责大,权责紧密结合。医院责任中心的划分原则如下。

(1)医院在运营过程中,各部门、科室、班组应具有相对独立的地位,能独立承担一定的经济责任。

(2)作为责任中心的部门、科室、班组应有一定的管理权、控制权和责任范围。

(3)作为责任中心的部门、科室、班组均能制定明确的控制目标,并具有实现控制目标的能力。

(4)在医院运营活动过程中,各责任中心都必须能独立地执行和完成目标规定的任务。

责任中心无论其级次与大小,凡在经济管理上的责任可以辨认者,都可以作为单独的考核单位。从门诊部、药械科、制剂室、药房,到临床科室、医技科室、洗衣室、技工室、锅炉房、电工班组,甚至医院或某科室的某项设备,都可以划分为责任中心。医院内部的责任层次一般分为院、科两级,以一个科室为一个责任中心为宜。后勤保障部门少数科室所属的室(组),其责任范围易于区分并能够独立核算的,也可划分为责任中心。

二、责任中心的分类

责任中心按其责任范围所控制的区域大小,一般分为医疗成本中心、收益中心和投资中心三类。

(一)医疗成本中心

1.医疗成本中心的范围

医疗成本中心又称医疗费用中心,是指医院在运营过程中医疗成本发生的区域。医疗成本中心在一般情况下,只能控制医疗成本。即医疗成本中心的主管负责人,对责任范围内发生的医疗成本应负责任,并能对其中的若干个医疗成本项目加以控制,但无法控制医疗收入和盈亏。

医疗成本中心在医院各种形式的责任中心中应用范围较广,凡在医院内部对成本负有责任的部门、科室、班组都可视为医疗成本中心。例如,医院的挂号室、普通制剂室、无菌制剂室、药品室、输血室、输氧室等都是医疗成本中心。有条件的或分工较细的科室,也可以将若干班组、员工个人或某一项设备,如CT机、B超机、动态心电图机划为医疗成本中心,在一个医院内部,只要有需要和可能,各级组织都可成为成本中心。

2.责任成本

责任成本是指医院将成本支出按部门、科室、班组等责任者进行归类,并由责任者负责和进行核算的可控成本。计算责任成本,要求把能够分清责任的成本数据,分解到医院各部门、科室、班组或个人,做到干什么、管什么,干与管一致,干的要对一定的成本负责,经济责任清楚。责任成本是考核各成本中心工作业绩的依据,但应和奖惩制度挂钩。

责任成本有可控成本和不可控成本两类。可控成本是指可由医院一个部门、科室、班组或个人对其发生额施加影响并控制的成本。不可控成本是指不能由医院某一个部门、科室、班组或个人施加影响并控制的成本。可控成本与不可控成本的划分标准如下。①成本中心在运行过程中,是否有办法知道将要发生什么性质的耗费。②成本中心是否有办法计量此种耗费。③成本中心在运行过程中,当耗费发生偏差时,是否有能力控制并调节此种耗费。

责任成本的可控与不可控是相对的,一项成本对某责任中心来说是可控的,而对另一责任中心来说则可能是不可控的;对上级责任中心是可控的,而对下级责任中心则可能是不可控的。如医院总收入的成本,对药品责任中心来说是不可控成本,药品责任中心对其不可控成本也就不能负责。

如果成本中心对于某项成本,能够按以上3个要求进行管理,那么这项成本便称作该成本中心的可控成本;否则,就是不可控成本。成本中心的各项可控成本之和,即构成该成本中心的责任成本。如各医技科室,作为成本中心来说,对人工、水、电、医用材料、设备维修、折旧的提取,都有一定的方法计量,在实际工作中既有办法知道其耗费中活劳动与物化劳动各占的比重,又有能力控制、调节其耗费量,但对间接费用则不能控制和调节。

由于成本中心只对其可控成本负责,因此,每个成本中心在月、季、年计划开始以前,应根据上级下达的工作任务先编制责任预算,平时应根据本中心的可控成本,对责任成本的实际发生数进行记录,定期编制该成本中心的责任成本实绩报告,其工作实绩也以它的可控成本作为效绩评估和考核的依据;对不可控成本,由于成本中心无能为力,在定期的实绩报告中不予反映,最多只能作为补充资料上报,供上级参考。

成本中心的负责人,只能对其可以直接影响和控制的责任成本负责,对其不能影响和控制的不可控成本就不能负责。可见,只有可控成本才能构成该成本中心的责任成本。通过经济责任制的实施,医院根据需要和可能可以将本院所属各部门、科室、班组或个人都划分为成本中心,分别编制责任预算,记录、分析和考核各成本中心的责任成本,并据其绩效实行奖惩,促进各成本中心积极努力抓成本管理,这是医院控制成本,增加效益的必要途径。

在实际工作中,一个医疗成本中心的不可控成本,往往是另一个医疗成本中心的可控成本。如医院实行医疗项目成本核算后,各医疗项目成本的间接费用和行政管理费,对辅助科室和行政部门来说是可控成本,而对各医疗项目的成本中心则是不可控成本;又如直接用于制剂室生产的原材料、燃料、动力、人工工资等,对于制剂室成本中心是可控成本,而制剂室应摊的医院行政管理费等间接费用则是不可控成本。

在通常情况下,小规模的部门、班组、某项设备的成本中心,与较大规模的科室成本中心相比,其所计算的成本指标范围不尽相同。前者涉及的成本项目较少,后者可能要涉及全部成本项目,但都是责任成本。

(二)收益中心

1.医院收益中心概述

收益中心是指既对医疗成本负责,又对医疗收入和盈亏负责的医院内部单位。该单位既要控制成本的发生,又要对应取得的收入和收益进行控制,即它能通过对运营决策的调整来对该单位的盈亏产生影响,为医院增加经济效益。

2.医院收益中心分类

医院的收益中心可以是自然形成的,也可以是人为划分的。自然的收益中心一般是指医院内部的独立单位,如所属分院、门诊部(所)、独立的药品零售店、服务中心等,这些单位一般可以直接与外部市场发生业务上的联系,提供劳务或销售最终产品,既有收入,又有成本,可以计算盈亏,并且直接以完成的财务成果与其责任预算对比,即可评价和考核其工作业绩。人为划分的收益中心,一般不与外部市场发生业务上的联系,它适用于医院内部具有独立收入来源的药房、医技科室、在加工材料等部门。采用收益中心的管理办法,可以充分调动这些部门的积极性,达到节约挖潜、增加收入、提高经济效益的目的。

3.医院收益中心的管理

医院在实行收益中心管理时,既可以对其进行完整的、独立的全部成本核算,也可以采取不分摊不可控成本,如间接费用和管理费用的办法,只计算收益中心的毛收益,让收益中心由净收益中心变为毛收益中心。

4.医院收益中心应实行等价交换

应当指出的是,医院的收益有自然形成的,也有人为的。如供给患者的药品实现的收益是自然形成的。人为的收益是指在医院内部各责任中心之间,采用"内部货币"的结算办法,按照"内部转移价格"或称"内部费用转移"的办法,实行等价交换所实现的收益。如汽车班按照内定价格收取使用车辆的费用;维修班、洗衣房、供应室、药库等按照内定价格向有关科室收取的费用。由于将成本中心作为收益中心来运营管理,能够加强工作人员的责任心,做到人人既关心成本,又关心收益,因此,人为的收益中心随着市场经济的发展和医院经济管理的深化,逐渐被一些医院采用。

(三)投资中心

投资中心是指既对成本、收入、利润负责,又对投入的资金的使用效果负责的医院所属内部单位。投资中心不但能控制成本、收入与收益,同时也能控制所占用的全部资金,包括流动资产和固定资产。投资中心一般适用于运营规模和经营管理权限较大的内部单位。如医院后勤体制改革后,服务公司对某医院的后勤部门——洗衣、食堂、运输、维修、小卖部等实行统一管理,由于在保证优质服务的前提下要对投资的经济效益负责,所以,服务公司有充分的运营决策权和投资决策权。各投资中心共同使用的资产必须划分清楚,共同发生的成本应按适当标准进行分摊,这样才能比较准确地算出各投资中心的经济效益。投资中心比医院其他责任中心的权力更大、责任更重。医院的投资中心是在医院规模不断扩大、市场竞争加剧以后医院获得较大运营投资权的产物。

三、责任中心的绩效考核

绩效考核是指以责任报告为依据,分析、评价各责任中心责任预算的实际执行情况,找出差距,查明原因,借以考核各责任中心工作成果,实施奖罚,促使各责任中心积极纠正行为偏差,完成责任预算的过程。

从考核的指标口径看,绩效考核包括狭义和广义两种。前者仅考核责任中心的价值指标(如成本、收入、利润及资产占用额等责任指标)的完成情况;后者则还包括非价值责任指标的完成情况。

(一)成本中心的绩效考核

由于医疗成本中心没有收入,只对医疗成本负责,因而对医疗成本中心的绩效考核应以责任成本为重点,即以其责任报告为依据,来衡量责任成本发生的实际数与预算数的差异,并分析研究其产生的原因。

医疗成本中心编制的责任报告,也称作实绩报告,通常只需按该中心可控成本的各明细项目列示其预算数、实际数和差异数三栏。实绩报告中的"成本差异"是评价和考核医疗成本中心工作实绩好坏的重要指标。

(二)收益中心的绩效考核

对医院收益中心的绩效考核,应以贡献毛益与税前净利为重点,也就是应以责任报告为依据,来衡量其实际收入与成本是否达到目标收入和成本水平。

医院收益中心编制的责任报告,又称为成果报告。在这报告中需分别列出总收入、变动成本、贡献毛益、期间成本和税前净利等五项指标的预算数、实际数和差异数。

(三)投资中心的绩效评估

投资中心实质上也是利润中心,对投资中心的效绩评估,不但要计算收益,而且要考虑投资,除考核成本、收入、利润等指标外,要重点考核"投资报酬回收率",又称投资的"获利能力",它是全面反映投资中心运营管理活动的综合质量指标,可以综合考核投资中心的运营成果。投资报酬回收率的计算公式为:

投资报酬回收率=投资中心收益额÷投资中心平均占有资产额×100%

上述公式中的"收益",是指减去成本后的收益;"资产额"是指运营业务所用的全部资产的平均占用额。计算时应以期初和期末的平均占用额为准。根据以上公式,提高投资报酬回收率的主要途径如下。

1.增加服务收入

(1)设法使服务收入增长的比例高于服务成本增长的比例。

(2)设法在服务用资产额相对稳定的情况下,增加服务收入。

(3)设法使收益增加的幅度高于服务用资产额增加的幅度。

2.降低成本数额

设法在服务收入稳定的情况下,逐步降低服务成本。

3.减少服务用资产额

(1)压缩库存,减少外欠,减少资金占用,加速资金周转。

(2)设法在收益不变或增加的情况下,减少服务用资产额。

(3)设法使服务用资产额减少的幅度,大于收益减少的幅度。

(4)提高设备完好率和使用率,出售或调出多余的固定资产。

综上所述,在实际工作中采用什么模式,建立何种责任会计制度,如何划分责任中心的层次和如何将医院的全面预算从最高层逐级向下分解,形成责任预算,都要同医院的具体情况,如组织结构等相适应。将各责任单位对应的责、权、利紧密结合,使相关制度同时兼顾国家、集体和个人三方面的需要。同时应注意促使各个责任单位为了医院总体目标的实现而协调工作,使各个责任单位的目标和利益同企业的总体目标和利益保持一致。

(臧黎霞)

第四节　财务控制

财务控制是指财务人员(部门)通过财务法规、财务制度、财务定额、财务计划目标等对资金运动(或日常财务活动、现金流转)进行指导、督促和约束,确保财务计划(目标)实现的管理活动。在医院财务管理工作中,财务控制是财务管理的重要环节或基本职能,与财务预测、财务决策、财务分析与评价一起成为财务管理的系统或全部职能。医院的任何一项财务活动都需要控制。

财务控制是通过对财务活动约束、调节、疏通,使个别、分散的财务行动按预定目标运行的过程。财务控制要以消除隐患、防范风险、规范经营、提高效率为宗旨,建立全方位的控制体系、多元的监控措施和循序渐进的多道控制防线。

一、财务控制的目的

(1)对理财目标本身进行控制,使它达到先进的水平,进而确定一个优良的财务活动运行轨道。

(2)对理财目标的执行情况进行控制,消除财务活动运行结果与既定目标的偏差,以保证整个财务活动按照既定的目标进行。

(3)通过财务对经营活动进行控制,使经营活动的发展符合理财目标,并保证理财目标的实现。

二、财务控制的地位与作用

财务控制在医院财务管理中具有重要的地位和作用,财务预测、决策、计划、控制、分析、检查构成财务管理的循环体系。从一定意义上说,财务预测、决策、计划是为财务控制指明方向、提供依据、规划措施,财务控制则是对这些规划和设想的具体落实。在医院财务管理中,财务控制是财务管理循环中的关键环节,没有控制,一切预测、决策和计划都是徒劳无益的。财务控制是经济控制系统的重要组成部分。经济控制系统由物质控制系统、技术控制系统、人员控制系统及财务控制系统等多个控制系统构成,而其中的财务控制是借助于货币这一价值尺度所实施的控制。

(一)保证作用

通过控制资金占用规模,保证医院正常业务活动对资金的合理需要;通过控制资金占用结构,保证医院业务活动持续高效地运行;通过控制资金耗费价值的补偿,保证和维护医院业务的顺利进行。

(二)促进作用

通过对资金占用的日常控制,促进医院加速资金周转;通过对基金耗费的控制,促进医院提高经营管理水平,不断增收节支,提高经济效益。

(三)监督作用

通过控制医院各项财务收支,督促医院严格执行党和国家有关方针政策与财经纪律,防止违法乱纪,保护医院资产的安全与完整;通过控制医院财务活动,防止损害国家利益和患者利益,以利于医院的健康发展。

(四)协调作用

通过控制资金运用的结构与规模,控制资金的收入、支出及分配,协调国家、单位、患者及职工个人之间的经济利益关系。

三、财务控制的基础和原则

(一)财务控制的基础

财务控制的目的是为了实现财务预算,而财务预算所包含的各项指标都是以价值形式来反映的,因此财务控制必须借助价值手段来进行。财务控制以价值控制为手段,可以对不同岗位、不同部门、不同类型的经济业务活动进行度量,有利于进行对比、分析和考核。财务控制的基础是进行财务控制所必须具备的基本条件,这主要包括以下几个方面。

1.组织保证

控制必然涉及控制主体和被控制对象。就控制主体而言,应围绕财务控制建立有效的组织保证。如为了确定财务预算,应建立相应的决策和预算编制机构;为了组织和实施日常财务控制,应建立相应的监督、协调、仲裁机构;为了便于考评预算的执行结果,应建立相应的考评机构等。就被控制的对象而言,应本着有利于将财务预算分解落实到内部各部门、各层次和各岗位的原则,建立各种执行预算的责任中心,使各责任中心对分解的预算指标既能控制,又能承担完成责任。

2.制度保证

财务控制必须以财务控制责任制为基础。实行责任控制,按照职务分管的原则,明确职权,使各个部门既相互联系,又相互制约,便于检查。进行财务控制,要按照各自的职责分工进行,以有效达到控制的目的。内部控制制度包括组织机构的设计和医院内部采取的所有相互协调的方法和措施。这些方法和措施用于保护医院的财产,检查医院会计信息的准确性和可靠性,提高经营效率,促使有关人员遵循既定的管理方针。

3.科学管理

财务控制必须以医疗业务活动过程、管理方法、程序、标准为依据,才能有效实施。财务控制效率的高低,很大程度上与医院管理工作密切相关,要提高资金利用效果,必然要求医院各管理部门对其工作进行科学的管理和有效的控制。因此,必须以科学管理为基础,才能充分发挥财务控制的作用。

4.预算目标

财务控制应以健全的财务预算为依据,面向各个部门的财务预算是控制经济活动的依据。财务预算应分解落实到各责任中心,成为控制各责任中心经济活动的依据。若财务预算所确定的财务标准严重偏离实际,财务控制就无法达到目的。

5.财务信息

无论是财务控制目的的选择和财务控制标准的制定,还是差异揭示和分析,都必须建立在及时掌握并加工和反馈信息的基础上。财务信息是财务控制的指示信号,因此,要搞好医院经营管理的各项工作,应建立健全管理制度和方法,建立医院财务信息网,及时收集、加工、传递、储存、处理信息。财务信息包括2个方面内容。

(1)财务预算总目标的执行情况必须通过医院的汇总会计核算资料予以反映,透过这些会计资料可以了解和分析医院财务预算总目标的执行情况,找出存在的差异及其原因,并提出相应的纠正措施。

(2)各责任中心及各岗位的预算目标的执行情况必须通过各自的会计核算资料予以反映,透过这些会计资料可以了解、分析各责任中心以至各岗位预算目标的完成情况,将其作为各责任及各岗位改进工作和考核工作业绩的依据。

6.信息反馈系统

财务控制是一个动态的控制过程,要确保财务预算的贯彻实施,必须对各责任中心执行预算的情况进行跟踪监控,不断纠正执行中出现的偏差。这就需要建立一个信息反馈系统。

7.奖罚制度

财务控制的最终效率取决于是否有切实可行的奖罚制度,以及是否严格执行了这一制度,否则,即使有符合实际的财务预算,也会因为财务控制的软化而得不到贯彻落实。

财务控制必须以充分调动职工的积极性为基础。实施财务控制,不能仅靠制度、上级的监督和检查,还应充分发动群众,调动广大干部职工的积极性,想办法,出主意,定措施,把财务控制变成干部职工的自觉行动,只有建立在此基础上的财务控制,才能发挥更大的作用。

(二)财务控制的原则

1.全面控制与重点控制相结合的原则

全面控制也就是对医院资金运动全过程的各个环节及影响财务成果的全部因素,实施全员、全方位的控制。重点控制就是按照例外管理的原则,对医院资金运动过程中出现的重点事项及重大差异实施的控制。重点控制寓于全面控制之中,重点控制使全面控制更为有效,全面控制与重点控制结合在一起才能发挥更大的作用。

2.专业控制与非专业控制相结合的原则

财务人员根据占有的资料,借助专业的方法,对资金运动进行专业控制。为了使专业控制发挥更大效能,还应充分发动广大干部职工参加财务管理,对各部门各环节的经济活动进行控制。只有将专业控制与非专业控制结合起来,才能实施对资金运动的有效控制。

3.责权利相结合的原则

控制本身是一种责任,从某一方面讲也是一种权力。光有责任,没有权力,不能保证责任的完成。有责权,还要与考核奖惩制度相联系,责权利相结合,才能充分调动医院各部门和个人在财务控制中的责任心和主动性。

4.目标控制与追踪控制相结合的原则

控制是对目标进行控制,控制的关键在于确定目标。但只对目标控制还远远不够,在实际资金运动过程中,资金运动不可能完全按既定的目标进行,总会有差异。因此,必须搞好资金的动态追踪控制,查找差异原因,及时采取措施或重新修订目标。只有把两者有效地结合起来,才能保证财务控制的有效性。

5.日常控制与定期控制相结合的原则

日常控制主要与各责任中心、各部门、各科室的正常工作结合进行。为了保证日常控制的有效性,还要定期不定期地检查落实日常控制情况,分析资金利用效果,找出不足,以便采取相应的措施。

6.财务控制与行为控制相结合的原则

要使财务控制有效,必须研究人们对财务控制的行为因素。一般情况下,人们对控制有一种反感情绪,医院是技术密集型单位,技术专业人员荟萃,又是与患者打交道,如果控制标准方法缺乏科学性,更容易使财务控制效果大打折扣,因此,必须把财务控制与行为控制结合起来,讲清财务控制的目的和意义,让广大干部职工认识理解,并变成他们自觉接受的一种管理制度。既要坚持政治思想教育,发动广大干部职工讨论财务控制标准,力求公正合理,又要严格考核制度,实事求是,奖优罚劣。

7.强制性控制与建议性控制相结合的原则

强制性控制是指对违法违纪的经济活动所进行的强制惩罚。建议性控制是指财务控制能引导经济活动更迅速地朝着既定目标前进。把强制性控制与建议性控制有效结合起来,以达到开源节流、增收节支、提高资金使用效益的作用。

四、财务控制的形式

财务控制可采取多种多样的方式,而且随着客观环境的变化而变化。医院常用的控制形式包括集中控制与分级控制。

（一）集中控制

集中控制是指由一个控制中心对所有子系统的情况进行集中加工、处理、集中指令，操纵所有子系统的财务活动的一种控制形式。集中控制一般适用于规模较小的医院。控制中心对信息的掌握、传输与处理具有高效率与可靠性，有利于实现整体的最优控制。对于规模较大的医院来说，实行集中控制，不利于调动各方面的积极性，风险集中，信息传递不快，容易使控制失效。

（二）分级控制

分级控制是指在一个最高控制中心的领导下，按照整个系统内在的结构层次，分别设置不同级别的控制中心，层层控制，分级控制，一般适用于规模较大的医院。

五、财务控制的种类

（一）按控制的时间分类

可分为事前控制、事中控制和事后控制。

1.事前控制

事前控制是指在活动发生之前所进行的控制活动。如对指标进行分解，将各项指标分解后落实到各归口部门，使各项指标的实现有切实可靠的保证。又如规定计划执行的标准和制度——现金使用范围、费用开支标准等，用以事前加强内部的控制能力。

2.事中控制

事中控制是对医院经营过程中实际发生的各项业务活动按照计划和制度的要求进行审查，并采取措施加以控制。如为了控制医院的短期偿债能力，随时分析医院的流动比率，在发现该比率不合理时，采取措施加以调整。又如为了执行限额制度，在医院内部实行限额发料、限额开支等措施，保证计划目标的执行。

3.事后控制

事后控制即在计划执行后，认真分析检查实际与计划之间的差异，采取切实的措施，消除偏差或调整计划，使差异不致扩大。

（二）按控制的依据分类

可分为具有激励性的预算控制和具有防护性的制度控制。

（二）按控制的对象分类

可分为以降低成本、减少支出和实现利润最大化为目的的收支控制和以确保现金流入与流出的基本平衡，避免现金短缺或沉淀为目的的现金控制。

（四）按控制的手段分类

可分为缺乏弹性的定额控制（绝对控制）和具有弹性的定率控制。

六、财务控制的主要方法

（一）组织控制法

医院要实行财务控制，不仅要有控制目标，而且要有实施控制的机构，有些目标还要按照机构设置状况进行分类或分解，以便于贯彻和执行。合理的组织规划是保证经济业务按照医院既定的方针执行，提高经营效率，保护资产，增强会计数据可靠性的重要条件。各个医院所处的环境、规模大小及业务复杂程度不同，组织机构也应根据各单位的不同实际情况而定。机构设置以后，首先要进行职责划分，明确规定每一层次机构的任务和应负的职责，还要按不相容职务分离的原则,规定相互配合与制约的方法。组织控制法是一种事前控制法。在实施组织控制时,要分清职责,杜绝一个部门或个人控制经济业务的全过程。每类经济业务循环,必须经过不同的部门并保证业务循环有关部门之间互相进行检查,同时,在每项经济业务检查中,检查者不应从属于被检查者。职能责任和职权的分配,应避免重叠、重复和冲突,还要避免职权分工过细,力求机构精干。

(二)授权控制法

授权控制是指在各项财务活动发生之前,单位的各级人员必须获得批准或授权,才能开展正常的或特殊的业务。授权控制是一种事前控制,能使一切不正确、不合理、不合法的经济行为在其发生之前被制止。授权管理的方法是通过授权通知书来明确授权事项和使用资金的限额。

进行授权控制的注意事项:①要求医院内部要有授权环节并明确各环节的授权者。②授权级别应与授权者地位相适应。③授权人应该是称职的人员,对于不能胜任的人不得授权。④各级人员应严格按所授权权限办事,对在授权范围内的行为给予充分信任,对其超越权限外的行为不予认可。⑤无论采取什么样的授权方式,都应有文件记录。

按授权的性质可分为一般授权和特定授权。一般授权是指对单位内部较低层次的管理人员在正常业务范围内的授权,是根据既定的预算、计划、制度等标准,对正常的经济行为进行的授权。一般授权在单位大量存在。与一般授权不同,特别授权是对某些非经常经济业务进行的专门授权,这些经济业务往往是个别的、特殊的,一般没有既定的预算、计划等标准,需要根据具体情况进行具体分析和研究。例如,授权购买一件重要医疗设备就是特别授权的事例。

授权控制对于保护医院财产安全与完整,防止出现弊端是一项重要措施。一个医院的授权控制应做到以下几点:①医院所有人员不经合法授权,不能行使相应权力。这是最起码的要求,不经合法授权,任何人不能审批。有权授权的人则应在规定的范围内行事,不得越权授权。②医院的所有业务不经授权不能执行。③财务业务一经授权必须予以执行。按照责权利相结合的原则,在合理分工的基础上,授予各层次管理人员以相应的权限并赋予相应的责任,各级领导授权后应按规定执行,以身作则,不能越权办事。

(三)目标控制法

目标控制法是指一个单位内部的管理工作应遵循其创建的目标,分期对经济业务活动制定切实可行的计划并对其执行情况进行控制的方法。目标控制是一种事前控制。

实行目标控制的注意事项:①应根据财务控制的对象与要求,制定控制目标。②根据财务指标的组成因素,分解目标,落实到责任单位,做到层层把关。③规定财务指标责任单位的权责利,并制定相应的奖惩办法。④连续不断地检查财务目标的实现情况,并与计划进行比较,揭示差距,查明原因,及时采取相应措施。⑤对财务目标达到的情况进行考核,做到奖惩兑现。

为了进行目标控制,医院要编制计划,实行分级分口管理,推行全面经济责任制,对医院内部职能目标任务的完成情况进行严格考核。

(四)预算控制法

预算控制法是以预先编制的财务预算为标准来实施控制的方法。实际上,预算控制是在年度经济业务开始之前,根据预算期的结果,对全年经济业务的授权批准控制。医院预算按其内容可分为财务收入预算、财务支出预算、财务收支综合预算等;按时间则可分为长期预算、短期预算、临时预算;按形式分为固定预算、滚动预算和弹性预算。医院预算是由多个相互联系的预算组合而成的严密的体系。

预算控制能够最大限度地保证预算得以实现,通过对预算目标与实际执行情况的比较,可以及时了解实际进展情况,找出存在差异的原因,反映原始预算的现实性和可行性,据此决定是否修改原始预算,使之更有利于目标的科学性与合理性。预算控制的方法包括制定预算、指标分解、指标落实、检查考核与奖惩兑现等,与目标控制法相似。

(五)措施控制法

措施控制法主要指政策制度控制措施、文件记录控制措施和实物控制措施。

1.政策制度控制

政策制度控制主要指以国家有关方针政策及医院的计划预算、制度作为控制手段。现代医院财务管理决不能在基础工作不扎实、管理制度不健全的环境中进行。因此,医院内部要建立健全财务管理制度及各项制度,按照国家有关法律、法规、规章、制度,结合医院的实际情况,使医院的财务管理做到有章可循。

2.文件记录控制

文件记录在医院财务控制中有着重要的地位,要使文件记录有效,必须进行可靠性控制。各种文件记录资料的可靠性主要来源于经济业务的真实性及反映的正确性,各种资料的记录应符合其内在联系的规律,按文件记录的性质可分为管理文件和会计记录。管理文件是以书面方式明确单位、各部门、各级管理人员的任务、职权和责任等的方针程序,以便单位有关人员全面了解内部控制的文件,一般包括组织结构图、岗位工作说明、方针和程序手册、系统流程图等。会计记录反映经济业务的发生、处理及其结果。会计记录制度要求保证会计信息反映及时、完整和正确。会计记录制度的主要内容有会计凭证的审核、复式记账、账账核对、复核、稽核、科目控制、凭证控制、账簿控制、权责控制、核算形式控制及电算化控制等。

3.实物控制

实物包括医院的资产、物资及会计账表等,实物控制是指为保护各种实物的安全与完整,防止舞弊行为所进行的控制。实物控制的主要内容包括实物的限制接近(根据医院的实际情况,一般情况下限制接近现金,限制接近库存物资及其他容易转作个人使用的实物,以及会计账单、账册、账簿),实物的保护和实物的定期盘点清查。

(六)责任控制法

科学的组织结构、合理的分工、建立适合医院特点的责任制度是财务控制的又一种形式。责任控制是以明确经济责任,检查和考核责任履行情况为主要内容的控制,要求把职责和权利结合起来,把工作任务和工作方法结合起来,把上下左右的工作结合起来。责任控制的具体形式有2种。

1.部门责任制

医院由许多部门组成,各部门之间存在着密切的联系,部门责任制就是按照单位各部门各自具有的职能来明确责任,考核责任的制度。目的就是理顺各部门之间的联系,督促各职能部门互相配合、协调同步,防止扯皮现象的发生。实行部门责任制,首先要确定各部门的工作内容、责任范围及部门之间的联系,其次制定各部门工作标准,并经常检查执行情况。

2.岗位责任制

岗位责任制是在合理分工的基础上,按照岗位明确责任、考核责任的制度,目的是使单位内部有关人员都有明确而具体的职权范围和工作责任。

(臧黎霞)

第八章

医院财务成本核算与管理

第一节　成本核算的理论

一、医院成本的概念和分类

(一)医院成本的概念

医院成本是指医院在提供医疗服务过程中所消耗的物化劳动和活劳动的货币表现,包括人力成本(工资、奖金、补助等)、物耗成本(低值易耗品、卫生材料)、设备成本、房屋成本等。

(二)医院成本的分类

1.按成本性态分类

分为固定成本、变动成本和混合成本。

(1)固定成本。指在一定时期和一定业务量范围内,成本总额不随业务量、作业量变动而发生增减的成本。固定成本常常是维持性作业消耗的资源耗用,维持性作业是指使医院内部某部门受益,而与医疗服务项目或患者几乎没有联系的作业。固定成本总额只有在一定时期和一定业务量范围内才是固定的,这就是说固定成本的固定性是有条件的,不能以绝对化的观点来看待固定成本与业务量之间的依存关系,超出相关范围,固定成本还是会发生变动。

(2)变动成本。指在一定相关范围内,成本总额随着业务量的变动而成正比例变动的成本。这里的变动成本是就总业务量的成本总额而言。变动成本是与业务量的总数成正比例增减变动的成本总额,主要是科室可以控制的成本,包括各种材料消耗、水电气的消耗等。

(3)混合成本。介于固定成本和变动成本之间,其总额虽受业务量变动的影响,但其变动幅度并不与业务量保持严格比例的成本。固定成本与变动成本只是经济生活中诸多成本形态的两种极端类型,多数成本是以混合成本的形式存在,即同时兼有变动成本和固定成本两种不同性质的成本项目。

2.按与成本对象之间的关系分类

分为直接成本和间接成本。

(1)直接成本。指在成本核算中,不需要通过分配可以直接追踪归属于某一成本对象的成本,即医院在开展业务活动中可以直接计入医疗服务支出的费用。直接成本包括医疗科室开支的人员经费、耗用的药品及卫生材料支出、计提的固定资产折旧、无形资产摊销、提取医疗风险基金,以及医疗科室直接发生的、可独立计量的办公费、印刷费、水费、电费、邮电费、取暖费、物业管理费、差旅费、会议费、培训费等其他费用。

(2)间接成本。指同多个受益对象相联系的成本,需要先归集而后采用一定的成本分摊方法在多个受益对象之间进行分配的成本,即不能直接计入医疗服务支出的管理费用和其他支出。包括医院行政管理部门和后勤部门发生的各项支出。间接费用按照一定的方式(如按人员比例)可以在医疗科室中进行分摊。

3.按核算内容分类

分为人员经费、材料经费和其他费用。

(1)人员费用。指应计入医疗业务成本和管理费用的职工工资、奖金、津贴、补贴和其他工资性支出及职工福利费和对个人和家庭的补助支出等。

(2)卫生材料费和药品费。医疗运营过程中实际消耗的医疗耗材、辅助材料和药品、燃料的原价、运输、装卸等费用。

(3)固定资产折旧费、无形资产摊销费。固定资产折旧、租赁费、修理修缮费和低值易耗品的摊销、无形资产的摊销。

(4)提取医疗风险基金。用于支付医院购买医疗风险保险发生的支出或实际发生的医疗事故赔偿的资金。

(5)其他费用。不属于以上各要素但应计入医疗业务成本和管理费用的支出,如办公费、水电费、差旅费等。

二、医疗保险付费方式

医院成本核算层次的划分与医保付费方式的变革密不可分。当前,医保付费方式的改革正在进行中。实行付费方式的改革能控制医疗需求和医疗费用的增长,使之与GDP增长水平相适应;能够促进医院转变管理模式、降低医疗成本、提供适宜的医疗服务;能够优化医疗费用报销流程,缩短报销周期;能够实现医疗保险基金管理的信息化,便于调节与控制。

我国医疗体制改革试点的实践证明,单一的费用支付方式难以达到预期的效果,建立多元化、混合的支付体系,便于实践管理,保留综合优势以消除单一支付体系的负面效应。

(一)医保付费方式

医疗保险付费方式是指医疗保险经办机构代表参保患者为患者提供医疗服务的定点医疗机构支付费用的方式,即第三方付费(也就是通常所说的保险报销费用)。目前国际上保险人对医院的付费方式有5种,分别是按服务项目付费、总额预付、按人头付费、按服务单元付费和按病种付费。当前我国城镇职工医保、城镇居民医保和新农合的支付方式主要是按服务项目付费,总体逐步转化为按服务单元付费、按病种付费等多种付费方式。由于不同的支付方式对医疗供需双方存在着不同的刺激作用,直接影响卫生费用的控制和医疗保险制度实施的成败。

1.按服务项目付费

按服务项目付费是对医疗服务过程中所设计的每一服务项目制定价格。参保人员在享受医疗服务时逐一对服务项目计费或付费,然后由医疗保险经办机构向参保人或者定点医疗机构依照规定比例偿付发生的医疗费用。这是一种运用最早而又最常用的一种付费方式,也是我国当前医疗服务付费的基本方法。

2.总额预付

总额预付制是政府或医保经办机构与医疗服务提供方协商,以前期医院总支出为依据,在剔除不合理支出后,确定供方下一年度总预算,保险机构在支付供方费用时,以此为最高限额。这种付费方式对医院服务量方面有高度的控制权,医疗机构一旦采纳这种补偿方式,对所有前来就诊的参保人必须提供医疗保险范围内的服务,因此会在总预算额内精打细算,控制过量医疗服务。我国在进行医院体制改革前,国家对多数公立医院实行这种付费方法。现在一些地方社保机构也采用这种方法。

3.按人头付费

按人头付费是医疗保险机构每月或每年按医院或医师服务的人数和规定收费的定额,预付给服务提供方一笔固定的费用。在此期间,供方提供合同范围内的一切医疗服务。这是在没有完整、高效的管理系统前,常被社会保险采用的一种方法。按照既往数据,测算出每一住院人次的花费,再考虑地域费用水平和医疗费用上涨等因素确定付费标准。

4.按服务单元付费

服务单元是指将医疗服务的过程按照一个特定的参数划分为相同的部分,每一个部分为一个服务单元。例如,一个门诊人次、一个住院人次和一个住院床日。按服务单元付费即保险机构根据过去的历史资料及其他因素制定出平均服务单元费用标准,然后根据医疗机构的服务单元量进行偿付。与按人头付费方式相比,按单元付费更进一步,它把患者每次住院分解成每天或其他单元来付费,相对科学一些。

5.按病种付费

即按疾病诊断付费方案(DRG)。这一概念是由耶鲁大学研究者于 20 世纪 70 年代提出来的。它的出发点是基于患者所接受的治疗与患者的病情有关而与医院的特性无关,如病床规模、是不是专科医院等。治疗每位患者都要消耗一定的资源,而每位患者因其年龄、性别、主要和次要诊断及入院时的状况等因素的不同而消耗不同的资源。疾病诊断付费方案正是基于这个出发点用大量的临床数据,采用量化的办法,核算每种条件下资源消耗的正常值(或平均消耗量)建立起来的。医院被看成是一个生产多种产品的企业,它可以医治多种类型和不同状态下的疾病。显然,按照补偿的价格和医院可能消耗的资源,医院总是承担着一定的经济风险。按疾病诊断付费方案是一个庞大而复杂的系统,它首先将疾病分成 23 种主要的诊断类型,进而将它们分成470 个独立的组,然后再按美国不同地区工资指数制定不同的支付比例。预付标准从疾病的主要诊断、是否需要手术、患者年龄及有无并发症四个方面综合平衡,确定每种疾病的住院日和费用,用预付方式支付给医疗服务提供者。DRG 方式因涉及医疗机构之间利益的公平性、标准评判和医疗责任界定等问题,为可能出现的法律诉讼,DRG 是通过法案的方式推行下去的。

(二)医保付费方式对医院财务管理的影响

医疗保险付费方式改革对医院的管理理念、管理模式、工作流程、医疗行为等都带来了一定的影响,对医院的医保管理工作更是提出了挑战。如何适应改革,应对挑战成为医院管理和医保管理必须面对而又亟待解决的问题。

《关于进一步推进医疗保险付费方式改革的意见》(人社部发〔2011〕63 号)指出当前推进付费方式改革的任务目标是结合基金收支预算管理加强总额控制,探索总额预付。在此基础上,结合门诊统筹的开展探索按人头付费,结合住院门诊大病的保障探索按病种付费。建立和完善医疗保险经办机构与医疗机构的谈判协商机制与风险分担机制,逐步形成与基本医疗保险制度发展相适应,激励与约束并重的支付制度。

门诊医疗费用的支付,要结合居民医保门诊统筹的普遍开展,适应基层医疗机构或全科医师首诊制的建立,探索实行以按人头付费为主的付费方式。实行按人头付费必须明确门诊统筹基本医疗服务包,首先保障参保人员基本医疗保险甲类药品、一般诊疗费和其他必需的基层医疗服务费用的支付。要通过签订定点服务协议,将门诊统筹基本医疗服务包列入定点服务协议内容,落实签约定点基层医疗机构或全科医师的保障责任。

住院及门诊大病医疗费用的支付,要结合医疗保险统筹基金支付水平的提高,探索实行以按病种付费为主的付费方式。按病种付费可从单一病种起步,优先选择临床路径明确、并发症与并发症少、诊疗技术成熟、质量可控且费用稳定的常见病、多发病。同时,兼顾儿童白血病、先天性心脏病等当前有重大社会影响的疾病。具体病种由各地根据实际组织专家论证后确定。有条件的地区可逐步探索按病种分组付费的办法。生育保险住院分娩(包括顺产、器械产、剖宫产)医疗费用,原则上要按病种付费的方式,由经办机构与医疗机构直接结算。暂不具备实行按人头或按病种付费的地方,作为过渡方式,可以结合基金预算管理,将现行的按项目付费方式改为总额控制下的按平均定额付费方式。

要针对不同付费方式明确监管重点环节。采取按人头付费的,重点防范减少服务内容、降低服务标准等行为;采取按病种付费的,重点防范诊断升级、分解住院等行为;采取总额预付的,重点防范服务提供不足、推诿重症患者等行为。

三、医院成本核算的层次

开展成本核算,首先要明确的是成本核算的对象,这是开展成分费用归集的前提和基础。成本核算对象不同,核算的内容、方法和口径都不同。按照我国财务制度的规定,根据核算对象的不同,成本核算可分为总成本核算、科室成本核算、医疗服务项目成本核算、病种成本核算、床日和诊次成本核算。成本核算一般应以科室、诊次和床日为核算对象,三级医院及其他有条件的医院还应以医疗服务项目、病种等为核算对象进行成本核算。

(一)医院总成本

医院总成本是指医院在医疗运营过程中耗费资金的总和。它可总括反映医疗成本状况,评价和考核医院的运营水平,也是用于对外和向上级报告的财务成本,如财务会计报表反映的医疗总成本。在总成本中可划分为门诊总成本、住院总成本、医疗总成本、药品总成本。

(二)科室(部门)成本

科室、部门成本是按责任会计理论方法对责任单位的成本核算,是责任单位在医疗运营过程中所耗费的资金。科室、部门成本主要是对责任单位并对科室的运营作出预测和决策,在医院的管理中有着重要作用。

(三)医疗项目成本

医疗项目成本是针对每个医疗项目所核算的成本,反映了医疗项目所耗费的资金。项目成本主要作用在于考核医疗项目的盈亏作为补偿和定价的依据。

(四)病种成本

病种成本是反映在治疗某病种所耗费的资金总和。可以作为对治疗过程的综合评价,为病种收费提供依据,为医保的结算开辟新的途径。

(五)床日和诊次成本

1.床日成本

床日成本是指住院患者每一床位日所耗费的成本,是医院为一个住院患者提供一天的诊疗服务所耗费的平均成本。床日成本包括住院、检查、治疗、药品、血液、其他医疗材料等所有住院服务的成本。

2.诊次成本

诊次成本是医院为患者提供一次完整的门诊服务所耗费的平均成本。一个诊次的服务包括从挂号、交款、检查、诊断,直至明确结局的全过程。它和住院患者病种成本一起构成了医院最终极的两个成本核算对象。事实上,医院任何一项成本核算工作最终都指向这两类成本。

每诊次成本和每床日成本是考核医院实际成本水平的指标,便于同类医院之间的比较。在一般情况下,一个医院的某单位成本的升降,可以直接表示医院在此方面成本控制上的成效。

在以上述核算对象为基础进行成本核算的同时,开展医疗全成本核算的地方或医院,应将财政项目补助支出所形成的固定资产折旧、无形资产摊销纳入成本核算范围;开展医院全成本核算的地方或医院,还应在医疗成本核算的基础上,将科教项目支出形成的固定资产折旧、无形资产摊销纳入成本核算范围。

五、不计入医院成本核算范围的支出

为了正确反映医院正常业务活动的成本和管理水平,在进行医院成本核算时,凡属下列业务所发生的支出,一般不应计入成本范围。

(1)不属于医院成本核算范围的其他核算主体及其经济活动所发生的支出。

(2)为购置和建造固定资产、购入无形资产和其他资产的资本性支出。

(3)对外投资的支出。

(4)各种罚款、赞助和捐赠支出。

(5)有经费来源的科研、教学等项目支出。

(6)在各类基金中列支的费用。

(7)国家规定的不得列入成本的其他支出。

(周航宇)

第二节 科室成本核算

一、科室成本核算的含义

科室成本核算是指将医院业务活动中所发生的各种耗费以科室为核算对象进行归集和分配,计算出科室成本的过程。建立成本责任中心,核算科室成本,将成本形成过程的控制落实到具体科室和个人,节省医院开支,减少卫生资源浪费。科室成本核算有利于改善医院运营管理,加强医院对科室医疗投入、产出的管理。

二、科室成本核算的作用

(1)实行科室成本核算,有利于医院各层次的成本核算。成本核算分为总成本核算、科室成本核算、医疗服务项目成本核算、病种成本核算、床日和诊次成本五个层次,科室是医院组织架构中最基本明晰的责任单元,科室成本是对医院总成本的细分,科室成本核算既是医院总成本核算的延伸,又是项目成本核算和病种成本核算的基础。

(2)实行科室成本核算,有利于增强职工的成本效益责任意识。随着我国医疗卫生改革的不断发

展和深入,医院面临着前所未有的压力。医院要发展就必须强化内部管理,完善内部机制,明确经济责任。将科室作为成本责任中心,进行科室成本核算,不仅能培养职工成本效益责任意识,促使科室人员自觉加强管理,节约开支,减少浪费,而且有利于降低医院的运行成本,提高医疗管理水平。

（3）实行科室成本核算,有利于医疗资源合理配置。医院在重大项目的立项选择和决策上,充分依靠成本核算数据,进行事前的成本分析及成本预测,最大可能地减少投资风险,避免盲目决策,使医院的发展规划决策更具科学性,对科室的业务发展、人力的配备、床位的设置更加合理化,医疗卫生资源配置更加高效。

（4）实行科室成本核算,有利于控制医院的整体成本。进行科室成本核算,有利于更好地执行医院的支出标准和消耗定额制度。通过实行定额制度和部门预算管理,能有效地控制卫生材料和业务费用的增长。

（5）实行科室成本核算,有利于正确处理经济效益和社会效益的关系。医院实行成本核算能够调动职工工作的积极性、主动性,为医院开源节流、增收节支,有利于持续改进、提高医疗质量和医院声誉,不断加强和提高医院管理水平,在获得较好的经济效益的同时,也获得较好的社会效益,保证医院持续、稳定、健康地发展。

三、科室分类

根据《医院财务制度》的规定,科室成本核算的科室区分为以下类别:临床服务类、医疗技术类、医疗辅助类和行政后勤类等。

(一)临床服务类

临床服务类指直接为患者提供医疗服务,并能体现最终医疗结果、完整反映医疗成本的科室,包括门诊和病房。

(二)医疗技术类

医疗技术类指为临床服务类科室及患者提供医疗技术服务的科室。该类科室作为一个医疗检查、治疗项目的执行科室,只是提供医疗服务过程中的中间服务,并不体现医疗服务的最终产品,如检验科、心功能科等。

(三)医疗辅助类

医疗辅助类科室是服务于临床服务类和医疗技术类科室,为其提供动力、生产、加工等辅助服务的科室,如门诊病案室、咨询导诊室等。

(四)行政后勤类

行政后勤类指除临床服务、医疗技术和医疗辅助科室之外的从事院内外行政后勤业务工作的科室,如医务处、财务处、行保处等。

四、科室成本的归集

医院应通过健全的组织机构,按照规范的统计要求及报送程序,将支出直接或分配归属到耗用科室,形成各类科室的成本,包括直接成本和间接成本。

直接成本的归集分两种情况,一种情况是为开展医疗服务活动而发生的能够直接计入或采用一定方法计算后直接计入该科室的各种支出,即直接成本,如人员支出、直接耗材、药品成本等,按照实际耗用情况,计入相关科室成本。对于科室有用水、用电记录的,水费、电费也直接计入相关科室成本。

另一种情况为开展医疗服务活动而发生的不能直接计入、需要按照一定原则和标准分配计入该科室的各项支出,即科室的间接成本,即公摊成本。公摊成本需按一定的分摊标准在医院所有科室进行分摊。公摊成本包括煤、水、电、取暖费,房屋修缮费等。分摊标准可以采用人员比例、房屋面积或仪器设备占用等。如取暖费、房屋维修费按房屋面积比例进行分摊,科室无用水、用电记录时,水费按科室人员比例分摊,电费按房屋面积或按仪器设备占用比例进行分摊。

以水费为例,计算公式如下:

$$某科室分摊的水费=\frac{该科室的人员数}{无用水记录的科室人员数之和}\times 水费$$

医院根据成本核算的要求设置成本核算科室,在各级科室下还需要设定核算单元,它是成本核算的最小单位。核算单元与成本责任中心既有区别又是相互关联的。成本责任中心是按照成本管理目标,将医院运营的整体目标分解为不同层次的子目标,落实到有关单位完成而形成的内部责任单位。核算单元是成本责任中心的分支单位,核算单元的成本核算是责任中心的成本核算的延伸和细化,每个责任中心的成本等于其各个核算单元的成本之和。如神经内科是成本责任中心,但它的核算单元有神经内科一病区、神经内科二病区和神经内科门诊。核算单元的确定要科学合理,如果核算单元过多,就会增加核算难度和成本,如果核算单元过少,也无法精细化进行成本核算。所以,确定核算单元既要遵循成本效益原则,又要满足成本核算的要求。

经过归集,可以编制科室直接成本表,如表 8-1 所示。

表 8-1 医院各科室直接成本表

成本医 01 表

编制单位 _____ 年 _____ 月   单位:元

成本项目 / 科室名称	人员经费(1)	卫生材料费(2)	药品费(3)	固定资产折旧(4)	无形资产摊销(5)	提取医疗风险基金(6)	其他费用(7)	合计(8)=(1)+(2)+(3)+(4)+(5)+(6)+(7)
临床服务类科室1								
临床服务类科室2								
…								
小计								
医疗技术类科室1								
医疗技术类科室2								
…								
小计								
医疗辅助类科室1								
医疗辅助类科室2								
…								
小计								
医疗业务成本合计								
管理费用								
本月总计								

说明:①本表反映管理费用和医疗技术、辅助类科室成本分摊至临床服务类科室成本前各科室直接成本情况。②医疗业务成本合计=临床服务类科室成本小计+医疗技术类科室成本小计+医疗辅助类科室成本小计。③本月总计=医疗业务成本合计+管理费用。

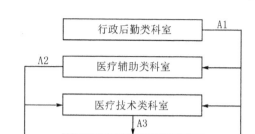

图 8-1　科室成本分摊流程图

(一)管理费用的分摊

在将公摊成本进行分配后,将行政后勤类科室的管理费用向临床服务类、医疗技术类、医疗辅助类科室分摊,如图 8-1 中 A1 所示。分摊参数可采用人员比例、内部服务量、工作量等。

分摊标准以人员比例为例:

$$某科室分摊到的管理费用 = \frac{该科室人员数}{临床、医技、医辅类科室人员总数} \times 管理费用$$

在管理费用的分摊中,可以根据科室服务对象的性质采用不同的人员系数,如医务处主要为医疗人员提供管理服务,所以人员系数采用科室医师、医技人员总数分摊,护理部主要为护理人员提供管理服务,人员系数采用科室护理人员总数分摊。

(二)医疗辅助成本分摊

管理费用分配后,再将医疗辅助类科室成本向临床服务类和医疗技术类科室分摊,分摊参数可采用人员比例、内部服务量、工作量等,如图 8-1 中 A2 所示。

如消毒供应室成本按该科室向临床科室、医疗技术科室提供的消毒服务量比例分摊,挂号室成本按该科室向临床科室提供的挂号工作量比例分摊。以分摊消毒供应室为例:

$$某科室分摊的消毒供应室成本 = \frac{消毒供应室向该科室提供的消毒服务量}{消毒供应室全部服务量} \times 消毒供应室总成本$$

这里所分摊的消毒科总成本含消毒科直接成本(包括直计成本与分配的公摊成本),以及行政后勤科室分摊到消毒科的成本。

在医疗辅助成本的分摊中,如果医疗辅助科室按其为其他科室提供的服务指定内部价格,并按内部价格归集科室成本时,由于该科室的成本已经计入各被分摊科室中,因此其成本不能直接再分摊,应将已计入科室成本的部分先剔除,差额部分再按服务量进行分摊。

如供应室的成本,在核算时已按消毒费内部价格将一部分成本直接计入到了各科室中。

供应室未分摊成本 = 供应室总成本 − 已计入科室的消毒费之和

$$某科室所分摊到的供应室的成本 = 供应室未分摊成本 \times \frac{供应室向该科室提供的服务量}{供应室全部服务量}$$

需要注意的是,医院内部价格应定期检查,发现实际成本与内部价格差异较大时应重新核定,以尽可能减少未分摊成本。

(三)医技科室成本分摊

最后将医疗技术类科室成本向临床服务类科室分摊,分摊参数可采用工作量、业务收入、收入、占用资产、面积等,分摊后形成门诊、住院临床类科室的成本。以手术麻醉室成本分摊为例:

某科室所分摊到手术麻醉室的成本 $=\dfrac{\text{手术麻醉室提供给该科室的工作量}}{\text{手术麻醉室提供给所有科室的工作量}}\times$ 手术麻醉室总成本

这里所分摊的手术麻醉室总成本含手术麻醉室直接成本已经分摊到的行政后勤科室成本和医疗辅助科室成本。

科室全成本核算公式：

某临床科室全成本＝直计成本＋公摊成本＋管理费用分摊＋医辅成本分摊＋医技成本分摊

经上述分摊后，可以编制医院临床服务类科室全成本表，如表8-2所示。

表 8-2　医院临床服务类科室全成本表

成本医02表

编制单位＿＿＿＿＿＿＿＿＿＿年＿＿＿＿＿月　　　　　　　　　　　　　　　　　单位:元

成本项目＼科室名称	人员经费(1)			卫生材料费(2)			药品费(3)			固定资产折旧(4)			无形资产摊销(5)			提取医疗风险基金(6)			其他费用(7)			合计(8)＝(1)+(2)+(3)+(4)+(5)+(6)+(7)		
	直接成本	间接成本	全合计	直接成本	间接成本	全合计	直接成本	间接成本	全合计	直接成本	间接成本	全合计	直接成本	间接成本	全合计	直接成本	间接成本	全合计	直接成本	间接成本	全合计	直接成本	间接成本	全合计
临床服务类科室(1)																								
临床服务类科室(2)																								
...																								
科室全成本合计																								

说明:①本表反映医院根据《医院财务制度》规定的原则和程序，将管理费用、医疗辅助类科室直接成本、医疗技术类科室直接成本逐步分摊转移到临床服务类科室后，各临床服务类科室的全成本情况。即:临床服务类科室全成本包括科室直接成本和分摊转移的间接成本。②表中的"直接成本"反映间接成本分摊前各临床服务类科室发生的直接成本金额。③表中的"间接成本"反映将管理费用、医疗辅助类科室直接成本、医疗技术类科室直接成本按规定的原则和程序分摊转移至各临床服务类科室的间接成本金额。

（周航宇）

第三节　项目成本核算

一、医院项目成本核算概述

医院服务项目成本核算是以各科室开展的医疗服务项目为对象，归集和分配各项支出，计算出各项目单位成本的过程。核算办法是将临床服务类、医疗技术类和医疗辅助类科室的医疗成本向其提供的医疗服务项目进行归集和分摊，分摊参数可采用各项目收入比、工作量等。

医疗服务项目成本核算就是对围绕某一服务项目所发生的一切成本进行审核、记录、汇集和分配,并计算实际成本的过程。

医疗服务项目成本核算是以临床服务科室及医疗技术科室二次分摊后的科室成本为基础,以各科室开展的医疗服务项目为对象,归集和分配各项支出,计算出各科室所开展医疗服务项目单位成本的过程。

通过项目成本核算,可以明晰成本与价格关系,有利于政府部门准确制定医疗服务项目的价格,对医院发生的各种费用进行合理补偿;有利于对不同部门或不同医院的同一医疗服务项目进行成本差异分析,找出运营管理的差距及存在的问题,指导医院优化资源配置;项目成本的核算也是病种成本核算的基础。

二、项目直接成本的归集

即收集可直接归集到各医疗服务项目的费用,如人员经费、卫生材料费等。

三、项目其他成本的分摊

即将项目开展科室的医疗成本按照一定方法分摊至服务项目。以二次分摊后的临床服务类、医疗技术类科室成本为基础,向所有医疗服务项目分摊。

一般来说,成本分摊系数包括收入分配系数、工作量分配系数和操作时间分配系数。因为项目成本核算的对象是医疗服务项目,其目的是为政府部门制定医疗服务价格提供依据,因此参与项目成本核算的成本范围不包括单收费材料和药品的成本。

(一)收入分配系数

收入分配系数是指某服务项目年医疗收入占该项目所在科室总医疗收入的百分比。计算公式如下:

$$某服务项目成本 = \frac{该服务项目医疗收入}{该科室总医疗收入} \times (该科室二次分摊后成本 - 该科室所有医疗服务项目直接成本 - 单独收费的药品及材料成本)$$

(二)工作量分配系数

工作量分配系数是指某服务项目工作量占该项目所在成本科室总工作量的百分比。计算公式如下:

$$某服务项目成本 = \frac{该服务项目工作量}{该科室总工作量} \times (该科室二次分摊后成本 - 该科室所有医疗服务项目直接成本 - 单独收费的药品及材料成本)$$

(三)操作时间分配系数

操作时间分配系数是指某项目的操作时间占该项目所在成本科室总操作时间的百分比。计算公式如下:

$$某服务项目成本 = \frac{该项目操作时间}{该科室总操作时间} \times (该科室二次分摊后成本 - 该科室所有医疗服务项目直接成本 - 单独收费的药品及材料成本)$$

四、项目成本的汇总

由于项目成本核算的工作量较大,通常以年为单位进行核算,将项目消耗的人员经费、卫生材料费、低值易耗品、专用设备折旧等直接成本,加上项目开展科室的成本分摊额,即可得到该服务项目的年总成本,再根据该项目年工作量可得到单位成本。

$$项目的单位成本 = \frac{该服务项目年总成本}{该服务项目年工作量}$$

五、作业成本法

为了准确核算项目成本,要以作业成本法为指导。作业成本法(简称 ABC 法)作为一种先进的成本管理方法,可以提高医院的运营业绩和决策水平,促进医院的内涵建设,增强医院的生命力和竞争力。作业成本法是一种通过对所有作业活动进行动态追踪反映,计量作业和成本对象的成本,评价作业业绩和资源利用情况的成本计算和管理方法。与各种传统的成本计算方法相比,作业成本法把医疗服务提供过程看作是由一系列作业组成的动态过程,在资源和医疗服务项目之间引入"作业"。以作业为中心,根据作业对资源耗费的情况将资源成本分配到作业中,然后根据医疗服务项目所耗用的作业量,最终将成本分配医疗服务项目,即对价值的研究着眼于"资源→作业→项目"的过程,而不是传统的"资源→项目"的过程。作业成本法的计算原理如图 8-2 所示。

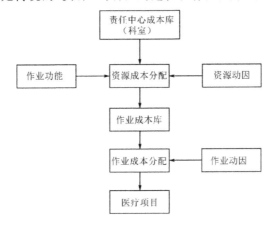

图 8-2 作业成本法计算原理

根据作业消耗资源、服务项目消耗作业的指导思想,先将消耗的资源分配到作业,再将作业成本归集到服务项目,医院的医疗服务活动过程可被分为若干作业,这些作业分别以各自不同的方式耗费资源为患者提供服务,所以需要根据医院行业特点和实际情况,把资源费用分配到直接成本中心,最后分配到各项作业中。而医疗服务项目是由一系列的作业构成的,这样就可以通过归集作业成本来核算医疗服务项目成本。

资源是指在一定期间内为提供服务而发生的各类成本,是作业进行中被耗费的人力、物力、财力等经济要素,这些资源消耗用货币形式来表现就是作业成本。从成本计算的角度看,作业是基于一定目的,以人为主体,消耗一定资源的特定范围内的活动。从管理角度讲,医疗服务提供过程中的各个工序或环节,如诊疗、手术(消毒、探查)、护理等行为都可以视为作业。可以根据人员类型、工作流程、日常工作范围及工作内容划分科室作业。

在医院的运营活动中,会有多个作业消耗同一经济资源的情况,这就需要寻找一个标准,来将这一资源合理地分配到有关的作业中去,这一标准就是资源动因。资源动因是指作业消耗资源的原因或方式,反映了作业对资源的消耗状况,是对一项作业所消耗资源数量的计量。资源动因可以根据作业人数、作业工时、材料消耗比例、设备原值、房屋占用面积等进行设置。在医院里资源动因即指各医疗或医技的科室成本向作业分配的依据。

作业动因是引起作业发生的因素,是指各项作业被最终服务消耗的原因和方式,是对一项作业产出的定量计算,是成本对象对作业需求的频度与强度,反映了每项作业利用率的产出计量标准,反映了成本对象对作业消耗的逻辑关系,是将成本库中汇集的各种成本分配到医疗服务中去的标准,也是沟通资源耗费和最终服务的中介。作业动因可以根据医疗项目执行人员类型、作业时长、工作量、工时、项目消耗材料比例、项目耗用设备额定功率等进行设置。在医院里作业动因即指各项作业成本向医疗项目分配的依据。作业成本法的计算方法如图 8-3 所示。

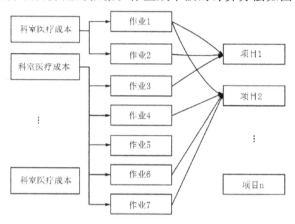

图 8-3　作业成本法计算方法

（周航宇）

第四节　病种、诊次与床日成本核算

一、病种成本核算

(一)病种成本概述

病种成本核算是以病种为核算对象,按一定流程和方法归集相关费用计算病种成本的过程。核算病种在治疗过程中的全成本。它是医院成本核算的重要组成部分,是对医院成本核算工作的深化和细化。

(二)病种成本核算的意义和作用

(1)病种成本核算可以为政府制定科学合理的单病种付费医疗服务价格政策提供科学依据。以前我国医院实行的是全部按服务项目收费方式,政府按服务项目补偿的政策,由于医疗服务的垄断性,存在诱导消费的现象,是导致"看病贵"的根源之一,病种成本核算有利于政府进行医疗服务价格的控制。

(2)实行病种成本核算,有利于促进医疗资源的有效利用。以病种作为成本核算单位,建立单病种诊疗标准成本,能反映出各病种治疗的时间与耗费,能较准确地反映医疗成本与产出。将不同时期、不同医院的同一指标对比,能够反映医院的技术管理水平、医疗服务质量水平和经济效益情况,有利于医院成本的控制。

(3)实行病种成本核算,有利于临床路径的实施。临床路径的表现形式通常是一套以时间为顺序的,具体而详细的"医疗服务计划单",或者是表格式程序、路径图。临床路径是一种科学的服务与管理方法,既能为服务对象减少花费,又能有效保证高质量的医疗服务。实施临床路径将缩短患者的平均床日数,减少不必要的检查化验次数,使流程更加合理高效,成本更加低廉。因此,进行病种成本核算,有利于促进临床路径的实施。

(三)病种成本核算方法

在科室成本核算基础上,进行项目成本核算,而项目成本核算又是病种成本核算的基础。病种成本核算是在确定临床路径的前提下,以项目成本为基础进行核算的。首先,确定病种及它的临床路径;其次,根据临床路径,确定临床服务项目,计算项目成本;最后,把临床路径中所有项目成本相加,就形成了病种成本。

病种成本的核算方法主要有两种,分别是实际成本法和以临床路径为基础的病种成本核算法。在开展了项目成本核算的医院,如进行病种成本的核算,则应选择第二种以临床路径为基础的病种成本核算法,具体核算路径是对出院患者在院期间为治疗某单病种所耗费的医疗项目成本、药品成本及材料费成本进行叠加,进而形成单病种成本。

单病种成本 = $\sum$医疗项目成本 + $\sum$单收费材料成本 + $\sum$药品成本

二、诊次成本核算

诊次成本核算是以诊次为核算对象,将科室成本进一步分摊到门急诊人次、计算出每诊次的成本。

诊次成本是医院为患者提供一次完整的门诊服务所耗费的平均成本。一个诊次的服务包括从挂号、交款、检查、诊断,直至明确结局的全过程。它和住院患者床日成本一起构成了医院最终极的两个成本核算对象。事实上,医院任何一项成本核算工作最终都指向这两类成本。

$$诊次成本 = \frac{某门诊科室成本总额}{该科室门急诊人次}$$

其中成本总额可以是医疗成本总额、门诊成本总额、科室成本总额、项目成本总额。人次数做相应调整,如以某项目成本总额为成本总额计算时,人次数为该科室该项目的门急诊人次数。

三、床日成本核算

床日成本核算是以床日为核算对象,将科室成本进一步分摊到住院床日中,计算出每床日成本。

床日成本是指住院患者每一床日所耗费的成本,是医院为一个住院患者提供一天的诊疗服务所耗费的平均成本。床日成本包括住院、检查、治疗、药品、血液、其他医疗材料等所有住院服务的成本。

$$床日成本 = \frac{某住院科室成本总额}{该科室住院床日}$$

其中床日总额可以是医疗成本总额、住院成本总额、科室成本总额、项目成本总额。

（臧黎霞）

第五节　成本分析与控制

开展医院成本核算是成本管理最重要的一个环节,根据成本核算的结果进行分析,从而发现问题,采取相应措施,对不合理成本进行有效控制,从而达到成本管理的目的。因此,成本分析和控制是成本管理的重要环节。

一、医院成本分析

医院成本分析指医院应根据成本核算结果,对照目标成本或标准成本,采取趋势分析、结构分析、量本利分析等方法,及时分析实际成本变动情况及原因,把握成本变动规律,提高成本效率。

(一)趋势分析

趋势分析法主要是通过对比两期或连续数期的成本数据,确定其增减变动的方向、数额或幅度,以掌握有关成本数据的变动趋势或发现异常的变动。典型的趋势分析是将本期成本数据与上期成本数据进行比较,更为复杂的趋势分析则涉及多个期间的比较。

在具体运用趋势分析法时,一般有两种分析的方式,绝对数趋势分析和相对数趋势分析。绝对数趋势分析是通过编制连续数期的报表,并将有关数字并行排列,比较相同指标的金额或数据变动幅度,以此来说明其发展变化。相对数趋势分析是根据会计报表中许多重要的财务指标,如成本收益率指标等。可采用环比动态比率、定期动态比率等方法。

以某三级甲等医院 2018 年至 2021 年卫生材料费为例,该医院的卫生材料费呈逐年上升趋势。经分析主要是,由于工作量增加,手术量增长,导致弹簧圈、支架等材料的使用大幅增加,使得卫生材料费增幅较大。结合医院具体情况发现,卫生材料费的增长幅度远高于成本平均增长幅度,需要医院对卫生材料费加强关注(图 8-4)。

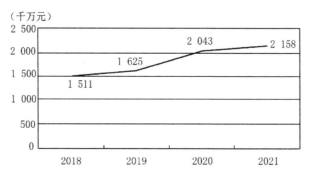

图 8-4　2018 年至 2021 年卫生材料费趋势分析图

(二)结构分析

结构分析是指对成本中各组成部分及其对比关系变动规律的分析。它通常采用计算成本中各组成部分占总成本比率的方法,用以分析医院成本的内部结构特征和合理性。

结构分析可以分析整个医院,以及各个科室的人力成本、材料成本、药品成本、折旧成本、离退休人员成本等成本元素的构成,为成本控制及管理提供依据。如分析某科室全成本的构成情况,根据人力成本、材料成本、药品成本、固定资产折旧等在该科室总成本中的比重,据此分析该科室的各类成本构成是否合理。

通过成本结构分析产出的成本结构分析报表主要有成本构成总表、直接医疗成本构成表、医疗技术类科室成本构成表、医疗辅助类科室成本构成表、管理科室成本构成表等。

如通过对科室成本的核算,可以编制《医院临床服务类科室全成本构成分析表》,便于分析和监测科室成本结构,对重点成本项目进行管控(表 8-3)。

表 8-3 医院临床服务类科室全成本构成分析表

成本医 03 表

编制单位	_____年_____月_____日			单位:元	
科室名称	内科		...	各临床服务类科室合计	
	金额	%		金额	%
人员经费					
卫生材料费					
药品费					
固定资产折旧					
无形资产摊销					
提收医疗风险基金					
其他费用					
科室全成本合计					
科室收入					
收入-成本					
床日成本					
诊次成本					

以某三甲医院内科 2021 年科室成本的结构为例,2021 年该院内科药品费占 53%,人员经费和卫生材料费均占 13%(图 8-5)。

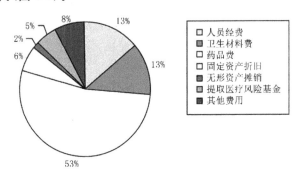

图 8-5 2021 年内科成本构成图

(三)量本利分析

量本利分析又称盈亏平衡分析,是"服务量、成本、结余"分析简称,即指成本、业务量、结余三者之间的依存关系,又称 CVP 分析、保本分析、盈亏临界点分析。量本利分析所考虑的主要相关因素有固定成本、变动成本、保本点、边际贡献等。

医院应结合医疗服务特点和成本性态,合理分析成本变动与业务量之间的依存关系,科学划分固定成本和变动成本,并根据实际情况及时调整。

保本点是指达到保本状态时的业务量的总称。即在该业务量水平下,收入正好等于全部成本;超过这个业务量水平,就有盈利;低于这个业务量水平,就会发生亏损。量本利分析主要研究如何确定保本点和有关因素变动对保本点的影响。

边际贡献是指销售业务收入减去变动成本后的余额。

变动成本率也称为补偿率,是变动成本在收入中所占的比率。

门诊结余＝门诊医疗收入－门诊变动成本－门诊固定成本

住院结余＝住院医疗收入－住院变动成本－住院固定成本

当结余等于零时,此时的业务量即为保本点的业务量。

$$保本点业务量＝\frac{固定成本}{单位收费水平－单位变动成本}$$

$$保本收入＝\frac{固定成本}{1－变动成本率}$$

医院通过对保本点的计算,反映出业务量、成本间的互动关系,用以确定保证医院正常有序发展所达到的保本点业务量和保本收入总额。进一步确定所必需的目标业务量和目标收入总额,同时,固定成本和变动成本的改变也会影响医院的运营发展。

量本利分析所建立和使用的数学模型和有关图形,是建立在一定假设基础上的。因此,进行量本利分析时一定要注意以下几个假定条件。

1.成本性态分析的假定

量本利分析必须以完成成本性态分析为前提,即医院的全部成本都必须被划分为固定成本和变动成本两部分,并且建立了成本性态模型。

2.相关范围及一元性假定

假定医院在一定时期和一定服务量范围内,成本水平保持不变,即在相关范围内,固定成本总额和单位变动成本保持不变。成本和业务收入在相关范围内均表现为直线关系。

3.医院服务项目构成保持不变的假定

假定医院在多种医疗服务项目的情况下,其总的服务量发生变化时,各个服务项目的收入额在全部医疗服务项目总收入额中所占比重不会发生变化,即医疗服务项目的种类及其收入额的构成一般保持不变。

4.变动成本法的假定

假定医院的各医疗服务项目的成本,是按变动成本法计算的本量利分析。

以某三甲医院为例,根据盈亏平衡分析的基本公式,收集所需基础数据,分析诊次和床日盈亏平衡情况(表8-4)。

表8-4　某三甲医院201*年相关财务指标

指标名称	金额
每门急诊人次平均收费水平(元)	450.25
每床日平均收费水平(元)	1 877.15
每门急诊人次变动费用(元)	323.10

续表

指标名称	金额
每床日变动费用(元)	1 521.43
固定费用(万元)	14 070.31
其中:门急诊固定费用	5 628.12
住院固定费用	8 442.19
年实际开放床日(床日)	201 780
年门急诊人次数(人次)	805 100
年实际占用床日(床日)	196 208

门诊结余=门诊医疗收入-门诊变动成本-门诊固定成本

住院结余=住院医疗收入-住院变动成本-住院固定成本

分析如下。

(1)诊次盈亏平衡分析。

每门诊人次收费水平×盈亏点门诊量=每门诊人次

变动费用×盈亏点门诊量+门诊固定费用

根据基础数据计算得出:

每门诊量贡献毛益=450.25-323.10=127.15(元)

盈亏点门诊量=56 281 200÷127.15=442 637(人次)

盈亏点门诊收入=450.25×442 637=19 929.73(万元)

(2)床日盈亏平衡分析。

每住院床日收费水平×盈亏点住院床日=每住院床日

变动费用×盈亏点住院床日+住院固定费用

根据基础数据计算得出:

每床日贡献毛益=355.72(元)

盈亏点住院床日=84 421 900÷355.72=237 327(床日)

盈亏点住院收入=1 877.15×237 327=44 549.84(万元)

(3)根据以上计算结果,可得出以下结论:目前,该公立医院是门诊已达到有盈余的水平,但住院处于亏损状态,实际开放床日数处于低水平。该医院应当扩大住院规模,积极收治患者,以求获得较高合理收益。

二、成本控制

医院应在保证医疗服务质量的前提下,利用各种管理方法和措施,按照预定的成本定额、成本计划和成本费用开支标准,对成本形成过程中的耗费进行控制。

(一)成本控制的原则

1.经济性原则

经济性原则指成本控制的代价不应超过成本控制取得的收益,否则成本控制就是不经济的,难以持续。要选择重要领域的关键环节实施成本控制措施,并且措施要具有实用性和灵活性。对正常成本费用开支按规定的成本费用开支标准从简控制,对于例外情况则要重点关注。

2.因地制宜原则

因地制宜原则指医院成本控制系统的设计要考虑医院、科室和成本项目的特定情况,针对医院的组织结构、管理模式、发展阶段,以及科室、岗位、职务的特点设计对应措施。

3.全员参与原则

全员参与原则指成本控制观念要得到医院全体员工的认可,并且使每位领导和员工负有成本控制的责任。成本控制是全体员工的共同任务,只有通过医院全体员工的一致努力才能完成。

(二)成本控制的方法

1.标准成本法

比较标准成本与实际成本差异并分析原因,从而采取成本控制措施。这种方法是将成本计划、控制、核算和分析集合在一起进行成本管理。

2.定额成本法

将实际费用划分为定额成本和定额差异,分析差异产生的原因并予以纠正。这种方法在发生费用时,及时揭示实际成本与定额成本的差异,将事后控制发展为事中控制。

(三)成本控制的具体措施

《医院财务制度》规定,医院应建立健全成本定额管理制度、费用审核制度等,采取有效措施纠正、限制不必要的成本费用支出差异,控制成本费用支出。

成本控制的具体措施包括:①建立成本支出预算管理制度。②开展医院全成本核算,提高成本管理的效能。③合理控制人力成本,实现减员增效。④建立健全招标采购制度,实现质优价廉的物资供应。⑤加强资金的筹集、投放与使用管理,保证资源利用最大化。⑥医院开展技术改造,革新项目或内容,提高劳动效率,减少运行成本。⑦其他成本控制措施。

(周航宇)

第九章

固定资产管理

第一节 固定资产的概念与分类

一、固定资产的概念

固定资产是指一般设备单位价值在 500 元以上,专业设备单位价值在 800 元以上,使用期限在 1 年以上,并在使用过程中基本保持原有物质形态的资产。单位价值虽未达到规定标准,但耐用时间在 1 年以上的大批同类物资,应作为固定资产管理。

作为固定资产入账的设备,必须具备以下两个条件:使用年限在 1 年以上的时间标准和单位价值一般设备在 500 元以上,专业设备在 800 元以上的价值标准。凡不具备上述两个条件的设备,应计入低值易耗品进行核算。但是,在实务操作中,价值标准不是绝对的。有些设备,虽然单位价值高于规定的标准,但容易损坏或者更换频繁,也不应作为固定资产管理,例如有些专用工具和玻璃器具等。有些设备,虽然低于规定的单位价值,但使用期限较长,应列为固定资产进行核算。

二、固定资产的分类

医院应当根据固定资产的定义,结合本单位的具体情况,判定一项资产是否应计入固定资产。制定符合本单位实际情况的固定资产目录,并结合本单位的实际情况对固定资产进行分类。

(一)按照固定资产标准分类

医院固定资产一般分为五类:房屋及建筑物、专业设备、一般设备、图书、其他固定资产。

(1)房屋及建筑物。指医院拥有占有权和使用权的房屋及建筑物及其附属设施。其中房屋包括门诊、病房、影像室、药学部等业务用房,库房、职工宿舍用房、职工食堂、锅炉房等;建筑物包括道路、围墙、水塔等;附属设施包括房屋、建筑物内的电梯、通信线路、输电线路、水气管道等。

(2)专用设备。指医院根据业务工作的实际需要购置的,单位价值在 800 元以上,具有各种专门性能和专门用途的设备,如医院的仪器、设备、医疗器械等。

(3)一般设备。是指医院用于业务工作的通用性设备,如办公用的家具、交通工具等。

(4)图书。是指医院保存的统一管理使用的业务用书,如图书馆(室)、阅览室的各类工具书、专业图书及期刊等。

(5)其他固定资产。是指以上各类未包含的固定资产。

(二)固定资产其他分类方法

1.按照是否参与医院的医疗服务可以将固定资产分为经营用固定资产和非经营用固定资产两类

(1)经营用固定资产指那些直接用于医疗服务的各类固定资产。如专业设备、办公用房、一般设备和运输设备等。

(2)非经营用固定资产指那些不直接用于医疗服务的各类固定资产。如职工住宅、公用事业、文化生活等方面的固定资产。

固定资产的这种分类,可以反映医院经营用固定资产和非经营用固定资产的构成情况,医院可根据这种分类对固定资产实施不同的管理政策。这种分类也为医院正确计算固定资产折旧提供了重要依据。

2.按使用状态的不同分为在用的固定资产、未使用的固定资产、待报废的固定资产

(1)在用的固定资产指医院在医疗服务中正常使用的各种固定资产。

(2)未使用的固定资产指医院尚未投入使用的新增固定资产和各种停止使用的固定资产。

(3)待报废的固定资产指使用年限已满或不适于医院医疗服务而等待处理的固定资产。

三、固定资产的计价

在医院固定资产计价核算中,通常采用下列几种计价方法。

(一)原始价值

固定资产的原始价值也称为原值或原价,是指医院建造、购置或以其他方式取得固定资产所支付的实际价款,实际成本包括购建费、运输费、安装费、保险费等。

(二)重置完全价值

重置完全价值也称为重置价值,是指按当前生产条件,重新建造、购置和安装相同的、全新的固定资产时,所需的全部支出。

当医院盘盈或接受捐赠的固定资产无法确定其原始价值时,可以按重置价值入账。对于捐赠的固定资产,若捐赠者提供有关价款的凭证时,可根据凭证计账。接受捐赠过程中发生的有关税费,应当计入固定资产价值。

(三)折余价值

折余价值也称为净值,是指固定资产的原值减去已提折旧后的余额,它是指固定资产的现有价值。

固定资产的计价原则是由《医院财务制度》规定的,医院必须严格执行,如实反映固定资产的原始投资或原始成本。对于已经入账的固定资产的价值不得随意变动。只有在下列情况下,才能对固定资产账面价值进行调整。

(1)根据国家规定对固定资产价值重新估价。

(2)增加补充设备或改良装置。

(3)将固定资产的一部分拆除。

(4)根据实际价值调整原来的暂估价值。

(5)发现原记固定资产价值有重大错误。

四、固定资产入账价值及会计处理方法

根据固定资产的获取方式不同,固定资产的入账价值及会计处理可以分为以下几种。

(一)购入的固定资产

购入的不需要安装的固定资产,按购入价格、包装费用、运输装卸费用等借记"固定资产"科目,贷记"银行存款""应付账款"科目等。

购入的需要安装的固定资产,按购入价格、包装费用、运输装卸费用、安装调试费用和进口设备的进口税金等计价。

(二)新建的房屋建筑物

按照固定资产交付使用前所发生的实际支出计价。

(三)在原有基础上进行改建、扩建的房屋、建筑物

医院在原有基础上进行改建、扩建的房屋、建筑物,按其原值加上改建、扩建发生的实际支出,减去改、扩建过程中发生的拆除的固定资产原值和固定资产变价收入后的余额计价。

(四)自制的固定资产

医院自制固定资产,按制造过程中发生的实际成本计价。

(五)融资租入的固定资产

医院融资租入的固定资产,按租赁协议确定的价款、运杂费、安装费等记账。

(六)接受捐赠的固定资产

医院接受捐赠的固定资产,市场上有同类固定资产的,按市场同类固定资产的价格计价;市场上没有同类固定资产的,按照重置成本计价。接受固定资产时发生的各项费用,应计入固定资产价值。

(七)无偿调拨或由于医院撤并转入的固定资产

医院接受的无偿调入或由于医院撤并转入的固定资产,按原单位账面原值记价。

(八)盘盈的固定资产

医院在盘点中盘盈的固定资产,应按重置完全价值进行计价。

另外,如果医院是借款购建的固定资产,安装完毕交付使用前发生的银行借款利息也应计入固定资产价值。

已投入使用但尚未办理竣工或移交手续的固定资产,可先按估计价值入账,待确定实际价值后,再进行调整。

五、固定资产的处置及会计处理方法

固定资产报废和转让时,一般由医院资产管理部门提出、经单位负责人批准后核销。大型、精密贵重的设备、仪器报废和转让,应当经过有关部门鉴定,报主管部门或者国有资产管理部门、财政部门批准。具体审批权限由财政部门会同国有资产管理部门规定。固定资产的变价收入应当转入修购基金,国家另有规定的除外。

固定资产的减少方式不同,固定资产会计处理也有区别。

六、固定资产账务设置,固定资产核算凭证和固定资产标签管理

(一)固定资产账卡设置

财务部门和财产管理部门要分别建立账卡。财务部门在总账上设置"固定资产"总账科目,

控制固定资产的总值,并根据固定资产的分类设置固定资产一级明细账,财产管理部门只设置固定资产二级明细账、在用固定资产登记卡。固定资产登记卡详细记载固定资产的购入、修理、转移、停用等情况,为固定资产的增减记录以及折旧的提取等管理事项提供依据,在固定资产管理中起着相当重要的作用。

(二)固定资产核算凭证

固定资产管理核算凭证是记载固定资产增减的原始凭证,是固定资产账务处理的依据。主要包括固定资产验收单固定资产领用单、固定资产损废报告单等单据。

(1)固定资产验收单。固定资产增加时,根据发票和验收实物的实际情况填制固定资产验收单。财产管理部门填制验收单后,随批准手续报财务部门审核入账。

(2)固定资产领用单。各使用部门领用固定资产时填制固定资产领用单。领用单用于财产管理部门内部,此单一式三联,一联交资产管理部门作调整"在用固定资产登记卡"的依据,一联交财务部门,一联由使用单位或个人留存。

(3)固定资产损废报告单。各类固定资产由于使用磨损或非常事故造成损失,不能继续使用时,由财务部门和资产管理部门报请上级主管部门、财政部门审批时填制固定资产损废报告单。

财务部门根据"固定资产验收单""固定资产损废报告单"登记固定资产总账、明细账增加或减少;资产管理部门根据"固定资产验收单""固定资产损废报告单"登记固定资产明细账,同时,增撤固定资产卡片。固定资产在内部使用单位或个人之间转移时,只调整卡片,不登记固定资产明细账。

(三)固定资产标签管理

为了便于固定资产管理,财务部门应按资产类型及时对每台固定资产进行编号,贴上标签,并将有关资料交由办公室备案。固定资产标签应该记载固定资产编号、名称、使用部门等内容,固定资产编号应该与固定资产明细账一一对应。固定资产标签应该贴在固定资产明显位置,以易于查看和管理部门的检查。年末由财务部门协同管理部门对固定资产进行清查盘点,核对固定资产数量和使用状态。

七、固定资产折旧管理

固定资产折旧是指固定资产在使用中由于损耗而转移到成本费用中的那部分价值,是固定资产价值的一种补偿方式。固定资产的损耗包括有形损耗和无形损耗。有形损耗是指固定资产在使用过程中发生的价值上的损失,如设备的磨损等。无形损耗是指由于技术进步而使设备贬值所形成的损失。固定资产提取折旧的范围包括房屋及建筑物、专业设备、一般设备、图书和其他固定资产。固定资产折旧在医院中是以提取修购基金的形式反映出来的。固定资产按账面价值的一定比率提取修购基金用于更新。具体的比率由医院根据固定资产原值和使用年限核定,报卫生主管部门备案或批准后执行。比率一经确定,除有特殊情况外不得随意变动。

(一)固定资产提取折旧所遵循的原则

(1)增加的固定资产当月不计提折旧,从固定资产投入使用月份的次月起开始按月计提折旧;减少的固定资产当月仍计提折旧,从下一个月停止计提折旧。

(2)以经营租赁方式租入的固定资产不计提折旧。

(3)以融资租赁方式租入的固定资产需要计提折旧。

(4)已经提足折旧仍在用的固定资产不再计提折旧。

（5）提前报废的固定资产不再计提折旧。

（二）折旧的计算方法

折旧的计算方法通常有平均年限法、工作量法、加速折旧法等,我们主要介绍这三种常用的折旧计算方法。

（1）平均年限法。平均年限法又称直线法,是按照固定资产的预计使用年限平均计算折旧额的一种方法。采用这种方法计算的折旧额每期是等额的。

（2）工作量法。工作量法是以固定资产在使用年限内预计可完成的工作量为分摊标准,根据各期实际完成的工作量计算折旧的一种方法。采用这种方法计算折旧,各期折旧额的大小随工作量的变动而成比例变动。

（3）加速折旧法。加速折旧法又称递减折旧法,是指固定资产每期计提的折旧,在使用早期提得较多,在使用后期提得较少,以使固定资产的大部分成本在使用年限中加速得到补偿,从而相对加快折旧速度的一种计算折旧的方法。其特点一是折旧率高,二是折旧额逐步递减,主要适用于科技含量较高的电子类固定资产。现行财务制度规定,允许采用的加速折旧方法有双倍余额递减法和年数总和法两种。

双倍余额递减法。双倍余额递减法是以不考虑固定资产净残值的直线法折旧率的双倍作为加速折旧率,乘以每期期初固定资产账面余额求得每期折旧额的一种方法,又称定率递减法。实行双倍余额递减法,因不考虑固定资产的残值收入,故在应用时应注意不能使固定资产的账面折余价值低于预计残值收入,应当在固定资产折旧年限到期前两年内,将固定资产账面余额扣减预计净残值后的净额平均摊销,最后两年对尚未提取的固定资产应提折旧部分采用直线法计提。

年数总和法。年数总和法又称变率递减法,是以计提折旧的数额作为每年计提折旧的基数乘以一个逐年递减的分数来计算年折旧率的一种方法。这种方法的折旧基数是固定资产原值减去净残值后的余额,折旧率是一个递减分数,即以固定资产使用年限的各年数字之和为分母。例如,某项固定资产使用年限为 5 年,其分母为 15(1＋2＋3＋4＋5＝15),以尚可使用年限为分子。

我国现行财务制度规定,单位一般应采用平均年限法或工作量法计算折旧。但对在国民经济中具有重要地位,技术进步快的电子生产企业、船舶工业、生产"母机"的机械工业、飞机制造企业、汽车制造企业、化工生产企业和医药企业及其他经财政部门批准的特殊行业的企业,其机器设备可以采用加速折旧法。

（三）固定资产折旧的会计处理

固定资产的折旧按照各使用部门实际占用的固定资产分别计算。

（于　晶）

第二节　修购基金的管理

一、修购基金的概念

医院的净资产中包括专用基金,专用基金用来核算主管部门拨入以及医院内部形成的有专门用途的资金,包括修购基金、职工福利基金、住房基金、留本基金等各种专用基金。

修购基金是按固定资产账面价值的一定比率提取的,用于固定资产的更新。修购基金下设"购置费"和"修缮费"。根据《北京市卫生局、北京市财政局关于下发医疗机构修购基金管理办法补充规定的通知》(2000年4月14日)的规定,提取的修购基金在购置费科目中列支40%,在修缮费科目中列支60%,并分别记入"专用基金——修购基金"科目中的"购置费"和"修缮费"。

购置费用于购置固定资产,修缮费用于固定资产的中小修及大修理。一级医院5000元以下的一次性修购费以及二、三级医院10000元以下的一次性修购费列支"业务支出——购置费或修缮费",超出上述规定限额的大额修购费列支"专用基金——修购基金"科目。修购基金不足时,列支事业基金。

在确定修购基金提取比例时,国家有统一的规定,要按统一规定执行,国家没有统一规定的,要按财务管理权限,由财政部门和事业主管部门依照事业单位的规模和修缮购置的需要确定,尽可能保证修购基金达到一定的规模,并稳定地增长。

计提修购基金后,应专设账户进行管理和核算,应该指明的是,这里所指的账户是会计核算上的账户,并不是要求在银行开设专户。要按照修购基金的用途和使用范围安排支出,专款专用,支出不得超出资金规模,并保证修缮基金的使用合理、合法。

二、"修购基金"与"累积折旧"的区别

现行《医院会计制度》对固定资产的标准、分类、计价及核算方法都做出了明确的规定,虽未明确提出"折旧"的概念,但规定按固定资产账面价值的一定比率提取修购基金记入支出,即对固定资产不提取折旧,按账面价值的一定比率提取修购基金,并通过"专用基金——一般修购基金"进行核算。这实际上是按固定资产提取折旧的办法来计算提取修购基金,此项规定在完善固定资产管理及核算,准确核算财务成果等方面起到了一定的改进作用。但"修购基金"不能等同于"累积折旧",两者主要有以下几个区别。

(一)概念不同

修购基金是指根据财政部社会保障司和国务院卫生行政主管部门计划财务司联合下发的《医院财务制度》中《关于医疗机构修购基金管理办法补充规定的通知》中规定,取得处置固定资产所得或按在用固定资产原值的一定比例计提的修缮费和设备购置费,修购基金具有专门的用途,专门用于固定资产的购置和修缮支出。

累积折旧是指单位按照固定资产的原值和预计使用年限、预计净残值,采用一定的计算方法,按月计提,逐渐转移到产品价值中去的那部分固定资产的价值。它是固定资产的备抵科目,反映的是已转移或消耗的固定资产的价值。

(二)用途不同

提取的修购基金和折旧都将作为单位现金流量的调增部分。但这部分增加的现金流量有不同的使用方法:修购基金,专门用于固定资产的购置和修缮;而累积折旧并不形成专门用途的基金,对增加的现金流量单位有自由的支配权,可购买原材料,也可添置固定资产等。

(三)性质不同

修购基金是为了积累固定资产的修购资金。累积折旧是为了收回已购固定资产的价值。不能认为单位提取修购基金就是计提固定资产的折旧,且两者在资产负债表中的位置不同,修购基金是净资产类科目,累积折旧是资产类科目。

三、建立修购基金的意义及注意事项

(一)建立修购基金的意义

1.提取修购基金可以满足固定资产更新的需要

通常情况下,医院等事业单位不搞成本核算,固定资产也就不提取折旧。同时,也没有建立起固定资产维修更新的资金来源渠道,固定资产的维修和更新改造一般靠国家财政拨款解决。然而由于国家对医院购置固定资产的财政拨款有限,对医院房屋的修缮和设备更新也只能给予一定的财政支持,难以满足医院更新设备的需要。为了保证医疗事业的正常开展,提高医疗技术水平和质量,有必要适时地修缮房屋,更新设备。而进行房屋修缮和设备更新需要一次性支出数额较大的资金,因此,客观上存在更新维修资金与来源之间的矛盾。提取修购基金是保证医院固定资产更新和大型修缮的重要资金来源,医院应当在日常的财务处理时按月计提修购基金,根据规定的比例及时足额地计提,使修购基金规模得以不断扩大,以满足更新设备时的需要。

2.取修购基金是提高医院财务管理水平的需要

目前情况下医院无法按企业那种折旧办法计提固定资产折旧,提取修购基金,统一用于设备购置和房屋修缮,符合医院的实际情况。修购基金的提取有利于增强医院的成本核算意识,强化医院的经济核算,提高医院的财务管理水平;有利于有条件的医院,在条件成熟后实行企业管理;有利于医院持续、健康发展。

(二)提取修购基金注意事项

在提取修购基金时还要注意以下事项。

1.合理提取修购基金

实际操作中往往对某项固定资产的修购基金累计多提或者少提,致使医院的会计报表不能正确反映医院的医疗收支和药品收支的实际情况,也无法真实地反映固定资产的实际价值。因此修购基金既不能多提,也不能少提,应该依照医院现有固定资产实际情况合理地制定修购基金的提取方法,保证修购基金能够满足固定资产的修理与购置需要。修购基金提足以后,若固定资产仍可继续使用,就不要再提修购基金。

2.用不同的提取方法

对专用、贵重设备可采用个别计提折旧的方法,对一般设备或其他固定资产可采用分类计提修购基金的方法。专用、贵重设备可采用加速折旧的方法,其他设备、房屋建筑物或交通工具等可采用平均年限法提取。

四、修购基金支出

安排修购基金支出应切实做好计划,实行项目管理,讲求效益。由于固定资产维修和购置,尤其是固定资产大修和中型仪器设备购置所需资金数额均较大,对医院的医疗活动有重大影响。因此,在安排修购基金支出计划和进行修购基金支出具体管理时,应注意以下几个方面的问题。

(一)要分清轻重缓急

要以保证固定资产正常使用,满足医疗服务的基本需要,以及提高医疗活动服务水平,提高医疗工作效率为依据,有计划地安排固定资产维修和购置项目。

(二)要加强可行性论证

在购置大中型仪器等设备之前,要加强可行性论证工作,要分析更新、添置设备所产生的效

益。还要考虑医院各部门医疗工作的需求总量,以免重复购置,造成设备闲置和资金浪费。确实需要购买的,也要在多种类型设备中选择性能较佳、费用较低的设备,以先进的设备替代落后的设备,通过技术进步推动医疗水平的发展。

(三)要按项目进行管理和核算

固定资产维修和购置,尤其是固定资产大修理和大中型仪器的购置要按项目进行管理和核算。对完工的固定资产大修理项目,应组织有关人员进行技术鉴定和验收,以保证维修项目的质量,避免因质量问题造成医院的经济损失,给今后医疗工作带来隐患。购置的仪器和设备到货以后,要及时验收。对合格的设备和符合维修项目质量要求的完工项目,要及时进行账务处理。

五、修购基金的提取

一般情况下,医院发生的收益性支出直接在当期列支。医院发生的资本性支出,如购置房屋和设备、固定资产改良、大型维修等,按《医院会计制度》规定,均应从修购基金或事业基金中列支,不对医院的当期效益发生影响。

修购基金的来源主要是日常按照固定资产的一定比例提取,以及清理报废固定资产残值变价收入转入。修购基金的减少主要是构建固定资产、维修固定资产以及支付清理报废固定资产所发生的费用。

根据《医院财务制度》的规定,修改基金的提取比例由医院根据固定资产原值和规定的提取年限核定,报卫生主管部门备案或批准后执行。修购基金的提取方法一般采取平均年限法,大型、精密贵重设备仪器等可实行工作量法。

(于　晶)

第三节　专用设备的管理

现代医院管理学将医疗设备分为诊断设备、治疗设备和辅助设备三大类,每类又分 8～10 小类。这些专业设备构成了医院的硬件基础,良好的专业设备管理是医院开展基本医疗服务的必备条件。医院应该完善专业设备的管理体制,健全管理制度,保证专业设备的安全、完整和高效运行。

一、专用设备的购置和归口管理

专用设备的购置是医院医疗设备管理系统的重要组成部分。应根据医院发展对专用设备的要求,做出对专用设备的采购计划。专用设备的采购应在院长的直接领导下,由实际使用部门提出申请,经医疗设备管理部门做出采购计划并予以实施。

(一)专用设备的购置

使用部门应该了解有关采购专业设备的原则,参照国务院卫生行政主管部门拟订的装备标准,提出申请。一般专业设备的采购应遵循经济原则、实用原则和技术原则。

1.经济原则

经济原则,是指按经济规律办事,讲求经济效益,力求用尽可能少的支出取得尽可能大的经济效益。医院专业设备的采购应遵循经济原则,实行计划管理,使专用设备能够在使用中发挥其最大价值。

2.实用原则

实用原则,是指应根据客观实际状况和未来发展方向来选择最为实用的方案。符从医院的现实需要出发,按照轻重缓急统筹安排,分期分批地更新设备,逐步充实配套。在有条件装备或引进设备时,则需从实际的原则出发,优先考虑基本设备,其次再考虑高、精、尖的设备,要充分发挥仪器设备的功能,力争投资少实用性大。

3.技术原则

技术原则,是指根据专用设备本身寿命的长短、效率的高低,合理选择医院能够使用并且能够为医院带来收益的设备。

(二)专用设备的归口管理

医院的专用设备采用归口分级管理,由财务部门、管理部门和使用部门三个部门分别行使不同的管理职能。

财务部门负责专用设备的账务管理,对专用设备设置总账和一级明细分类账。

设置专门的管理部门管理专用设备,建立健全各项管理制度及制定操作规程,对精密贵重的仪器设备,管理部门应制定具体操作规程,指定专人进行操作。管理部门负责二级明细分类账。管理部门要定期对固定资产进行清点、核实,按期报废,并与财务部门核对。

使用部门负责专用设备实物管理,对固定资产进行养护、定期检测或修理,确保专用设备完好和使用安全。使用部门负责建立固定资产台账和固定资产卡片。

医院购置大型医疗设备要科学论证,并按国家有关规定报经政府有关部门批准。对构建过程中形成的各类文件资料,管理部门必须及时收集、整理、妥善保管。

二、专用设备的修理

专用设备由于日常使用中的磨损,其价值和使用价值都会不断降低,实物也会有所损坏。为了保持专用设备的工作能力,延长其使用寿命,保证其使用价值,使其处于良好的运行状态,充分发挥其使用效能,就必须要对专用设备进行经常性的维护和修理。

(一)专业设备的修理

对专用设备修理的管理,必须做好以下工作。

1.加强日常维护保养工作,节约修理费用

医院应经常注意专用设备使用和运转情况,加强经常性的维护保养工作,及时发现隐患并进行检修,尽量避免专用设备重大损坏事故,减少因大规模修理停用而又花费大量修理费用的双重损失。同时,对修理工程的预算、工程进度、费用开支及成本计算,都要进行有效的监督,使修理工程按计划进行,并节约费用开支。

2.合理处置修理费用

按现行财务制度规定,固定资产的修理费用一般应计入当期费用。如果当期修理的固定资产较多,发生费用较大,对当期的费用水平有较大影响时,可以采用分期摊销的方法进行处理,也可以采用预提费用的方法。当实际发生修理费支出时冲减预提费用。

(二)专业设备修理的管理

专业设备的修理按范围的大小、费用支出金额的多少和间隔时间的长短,可以分为大修理和中小修理,中小修理也可称为日常修理。专业设备应当按照不同的修理类别进行管理。

1.日常修理

专业设备日常修理是为了维护和保证专业设备正常工作状态所进行的经常性修理工作。其特点是修理范围小,费用支出少,修理次数多,每次修理间隔时间较短。表现为对专业设备的局部维修、更换部分零部件等。专业设备发生的日常修理费用属于开展医疗业务活动所发生的支出,应当于实际发生支出时直接计入"医疗支出"科目。

2.大修理

专业设备大修理是专业设备的局部更新,是专业设备在使用一定时期后,为保证专业设备的正常使用,对其主要部分或较多零件进行拆卸、更新、翻修等。同日常维修相比,大修理的特点是修理范围大,费用支出多,修理次数少,间隔时间长。大修理费用如果发生比较均衡,可一次性计入"医疗支出"科目,若修理费用数额较大或发生不够均衡,应当采用待摊或预提的方法,以便均衡各期的成本费用。

(1)采用待摊大修理费用的办法进行专业设备大修理核算时,应将实际发生的费用借记"待摊费用"(摊销期一年以内)科目,贷记银行存款等科目;根据大修理周期分月摊销时,借记"医疗支出"科目,贷记"待摊费用"科目。

(2)预提大修理费用时,借记"医疗支出"科目,贷记"预提费用"科目。实际进行大修理时,按实际发生的大修理支出,借记"预提费用"科目,贷记"银行存款"科目。各期预提的数额应按预计发生的大修理费用和大修理周期合理确定。实际发生的大修理费用大于预提的大修理费用时,其差额可计入当月"医疗支出"中;若实际发生的大修理费用小于预提的大修理费用时,其差额可冲减修理当月的"医疗支出"。

三、专用设备的盘点制度

医院应定期或不定期地对专用设备进行清查盘点,年度终了前应当进行一次全面清查盘点。

(一)盘点参与人员

为办理盘点,应设置盘点人、会点人及监点人。

(1)盘点人。由专用设备使用部门担任,负责点计工作。

(2)会点人。由会计部门或指派人员担任,负责盘点记录。

(3)监点人。由医院院长视需要委派人员担任,负责盘点监督。

(二)盘点前的准备工作

医院应指定专人负责盘点筹划、人员安排等事宜,做好盘点前的准备工作。专用设备使用部门将准备盘点的专用设备预先准备妥当,备妥盘点用具。会计部门准备盘点表格。专用设备明细账、卡片应于盘点前登载完毕,如因特殊原因无法完成时,应由会计部门根据尚未入账的有关单据填制"结存调整表",将账面数先行调整至正确的账面结存数。

使用部门、财务部门准备好以后报院长审批,院长审批后签发"盘点通知",通知各有关部门准备盘点。"盘点通知"应包含盘点日期、人员配置及注意事项。盘点一般安排在上班前或者下班后,或者其他不影响专用设备使用的时间进行。盘点期间除紧急情况外,应暂时停止固定资产的调拨。

(三)盘点程序

1.定期盘点

由会点人依实际盘点数翔实记录"盘点统计表"一式两份,盘点工作进行时对盘点的专用设备编列流水号码,由会点人与盘点人共同签注姓名、时间,如有更改,应经双方共同签认。盘点过程除记录专用设备的数量外,还要注意专用设备的使用状态,如专用设备是否在用、运行是否良好、保管是否妥善等,并进行详细记录。盘点完成后形成的"盘点统计表"一份交财务部门进行会计处理,一份使用部门留存。财务部门根据盘点形成的"盘点统计表"与专用设备明细账核对,核算盘点盈亏金额,编制"盘点盈亏汇总表"。

2.不定期抽点

医院可以视实际需要,随时指派专门的抽点人员对专用设备进行抽查盘点。抽点日期及项目,以不预先通知使用部门为原则。抽点程序与定期盘点相同,抽点时抽点人员会同经管部门及会计部门共同办理。抽点后形成的"盘点统计表"一式三份,一份交财务部门进行会计处理,一份使用部门留存,一份交抽点人员。

3.盘点报告

财务部门根据"盘点盈亏汇总表"及其他盘点记录编制盘点报告。盘点报告应载明盘盈、盘亏专用设备的名称、金额或估价、使用状况等情况,并说明差异原因。盘点报告经由财务主管签署后报医院院长。盘盈的专用设备,经主管部门批准后按同类专用设备价值或重置完全价值增加专用设备和固定基金。专用设备盘亏及毁损,在按规定的审批程序报经主管部门批准后,扣除变价收入、保险公司和过失人的赔偿后,冲减固定基金。

四、专用设备的清理报废

专用设备经过一定年限的使用后,因使用中的磨损以及技术进步等原因,而丧失使用价值,或者继续使用在经济上不合算而需要报废。需报废的各种专用设备,必须由维修部门和有关专业人员进行鉴定,出具证明并报经单位负责人批准后方可报废。其变价净收入转入修购基金。大型精密贵重的设备、仪器报废和转让须经专业部门鉴定,报经主管部门、财政部门批准后方可报废。报废时由使用部门填写报废单,一式两份,随同待报废的专业设备一起送交器械科,办理报废手续。如因责任事故造成专业设备报废时,还应追究当事者责任。

（于　晶）

217

第十章

流动资产管理

第一节 医院流动资产管理的概述

一、医院流动资产的特点

医院流动资产是指医院可以在一年内或者超过一年的一个经营周期内变现或者耗用的资产。它包括货币资金、短期投资、应收及预付款项、药品、低值易耗品、卫生材料、在加工材料和其他材料等。流动资产是医院进行医疗劳务生产经营活动的必备条件,其数额大小及构成情况,在一定程度上制约着医院的财务状况,反映着医院的支付能力与短期偿债能力。因此,流动资产的管理,在医院财务管理中占据着重要地位。医院流动资产与固定资产及其他资产相比较,具有以下几个基本特点。

(一)流动资产循环周期与医院医疗劳务生产经营周期具有一致性

流动资产一般是一次性的转移或耗费。因此,医院经营过程中的流动资产,在一个经营周期结束之后,应一次全部得到补偿。

(二)流动资产占用形态具有变动性

流动资产在循环过程中,依次表现为货币资金、储备资金、劳务生产资金等占用形态,循环往复,其形态也随之不断变动。

(三)流动资产的占用数量具有波动性

医院流动资产在循环中,其占用数量在不同时期不是固定不变的,它会随着医疗劳务生产活动的变化而有升有降,起伏不定。由于疾病的流行和发病,有一定的季节性,因此,医院流动资产的应用数量的季节性波动更为明显。

二、医院流动资产管理的内容

(一)现金及各种存款

现金和各种存款是指在医院业务经营活动中停留在货币形态的流动资产。

(二)应收及预付款项

应收及预付款项是指医院应收而尚未收到的各种款项及预付未结算的款项,包括应收账款、其他应收款及预付款项等。

(三)短期投资

短期投资是指各种能随时变现、持有时间不超过一年的有价证券,以及不超过一年的其他投资。

(四)库存药品材料和物资

库存药品材料和物资包括库存西药、中成药、中草药、卫生材料、低值易耗品、在加工材料和其他材料等。

(于　晶)

第二节　医院物资管理

一、医院物资管理概述

(一)医院物资的概念

医院物资是指医院在开展业务活动及其他活动中为耗用而储存的资产,包括材料、燃料、包装物和低值易耗品等。医院的库存物资处于经常性的不断耗用和重置之中,是流动资产重要的组成部分。

(二)医院物资管理的原则

1.应急性原则

医务生产劳动不同于工商业。医院工作的对象主要是患有某种疾病的人,而患者是千变万化的,医务生产的这种特殊性,客观上要求物资供应必须遵循应急性原则。

2.统一管理的原则

医院物资实行统一管理的原则,要求做到统一领导、统一计划、统一调配。这是因为各科室、部门的工作性质、任务不同,对物资的需求也不相同,故表现出比较分散的特点,如不实行统一管理,势必造成混乱而影响业务工作的开展。

3.分类管理的原则

有人统计,一个中型规模的医院按品种。规格计大约有上万种物资。所以,医院物资管理还必须遵循分类管理的原则,使物资管理井然有序、多而不乱。

4.勤俭节约的原则

勤俭节约是办院的一项长期方针,不论是医院财会部门,还是财产物资管理部门,都应把勤俭节约放在重要位置上,精打细算,合理配置,节约使用,提高利用效率。

(三)医院物资管理的任务

医院物资管理的基本任务就是保证医疗劳务生产的正常运行。具体地说,医院物资管理的主要任务是:①按计划所需的物资品种、数量、质量和期限,保证及时供应。②节约医院有限物资资源,防止损失浪费,降低物资消耗,提高物资利用效率,使有限的医院物资资源发挥更大的作用。③加速物资周转,促进流动资金循环,提高流动资金利用的效果。④科学预测,制定供应计划,防止盲目采购供应,保证医务生产之需。

二、物资管理的组织领导

在医院物资管理方面,设置物资管理职能机构是非常必要的。目前,我国县以上医院物资管理,多数实行院、科两级分口管理,就是医院在院长的领导下,对于分设总务科、药剂科的医院,由药剂科管理中西药品、医疗器材及卫生材料等物资,由总务科管理其他物资;对于设立器械科的医院,由器械科管理大型医疗器械;对于设立供应科的医院,由供应科管理医疗器材、低值材料、劳保用品、被服、医用家具、办公用品及杂物,由药剂科管理中西药品,由总务科管理其他物资。这种管理较分散,可能造成体系不健全,不便于指挥,易产生计划重复,造成浪费,物资利用率低,影响资金周转速度,不利于制定医院的物资消耗定额和储备定额,给全院经济管理和成本核算带来不少困难,不利于管理人员专业化的培养。因此,建立良好的物资管理体系十分必要。

三、医院库存物资的分类

医院库存物资品种比较多,为了加强对库存物资的管理,需要对不同性质的库存物资进行合理分类。医院库存物资主要包括以下几类。

(一)材料

材料是指使用后就消耗掉或者逐渐消耗掉,不能保持原有形态的各种原材料,包括医用卫生材料、化学试剂、一般卫生材料、修建材料、缝纫材料、五金交电材料、清洁用品、杂项材料等。

(二)燃料

燃料是指使用后就消失掉的各种固体、液体和气体燃料,包括煤、汽油等。

(三)包装物

包装物是指为包装本单位有关产品而储备的各种包装容器,如医院自制药品包装用的纸箱、玻璃瓶、塑料瓶等。

(四)低值易耗品

低值易耗品是指单位价值低、容易损耗、不够固定资产标准,且多次使用而不改变其实物形态,易于损坏,需要经常补充和更新的物品。医院低值易耗品包括:①医疗用品,如听诊器、口表、搪瓷品、不锈钢盘等。②办公用品,如热水瓶、玻璃瓶、玻璃板、计算器等。③棉纺织品,如工作服、口罩、帽子、袖套等。④文娱体育用品,如球拍、球网、小乐器等。⑤炊事用品,如锅、碗、碟、蒸笼等。⑥其他用品,指不属于上列范围的低值易耗品。

四、库存物资的定额管理

库存物资定额管理,是医院物资管理的基础,亦是医院利用物资管理指导各项工作的重要依据。医院物资管理包括物资消耗定额管理、物资储备定额管理和物资节约定额管理,下面介绍物资消耗定额管理。

(一)制定物资消耗定额的意义

(1)确定物资需要量和编制物资供应分配计划的基础。

(2)合理利用物资和节约物资消耗的有效措施,并能促进管理工作水平的提高。

(3)开展经济核算,计算成本和评价物资优劣及效益的先决条件。

(4)实行限额发放物资、监督合理使用物资的可靠办法。

(二)制定物资消耗定额的基本办法

1.技术分析法

技术分析法较科学准确,即在技术计算的基础上,制定最佳物资消耗定额,但此法工作量最大。

2.统计分析法

根据医院过去物资的统计资料,结合计划期内技术的变化来确定物资消耗定额,统计分析法简便易行,但需要有详细可靠的统计资料。

3.经验估计法

根据医院以往的实际经验,参考有关技术文件资料,结合计划期内技术条件变化情况来确定物资消耗定额。经验估计法较简便,但科学性较差。

(三)物资消耗定额管理的分类

1.全面定额管理

全面定额管理指对低值易耗品或卫生材料全部实行定额管理。目前以床位与门诊人次比1:3作为一个计算基数,在一定时间内(年度),以实际支出的经费为依据,算出定额指标。

2.单项定额管理

对消耗量较大的低值品或卫生材料,可实行单项定额管理。

五、库存物资供应计划管理

医院物资供应计划是医院向国家申请或进行市场采购,按品种质量、数量、期限成套地取得医疗、教学、科研等所需各种物资的依据,也是医院物资供应工作的开始阶段和中心部分,做好供应计划对改进各阶段的物资供应工作起着重要的作用。

物资供应计划有年度计划、季度计划和月度计划。我们着重讨论年度计划,物资供应计划是医院向上级申请物资和内容平衡分配的依据,属于目标计划。医院各科室提出年内所需用的物资计划,经财务部门及院领导审定,由医院物资管理部门编制,有的还需报上级卫生行政部门批准。物资供应计划的编制方法如下。

(一)确定物资的需要量

采用直接计算法,按照一定的比例和系数,确定各种物资的需要量。

(二)确定物资的储备量

确定物资储备量,就是在分别确定计划期初和计划期末的储备量的基础上,求出在计划期内应当增减的物资供应量。计划期初的物资储备量就是报告期末的物资储备量,它根据实际盘点和预计确定,计划期末的物资储备量,是计划期结束时的物资库存数量。

六、库存物资仓库的种类

医院仓库包括药品库房、文具杂品库房、易燃易爆及放射性物资危险品库房、建筑维修材料库房、总务库房、工具和配件库房及科室的备用品小库房等。

七、仓库管理

(一)仓库管理的主要任务

(1)做好验收工作,保证入库物资的数量和质量。

（2）保管保养好库内物资，避免短缺、变质、变形。

（3）仓库管理制度要健全，对物资的收发，做到及时、准确、无差错。

（4）保证仓库安全，保持库容整齐。

（5）有计划地做好物资定额管理。

（6）降低保管费用，做好包装器材和废旧物资的回收，充分发挥仓库设备的作用。

（二）接货

（1）到供货单位提货，提货时注意检验物资的性能、规格、质量和数量，并做好验收记录。

（2）库房内提货，接货时应直接与送货人办理接货手续，当面验收，如发现不合格，应填写记录，由送货人签章证明。

（3）到车站、码头取货，取货人应根据运单及有关资料，详细核对品名、规格和数量，检查包装及封印是否完好，如有损坏、受潮、变形等现象，应作记录，然后办理取货手续。

（三）验收

（1）凡是必要的证件不全，应做待验物资处理，等证件齐全后再进行验收。

（2）凡是供货单位提供的质量证明书与规定的技术标准及订货合同不符合时，应立即与供货单位交涉。

（3）质量、规格、包装不合格，应先将合格品验收入库，对不合格部分做好记录，向供货单位提出交涉。凡验收数量不符合而其损失或益余在规定磅差范围内的，可按实用数量验收入库。损益超过规定磅差范围时，核对后做出记录，交医院物资管理部门处理，在未处理前，物资暂不动用。

（四）保管

物资的保管是指对各种在库物资妥善保管，并根据其特点，结合当地的自然条件，对其进行妥善管理的方法。库内物资管理要点如下。

（1）数量准确。入库物资根据物资保管制度的规定，建立物资登记卡，贵重物资要建立档案，做到有账有卡，数量准确。

（2）规格清、货位固定化。库存物资要按类别和规格分别存放，标志明显，做到不湿不乱；精密仪器设备和贵重物资专库加锁；小件物资也要一律入库，大批物资分批整齐存放；易燃易爆、剧毒药品，要专人专库按规定分别保管；新旧物资严格分开。

（3）库容整齐。经常打扫，保持清洁，物资摆放整齐美观，用"分区分类、四号定位、立牌立卡、五五摆放"的科学方法进行管理。

（4）认真管理好库区内空气的温度、湿度。根据物资的性能特点，使用各种控制和调节气温、湿度的设施，使物资处于最佳环境。

（5）防鼠防虫经济化，搞好环境卫生工作。对库区内外环境应经常清扫，虫、鼠的防治工作要经常化，必要时使用药剂杀灭微生物和害虫、老鼠。

（6）做好安全工作。管理好防火、防水、防盗等设施，贵重物资仓库要建立值班制度。

（五）发放

（1）定额送货制。对于定额消耗的物资，可按计划确定物资的数额，定期定批送货上门，如卫生材料、药品、医患被服装具等。

（2）领用制。贵重物资须经主管物资管理工作的领导批准，方可领取。另外，一些辅助材料，如低值易耗品和不宜制定消耗定额的物资，也应实行领用制。

（3）科室小仓库代管。一些日常需要更换的物资,可按一定的限额发放到使用科室,并由专人保管,定期补换。

以上三种发放方式,都必须执行严格的发放手续,使用部门必须填写"领物单",仓库必须填写"出库单"。

（六）盘点

经常检查和盘点库存物资,是保管保养物资过程中一项不可缺少的工作。物资盘点的方法:

（1）年终大盘点。由医院物资清点组,在年终财务结算前对仓库所有物资进行全面盘点。

（2）轮流盘点。在年度中间有计划地经常性盘点。

（七）节约和回收利用

节约物资和利用废旧物资,是医院物资管理部门的一项重要任务,对于整个医院的建设都有重要意义。废旧物资回收利用管理主要包括两个方面。

（1）废旧物资回收的组织工作。废旧物资需设专人负责,建立各项回收责任制和指标,定期组织回收小组,把零散的废旧物资全部清理回收起来。同时注意建立回收废旧奖励制度,对积极回收废旧物资的人员要给予适当奖励,对于应回收而不及时回收,该交而不交的人员要进行批评教育。

（2）收回废旧物资的管理。对回收的废旧物资要分类存放,妥善保管,对可以利用的物资,经加工整理后要及时入库,并投入使用,对不能继续利用的物资,要及时处理,收回残值。另外,也要加强对回收废旧物资的经济核算。

（于　晶）

第三节　现金与有价证券的管理

一、现金的概念及特点

现金的概念有狭义和广义之分。狭义的现金是指医院的库存现金;广义的现金除了库存现金以外,还包括银行存款和符合现金定义的现金。需要说明一点,我国会计上所界定的"现金"概念,不同于西方会计上所界定的概念。这里所说的现金是指医院的库存现金,而国际会计惯例中的现金,是指企事业单位所拥有的一切可以购买商品或劳务的货币资金和流通证券,包括银行存款、库存现金和零用金,以及定额备用金等。其中,各种银行存款占有较大比重。在形式上,上述两者的主要区别是:前者必须是硬币和纸币;而后者,除硬币和纸币外,还可以是医院未指定用途的银行存款和流通证券。

现金是可以立即投入流动的交换媒介,它的首要特点是普遍的可接受性,即可以有效地立即用来购买商品、货物、劳务或偿还债务。因此,现金是医院中流动性最强的资产。

二、医院现金的管理

（一）现金的用途

医院的现金,是指医院财务部门为了支付日常零星款项而掌握的现款,主要指医院的库存现金和备用金。现金是流动性最大的一种货币资金,是可以立即投入流通的交换媒介,可以随时用其购买所需的物资、支付各种费用、偿还债务,也可以随时存入银行。

(二)现金使用范围

中国人民银行总行是现金的主管部门;各级人民银行负责对开户银行的现金管理进行监督和稽核;开户银行负责现金管理制度的具体执行,对开户单位的现金收支、使用情况进行监督管理。在银行和其他金融机构开户的医院,必须按照国务院发布的《现金管理暂行条例》及其实施细则的规定进行管理,并接受开户银行的监督。根据国务院发布的《现金管理暂行条例》的规定,医院可在下列范围内使用现金。

(1)职工工资、各种工资性津贴。

(2)个人劳务报酬。

(3)根据国家规定颁发给个人的科学技术、文化艺术、体育等各项奖金。

(4)各种劳保、福利费用,以及国家规定的对个人的其他支出。

(5)向个人收购的农副产品和其他物资支付的价款。

(6)出差人员必须随身携带的差旅费。

(7)结算起点以下的零用支出。

(8)中国人民银行确定需要支付现金的其他支出。

与其他单位的经济往来,除上述规定的范围可以使用现金外,应当通过开户银行进行转账结算。转账结算在经济往来中具有与现金相同的支付能力。

(三)现金收支业务中应遵守的规定

(1)医院现金收入应于当日送存开户银行。当日送存困难的,由开户行确定送存时间。

(2)医院支付现金,可以从本医院库存现金限额中支付或者从开户银行提取,不得从本医院的现金收入中直接支付(即坐支现金)。

(3)医院从开户银行提取现金,应当写明用途,由本单位财会部门负责人签字盖章,经开户银行审核后,予以支付。

(4)医院因采购地点不固定,交通不便,以及其他特殊情况必须使用现金的,应向开户银行提出申请,经开户银行审核后,予以支付。

(四)现金管理的目的与内容

1.现金管理的目的

现金管理的目的在于通过管理活动的实施保证医院资金足够的流动性,并努力提高医院的服务能力。根据这一目标,充分考虑现金和现金循环周转的特点,现金管理的目的可以确定为追求安全性和效益性。

(1)现金管理的安全性。①现金数量上的安全性。由于现金作为支付手段极易出现各种各样的差错,因而保证现金的安全、完整,避免现金短缺就是必要的。②法规要求上的安全性。由于现金的收支活动具有外部性,直接涉及国民经济总体中的许多环节和方面,国家、银行都会对现金的使用做出诸多规定。医院当然需要遵守这些规定。现金管理中应当恪守有关法规和要求,避免任何形式的惩处,以免对医院的利益形成损害。③医疗服务上的安全性。医疗服务要求以不断地购置医疗用品和发生诸多费用为保障,于是,为确保医疗服务的正常进行,医院也要加强现金管理,以便能通过现金储备或加快现金收入来保证支付。④财务上的安全性。财务上的安全性是指医院应保证到期债务及时以现金支付。毫无疑问,现金管理中也要以此作为重要的管理目标并努力实现这一目标,否则便极易招致巨大的财务风险。

(2)现金管理的效益性,又称盈利性。现金管理中的效益性目标是指通过现金管理应能促使医院增收节支,提高经济效益。具体来讲,现金管理的效益性要求现金管理应能做到这样两个方面:①通过现金管理的有效实施,降低现金持有的所有相关成本,包括管理成本、投资成本和短缺成本。②通过现金管理的有效实施,增加与现金相关的收入,包括以现金从事短期有价证券的收入以及其他由合理运筹现金所增加的收入。

当安全性与效益性发行偏离甚至相悖时,现金管理应追求两者之间的合理均衡。

2.现金管理的内容

现金是流动性最强的资产,容易发生意外和损失,在实际工作中,应建立健全现金使用内部控制制度,严加管理。在医院发生的现金收支业务中,对现金收支的管理,主要办法是严格凭证、稽核手续,严格划分各经办职能部门之间的责任。经办现金收支业务人员不得兼管现金账目的记录,出纳与会计要分开记账。出纳人员不得私自挪用现金,不得以借条等为据抵充库存现金,更不能保留账外现金。医院收入的现金,原则上必须当日存入开户银行,超过一定限额的支出,要使用支票。现金管理包括现金收入的管理和现金支出的管理两部分。

现金收入的管理主要包括对以现金收取的医疗费、药品费、检查治疗费等及以现金形式收取的其他收入等的管理。现金支出的管理,主要是按照国家的规定使用现金,并对现金支出的内容进行审核,检查其是否符合国家有关的财经纪律和财经政策,是否符合医院的财务收支计划等。应做到:①按内部牵制原则建立现金管理责任制,配备专职或兼职的出纳人员负责办理现金的收付和保管工作,实现钱账分管。即出纳人员应根据会计人员审核无误的现金收付凭证办理款项的收付,并负责登记现金日记账,但不得兼管稽核、会计档案保管,以及收入、费用、债权、债务等账目的登记工作。同样,会计人员也不得兼管出纳工作。这样,每一笔现金收支业务都由两个以上的人员分工负责,以起到相互牵制的作用。②在现金收支工作中,严格遵守有关业务手续、制度。即收支现金必须执行事先编报的现金收支计划;收支现金,必须有凭有据,符合财经纪律和财务制度的规定;收支现金时,收支双方必须当面点清细数,并建立必要的复核制度,以防差错;收支现金后,必须在现金收支凭证上加盖有日期的"现金收讫"或"现金付讫"戳记和出纳人员的图章,以防止重收或重付,并及时编制记账凭证,登记有关账簿;每天业务终了,应进行账实核对,不准以"白条"抵库,发现现金余缺应及时列账,并报给主管领导,查明原因。

现金收入管理措施。医院在从事医疗服务过程中,经常发生大量的现金收入。现金收入应采取的内部控制措施主要有:①只有医院指定的专职人员才能允许收受现金,无论收到的是纸币、硬币,还是支票、汇票。②专职人员收取的现金收入应保存在收银机、带锁的抽屉或保险柜中,收取的现金结账后应及时送交银行。③所有的现金收入都要具有适当的原始记录,这些记录包括给予顾客的有预先编号的发票副本、收款收据和收银机内的查账纸带。④医院应该采用收银机办理收款。选用收银机可以提供一条有特殊控制作用的途径,因为该机能自动输出一张显示输入金额的纸带,这种纸带一直都锁在收银机内,只有指定的专职人员才能将其取出。⑤医院的现金收入在存入银行之前,必须依据收受现金时所作的记录进行核查。⑥医院的现金收入都应在当日存入银行。医院不得从收取的现金中支付相关的支出,也就是说不能坐支。存款的人员必须与收取现金的人员分开。⑦医院设立专人控制发票、收据等现金收入凭证的数量和编号;发票和收据领用时要经过批准,领用的手续与签字符合制度规定,并登记领用票据的数量和编号;票据存根回收时,应由专职保管人员审核签收,以防票据短少缺号;作废的票据应全联粘贴和保留在存根上,确保票据本联号;已用的发票和收据须由专人清点登记封存,作为经济档案妥善保管;保存期满销毁时应按规定程序审批,并由两人以上办理。⑧办理其他的款项应设专门登记簿记录款项来源、金额、转交与签收等事项。⑨所有涉及现金收入的会计事项应尽快地记入日记账和总分类账中。记账人员应与收款人员分开。

现金支出的管理措施。医院在从事生产经营以及其他有关业务活动的过程中,经常发生大量的现金支出。支出应采取的内部控制措施主要有:①只有授权的人员才能核准有关支付命令和通知、票据,只有指定的人员才能办理现金支付。②在现金的小额支出和备用金(零用现金基金)范围以内的支出才可以用现款支付,其他所有支出都应使用支票。③批准付款人必须和具体办理付款的人员分开。④支票和其他付款凭证均须预先编号;已开出的和剩下的支票以及其他付款凭证均应定期检查;误开的支票和其他付款凭证要及时注销,并将其粘贴和保留在存根上;已付讫的付款凭证应加盖"银行付讫"或"现金付讫"图章,并定期由专人装订封存,作为经济档案予以妥善保管;保存期满销毁时应按规定程序审批,并由两人以上办理。⑤为加强现金管理,所有涉及现金支出的会计事项应尽快地记入日记账和总分类账中。记账人员应与收款人员分开。⑥对照支票本或支票登记簿中的记录以及账面记录,定期核对银行对账单,编制未达账项表,及时调整未达账项。

(五)违反《现金管理暂行条例》的法律责任

(1)开户单位有下列情形之一的,开户银行应当依照中国人民银行的规定,责令其停止违法活动,并可根据情节轻重处以罚款:①超出规定范围、限额使用现金的。②超出核定的库存现金限额留存现金的。

(2)开户单位有下列情形之一的,开户银行应当依照中国人民银行的规定,予以警告或者罚款;情节严重的,可在一定期限内停止对该单位的贷款或者停止对该单位的现金支付:①对现金结算给予比转账结算优惠待遇的。②拒收支票、银行汇票和银行本票的。③违反《现金管理暂行条例》第八条规定,不采取转账结算方式购置国家规定的专项控制商品的。④用不符合财务会计制度规定的凭证顶替库存现金的。⑤用转账凭证套换现金的。⑥编造用途套取现金的。⑦互相借用现金的。⑧利用账户替其他单位和个人套取现金的。⑨将单位的现金收入按个人储蓄方式存入银行的。⑩保留账外公款的。⑪未经批准坐支或者未按开户银行核定的坐支范围和限额坐支现金的。

三、银行存款的管理

(一)银行存款的定义

银行存款是指医院存入银行的货币资金。根据规定,医院收入的一切款项,除国家另有规定外,都必须当日送存银行;医院的一切支出,除规定可用现金支付的外,都必须通过银行办理转账结算。在办理银行存款收支业务时,必须遵守下列规定。

(1)医院向银行存款或支款,必须使用银行统一规定的原始凭证。

(2)医院财会部门对各种支票和付款凭证,必须认真保管,使用时按编号顺序登记。支票如有遗失,必须及时向银行办理挂失手续。

(3)医院签发支票和其他结算凭证支付款项时,必须保证存款户有足够的存款余额,严禁签发"空头支票"。

(4)签发支票必须有单位和负责人印鉴方为有效,印鉴必须指定专人保管。

(二)转账结算

(1)转账结算的必要性。结算又称货币结算,是指社会上单位与单位之间、单位与个人之间以及个人与个人之间,由于商品交易、劳务供应以及其他款项往来而发生的货币收付业务。结算具体包括现金结算和转账结算两种形式。现金结算是指直接使用现款的货币收付行为。如在商品交易中,一方交现金,一方交货,当时钱货两清,从而完成商品所有权的转移和价款的结算。转账结算是指通过银行把款项从付款人账户上转移到收款人账户上的一种货币收付行为。如在商品交易中,购货方委托银行把自己的存款划到销货方账户上,销货方向购货方提供商品,这就是转账结算。根据中国人民银行颁布的《银行结算办法》等有关规定,目前,国内转账结算主要有银行汇票、商业汇票、银行本票、支票、汇兑和托收承付等结算方式。转账结算是资金在银行账面上的转移,不直接使用现金就能实现价款的收付。这种结算方式的特点是,只凭一份票据,即可由购货方或销货方委托银行,将款项从付款人账户转入收款人账户,可非常简便地实现商品交易价款的结算。实行转账结算方式的必要性在于:①转账结算有利于国家组织和调节货币流通,使现金流通量与市场上商品的可供量相适应,从而稳定市场物价,促进商品生产和流通。②采用转账结算形式,价款通过银行一收一付,不用运送、清点即可完成货币结算过程,有利于简便手续、缩短结算时间。③由于银行办理转账结算采取多种方式,各种方式又各具特点;因此,采用转账结算有利于适应不同情况商品交易的需要。④采用转账结算形式,可以使购销双方在结算过程中占用的资金减少,在途时间缩短,有利于加速单位的资金周转,提高资金的使用效益。

(2)结算纠纷的处理原则。在办理结算过程中发生的经济纠纷,按照下列原则进行处理:①医院在办理结算中,由于填写结算凭证有误影响资金使用,票据和印章丢失造成资金损失的,由其自行负责。②《银行结算办法》中规定允许背书转让的票据,因不获付款而遭退票时,持票人可以对出票人、背书人和其他债务人行使追索权,票据的各债务人对持票人负有连带责任。③银行和其他金融机构办理结算因工作差错,发生延误,影响客户及其资金使用的,应按存(贷)款的利率计付赔偿金;因违反结算制度规定,发生延压、挪用、截留结算资金,影响客户及其资金使用的,应按结算金额每天 0.3‰ 计付赔偿金;因借付或被冒领的,应及时查处,如造成客户资金损失,要负责资金赔偿。银行和其他金融机构有意压票、退票、截留、挪用结算资金,以及其他违反银行结算制度的行为,性质较为严重,影响较大的按结算金额对其处以每天 0.5‰ 的罚款。

票据的付款人对见票即付或者到期的票据,故意压票、拖延支付的,由中国人民银行处以压票、拖延支付期间内每天票据金额 0.7‰ 的罚款;对直接负责的主管人员和其他直接责任人员给予警告、记过、撤职或者开除的处分。

对于违反银行结算制度的单位或个人,银行和其他金融机构,除责令其限期纠正外,可根据其行为性质及情节轻重分别给予下列处罚:通报批评、计扣赔偿或赔款、罚款、罚息、没收非法所得、停止使用有关的结算方法。以上处罚可以并处。

单位违背银行账户管理规定,已在一家金融机构开立基本账户又在其他金融机构开立基本账户的,应责令其限期撤销多余账户;单位出租、出借账户,除责令其纠正外,按账户出租、出借的金额处以 5% 但不低于 50 元的罚款,并没收出租账户的非法所得。

(三)银行存款管理

依照现行法规制度的要求,银行存款管理的主要内容如下。

(1)独立核算的单位应在当地银行开设一个基本账户;对属非独立核算的单位,如因距离较远,办理收付有困难,可报经批准,另外开设一个辅助账户。如需将账户的名称进行变更、合并、迁移或撤销时,应严格按银行的规定办理。

(2)认真贯彻执行国家的政策、法规,遵守银行信贷、结算和现金管理的有关规定。

(3)单位在银行开立的账户,只供本单位业务经营范围内的资金收付,不准出租、出借或转让给其他单位或个人使用。

(4)单位在银行的账户必须有足够的资金保证支付,不准签发空头的支款凭证,不准签远期的支款凭证。

(5)各种收付款凭证必须如实填明款项来源或用途,不得巧立名目,弄虚作假,套取现金,套购物资,严禁利用账户搞非法活动。

(6)及时地对银行存款收支予以登记,建立健全日清日结制度,经常与银行联系和查对。

(7)加强对各种结算凭证特别是支票的保管和管理工作。单位从银行取得的支票应由财会部门统一管理,由出纳员专门负责保管,并按编号顺序签发;签发支票时必须在支票上写明收款单位名称、签发日期、用途及金额;银行转账支票只能用于转账结算,不能提取现金,不能对个人签发;不准出租出借支票,不准将盖好印鉴的空白支票存放销货单位代为签发;建立健全支票的领取、使用和注销的登记制度。

(8)各单位和银行均应严格按照中国人民银行规定的转账结算方式来办理银行存款的转账结算。这些转账结算方式包括银行汇票、商业汇票、托收承付、委托收款、汇兑、支票、银行本票、信用证、信用卡等。

此外,单位还应该按照银行的有关规定,管好用好在途现金、业务周转金、外埠存款以及作为结算保证金的各种存款。

四、其他货币资金的管理

其他货币资金,是指医院除现金、银行存款以外的其他各种货币资金。其他货币资金就其性质来看,同现金和银行存款一样均属于货币资金,但是存放地点和用途不同于现金和银行存款。具体内容包括外埠存款、银行汇票存款、银行本票存款、在途货币资金等。

(一)外埠存款
外埠存款是指医院到外地进行临时或零星采购时,汇往采购地银行开立采购专户的款项。外埠存款一般用于临时采购或日常零星采购,由医院开设采购专户将资金汇往采购地点。医院在汇出款项时,需填列汇款委托书,加盖"采购资金"字样。汇入银行时汇入的采购资金,以汇出单位名义开立采购账户。采购资金存款不计利息,除采购员差旅费可以支取少量现金外,一律转账。

(二)银行汇票存款
银行汇票存款,是医院为取得银行汇票,按规定存入银行的款项。

(三)银行本票存款
银行本票存款,是指医院为了取得银行本票,按规定存入银行的款项。

(四)在途货币资金
在途货币资金,是指医院同上下级之间的汇解款项,在月终时尚未到达,处于在途的资金。

五、有价证券的管理

(一)有价证券的概念
有价证券是国家、地方人民政府或国有企业依照法定程序发行,约定在一定时期内还本付息的信用凭证。一般包括国库券、国家重点建设债券、重点企业债券等。

(二)有价证券的特点

有价证券是医院现金的一种转换形式。有价证券变现能力强,可以随时变换成现金。医院有多余现金时,可以将现金兑换成有价证券;现金漏出量大于现金漏入量需要补充现金时,再出让有价证券换回现金。在这种情况下,有价证券就成了现金的替代品。获取收益是持有有价证券的原因。

(三)有价证券的管理

(1)全额预算单位只能用预算外资金或预算包干结余资金购买有价证券,禁止用预算核拨的专项资金购买。各单位购买的各种有价证券,应当视同货币资金,由出纳人员妥善保管,保证账券相符。

(2)各单位购买的有价证券,是结存资金的组成部分,不能计入成本费用。到期兑现收到的有价证券本金应作恢复存款处理。利息部分作为专用基金的事业发展基金入账。

六、外汇资金的管理

外汇管理工作直接由国家管理,有专门的管理条件。

(一)外汇的概念

外汇是指外币汇款,通常以外国货币表示,包括外国货币、外币有价证券,以及其他可以在国外兑现的票据。医院既有外汇收入,也有外汇支出。因此应按照外汇管理暂行条例加强管理。

(二)外汇的来源

外汇的来源包括:①国拨外汇,是指由上级领导机关拨给单位的外汇或外汇额度,必须根据国家批准的开支项目和规定的范围开支。②留存外汇。③捐赠外汇,是指医院接受的国外机构捐赠的外汇。一般按捐款人的意愿实行专款专用,使用时需经有关机关审核。④外汇贷款,是指国际金融组织等给医院的贷款。

为了有效地利用外资,必须注意以下四点:①必须统筹安排,制定切实可行的借贷计划,加强控制。②要依靠自身的知名度和信息,争取筹措优惠贷款。③要充分考虑偿还能力,按期偿还本息。④要用外汇贷款进行有目的投资以取得最佳的经济效益。⑤调剂外汇应在交割后的 6 个月内使用,如果未用或未用完,应向外汇管理部门申请延期,否则将由外汇管理部门另行调剂。

（于　晶）

第四节　收　入　控　制

一、医疗收费管理办法

(一)总则

(1)为加强和规范医院医疗收费管理,根据《中华人民共和国价格法》和国家国务院卫生行政主管部门、财政部颁发的《医院财务制度》《医院会计制度》等有关政策法规加强收入、价格、医疗预收款、票据、退费的管理,明确相关岗位的职责、权限,确保不相融职务相互分离。

(2)医院是集医疗、预防、保健康复于一体,保护人民健康,具有公益性的福利事业单位,经费来源除财政补贴外,必须按照规定的各项收费标准,收取医疗服务费用,以补偿医疗服务中的人力、物力和财力消耗,维持医疗业务正常运转。

(3)在医疗卫生服务的过程中建立健全医疗收费管理体系,明确职责,规范收费行为。严格执行物价政策,切实做到收费有章可循,维护广大患者和医院的利益。

(4)建立收入控制制度:各收费岗位责任制度、收费稽查岗位责任制度、医疗预交金管理制度、收费票据管理制度、医疗退费管理制度。

(二)医疗服务收费价格管理机构与人员

(1)成立医疗服务收费价格管理小组,定期召开医疗服务收费价格管理人员会议,抽查各科室医疗服务收费价格贯彻执行情况,并帮助科室解决实际问题,做到有检查、有落实。

(2)医院审计部门配备专职医疗服务收费价格管理稽查人员,对收费价格进行全方位监督。认真学习国家有关物价政策、法律法规和专业知识,不断提高思想政治素质和业务技能。主要工作职责:①监督计算机管理中心做好医疗卫生收费项目价格和价格调整工作。②对临床科室申请的服务项目及其收费标准进行审核,并上报物价部门批准。③对临床科室的医疗收费进行日常检查、指导和监督。④及时受理患者有关收费问题的信访及接待物价管理部门的审查工作。⑤每月对临床科室的医疗收费进行检查审核并做好记录,定期向医疗服务收费价格收费管理小组汇报。⑥搜集、整理患者及各科室医疗服务收费的有关问题并做好记录,定期向医疗服务价格收费管理小组汇报。⑦定期与药剂科核对卫生材料成本及零售价,对有价格调整的卫生材料和新增的卫生材料通知计算机管理中心及时录入和调整。

(3)各临床科室设置专(兼)职医疗服务收费价格管理员,把收费管理工作责任落实到人。医疗服务收费价格管理员的职责是执行物价政策和相关规定,执行国家、省、州(市)有关医疗收费的规定、政策收费标准,对本科室的医疗收费进行监督,负责向患者对本科室的医疗服务收费的解释权。

(4)住院、门诊及医保部门收费处收费员必须持证(会计证)上岗,其职责是严格按照《医疗服务收费价格》规定的收费项目进行收费。

(三)管理原则

(1)各临床科室必须坚持因病施治,合理用药和合理检查的诊疗原则,禁止开大处方、过度检查、滥用药物。

(2)各临床科室的收费应该在本科室工作站执行。

(3)住院患者的检查、治疗、用药、处置等各项收费,必须以医嘱及患者实际发生的费用为依据,按发生的日期、次数准确录入,不得汇总录入收费项目。

(4)医技部门医(护)人员必须按《医疗收费价格标准》提供收费的具体项目,门诊收费员将按收费项目标准收费,开具发票,严禁不开发票直接收取现金。

(5)为保证患者资金周转的需要,医师在确定预交金金额时,应根据患者的病情和治疗的需要确定预收金额。

(6)各部门只要发生经济业务收入的,必须通过财务部门或住院、门诊、医保收费窗口使用统一正规发票收取费用,严禁各部门直接收取现金。

(7)切实加强财务管理工作,严格执行收费票据的验收、保管、领发、登记、复核、销号等制度,堵塞漏洞,确保医院资金完整及时入库。

(8)城镇职工医疗保险,农村合作医疗保险,城市居民医疗保险等相关政策、文件由医保部门转发并监督贯彻执行。

(9)把医疗收费管理工作纳入综合目标管理责任制考核内容。对管理不力,违反规定,擅自多收费、重复收费等违规违纪的科室与个人,坚决查处。

二、医疗收费管理稽查会计岗位职责

(1)财务部门设置医疗收费稽查会计专职岗位,负责全院医疗收费资金入库的管理,认真履行会计监督的职责,严格执行会计法、财务制度、医院财务管理办法等法律、法规、规章制度。全面负责监督各个收费窗口资金准确、及时入库,防范并杜绝收费员违章操作。

(2)检查、核实收费处现金日报表手续是否完整,账、款、发票金额是否一致及发票的使用情况。

(3)定期购买并妥善保管收费发票,对收回的发票存根联收集、整理并作好存档工作,负责收费票据的验收、保管、领发、登记、复核、销号等工作,配合财政部门做好发票的审查、核销工作。

(4)负责收集门诊医技科室发票与门诊收费处上缴的发票进行核对,发现差错查明原因,如果是违规违纪的,及时提出处理意见,并向相关领导汇报,纠正错误,确保医院业务收入资金安全入库,如果是账务原因要及时调整,核查无误后定期、及时、编制门诊分科核算收入月报表。

(5)熟悉并掌握收费处计算机管理程序,加强学习,努力提高自身业务素质、道德修养,工作责任心,以此来提高自身的工作能力。

(6)每月定期到下属收费点审核收入情况,并及时配送发票,确保业务工作的需求。

(7)全面监督医院食堂经济活动情况,负责食堂餐券的收发工作,负责各临床科室就餐券领发,并定期编制会计凭证,搞好分科核算工作。

三、收费票据管理规定

(1)医院设置专职的票据管理岗位,专职票据管理会计负责全院票据日常管理工作,包括票据的购买、领用及核销的全过程。

(2)发票、挂号券、就诊本等收费票据由财务科医疗收费管理稽查会计统一管理。

(3)收费管理稽查会计负责定期购买并妥善保管收费发票,对收回的发票存根联收集、整理并作好存档工作。

(4)负责收费票据的验收、保管、领发、登记、复核、销号等工作。

(5)配合财政局做好发票的审查、核销工作。

(6)在票据管理过程中,严格执行相关管理制度。

四、住院收入管理规定

(1)患者入院时住院收费人员必须认真核实患者身份(患者是否是城镇职工、城镇居民、工伤患者、农村合作医疗等),确诊无误后检查各种相关资料是否齐全再办理入院手续。

(2)严格执行财经制度,当天收入必须存入银行,做到日清月结。

(3)银行收款之后的当日住院收入,住院收费人员必须存入门诊收费处的保险柜,确保医院资金的安全。

（4）住院收费处的收费人员每天必须扎账，认真核对现金收入日报表，长短款要如实反映，不能以长补短，如有长款必须上缴财务部门。

（5）医院财务部门与审计部门按财务制度规定，每月不定期检查每个收费员的现金与报表是否相符。

（6）患者出院时必须凭病区的出院联系单结账，病区必须在出院联系单上签已经审核的字样，确保各项费用均已记账与病历的审核完毕，避免漏收费用发生。

（7）住院收费人员必须准确开具住院发票，一个患者只能开一张发票，不能私自多开、虚开发票，确保医院收入的真实性和准确性。

（8）住院收费处每月必须与各病区核对收入，及时打印各种收入报表报送财务部门与当地社会保障局。

（9）住院收费处必须严格执行财务管理制度及档案管理制度，妥善保管发票及患者的相关资料。

（10）住院收费人员如果发现漏收、少收现象要及时反馈信息给病区，做好及时补漏的工作。

（11）住院收费处平时要配合计算机管理中心做好网络的维护和管理工作，避免造成患者信息和数据的丢失，从而影响医院的整体收入。

五、门诊收费处主管岗位职责

（1）严格执行会计法、财务制度、医院财务管理办法等法律、法规、规章制度。具体负责门诊收费处管理工作，对门诊收费处的全盘工作要有布置、有安排，并定期检查、补漏。保证门诊收费处工作正常、规范运转。

（2）遵守国家法律法规及医院规章制度，不断提高自身政治和业务素质，提高职业道德修养，保证工作质量的提高。

（3）汇总、审核当日收费日报表，监督每天所收款项当天交银行收款员。督促组员把当天银行收款员结算后及节假日收取的款项，在保险柜中存放，核对收费员缴款银行回单与当日收费实开发票金额相符及收费员打印的缴款书相符，整理、汇总无误后统一交财务部门医疗收费管理稽查会计，并进行交接签字，确保医院资金的安全。

（4）负责门诊收费处发票的领取、使用、核销全过程的管理工作，确保每张发票的收入金额全额入库，负责就诊本的领发、登记、交账全过程的管理工作，确保窗口收费员一项业务只能开一张发票，不得私开、多开、虚开发票。整理发票存根联，不得短少、缺号，作废发票必须三联一起收回。将整理无误的发票存根联定期与财务科医疗收费稽查会计进行核对、销账，确保医疗收入资金安全。

（5）收费处为经济重地，必须做好安全防护工作。住院处、财务科交来存入保险柜的款项，督促当班人员要妥善保管，及时放入保险柜，并做好交接签字手续。外来人员一律不得随意入内。

（6）带头认真学习计算机基础知识，学会排除一般计算机故障，安排好小组人员的学习，积极参加院、科组织的学习及各项活动。

（7）定期编制收入月报表。编制收入月报表时，与相关科室核对数字，确保分科核算工作准确性。

（8）督促窗口收费员妥善保管发票及公章，严格执行交接班制度，当班人员不得擅离岗位，接班人员未到，当班人员不得离开岗位。

六、门诊收费员岗位职责

(1)遵守国家法律法规及医院规章制度,提高自身政治和业务素质,提高职业道德修养,以此来保证工作质量。

(2)每天所收款项必须在当天银行收款员到达时交清,并与银行收款员做好交接款签字手续,然后把当天已交账的发票存根统一交组长审核保管,月末交清所有款项。主动配合、接受组长及科室检查小组定期和不定期抽查、审核发票管理及现金入库情况。

(3)编制当日收费日报表,核对账、款、发票金额是否相符。

(4)妥善保管发票及公章,作好交接签字工作。谁当班谁负责。

(5)严格执行交接班制度,当班人员不得擅离岗位,当班人员擅离岗位出现经济损失的,须承担相应经济责任及行政处罚。交接班时必须接班人员先到岗,即下一班人员未到,上一班人员不得离岗。

(6)财务部门、住院收费处交来存入保险柜的款项,当班人员必须做好交接签字工作,并妥善保管好。

(7)认真学习计算机基础知识,学会排除一般计算机故障。

(8)门诊收费岗位必须执证上岗,并定期进行轮岗。

(9)收费处为经济重地,必须做好安全防护工作,非工作人员一律不得入内。

七、住院收费员岗位职责

(1)遵守国家法律法规及医院规章制度,提高自身政治和业务素质提高职业道德修养,以此来保证工作质量。

(2)编制当日收费日报表,每天所收款项必须在当天银行收款员到达时交清,并与银行收款员做好交接款签字手续。核对账、款、发票金额是否相符。月末及时结账交清所有款项。

(3)当天银行收款员走后及节假日收取的款项,必须在下班前存入财务部门保险柜,否则造成的经济损失,由当事人自己全部负责。

(4)主动配合、接受稽查小组定期和不定期抽查、审核发票管理及现金入库情况。

(5)及时清理住院欠费,作好院内、院外协调工作。

(6)妥善保管发票及公章,作好交接签字工作,谁当班谁负责。

(7)严格执行交接班制度,当班人员不得擅离岗位。当班人员擅离岗位出现经济损失的,须承担相应经济责任及行政处罚。

(8)住院收费岗位必须执证上岗,并定期进行轮岗。

(9)收费处为经济重地,必须做好安全防护工作,非工作人员一律不得入内。

八、住院收入审核会计岗位职责

(1)认真履行会计核算和会计监督的职责,严格执行会计法、财务制度、医院财务管理办法等法律、法规、规章制度。全面负责监督住院收费窗口资金准确、及时入库,防范并杜绝收费员违章操作。

(2)负责监督窗口收费的资金当日全部入库,核对收费员缴款银行回单与收费员打印的缴款书相符。

（3）负责核对打印缴款书与打印操作日报时间及金额相符。

（4）负责核对打印缴款书与原始单据数量及金额相符（实际预交金单据及发票单据）。

（5）负责收集、核对银行存款登记表与收费员实际缴款银行回单相符。

（6）负责核对实际收到支票与银行存款登记表相符。

（7）负责住院处的发票领取、使用、核销全过程的管理工作，确保使用发票的资金收入全额入库，负责就诊本领发登记、交账全过程的管理，确保窗口收费一个患者只能开一张发票，不得私自多开、虚开发票，并定期与财务部门医疗收费管理稽查会计进行核对，将整理无误、无缺号的发票存根统一交财务部门保管，双方进行交接登记。

（8）每天根据审核无误的预交款缴款书报表及结账操作日报表、银行存款回单等相关资料，进行汇总，编制《出院结账、货币资金入库汇总日报表》《结账操作日报表》，汇同其他相关原始资料次日交财务部门。

（9）住院处审核会计职责是进行住院收费资金入库的监督管理工作，不得兼住院窗口收费岗位工作，窗口住院收费岗位与住院收入审核会计岗位必须相对独立。

（10）月末负责与各病区核对医疗收入，编制各种明细表格根据当地社会保障局和财务部门的要求进行调整，审核无误后打印上交当地社会保障局和财务部门。

九、住院处监督应收医疗款资金入库会计岗位职责

（1）熟悉并严格遵守国家财经法令法规及财务规章制度，坚持原则。

（2）熟悉医院的各类收费项目及收费标准，负责收费政策咨询和解释。

（3）认真学习并熟练掌握医保、合医政策，负责与各临床科室的沟通。

（4）熟练掌握医保、农合患者的结账程序，以及计算机软件的操作技能。

（5）负责住院收入各项会计事务处理，并与计算机信息管理部门及各网点的沟通，确保网络结账系统畅通。

（6）尚未收回的医保、农合欠款，要根据每天结账的原始资料，按地区、按人员进行分类详细登记，并收齐整理好催收欠费的所有原始凭证，及时、定期到各部门收款，收回欠款后及时上缴财务科，并做好会计事项的处理，如有扣款，书面通知相关科室。

（7）充分发挥现代会计的职能，对会计信息进行分析，为领导决策提供可靠的信息资料，对患者的欠费情况进行事前的预测和事中的控制，并重点做好事后催收入账工作。

十、住院收费处专职记账会计岗位职责

（1）熟悉并严格遵守国家财经法令法规及财务规章，制度坚持原则。

（2）熟悉医院的各类收费项目及收费标准，负责收费政策咨询和解释。

（3）学习并熟悉掌握医保、农合及相关政策。

（4）熟悉掌握医保、农合患者的结账程序。

（5）根据会计科目设置账户，对会计分录和所属单据进行复核，确认无误后登记明细账。对已收回的欠款及时登记明细账，并负责把支票、收据及回单交财务做账。

（6）负责保管农合、医保患者的住院资料，月底归类整理出农合、医保患者费用统计报表，并交专门催款的人员负责催收欠款。

（7）准确无误的登记各类明细账的同时，定期或不定期的与监督应收医疗款资金入库会计及

住院收入审核会计对账,互通情报,督促应收医疗款的催收入账,配合部门领导管收住院资金的安全入库。

(8)应用网络及时做好患者费用登记及报表工作,每月按时与财务科核对收入发生额、余额,做到账账相符。

十一、医疗退费管理规定

建立健全医院退费管理制度。加强退费管理,堵塞漏洞,是建立内控制度的重要一环。各项退费必须提供交费凭据及相关证明,核对原始凭证和原始记录,严格审批权限,完备审批手续,做好相关凭证的保存和归档工作。对门诊、住院的药品、检查治疗等已交费但需要退费的,必须提供原始发票、药品处方或检查治疗单,经药剂部门负责人或检查治疗部门负责人及门诊收费处、住院收费处负责人审批、签注退款理由,经财务部门专职人员审查签字后,分别交门诊收费处或住院处负责人办理退款手续,并存档。退费审批制度需要多人参与,审计部门对各环节进行监控,不允许收、退费一人掌握,要防止计算机可以重复打发票;在门诊收费处一天的收入结算要注意结算时间,核对计算机的原始存根。

(一)门诊患者退费

(1)当天对因未作检查、治疗等已收门诊费用,确需退费给患者的,相关科室负责人(科主任或护士长)必须在发票上注明退费原因并签名加盖科室印章,安排工作人员陪同患者持完整的发票(红、绿二联)到门诊收费处办理退费。

(2)药品退费。①当天未领药:特殊情况下由开处方医师注明不领药原因,由药房人员在发票上签字并注明未取药,患者持完整的发票(红、绿二联)到门诊收费处办理退费手续。②已取药:原则上不予退药退费,特殊情况确需退药退费的,由开处方医师在发票上注明退药原因,药房配方人员必须在发票上注明药品已收回字样并签名,经药剂部门负责人签字,患者持完整的发票(红、绿二联)到门诊收费处办理退费手续。

(二)住院患者退费

(1)在院未结账患者。相关科室工作站发现有重复收费等现象后,直接减去多收的费用,但必须建立专门的退费登记本科室护士长备查。

(2)已结账出院患者。由相关科室负责人填写退费申请单并签字,经办人持患者及本人身份证复印件和发票到住院收费处,住院收费处负责人审核签字垫资办理退费,原发票注明退费金额,并通知财务部门出纳进账或还款,由财务部门单独做会计凭证。

(三)门诊发票转入住院发票

原则上不予办理,只限于办理在本院住院患者住院期间,紧急特殊情况下的缺药外购及相关急诊检查,以及在办理入院手续前3天内所作的相关急诊检查及治疗费用,必须在办理出院手续前,相关科室由两个以上负责人在发票上签名并注明原因,安排工作人员持完整的发票到住院收费处办理手续,住院处作为患者预交金处理,不得直接退还现金,住院处负责人须在发票上签署意见。记入住院费用时由相关病区及检查科室工作站记账。退回的门诊发票,财务部门根据记账的科室作相关科室支出处理。

十二、医保患者审核规定

(1)医保人员要熟练掌握医疗保险的相关政策和知识,严格执行医保规定,加强在院患者处方、病历及特殊材料的审核,及时发现问题及时纠正。

(2)规范医疗收费价格的管理,加强对临床科室的政策宣传,配备医保专职医疗收费价格管理稽查人员,对临床科室的医疗等费用进行审核,做到监督和指导,对存在的问题及时反馈。

(3)患者住院期间,医保专职审核人员要加强对患者费用的审核,每天对前一天患者的费用进行审查,避免多记、漏记或错记。

(4)临床科室在给患者使用《医疗保险规定用药》外的药品和自费的医疗检查、治疗的项目时,必须征得患者及家属的同意,并签字认可方能进行,如未告知患者及家属所产生的自费(丙类费用)费用引起的纠纷,该费用将由当事人和科室负责。

(5)建立出院患者医药费用最终审核制度。患者出院结账前由审核人员对照病历及收费项目,逐项进行审核,核实签名后护士开出患者出院联系单,由出院患者或家属持此单到住院处办理出院手续。

(6)审核人员要及时审核出院患者的费用清单,并对照医嘱做到有医嘱、有服务、有收费,避免错记、漏记、漏收费用的发生,做到准确无误,保证患者能及时办理出院手续。

十三、住院患者费用管理规定

病区住院患者费用主要指在院患者住院期间所发生的一切费用,应准确无误的进行电算化全方位的管理及催收欠费。

(一)各病区收费站配合住院处催收预交款

(1)医师开具住院通知单时根据病情合理填写预交金金额。

(2)住院处办理入院时应将入院患者的费用级别(如合医患者、有卡医保、无卡医保、老干患者等)标识清楚,如遇三无患者或抢救患者需参照相关的文件(文件医务部门存档)。

(3)预交金管理。患者办理入院手续时,必须收取住院预交金,特殊情况未交住院预交金的,三日内必须催收欠费,谁办理,谁负责,并及时向科室负责人及病区护士长汇报。原则上不允许担保,如有担保必须执行谁担保谁负责的问责制。(注:本院职工担保的患者入院,也必须在三天内催收预交金)

(4)经院领导同意需开通绿色通道的特殊患者,原则上只能开通三天。

(5)住院收费员收取预交金后打印预交金收取票据一式二联,一联交给患者保管,待出院结账时交回住院收费处办理结账手续,另一联交财务做账。

(6)患者有遗失预交金收据的,住院收费员调取计算机患者信息,打印填写预交金收据号码、金额后交经办人签字并注明身份证号码,作为交回的预交金收据办理出院结账手续。

(7)正常办理出院手续时,预交金额大于住院费用需要退费的,住院收费员在收回的预交金收据背面注明退费金额,经办人签字并注明身份证号后退还。

(二)各病区收费站对在院患者费用登记严格把关

(1)各工作站对患者每天所产生的费用严格按照收费标准记账,住院处必须定期清查住院患者的欠费情况,及时通知病区协助催缴欠费。

(2)当患者费用不足时护士及时通知管床医师和患者,请患者及时交费。

(3)当患者产生多科费用欠费时,相关科室及时到住院处做好欠费登记,由住院处统一汇总后及时配合病区一同催缴欠费。

（4）各工作站在记账时，认真核对，避免多收、漏收、少收，严禁各科提前录入各种未产生的费用。

（5）住院患者的费用未按规定时间交费的，每月由住院处统计各病区的欠费情况，当月报送财务部门，扣除科室当月收入，不能计算科室工作量。

（6）本科患者产生其他科室治疗、会诊等费用时，相关科室自行记账，如患者欠费及时到住院处进行登记并通知该患者所在科室，协助催缴欠费。

（7）住院处在办理患者出院结账时，必须核对欠费登记有无该患者的欠费，确认无欠费情况方能办理出院结账。

（8）协作单位先结账后付款的情况，住院处必须在发票取走后 7 至 10 天内收回住院费用。

（9）住院患者在确定为医疗纠纷时，除了必须用药外，其他费用均不应该再记账，不应列入其他各相关科室收入，只能由所在病区登记使用费用情况，待纠纷处理完后报医务部门作善后处理。

（三）患者费用转科流程

（1）医师开出转科医嘱后，所在科室护士应及时对该患者所有费用进行核实登记完毕后，再进行转科。

（2）如转科患者欠费无法记账时，应将欠费金额告知住院处及转入科室协助催缴欠费，便于转出科室及时补记费用。

（四）医保费用的制度化管理

（1）医保患者办理入院后，由住院收费处根据其预交金开通相应的担保金额。如遇特殊情况（如大额医保），应及时告知患者及相关科室。

（2）当患者费用达到所担保费用的 85％时，由住院处通知患者交费，病区协助催缴欠费，以保证患者治疗的连续性。

（3）各工作站严格按照医保政策收费，相关政策由医保部门以书面形式及时通知各科室。

（4）相关科室工作站须及时录入患者当天所产生的费用，不能累计收费。

（5）住院收费处根据患者所产生费用进行定期预结算，根据所余预交金开通担保金额，如预交金不足时，由住院处通知患者交费，以保证患者治疗的连续性。

（6）医保患者的辅助治疗达到规定的疗程后，如病情需要继续治疗时，科室提出申请交医保部门，由医保部门根据国家及当地政府的有关政策，审批后方能继续治疗。

十四、收入流程

（1）关键控制点。依法组织收入；各项收入由财务部门统一核算、管理，严禁设立账外账和"小金库"；收入票据由财务部门统一管理，设立票据登记簿详细记录；明确结算时间，加强与票据存根的审查核对，准确核算收入；完备退费手续，加强退费审批。

（2）控制方法。岗位控制；授权批准控制；会计核算控制；预算控制；人员素质控制；安全控制。

（3）主要采取方法。收入业务流程控制；收入取得合法性控制；收入票据控制；收入结账时间控制；退费控制。

（一）门诊收入流程

门诊收入流程见图 10-1。

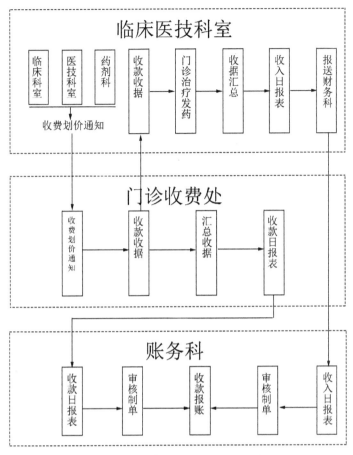

图 10-1　门诊收入流程

(二)出院患者结账控制业务流程

出院患者结账控制业务流程见图 10-2。

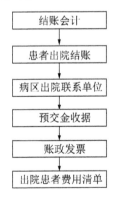

图 10-2　出院患者结账流程

(三)门诊退费流程——门诊收费处

门诊退费流程见图 10-3。

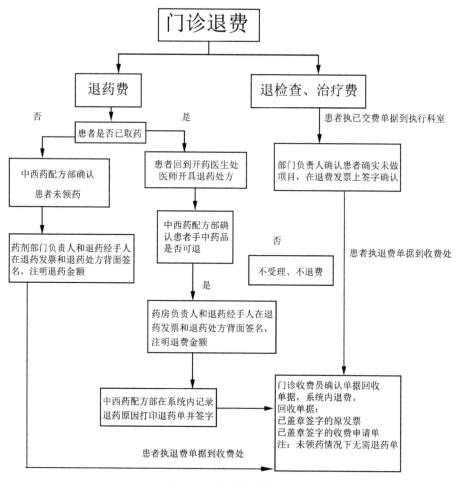

图 10-3　门诊退费流程

(四)患者办理退费手续流程——未办理结算手续

患者办理退费手续流程见图 10-4。

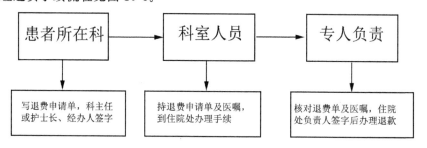

图 10-4　未办理结算的退费流程

(五)患者办理退费手续流程——已办理结算手续

患者办理退费手续流程见图 10-5。

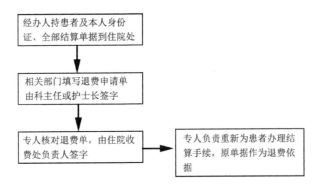

图 10-5 已办理结算手续的退费流程

(六)患者办理退费手续流程——当日办理退院手续

患者办理退费手续流程见图 10-6。

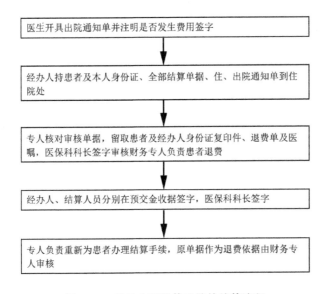

图 10-6 当日办理结算手续的结算流程

(于 晶)

第五节 支 出 管 理

　　医院要加强支出申请的审批、执行、审核和付款各环节管理,合理设置岗位,确保不相容职务相互分离,强调建立重大支出集体决策制度和责任追究制度,各项支出应在院长的领导下及审计部门、财务部门的监督管理下掌握经费的使用。坚持做到由职能部门把关,有领导审批;实行"分级负责、归口管理,科室核算"的管理办法。各职能部门归口管理的具体内容按《医院财务开支审批规定》执行。对发生的各项支出以科室为单位进行经济核算;各项开支应讲求经济效果,提高经济效益。本着"增收节支"的原则,坚持用较少的钱办较多的事,合理有效地使用资金;严格执行国家与主管部门规定的开支标准,分清经费使用范围,不得随意扩大标准和使用范围;财务部门按规定对各项开支进行严格的审核,把好报销关,做到"一审二批三报销";加强支出申请、审批、执行、审核和付款各环节管理。

(1)建立支出控制制度。涵盖支出付款管理制度;重大支出集体决策制度;重大支出责任追究制度;经济合同审批制度。

(2)关键控制点。各项支出要符合国家财经法规制度;建立重大支出集体决策制度和责任追究制度;严格按批复的预算控制支出;授权审批。

(3)控制采取方法。岗位控制;合法性控制;程序控制;审核控制;成本控制。

(4)主要内容。支出合法性控制;支出审批程序控制;支出授权批准控制;支出审核控制;成本费用控制。

一、重大支出集体决策制度

(一)集体研究决策事项范围

(1)医院中长期发展规划、年度工作计划。

(2)财务预算、决算。

(3)大型维修项目及仪器设备购置计划,设备购置招标、邀标。

(4)新开展的业务项目及资源配置(含人才、物力、房屋资源等)。

(5)涉及全院的重大经济开支决策、分配政策及激励、奖惩措施和办法,重要福利事项。

(6)计划外大额经费开支。

(7)书记、院长认为需交集体讨论的其他重要事项。

(二)坚持民主集中制原则

实行集体领导与个人分工负责相结合的原则。

(三)领导集体研究决定重大问题,按下列程序进行

(1)议题准备。会议议题由相关院领导确定。凡提交会议讨论的事项,分管领导在会前要认真把关,重要问题应深入调查研究,广泛听取意见,对涉及几个部门的问题,应做好调查工作,收集多方面的意见进行汇总后提交党、政联席会讨论决定。

(2)调查研究。重大事项决策前,必须进行调查研究,全面了解和掌握与决策有关的实际情况,进行科学的分析综合意见,为会议决策做好准备。会议的议题事前由党、政主要领导商议确定。凡需提交院办公室会议讨论的事项,均分别由党委办公室或院办公室汇总呈报领导审定。职能部门将讨论议题于会前分送参会人员。参会人员要提前了解会议内容,并做好发表意见的准备。

(3)科学论证。对于特别重要的问题,事前要认真征求专家学者的意见,认真做好可行性研究,作出具体的书面鉴定。

(4)听取意见。对一些影响全局的重大问题和重要决策,要广泛听取意见,集思广益,为科学决策打好基础。

(5)党、政联席会议根据会议的内容分别由书记或院长召集并主持。

(6)作出决策后,如需对决策进行重大调整和变更,须由会议集体研究决定。

(7)会议决定或决议的事项,按照集体领导、分工负责的原则,由分管领导组织落实,并承担

相应的责任。院办公室负责做好决议(决定的会议纪要),并跟踪落实,反馈执行情况。

院长是单位法人代表,全面负责本单位的医疗、教学、科研和其他行政管理工作,依法积极主动独立负责行使职权。医院党委是单位政治核心,医院重大问题必须提交党、政联席会议研究决定。如有不同意见,暂不作出决定,应进一步调查研究,充分听取意见后再作决策,如遇紧急情况,院长有权酌情决定,事后应及时向党、政联席会通报。

二、重大经济事项领导负责制和责任追究制度

为保障医院财产物资的安全和完整,保证医院财产的保值、增值,防止财产物资的流失、毁损,明确岗位责任制及领导干部勤政廉政制,全面履行职责,结合医院实际情况,参照本《规程》。

院领导(法人代表)或财务分管院领导任职期间对医院的财务收支的真实性、合法性和效益性,以及有关经济活动应当负有主要责任,包括主管责任和直接责任。要按照国家财经政策、财务规章制度和医院有关规定,负责管理医院的国有资产,依法合理使用本单位的经费和资金。医院的各种收支必须纳入预算进行管理,对重大的财务开支和对外投资等重大事项必须进行调查研究,充分论证后,经院办公会集体研究决定。

院领导在经济管理的过程中,有决策权、审批权。按照"谁决策、谁负责"的原则,院长、副院长要严格按照医院规定的审批权限审批经济事项。对重大经济决策,实行决策签字负责制,签字人员对自己提供的情况和作出的决定负责。

(一)院长的经济责任

(1)对全院的财经工作负领导责任。保证医院经济持续、稳定、健康发展。

(2)负责审定医院年度财务预算、基本建设和自筹基建计划、贷款计划。

(3)负责审定医院重要经济政策、分配制度和财务管理办法。

(4)负责重大支出项目和重大经济决策、重大经济合同、重大经济协议的审查批准工作。

(5)督促会计机构、会计人员依法履行职责,保障会计人员的继续教育和培训。不得授意、指使、强令会计机构、会计人员办理违规的会计事项。

(二)副院长经济责任

(1)对分管部门经济工作负领导责任,保证分管部门经济工作围绕医院工作全局健康、有序开展。

(2)负责审定分管部门年度财务预算、基础建设及新建项目的可行性方案,并及时向院长汇报。

(3)负责审定分管部门内部财务管理办法、分配制度。

(4)负责分管范围内的经济活动审查工作。

(三)责任追究的范围

有下列情形之一者,追究医院各级管理人员、负责人责任。

(1)违反财经纪律法规,工作失职造成不良影响的。

(2)违反医院财务制度、采购程序等造成严重后果的。

(3)工作中不沟通、不协调或推诿、不按程序办事等造成重大损失的。

(4)不执行或擅自更改院办公会集体研究决定,造成重大经济损失的。

(5)工作中以权谋私、虚报冒领、弄虚作假、接受他人财物损害医院利益的。

三、经济合同审批管理制度

为规范医院经济合同的运行工作,以符合国家规定,确保医院合法权益,维护合同的严肃性,保证合同顺利履行,特制定以下规定。

(一)适用范围

(1)本规定适用于医院各部门在各项经济活动中,需要签订的书面合同的审批。

(2)本规定所称合同指各种冠以合同、合约、协议、契约、备忘录、意向书等名称的法律性文件。

(3)本规定中所称部门是指代表医院洽谈、签订合同的职能部门。

(4)本规定中的合同经办人(原则上由部门负责人担任)是合同谈判、签订和合同履行的第一责任人,并有责任保证合同最终文本与经各部门审查后的合同文本在条款内容上的一致性。

(5)本规定中的乙方(即另一方)是指经济活动中与医院合作的单位或个人。

(二)合同的分类

(1)A类合同。涉及人民币10万元以上(包含10万元)资金支出或收入的合同。

(2)B类合同。除A类合同外的其他合同。

(三)职责

(1)设备管理部门、总务后勤部门等相关部门。负责组织合同的洽谈、合同草拟、法律咨询、合同修改、送审和分发等相关工作。

(2)财务部门。负责A类合同会稿。

(3)审计部门。负责对合同要件进行把关。

(4)院办公室。负责合同文字把关、合同存档。

(四)合同的准备

(1)合同经办人应在合同准备期间核实乙方是否具备签约资格,并有责任保证其具备履约能力。

(2)合同准备中遇到的有关法律问题应向医院聘请的法律顾问咨询,并得到其明确的咨询意见。

(五)合同的审批流程

(1)部门审查。由相关部门出面洽谈的各种合作合同,在合同文本已生成但尚未签字之前,由部门负责人组织有关人员进行各项审查并签署审查意见。审查通过后将合同及合同电子文件分别提交财务部门、审计部门、院办公室会稿及文字把关。

(2)财务部门、审计部门审核。分别对合同的格式和内容(包括文字)进行审核把关。审核意见在两个工作日内反馈给部门负责人。

(3)法律审查。对于需要法律审查的合同,相关部门将合同电子文件提交医院法律顾问进行法律审查,法律顾问将审查意见以书面形式反馈给科室负责人。

(4)合同修改。科室须按各部门审查时提出的意见与乙方进行协商修改。修改后的合同,经审计部门、财务部门再次复审无误后送院领导审批。

(5)合同盖章及签字。院办公室在确认合同通过审查后,审查职能部门报告,交医院内审科评估签章,再上报分管院长签字,报医院纪委由纪委书记签署意见,最后上报院长审批。院办方可在合同上加盖公章。

(6)经办人要确保盖章或签字后的合同与经各部门审查的合同在条款内容上的一致性。

(六)合同履行

(1)合同签订科室负责实施或监督付款、验收等工作。

(2)如在合同履行过程出现对方违约等重大问题,应及时向分管领导报告,并以书面形式通知财务部门暂停付款。

(3)如合同需要变更或中止,应按本规定办理审批手续。

(七)合同存档

(1)合同至少应签署四份,其中乙方一份,另外三份分别由办公室、财务部门和审计部门存档。

(2)合同签订前和履行过程中双方的来往信函、传真、票据、履约凭证等合同附属文件,由相关部门存档。

四、支出付款管理制度

为了进一步加强财务管理,规范会计行为,正确、高效地处理各项支出付款业务、堵塞漏洞,方便办理业务,依据《会计基础工作规范》和《医院会计制度》的有关规定,结合医院的实际情况,制定支出付款管理制度如下。

(一)支出付款记账凭证的产生

原则上实行归口管理,控制商家可采用阶段性付款,这对调价、过期、医疗纠纷等有利。

(1)药品类由药品会计根据审核无误的原始凭证编制记账凭证。

(2)物品类、卫生材料及固定资产由物品会计根据审核无误的原始凭证编制记账凭证。

(3)工资、奖金、各种劳务费由经管会计根据审核无误的原始凭证编制记账凭证。

(4)其他现金报销、借款等由债权债务管理会计根据审核无误的原始凭证编制记账凭证,不够编制一张会计凭证时可先登记各类支出汇总表,交出纳付款后再编制记账凭证。

(二)各岗位对经办人送交的原始凭证进行审核的主要内容

(1)原始凭证必须是符合国家有关法规规定的凭证,外来的凭证须加盖税务部门监制章及出具发票部门单位章。内部编制的原始凭证应符合会计制度。

(2)原始凭证内容齐全,包括接受凭证单位名称、经济业务的内容、数量、单价和金额,填制凭证的日期,填制单位或填制人签章,经办人、验收或证明人、审批人签字。一笔经济业务必须是两人以上经办,三人以上签章。

(3)报销手续及审批手续是否齐全,是否符合规定的开支范围及开支标准等。

(4)审核数量、单价及金额是否相符并对金额进行汇总。

(5)根据审核无误的原始凭证编制记账凭证,并注明附件张数,制单人进行签章,将记账凭证及所附的原始凭证传递给出纳员。

(三)出纳对审核无误的记账凭证收、付款处理程序

(1)出纳接到记账凭证及所附原始凭证后,应对凭证上的收付金额进行复核,经确认无误后方可办理收付款结算。

(2)收取现金或支票时,应开具收款收据;付款时,应审查相关原始凭证是否齐全,如经济合同、采购批文、经办、验收、审核人是否签名,签发现金、转账支票时,须经办人在支票头上签名。

（3）出纳更改付款方式或发现凭证有错误必须通知相关会计更正记账凭证，不得自行代改会计凭证。

（4）出纳应做到日清月结，对当天所发生的收付业务凭证进行整理、排序、核对，并及时准确地登记现金和银行存款日记账，月末根据银行对账单及时进行对账，并编制银行存款余额调节表，将调节表及银行对账单交会计装订在当月会计凭证本的最后一页，每月6天以前必须与银行对账完毕。

（5）日结后将所有凭证交给主办会计复核，并办理好交接登记手续。

（四）主办会计对记账凭证及所附的原始凭证进行认真复审的主要内容

（1）记账凭证的收付金额和所附原始凭证的金额是否吻合，即：凭证编号、业务摘要、会计科目处理、部门项目编码、所附原始凭证张数、填制凭证人员、会计机构负责人或会计主管人员的签章。

（2）如果发现记账凭证有错，应退回给编制记账凭证的会计更正或重新填制；如对所附的原始凭证有疑问，应及时向有关人员查询或向财务负责人反馈。

（3）复核人员在复核无误的记账凭证上加盖印章后，将记账凭证及所附的原始凭证整理好，转给财务主管。

（五）财务主管定期对交来的记账凭证进行抽查

（1）财务主管应对记账凭证及所附的原始凭证进行复核，重点是复核会计科目及记账凭证和原始凭证金额的正确性。

（2）对有错的记账凭证，退回给主办会计，由主办会计督促编制凭证的会计按会计制度规定进行更正或账务调整。经复核无误后的凭证传递给计算机操作员进行录入。

（六）凭证的整理归档

计算机操作员进行录入的同时再次对凭证进行复核，在录入过程中有疑问的或发现差错的，退交主办会计处理。录入完毕后交给手工记账的有关会计进行手工记账。对记账完毕的会计凭证装订成册后，统一转给会计档案管理人员归档保管。

五、专项经费使用管理制度

（1）医院专项经费包括"专用基金""财政专项补助""上级补助收入"。"专用基金"指主管部门拨入及医院内部形成的有专门用途的资金，包括修购基金、职工福利基金、事业发展基金、住房基金等各种专用基金；"财政专项补助"指医院从财政取得的具有指定用途的资金；"上级补助收入"是指医院从主管部门或上级部门取得的非财政性补助。

（2）医院专项经费的使用必须严格按照核定的用款计划和预算规定的用途使用，未经批准不得改变用途。

（3）对财政专项补助应严格按照国家规定的事业经费科目、内容、程序，进行申报、领拨、使用、核销，并按照预算级次和预算科目进行明细核算。

（4）专用基金的提取、使用必须严格按照"医院会计制度"的规定进行，不得随意变更会计核算。

六、科研经费管理办法

为进一步加强与深化医院科研管理,充分调动医技人员的积极性,实现"科教兴院"的战略思想,争取更多的科研项目和上级有关部门资助经费资助,使其得到合理使用。根据国家有关财务规章制度,结合医院特点,制定本办法。

(一)科研经费实行课题制和项目负责人负责制管理

科研经费的管理与使用要严格按照国家有关财务规章制度的要求,坚持实事求是、精打细算、合理安排的原则。

(二)经费来源

部门或个人获得国内其他单位资助联合研究或委托研究项目经费;上级单位划拨的科研专项经费;科研成果转让、专利项目推广实施所获经费等。

(三)科研经费的开支范围

(1)仪器设备费。包括科研仪器、设备的购置、运输、安装以及维修费用;自制专用仪器设备的材料、配件购置和加工费。

(2)科研材料费。包括原材料、试剂、药品等消费品购置费、实验动物费、标本、样品采集加工和包装运输费。

(3)协作费。需外单位协助承担的部分实验工作所支付的费用,原则上不超过总经费的30%。

(4)科研业务费(专款专用)。①计算、测试和分析费,病例随访、流行病学调查、实验动植物养殖、根据课题需要经单位批准的临时用工费费用等。②与本课题相关的专家咨询、评估相关费用。③业务资料费、检索费、申报费等。购买与课题有关的书籍限制在课题经费的2%以内(院级课题经费不能用于购买图书资料)。④学术交流费,仅限与本课题有关的学术交流活动(院级课题经费不能支付)。⑤鉴定费用,包括成果评审鉴定费、外地专家交通和食宿费等。

(5)实验室改装费及其他直接用于科研活动的经费。

(6)自选课题申请报上级部门科技技术奖时需将课题资料报送科教科审查,上报院学术管理委员会讨论通过,申报科研奖励所需的成果查新及专家评审鉴定费统一由医院科技发展基金支出。

(四)管理办法

(1)凡列入医院计划管理的各项科研经费,一律统一填写"科研经费支出申报表"办理开支手续。科研经费专款专用,财务部门单独设账核算。

(2)所有科研经费必须纳入医院财务统一管理,财务部门进行核算及监控,违反规定者不得享受医院科研奖励及优惠政策,并视情节严重程度予以处罚。医院配套经费在上级所拨经费用完后启用。

(3)科研项目在研究过程中确因经费不足难以完成所承担项目的,课题承担者可向科教部门提出增加费用申请,报医院批准,但追加经费不超出立项经费的25%。

(4)科研出差,填写出差申请单,报科教部门负责人及财务部门审批。

(5)因科研出差需要借款者,凭借款单由部门负责人签字,经科教部门审核并签字,分管院长签字后到财务部门办理。

(6)科研课题所需的消耗材料,原则上在医院库房直接领取,如医院库房无所需的消耗材料,可通过医院采购程序采购。并注明课题名称。

(7)已经完成的科研成果,未经医院办公会同意,不得私自转让,违反规定的有关人员除追回转让所得报酬外,三年内不予晋升。

(五)报销程序

(1)用于课题研究的日常开支,如科研材料费等,由课题负责人提出申请,科教部门负责人审核,分管院长审批后报销。

(2)与科研有关的食宿招待费用、汽车票、飞机票等科研业务费用,除按上述程序外,须经分管院长签字后方可报销。

(3)科研仪器设备的购置,在科研经费允许的情况下,由科室或课题负责人申请,科教部门负责人、分管院长审核签字,由设备管理部门按照医院的有关规定及程序实施。

(4)用科研经费购买的仪器设备,按医院有关规定由设备管理部门登记入库,作为固定资产后方可办理报销手续。财产归医院所有,由课题组使用,不扣所在科室的消耗。项目结束后,所购设备原则上归项目承担部门继续用于科研工作。

(5)对于不按规定开支,挪用经费,造成浪费和损失的部门或课题主持人,视情节轻重分别给予批评、中止拨款或收回经费、两年内不得申报课题等处罚。

(6)课题负责人要按规定严格控制经费开支,确保有限资金完成科研任务。

(六)结余经费

课题结题后,由医院财务部门提供科研经费项目清单,如有剩余经费课题组可用于开辟新课题,如不继续深入研究,也不开辟新课题,剩余经费直接转入医院科技发展基金。

七、房屋维修改造经费支出规定

为改善医疗服务环境,加强医院内部经济管理,对以下有关房屋改造经费支出作出规定。

(1)医院根据总体规划和经费情况可统一安排实施全院房屋装修、维修、改造。

(2)各部门因业务需要确须装修、维修、改造的,必须写出书面申请报告经院领导批准后方可实施,对较大的装修、改造需经办公会讨论通过。

(3)装修、维修、改造工程及附属设施购置价格由受益科室及审计部门、财务部门、总务部门四方人员审议价格匡算后,报请院领导批准后方能开始施工。

(4)房屋维修改造工程开工后,总务部门要全方位跟踪管理,对每个环节进行质量监控,发现问题及时处理,尤其是隐蔽工程、材料采购的使用,更要亲临现场履行监督职责。

(5)内审部门对房屋维修改造工程项目,要做好事前、事中、事后的全面审计,严把价格关、质量关,充分发挥内部审计的职能,确保工程资金的高效使用。

(6)竣工验收及付款,工程竣工后由审计部门、总务部门、受益部门三方组织相关人员验收、审核、签字后,报院领导审批后财务部门方能付款。

八、支出流程

(一)支出报销流程

支出报销流程见图 10-7。

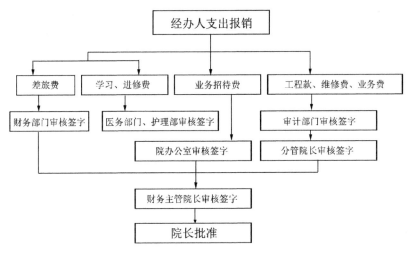

图 10-7　支出报销流程

(二)经济合同审批程序

经济合同审批程序见图 10-8。

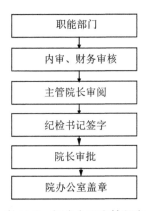

图 10-8　经济合同审批程序

（于　晶）

第十一章

医院审计管理

第一节 医院内部审计的概述

一、医院内部审计的概念

审计是指由独立的专职机构或人员，依据国家的财经法规，采用专门的程序和方法，对被审查单位的财务收支及有关经济活动的真实性、合法性和效益性进行评价，以证明、确定其是否履行经济责任的监督活动。我国的审计组织体系主要有三部分组成：①国家审计机关，即国家审计署和县级以上地方各县人民政府的审计局。②部门和单位的内部审计机构，即国务院和县级以上地方各级人民政府各部门的内部审计机构及大中型企业、事业单位的内部审计机构。③经政府有关部门批准、注册的社会审计、会计组织。医院审计属单位内部审计，医院内部审计机构在本单位主要负责人的直接领导下独立行使内部审计监督权，对本单位负责并报告工作；业务上受上级审计机构的指导，并办理本单位领导和上级审计机构交办的审计事项，以及配合国家审计机关对本单位进行审计。

二、医院内部审计的特点

内部审计与外部审计相比，具有许多不同之处，具体如下。

(一)审计对象的单一性和审计目的的内向性

审计对象是单一的，只能是本部门、本单位的经济活动，有助于内部审计人员深入了解情况，抓住主要矛盾。医院内部审计机构工作的主要目的在于促进医院经营管理和医院基本目标的实现，是为医院内部服务的，因而，具有明显的内向性特征。

(二)工作的相对独立性

注册会计师审计具有比较强的独立性，因为作为审计主体的会计师事务所既独立于被审计单位又独立于委托人。医院内部审计机构虽然独立于被审计的部门，但它是医院内部的机构，是在本医院主要负责人的领导下进行的，因而其独立性具有明显的相对性。

(三)审查范围的广泛性

医院内部审计主要是为医院经营管理服务的，决定了内部审计的范围必然涉及医院内部财务收支、内部控制及医院经营管理活动的各方面。而且内部审计人员对本单位的情况比较熟悉，因而可以比外部审计更深入更细致地进行。

(四)审计实施的及时性和经常性

医院内部审计的目的是为了完善自我约束机制、建立健全内部控制制度、维护财经法纪、改善经营管理、提高社会效益和经济效益等,因此内部审计的重点是管理审计、经营审计和效益审计。同时,它可以随时发现问题,随时解决,所以它比外部审计更有条件进行事前、事中及事后审计。

(五)医院内部审计的局限性

要搞好内部审计,要求审计人员必须掌握执行审计工作所需要的各种专业知识及完成审计任务的技能。医院内部审计人员非专业出身的居多,素质普遍较低,难以胜任较复杂的审计任务,搞不好会流于形式。因此,必要时需请外部审计组织协助,不可简单从事,否则就失去了审计监督的严肃性和有效性。

三、医院内部审计的分类

医院内部审计按活动内容不同,可分为四类。

(一)财务审计

财务审计指对财务报表(如资产负债表、现金流量表、损益表及内部报表等)进行的审计,对医院财务状况、经营管理成果、现金流量进行全面审计及针对财产物资、成本费用、债权债务、经营损益等实施单项审计,财务审计是医院内部审计最原始、最基本的内容。

(二)经济/社会效益审计

经济/社会效益审计指对医院重要事项的经济性、效率性、效果性按一定标准加以评价,确定提高效益(社会效益/经济效益)的差距和潜力。在现代市场竞争环境下,效益审计越来越受到重视,甚至发展成为内部审计的重要内容。

(三)内控系统评价

内控系统评价是指对医院内部控制系统设计的合理性、运用的有效性进行评价。

(四)经济责任审计

经济责任审计指对医院内部机构、人员在一定时期内从事的经济活动进行评价,以确定其经济业绩,明确其经济责任。在反腐倡廉的现阶段,医院内部审计的这项职能正发挥着重要作用。

四、医院内部审计的职能

(一)监督职能

内部审计产生的初期,以查错防弊的合理性财务审计为主,其基本职能是监督,其一切活动都是围绕监督进行的。

(二)评价职能

加强医院内部控制,不断完善经营管理,对医院经营管理活动的经济性、效益性、效果性进行客观评价。医院内部审计是医院为检查和评价其活动和为医院服务而建立的一种独立评价功能,它要提供所检查的有关活动分析、评价、建议、咨询的意见和信息,为协助医院成员有效地履行其职责。评价也是医院内部审计的一项基本职能。

(三)服务职能

参与评价医院内部门、单位的经营管理方案,协助经营管理决策以及医院经营管理风险的防范等。

五、医院内部审计的作用

传统内部审计的作用主要是查错防弊,保护财产安全。而现代审计的作用则扩大到对外维护社会整体利益,维护财经法纪的遵循,对内当好组织机构的参谋,为提高经济效益发挥作用。医院内部审计的作用可概括为以下四个方面。

(1)有利于建立健全内部控制制度,提高医院经营管理水平。

(2)有利于保护医院资产的安全、完整和信息的真实、可靠,为管理层决策打下基础。

(3)合理配置医疗卫生资源,保证有限医疗卫生资源的利用率,提高医疗卫生资源利用的社会效益和经济效益。

(4)配合外部审计,完善国家的审计监督体系。

六、医院内部审计机构和人员

根据《卫生系统内部审计工作规定》和《综合医院分级管理标准(试行草案)》要求,二、三级医院应设有与财务机构相平行的审计机构或者职级相应的专职审计人员,人员编制合理,具备执行审计工作所需要的各种专业知识及完成审计任务的技能,并保持相对稳定。

医院内部审计人员,在本单位主要负责人直接领导下依法行使职权,受法律保护,任何人不得打击报复。坚持原则,实事求是,忠于职守,秉公办事,不滥用职权,不徇私舞弊,不泄露机密,是每个内部审计人员必须严格遵守的行为准则。

七、医院内部审计机构的任务

根据《综合医院分级管理标准(试行草案)》和《卫生系统内部审计工作规定》,医院内部审计机构的工作和应负的职责,主要有以下几方面。

(1)对财务计划或预算的执行情况和决算进行审计监督。

(2)对财务收支及有关的经济活动实行经常性审计监督。

(3)对资金、财产的完整、安全进行监督检查。

(4)对内部控制制度的健全、有效及执行情况,进行监督检查。

(5)经常检查、评估资金、财产的使用效益,提出改进建议。

(6)经济责任审计。

(7)对建设项目的预(概)算和决算进行审计。

(8)对严重违反财经法纪的行为进行专案审计。

(9)贯彻执行国家审计法规,制定或参与研究本单位有关的规章制度。

(10)办理本单位领导和上级内部审计机构交办的审计事项,配合国家审计机关对本单位进行的审计。

八、医院内部审计机构的职权

根据审计部门和卫生行政部门有关规定,医院内部审计机构在其职务范围内的权力,主要是有以下几点。

(1)要求被审计单位按时报送财务计划、预算、决算、会计报表,检查会计凭证、账簿、报表、决算、资金、财产,查阅有关的文件、资料。

(2)参加有关的会议。

(3)对审计中发现的问题,向有关单位和人员进行调查并索取证明材料。

(4)提出制止、纠正和处理违反财经法纪事项的意见,以及改进管理、提高效益的建议。

(5)对严重违反财经法纪和严重失职造成重大经济损失的人员,向领导提出追究其责任的建议。

(6)对阻挠、拒绝和破坏内部审计工作的,必要时,经领导批准,可采取封存账册和资财等临时措施,并提出追究有关人员责任的建议。

(7)对审计工作中的重大事项,应向上级内部审计机构反映,或向国家审计机关反映。

(于　晶)

第二节　医院内部审计与一般审计的程序

一、医院内部审计程序

内部审计程序指内部审计工作从开始到结束的整个过程,包括审定审计计划、审查和评价审计资料、报告审计结果、进行后续审计。

根据审计部门和卫生行政部门关于内部审计工作的有关规定,医院内部审计工作的程序如下。

(1)根据上级部署和本单位的具体情况,拟订审计工作计划,报经本单位领导批准后,制定审计方案,进行审计工作。

(2)对审计中发现的问题,可随时向有关单位和人员提出改进意见,审计终了应提出审计报告,在征求被审计单位的意见后,报送本单位领导,重要的应同时报送上级内部审计机构。

(3)对重大审计事项作出的处理决定必须报经本单位领导批准;经批准的处理决定被审计单位必须执行。

(4)被审计单位对处理决定如有异议,可在15天内向本单位负责人或上级内部审计机构提出申诉;单位负责人和上级内部审计机构应在接到申诉30天内作出复审结论和决定。申诉期间原审计处理决定照常执行。

二、一般审计程序

一般审计程序是指审计组织进行审计活动时通常所采用的工作程序。一般可分为四个阶段。

(一)审计准备阶段

实施就地审计时审计程序中的第一个阶段,即从确定审计项目起到抵达现场实施审计前的工作阶段。一般情况下,准备阶段的主要工作包括确定审计项目,制定审计工作计划,收集必要的资料,调查审计对象的情况,制定审计实施方案,委派审计人员,签发审计通知书等。

审计工作计划的主要内容包括审计的目标、审计的依据、审计的内容、审计的方法、审计工作的步骤、审计工作的日程安排、审计人员的具体分工、其他应注意的审计事项等。

审计工作方案是指确定了审计项目之后,审计小组按照审计计划所拟定的审计工具实施计划。审计工作方案主要内容、范围、方式、工作时间及编制的依据等。

审计通知书指审计机关根据审计工作方案向被审计单位发出的书面通知,内容主要包括审计的内容、范围、方式、时间、要求和审计人员名单。

(二)审计实施阶段

实施就地审计时审计程序中的第二个阶段,即从审计组织到达现场开始审查至审查完毕的工作阶段。实施阶段的基本步骤是:检查－取证－分析－评价。一般情况下,财务审计的主要工作包括以下几方面。

(1)会见被审计单位领导,说明审计目的。

(2)由被审计单位负责人及有关职能部门介绍情况。

(3)集中审计资料。

(4)编制查账试算表。

(5)审查凭证账簿、报表,检查现金、实物,查阅有关的文件、资料,并向有关人员调查。

(6)根据审计目标,对各项业务具体进行审查并做好审计记录。

(7)按审计工作底稿归纳的问题与被审计单位交换意见,以便进行总结报告。

(三)审计报告阶段

实施就地审计时审计程序中的第三个阶段。审计实施阶段完毕,各项审计目标已经达到,便进入报告阶段。报告阶段的主要工作,是对审计过程中发现的问题、各种证明材料及有关资料进行综合分析,编写审计报告。审计报告草稿完成后应征求被审计单位意见,取得一致意见后编写正式报告,报送委派领导。被审计单位如有不同意见,应在报告中说明。

审计报告的主要内容包括被审计单位(审计项目)、审计范围和内容、审计中发现的问题、评价和结论、处理意见和建议。审计报告必须附有证明材料和有关资料,对问题定性要准确,提出的处理意见要适当。

(四)审计后续阶段

实施就地审计时审计程序中的最后阶段。审计机构在做出审计报告和决定后,为考察被审计单位的执行情况和审计效果,相隔一段时间应进行后续审计检查。一般情况下,后续阶段的主要工作如下。

(1)检查审计决定的执行情况。

(2)考察审计效果。

(3)进一步解决存在的问题,落实各项措施。

(4)发现和弥补原来审计中的不足和错误。

(5)根据新的情况提出新的建议和措施,扩大审计效果。

(于　晶)

第三节　医院内部审计的方法

审计方法是指收集审计证据,达到审计目的的手段。按审查程序可分为顺查法和逆查法;按审查范围可分为详查法和抽查法。在具体审查过程中,还可根据需要运用审计的各种技术方法,包括复核法、核对法、审阅法、盘点法、调查法和分析法等。

随着管理审计和经济效益审计的发展,审计分析的内容和方法有了新的变化。分析的内容除了传统的财务审计分析的内容以外,又增加了对计划、方案的可行性分析,计划、方案执行情况的分析,经营成果和经济效益的分析,长期投资及其效益的分析,重大事故、决策失误等经济损失分析,以及生产、经营管理过程中的经济效果、效率的分析等新的内容。分析的方法除了传统的财务分析外,大量地应用现代化企业管理中的数量经济分析方法和经济活动分析方法,以及管理会计中的各种分析方法,如本量利分析、成本效益分析等。

审计方法系审计工作人员在审计活动中必须掌握的常用工具和手段,主要审计方法有以下几种。

一、审阅法

审阅法是审计人员通过对书面资料的阅读和审查而取得审计证据的方法。审阅会计记录和其他书面资料时,应注意是否真实、合法。

(一)原始凭证的审阅

审阅原始凭证反映的经济活动是否真实可靠,是否符合有关法律、规章和制度等。

(二)记账凭证的审阅

记账凭证的审阅主要是看其摘要是否与经济活动的内容相一致,会计科目的使用是否正确,账户的对应关系是否清晰。

(三)账簿的审阅

审阅账簿主要是明细账应查清:是否按规定的方法记账,对应账户是否正确,经济业务是否正常。

(四)报表的审阅

报表的审阅比较复杂,应着重审阅报表的项目是否填列齐全,表内的对应关系是否正确无误,报表的附表是否充分,并且正确,有关主管人的签字盖章是否齐全等。

(五)其他书面资料的审阅

其他书面资料包括预算、计划方案、合同及规章制度等。审阅其他书面材料主要应注意其来源是否可靠,数字计算是否正确。

二、核对法

核对法是审计人员通过对会计资料及其他书面文件之间相关内容的对照复核,而取得审计证据的方法。

(一)凭证之间的核对

凭证之间的核对是指原始凭证之间,原始凭证和记账凭证之间,记账凭证与汇总凭证之间的核对,核对的要点是日期、内容、数量、金额等是否相等。

(二)凭证与账簿的核对

记账凭证或汇总凭证同记账簿核对。核对时应注意是否严格按照记账凭证过账,两者的会计科目、日期、摘要、金额是否一致。

(三)账簿之间的核对

账簿之间指明细账、日记账与总账的核对。根据"平衡登记"的原则,必然形成账与账之间的勾稽关系,总账与明细账的发生额、余额等,都应相等。核对应根据各种账户之间的关系进行。

（四）账簿与报表之间的核对

账簿报表之间的核对应注意严格按照账簿记录编制报表，有无虚构数字、混淆会计期间等情况。

（五）明细表与有关报表核对

核对内容主要是明细表的时间、总额与报表有关项目的时间、金额是否相符。不同报表相关项目的金额是否相等。

（六）其他书面资料之间的核对

其他书面资料包括预算、核算、分析等，应将这些资料于其来源相核对。例如银行对账单与银行日记账的核对；财务报表与计划报表、统计报表相核对等。

三、监盘

监盘是审计人员通过现场监督被审计单位对各种实物资产及现金、有价证券的盘点，并进行适当抽查而取得审计证据的方法。

一般情况下，实物资产的盘点应由被审计单位或部门进行，审计人员只进行现场监督。对于贵重的财产物资，审计人员认为必要时，可以对监盘结果进行抽查复点。采用监督盘点方法是为了确定被审计单位以实物形态存在的资产是否真实存在，并且与账面记录相等。查明有无短缺、损毁及贪污、盗窃等问题存在。

如果盘点日在结账日后的某一日进行，盘点的实存数应再通过调节结账日后的增加与减少，将其调至结账日的实有数，然后与结账日的库存数核对，以证明账实是否相等。

四、观察法

观察法是审计人员通过对被审计单位或部门的经营环境，实物资产和有关业务流程及其内部控制的执行情况进行实地考察而取得审计证据的方法。通过观察，审计人员可以了解被审计单位的基本情况，业务流程的经济控制点极其内部控制遵循情况的证据。

五、查询法

查询法是审计人员通过向与被审计单位和部门的有关人员进行书面或口头询问而取得审计证据的方法。查询法常在运用审阅、核对、复查等方法发现疑点和问题后加以运用。查询必须作书面记录，并由查询人签字盖章。

六、函证法

函证法是审计人员通过向有关单位发函而取得证据的方法。函证方法往往是发函给被审计单位和部门的债权、债务人及其有关人，请求核实往来账目、财产和其他事项，借以补充通过审阅、核对、查询等审计方法取得的不完整证据。函证分为积极函证和消极函证，积极函证要求收函单位对函询事项，无论与事实相符与否，都应给予复函。数额较大、有疑点的往来款项应采取积极函证方法，如果函证未得到回复，审计人员应采取其他替代方法予以查证。消极函证只是在收函单位发现函询事项与事实不符时，才予以复函，发函方经过一段时间未收到复函，即可认为所查询事项与事实相符。消极函证所取得的审计证据不如积极函证所取得的审计证据可靠。

七、计算法

计算法是审计人员通过对被审计单位和部门会计记录中的数据进行重复计算或另行计算而取得审计证据的方法。计算法可用于查原始凭证、记账凭证、账薄、报表等资料的审查。

计算法要结合其他审计方法，才能取得证明经济活动真实性、合法性、效益性的审计证据。计算技术的应用应首先掌握有关会计核算原理和计算方法。例如复算会计报表时要懂得会计报表的勾稽关系；复查预算、计划等资料时，要熟悉预算、计划的方法和有关指标的含义。

八、分析性复核

分析性复核是审计人员通过被审计单位的重要比率或趋势进行分析而取得审计证据的方法。常用的分析性复核方法有：比较分析法、比率分析法和趋势分析法。分析性复核方法的运用有助于审计人员确定审计重点，发现重大问题，作出客观评价，因而是一种得到经常运用的有效方法。

（于　晶）

第四节　审计证据与审计工作底稿

一、审计证据

（一）审计证据的概念

审计证据是审计人员为表明审计意见而在审计过程中获取的证明被审单位经济活动及经济资料的真实性、合性法和有效性的一系列事实和资料。

（二）审计证据的作用

审计证据的作用主要表现在以下几方面。

（1）审计证据是编制审计报告、作出审计结论和审计决定的重要依据。

（2）审计证据是支持审计意见的依据。

（3）审计证据是解除和肯定行为人经济责任和法律责任的依据。

（4）审计证据是审计小组负责人控制审计工作质量的依据。

（三）审计证据的内容

（1）被审计单位的会计凭证、账簿、报表等资料。

（2）被审计单位的现金、材料、药品、固定资产等实物财产的盘点资料。

（3）各单位邮来的各种对账单据，诸如银行存款对账单、往来款项对账单等。

（4）对外调查的各种资料和证明材料。

（5）社会各界人士检举揭发的材料。

（6）被审计单位登记的各种辅助记录。

（7）被审计单位领导的有关正式谈话记录。

（8）被审计单位的有关会议记录。

(9)内部控制制度的测试记录。

(10)其他记录和资料。

(四)审计证据的收集方法

收集审计证据是审计人员的一项重要工作。审计人员在审计工作过程中,必须按照审计程序,采取各种方法收集能证明审计项目的各种证据。

(1)向被审计单位索取有关资料。

(2)通过参加实地盘点收取证据。

(3)通过做好观察、面询、函询等调查工作获取证据。

(4)抽查会计记录。

(5)对不能取得原始证据的可采用现代技术将原始证据进行复印、照相、录音、录像,这样能保证原始证据的原貌,使其具有与原始证据相同的作用。

二、审计工作底稿

(一)审计工作底稿的概念

审计工作底稿有广义和狭义之分。广义的审计工作底稿是指审计人员的一切记录,包括审计计划、审计档案目录索引在内的所有记录。狭义的审计工作底稿是指审计人员为了编制审计报告,在审计实施阶段中完成一系列工作的记录的总称,包括审计实施阶段中审计人员自己编写的各种文件、记录,以及从被审计单位和其他地方取得的各种资料和证据等所做的记录。

(二)审计工作底稿的作用

(1)在审计准备阶段,它可为编制审计计划与审计方案提供重要参考资料。

(2)在审计实施阶段,它可为组织及协调审计工作提供情况。

(3)审计工作底稿是编制审计报告的基础,所以审计报告的结论是以审计工作底稿作为佐证和说明的。

(4)审计结束后,审计工作底稿能够提供永久性的历史记录。

(三)审计工作底稿应具备的条件

(1)内容完整、精炼。

(2)每份审计工作底稿必须有事实和审计意见两部分。

(3)力求清晰,易懂。

(4)格式设计必须适用,合理。

（于　晶）

第五节　审计报告与审计档案

一、审计报告

(一)审计报告的概念

审计报告是审计人员对被审单位经济活动,包括财务情况、经济效益和遵守财经法纪情况,进行综合评价,提出意见和建议,作出审查结论的书面文件。审计报告按内容不同分财务收支审计报告、财经法纪审计报告、经济效益审计报告等不同种类,按表达形式不同分审计报告书、审计证明书、审计决定。

(二)审计报告的总体结构

1.标题

标题一般包括被审单位名称、审计内容、审计范围等,如《关于××医院2022年度财务收支的审计报告》。

2.正文

报告表述的基本内容。

3.结尾

结尾即落款,包括编写审计报告主体的名称和写作时间或通过时间。如为审计小组编写,还要注明审计小组全体成员的姓名,并由组长签字或盖章。单位撰写的审计报告,此处要加盖公章。

(三)审计报告的基本内容

不同种类的审计报告,内容有区别。

1.财务收支审计报告

财务收支审计报告,一般分为简式和详式。简式的主要包括审计范围、审计依据、审计过程和审计意见四项内容;详式的一般包括审计概况、主要问题、处理意见、改进建议和审计附件五部分内容。

2.财经法纪审计报告

财经法纪审计报告一般包括审计过程、审计事实、审计结论和审计附件四部分内容。

3.经济效益审计报告

经济效益审计报告一般包括基本评价、主要经验、存在问题和改进建议四部分内容。

(四)审计报告的编制程序

审计报告的编写过程,一般分以下几个步骤。

1.整理材料,问题归类

着手编写审计报告开始,先把所掌握的情况、资料、审出的问题,分析、研究的结果等,进行整理,然后按具体的问题归类为经济、技术、管理、其他等方面。

2.精选材料,确定重点

对整理好的材料和已归类的问题进行去伪存真、去粗取精、由此及彼、由表及里的分析、研究、讨论、筛选,确定重点问题和要纳入报告的资料。

3.复查数据,拟定提纲

对已确定的重点问题及有关资料要进行复查,以保证数据的可靠性和问题的真实性。然后拟定审计报告提纲,简要地列出报告的内容。

4.选材构思,撰写报告

根据拟定的审计报告提纲,对有关方面的材料进行挑选,选取有针对性的、最能说明问题的、最有说服力的有关资料,构思如何撰写,怎样写好。可一人写,也可分头写,最后由一人统稿。

5.征求意见,定稿上报

审计报告写完后,不能马上上报,要征求被审单位的意见。被审单位可以口头或书面的形式,对审计报告中有异议的地方与审计小组商议。如果被审单位的意见是合理的,应予以采纳并修改报告;如果被审单位的意见与审计报告意见不一致,而审计人员经过复议或复审,认为报告的内容是正确的,则可在报告后加注说明。经过征求意见,酌情修改后,方可送审计机构有关领导审阅定稿,再将审计报告打印报出。

二、审计档案

(一)审计档案的概念

审计档案是国家审计机关、内部审计机构和社会审计组织在进行审计活动中直接形成的、具有保存价值的、各种形式的历史记录。

(二)审计档案归档文件材料的范围

凡记录和反映审计机关在履行审计职能活动中直接形成的文件、电报、信函、凭证、笔录的原件及其复印件,照片、音像磁带,以及与审计事项有关的其他文件材料,均应收集齐全,立卷归档。

(三)审计档案的立卷原则

审计档案立卷工作,实行谁审计谁立卷,边审计边收集整理,审结卷成的原则。立卷归档工作应列入项目审计计划,由审计组指定专人负责文件材料的收集、整理和立卷工作,做到边审计、边收集整理、审结卷成。

同时,还要认真贯彻审计监督和行政管理两类文件材料分开立卷的原则,一般不得将两类文件材料混合立卷或在审计案卷与文书案卷中重复立卷,以保证审计档案的完整性、系统性和便于利用。

(四)审计档案的立卷组合方法

审计文件材料立卷,采用按职能分类、按项目立卷、按单元排列的方法。

1.按职能分类

按职能分类就是立卷时,先划清审计监督和行政管理活动所形成的两种不同文件材料之间的界限,分别按各自的要求立卷。

2.按项目立卷

按项目立卷就是对应立卷归档的文件材料,根据审计项目的不同情况和便于管理的需要,采用不同的方法立卷,例如专案审计,以项目为单位进行立卷;定期审计,按被审计单位和年度立卷;审计调查,按专题立卷;承包经营责任审计,按单位、人名和审计年度分别立卷。

3.按单元排列

按单元排列就是卷内文件的排列顺序,一般采用单元排列法。即将需立卷归档的文件材料先分为三个单元,第一单元是结论性文件材料,逆审计程序结合重要程序排列;第二单元是证明性材料,按其所证明的审计报告所列问题的先后次序排列;第三单元是立项性文件材料,按文件产生的先后顺序排列。卷内各类文件排列时一般批复在前,请示在后;正件在前,附件在后;印件在前,定稿在后;定稿在前,修改稿在后。

上年度的审计文件材料立卷后,应于本年6月底以前向机关档案室移交,统一保管。

(于　晶)

第十二章

医院财务会计内部控制与管理

第一节 医院财务会计内部控制与管理的概述

  内部控制是因加强经济管理的需要而产生的,是随着经济的发展而发展完善的。远在公元前3600年的美索不达米亚文化的记载中,就可找到内部牵制的踪迹。内部控制在世界范围的发展可以分为4个阶段:内部牵制阶段、内部控制制度阶段、内部控制结构阶段、内部控制框架阶段。1992年美国提出的《内部控制——整体框架》即著名的"COSO框架"是目前国际最为权威的内部控制理论。2004年,美国证券市场开始实施《塞班斯法案》,规定上市公司的财务报告必须包括一份内控报告,并明确规定公司管理层对建立和维护财务报告的内部控制体系及相应控制流程负有完全责任,财务报告中必须附有其内控体系和相应流程有效性的年度评估。国内有关内部控制的研究和实务主要是借鉴国外的经验,并结合适合于我国具体情况的内控制度。2001年6月至2004年7月财政部连续指定和发布《内部会计控制规范—基本规范(试行)》等七项内部会计控制规范。2008年6月28日财政部等五部门联合发布我国首部《企业内部控制基本规范》,是我国在会计审计领域做出的与国际接轨的重大改革之一,使我国企业内部控制规范化工作跨入新的发展阶段。

  与企业相比较,医院财务会计内部控制规范建设还相对滞后,虽然经过多年的实践,各医院都相继建立了一系列内部控制制度,并制定了一定考核办法,但尚未有统一的、完整的、规范的、权威性的内部控制制度,相关的文件有2006年原卫生部发布的《医院财务会计内部控制规定(试行)》。财政部2012年印发了《行政事业单位内部控制规范(试行)》有效填补行政事业单位内部控制规范的空白。

一、医院财务会计内部控制现状

  随着医疗体制改革的不断深入,建立健全医院财务会计内部控制制度对提高医院管理水平有着重要的意义。在医院财务会计内部控制实施过程中存在一些问题,需要进一步完善和提高。只有不断健全与完善内部控制,加强内部运营管理,提高医院财务会计内部控制的效率和效果,提高内部管理水平和风险防范能力,推进廉政建设,才能维护社会公众利益,达到内部控制的最终目标,使医院稳步健康的发展。

  内部控制制度是现代管理理论的重要组成部分,是强调以预防为主的制度,目的在于通过建立完善的制度和程序来防止错误和舞弊的发生，提高管理的效果及效率。严控则强，失控则弱，无控则乱。目前，我国医院财务会计内部控制与管理中还存在着一些问题。

(一)对财务会计内部控制的重要性缺乏应有的认识

内控意识是内控制度中的一项重要内容，良好的内控意识是确保内控制度建立健全并有效实施的重要保证。但是许多医院缺乏对财务会计内部控制知识的基本了解，对建立健全内部控制的重要性和现实意义认识不够，内控意识薄弱。有的医院管理层只是把内控理解为各种规章制度的汇总，有的在处理内控与管理、内控与风险、内控与发展的关系问题上的认识有偏差，把内控与发展和效益对立起来。有的医院管理者简单地将预算控制等同于内部控制，认为有了预算控制就无所谓内部控制体系了，还有的单位干脆拒绝进行内部控制制度的建设。

(二)忽视了财会部门在医院财务会计内部控制中的地位和作用

医院财务部门是医院财务会计内部控制制度的执行者和实施者，对财务会计内部控制制度的有效实施起着举足轻重的作用。许多医院的财会部门没有得到应有的重视，财务管理制度不健全，财务会计基础工作仍很薄弱，需要进一步强化。有的单位缺乏明确的岗位责任制，财会人员对其所处岗位的职责内容不详，职权不明确，责任不清楚，程序不规范，造成财务管理及运营失控。

(三)财产物资的控制较薄弱

财产物资是医院资产的重要组成部分，医院必须制定切实可行的财务会计内部控制制度，保证其安全和完整，防止资产流失。实行政府采购制度以后，医院固定资产的购置环节得以规范，但在使用管理方面仍缺乏相关的内部控制，重钱轻物，重购轻管现象比较普遍。有的医院对财产物资的采购具有盲目性，只是依据科室申请去采购，而不进行可行性研究，造成资产的重复购置和闲置浪费。

(四)费用支出方面缺乏有效控制

许多医院对经费的支出(特别是招待费、办公费、会议费、车辆费等)缺乏严格的控制标准，有的医院即使制定了内部经费开支标准，仍较多采用实报实销制，只要有相应审批人员签字同意，会计人员就予以报销；专项经费被挤占、挪用、执行效率低的现象比较普遍，致使专项资金未能发挥其应有的资金效益。

(五)缺少评价、监督机制

财务会计内部控制是一个系统管理的过程，需要通过大量的制度和活动来实现，要确保内控制度的执行效果，就必须进行监督。目前，财务会计内部控制制度的内部监督和评价机制没有很好地建立起来，缺乏统一的标准和体系，致使检查监督和评价流于形式，无法达到理想效果。如在实际工作中存在着不相容岗位没有相互分离的问题，记账人员、保管人员、经办人员没有设置专人专岗，存在出纳兼复核、采购兼保管等违规现象，重大事项决策和执行没有实行分离制约制度。缺乏应有的监督机制，任何严密的内部控制系统都难以发挥作用。

(六)财务会计内部控制人员的素质不能适应岗位要求

目前很多医院缺乏经过正规培训的财务会计内部控制人员。很多在职内部控制人员在意识上、技能上和行为方式上不能达到实施财务会计内部控制的基本要求，对内部控制的程序或措施经常理解不到位。多数医院的内部审计部门没有发挥其监督、评价、防范的作用。

我国医院财务会计内部控制与管理还存在着很多缺陷，在医疗体制改革不断深化的情况下，医院的内控建设面临着前所未有的挑战，因此财务会计内部控制制度的健全及发挥作用也就显得尤为重要。

二、医院内部控制与管理的改进

(一)促使财务内控制度有效实施

增强医院员工特别是管理层对财务会计内部控制重要性的认识,促使财务内控制度有效实施:医院管理层的思想意识、道德水平和综合素质是医院财务会计内部控制的关键因素。医院领导层应改变旧的"重医疗、轻管理"的管理理念,更新知识,加强对会计法律和法规的学习,明确财务负责人参与医院重大决策的职责。管理理念的提升是医院形成良好的内控机制和制度执行的关键。

(二)切实加强财产物资的安全控制

按照不相容职务相分离的原则,合理设置会计及相关工作岗位,明确职责及权限,对重要岗位定期轮换,形成相互制衡的机制。建立和完善各项资产在采购、验收、付款等环节上的授权审批制度。严格规范固定资产的购建与使用。建立和完善各项管理制度,并组织实施。

(三)建立和完善监督机制

监督机制是确保财务会计内部控制有效的关键环节。内部控制制度的制定不仅是文字化的制度形式,更重要的是在工作中要监督执行,行使监督的职能作用。达到查错防弊、改进管理的目的。

(四)建立适合医院的成本费用考核体系

医院要结合自身的实际情况,建立成本费用管理的组织体系和考评体系,各成本责任中心将成本管理机构制定的指标,落实到人,采取奖罚措施,达到成本控制的目的,提高医院的运营效率。

(五)加强人员培训,提高审计人员素质

加强内部审计人员业务培训和后续教育工作,以培训学习及考核来提高内部审计人员的整体素质,全面提高他们的思想素养、理论水平、学历层次。同时,应积极吸收经济、会计、法律等相关专业人才或复合人才加入审计队伍,促进医院内部审计人员素质的提高,为有效开展内审业务提供保障。

(殷　爽)

第二节　医院财务会计内部控制与管理的基本要求

一、内部控制的定义

内部控制是指单位为实现控制目标,通过制定一系列制度、实施相关措施和程序,对经济活动的风险进行防范和管控的动态过程。

医院财务会计内部控制是医院为了保证业务活动的有效进行和资产的安全与完整,防止、发现和纠正错误与舞弊,保证会计资料的真实、合法、完整而制定和实施的政策、措施及程序。通过建立健全财务会计内部控制,使医院各部门、各岗位相互监督、制约和联系,从而维护国有资产安

全与完整,堵塞漏洞,加强医院财务管理,促进各医院财务会计内部控制制度的建设,提高医院财务管理水平和会计信息质量,为提高医院自身竞争力和医院发展战略目标的实现,提供合理保证。

二、内部控制的目标

内部控制与管理的目标可归纳为 5 个方面。

(一)合理保证医院管理和服务活动合法合规

内部控制要求医院的管理和服务活动必须置于国家法律、法规允许的基本框架之下,在守法的基础上进行管理。

(二)合理保证医院资金安全完整

资金安全是医院正常经营的前提和基础,也是财务管理的目标之一,而良好的内部控制,应当为资产安全提供扎实的制度保障。

(三)合理保证医院财务报告及相关信息真实准确

可靠的信息报告能够为医院管理者提供适合其制定目标的准确而完整的信息。同时,保证对外披露的信息报告的真实、完整,有利于提升医院的诚信度和公信力,维护医院良好的声誉和形象。

(四)提高管理服务的效率和效果

要求医院结合自身管理和提供服务的环境,通过健全有效的内部控制,不断提高管理服务活动的效率和效果。

(五)促进医院实现发展战略

这是内部控制的终极目标。它要求医院在运营管理中努力做出符合战略要求,有利于提升可持续发展能力和创造长久价值的策略选择。

三、内部控制的原则

内部控制制度的建立与实施,应当遵循下列原则。

(一)全面性原则

内部控制应当贯穿决策、执行和监督全过程,覆盖各种业务和事项。内部控制是一个全方位的整体,它渗透于医院管理和服务活动整个过程并贯穿于活动的始终。

(二)重要性原则

内部控制应当在全面控制的基础上,关注重要业务事项和高风险领域。医院在构建内部控制制度时,应密切关注所面临的各种风险,有针对性地设计内部控制措施,使风险降低到可以忍受的合理水平,保持医院健康持续地发展。

(三)制衡性原则

内部控制应当在治理结构、机构设置及权责分配、业务流程等方面相互制约、相互监督,同时兼顾运营效率。一项完整的经济业务事项,如果是经过两个以上的相互制约环节对其进行监督和检查,其发生错弊现象的概率就很低。就具体的内部控制措施来说,相互牵制必须考虑横向控制和纵向控制两个方面的制约关系。从横向关系来讲,完成某个环节的工作需有来自彼此独立的两个部门或人员协调运作、相互监督、相互制约、相互证明;从纵向关系来讲,完成某个工作需经过互不隶属的两个或两个以上的岗位和环节,以使下级受上级监督,上级受下级牵制。横向关系和纵向关系的核查和制约,使得发生的错弊减少到较低程度,或者即使发生问题,也易尽早发现,便于及时纠正。

(四)适应性原则

内部控制应当与医院规模、业务范围、竞争状况和风险水平等相适应,并随着情况的变化及时加以调整。进行内部控制设计时应根据不同的控制类型灵活采用不同的策略。

(五)成本效益原则

内部控制应当权衡实施成本与预期效益,以适当的成本实现有效控制。在设计内部控制时,一定要考虑控制投入成本和控制产出效益之比,一般来讲,要对那些在业务处理过程中发挥作用大、影响范围广的关键控制点进行严格控制;而对那些只在局部发挥作用、影响特定范围的一般控制点,其设立只要能起到监控作用即可,不必花费大量的人力、物力进行控制。力争以最小的控制成本获取最大的经济效果。

四、内部控制的要素

借鉴1992年美国提出的《内部控制——整体框架》即COSO框架,内部控制的要素归纳为内部环境、风险评估、控制活动、信息与沟通、内部监督五大方面。

(一)内部环境

内部环境规定医院的纪律与架构,影响运营管理目标的制定,塑造医院文化并影响员工的控制意识,是实施内部控制的基础。它通常包括下列5个方面。

1.医院的治理结构

医院的治理结构,如管理层、核心部门的分工制衡及其在内部控制中的职责权限等。

2.医院的内部机构设置及权责分配

尽管没有统一模式,但所采用的组织结构应当有利于提升管理效能,并保证信息通畅流动。

3.内部审计机制

内部审计机制包括内部审计机构设置、人员配备、工作开展及其独立性的保证等。

4.医院的人力资源政策

医院的人力资源政策,如关键岗位员工的强制休假制度和定期岗位轮换制度等。

5.医院文化

医院文化包括医院整体的风险意识和风险管理理念,管理层的诚信和道德价值观,医院全体员工的法制观念等。一般而言,医院负责人在塑造良好的内部环境中发挥着关键作用。

(二)风险评估

风险是指一个潜在事项的发生对目标实现产生的影响。风险评估是指医院及时识别、科学分析管理服务活动中与实现控制目标相关的风险,合理确定风险应对策略,是实施内部控制的重要环节。风险评估主要包括目标设定、风险识别、风险分析和风险应对。风险与可能被影响的控制目标相关联。医院必须制定与各项管理服务项目相关的目标,设立可辨认、分析和管理相关风险的机制,以了解医院所面临的来自内部和外部的各种不同风险。在充分识别各种潜在风险因素后,要对固有风险(即不采取任何防范措施)可能造成的损失程度进行评估。

(三)控制活动

控制活动是指医院管理层根据风险评估结果,采用相应的控制措施,将风险控制在可承受度之内的政策和程序。控制措施可概括为7个方面,即不相容职务分离控制、授权审批控制、会计系统控制、财产保护控制、预算控制、运营分析控制和绩效考评控制。同时规定医院应当建立重大风险预警机制和突发事件应急处理机制,明确风险预警标准,对可能发生的重大风险或突发事件,制订应急预案、明确责任人员、规范处置程序,确保突发事件得到及时妥善处理。

(四)信息与沟通

信息与沟通是指医院及时准确地收集、传递与内部控制相关的信息,确保信息在医院内部、医院与外部之间进行有效沟通,是实施内部控制的重要条件。信息与沟通的主要环节包括确认、计量、记录有效的管理服务业务;在财务报告中恰当揭示财务状况、运营成果和现金流量;保证管理层与医院内部、外部的顺畅沟通。信息与沟通的方式是灵活多样的,但无论哪种方式,都应当保证信息的真实性、及时性和有用性。

(五)内部监督

内部监督,即医院对内部控制建立与实施情况进行监督检查,评价内部控制的有效性,对于发现的内部控制缺陷,以及时加以改进。内部监督是实施内部控制的重要保证,包括日常监督和专项监督。监督情况应当形成书面报告,在报告中应揭示内部控制的重要缺陷。内部监督形成的报告应当有畅通的报告渠道,确保发现的重要问题能传达到管理层。同时,应当建立内部控制缺陷纠正、改进机制,充分发挥内部监督效力。

(殷　爽)

第三节　医院财务会计内部控制与管理的主要内容及要求

一、预算控制

(一)预算编制控制

根据国家有关规定和医院的实际情况,建立健全预算编制、审批、执行、分析、调整、决算编报、绩效评价等内部预算管理工作机制。单位一切收入、支出必须全部纳入预算管理。

医院的预算编制应当做到程序合理、方法科学、编制及时、数据准确。按规定程序逐级上报,由上级预算管理部门审批。

医院应当指定部门专人负责收集、整理、归档并及时更新与预算编制有关的各类文件,定期开展培训,确保预算编制部门人员及时全面掌握相关规定。

医院应当建立内部预算编制部门与预算执行部门、资产管理部门的沟通协调机制,确保预算编制部门及时取得和有效运用财务信息和其他相关资料,实现对资产的合理配置。应严格按照批复的预算组织收入、安排支出,确保预算严格有效执行。

(二)预算执行控制

1.建立预算执行的适时分析机制

财会部门定期核对内部各部门的预算执行报告和已掌握的动态监控信息,确认各部门的预算执行完成情况。医院根据财会部门核实的情况定期予以通报并召开预算执行分析会议,研究、解决预算执行中存在的问题,提出改进措施。确保年度预算的完成。

2.年度预算一经批复,一般不予调整

因政策变化、突发事件等客观原因影响预算执行的,按规定程序报批。应当建立突发事件应急预案资金保障机制,明确资金报批和使用程序。因突发事件等不可预见因素确需调整预算的,应当按照国家有关规定和医院的应急预案办理。

(三)决算控制

加强决算管理,确保决算真实、完整、准确,建立健全预算与决算相互协调、相互促进的机制。

建立健全预算支出绩效评价机制,按照国家有关规定和本单位具体情况建立绩效评价指标,明确评价项目和评价方法,加强业务或项目成本核算;通过开展支出绩效评价考核,控制成本费用支出,降低运行成本,提高资金使用效率。

二、收入与支出控制

(一)收入控制

1.医院应当建立健全收入管理制度和岗位责任制

根据收入来源和管理方式,合理设置岗位,明确相关岗位的职责权限,确保提供服务与收取费用、价格管理与价格执行、收入票据保管与使用、办理退费与退费审批、收入稽核与收入经办等不相容职务相互分离,合理设置岗位,加强制约和监督。

2.各项收入应符合国家有关法律、法规和政策规定

要严格按照国家规定管理各项收入,严格执行收入管理业务流程。

(1)重点控制门诊收入、住院结算收入。加强流程控制,防范收入流失,确保收入的全过程得到有效控制。

(2)加强结算起止时间控制。统一规定门诊收入、住院收入的每天、每月结算起止时间,以及时准确核算收入。

(3)建立退费管理制度。各项退费必须提供交费凭据及相关证明,核对原始凭证和原始记录,严格审批权限,完备审批手续,做好相关凭证的保存和归档工作。

(4)各项收入应当由单位财会部门统一收取并进行会计核算,其他部门和个人未经批准不得办理收款业务,严禁设立账外账和"小金库"。严格按照医院财务会计制度规定确认、核算收入。

3.财务部门要及时备案各项收入合同

业务部门应在涉及收入的合同协议签订后及时将合同副本交存财会部门备案,确保各项收入应收尽收,以及时入账。财会部门应当定期检查收入金额是否与合同约定相符;对应收未收项目应当查明情况,明确责任主体,落实追缴责任。按照规定项目和标准实现的收入不得以任何形式截留、挪用、私分或者变相私分。

4.指定专人负责文件

指定专人负责收集、整理、归档并及时更新与收入有关的文件,定期开展培训,确保主管领导和业务人员及时全面掌握相关规定。

5.取得的各项收入必须开具统一规定的票据

各类收入票据由财务部门统一管理。

(1)建立各项收入与票据存根的审查核对制度,确保收入真实完整。建立健全票据管理程序和责任制度。明确票据的购买、印制、保管、领用、核销、遗失处理、清查、归档等环节的职责权限和程序,财政票据等各类票据的申领、启用、核销、销毁均应履行规定手续。

(2)按照规定设置票据专管员,建立票据台账,做好票据的保管和序时登记工作。票据应当按照顺序号使用,不得拆本使用。设立票据登记簿进行详细记录,防止空白票据遗失、盗用。

(3)每位负责保管票据的人员要配置单独的保险柜等保管设备,并做到人走柜锁。不得违反规定转让、出借、代开、买卖财政票据,不得擅自扩大财政票据的适用范围。

6.重点关注一些特殊项目的收入情况

医院内部应当定期和不定期检查、评价收入管理的薄弱环节,如发现问题,应当及时整改。重点关注:长期挂账的往来款项和冲减支出的交易或事项是否真实;挂账多年的应收款项是否及时进行追缴,确实无法追缴的,是否按照规定程序报批后处理;已核销的应收款项是否按照"账销、案存、权在"的要求,保留继续追缴权利,明确责任人追缴义务;与收入相关的其他情形。医院的收入管理岗位流程图如图 12-1 所示。

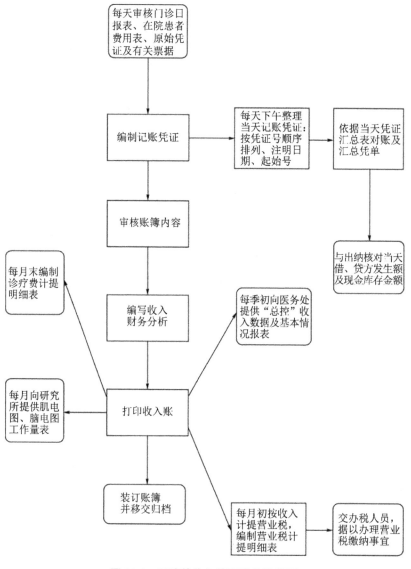

图 12-1　医院的收入管理岗位流程图

（二）支出控制

1.建立健全支出管理制度和岗位责任制

合理设置岗位,明确相关岗位的职责权限,确保支出申请和内部审批、付款审批和付款执行、业务经办和会计核算等不相容岗位相互分离。合理设置岗位,加强制约和监督。

2.完善支出管理的流程

按照支付业务的类型,完善支出管理流程,明确内部审批、审核、支付、核算和归档等支出各关键岗位的职责权限。实行国库集中支付的,应当严格按照财政国库管理制度有关规定执行。

3.加强支出审批控制

明确支出的内部审批权限、程序、责任和相关控制措施。审批人应当在授权范围内审批,不得超越权限审批。

4.建立重大支出集体决策制度和责任追究制度

重大支出应当由单位领导班子集体决策,重大支出标准根据本单位实际情况确定,不得随意变更。

5.加强支出审核控制

全面审核各类付款凭证及其附件的所有要素。主要做到几个方面:①重点审核单据凭证是否真实、合规、完整,审批手续是否齐全,以及是否符合国库集中支付和政府采购等有关规定。②会议费、差旅费、培训费等支出报销凭据应附明细清单,并由经办人员签字或盖章。③超出规定标准的支出事项应由经办人员说明原因并附审批依据,确保单据凭证与真实的经济业务事项相符。

6.加强支付控制

明确报销业务流程,按照规定办理资金支付手续。签发的支票应当进行备查登记。使用公务卡结算的,应当按照公务卡管理有关规定办理业务。

7.加强支出的核算和归档控制

由财会部门根据业务的实质内容及时登记账簿,保证核算的及时性、真实性和完整性。与支出业务相关的经济合同和专项报告应当按照有关规定交存财会部门备案。各项支出要符合国家有关财经法规制度。严格按照医院财务会计制度的规定确认、核算支出。

8.加强成本核算与管理

严格控制成本费用支出,降低运行成本,提高效益。

9.一些项目的支出要重点关注和管理

医院内部应当定期和不定期检查、评价支出管理的薄弱环节,如发现问题,应当及时整改。重点关注内容包括:①是否存在挪用预算资金向无预算项目支付资金或用于对外投资的情形。②是否存在采用虚假或不实事项套取预算资金的情形。③是否存在违规向所属预算单位划转资金的情形。④是否存在将财政预算资金借贷给其他单位的情形。⑤预付款项的转回或冲销是否合理、合规,是否存在协同第三方套取预算资金的情形;与支出相关的其他情形。

三、采购控制

医院应当按照《中华人民共和国政府采购法》及相关法律、法规的规定加强对采购业务的控制。建立健全包括采购预算与计划管理、采购活动管理、验收与合同管理、质疑投诉答复管理和内部监督检查等方面的内部管理制度。对未纳入《中华人民共和国政府采购法》适用范围的采购业务,应当参照政府采购业务制定相应的内部管理制度。

医院应当结合本规范的要求和实际情况,对采购业务的关键环节制定有针对性的内部控制措施。

(一)加强采购业务的预算和计划管理

建立预算管理部门、采购管理部门和资产管理部门之间的沟通机制。采购管理部门根据本单位工程、货物和服务实际需求及经费预算标准和设备配置标准细化部门预算,列明采购项目或货物品目,并根据采购预算及实际采购需求安排编报月度采购计划。

指定专人负责收集、整理、归档并及时更新与政府采购业务有关的政策制度文件,定期开展培训,确保办理政府采购业务的人员及时全面掌握相关规定。

建立采购业务管理岗位责任制,明确相关部门和岗位的职责权限,确保采购需求制定与内部审批、招标文件准备与复核、合同签订与验收、采购活动组织与质疑投诉检查等不相容岗位相互分离。

(二)加强审批审核事项管理

审批审核事项包括采购组织形式变更、采购方式变更、采购进口产品和落实政府采购扶持节能、环保产品政策的审核等。建立采购进口产品或变更采购方式的专家论证制度及严格的内部审核制度,以及向上级主管部门报批报备及公告登记管理制度。

(三)加强对采购活动的控制

通过竞争方式择优选择政府采购业务代理机构。在制定采购文件、签订合同及组织重大采购项目的验收过程中应当聘请技术、法律、财务等方面的专家共同参与,确保需求明确、翔实,采购文件和合同条款完备、合法。单位在采购活动中要严格执行对评审专家登记、评审过程记录、专家评价管理规定,要对代理机构直接或代为收取的投标保证金和履约保证金进行严格管理,确保保证金按法律制度规定及时返还供应商或上缴国库。

(四)加强采购项目的验收管理

根据规定的验收制度和采购文件,由独立的验收部门或指定专人对所购物品的品种、规格、数量、质量和其他相关内容进行验收,出具验收证明。对重大采购项目要成立验收小组。对验收过程中发现的异常情况,负责验收的部门或人员应当立即向有关部门报告;有关部门应查明原因,以及时处理。

(五)建立采购业务质疑投诉管理制度

采购活动组织部门要与采购需求制定部门建立协调机制,共同负责答复供应商质疑。答复质疑应当采用书面形式,答复及时,内容真实、客观、清晰。

(六)加强采购业务的记录控制

妥善保管采购业务的相关文件,包括采购预算与计划、各类批复文件、招标文件、投标文件、评标文件、合同文本、验收证明、质疑答复文件、投诉处理决定等,完整记录和反映采购业务的全过程。定期对采购业务的信息进行分类统计,并在单位内部进行通报。

(七)大宗设备、物资或重大服务采购业务需求

对于大宗设备、物资或重大服务采购业务需求,应当由医院领导班子集体研究决定,并成立由医院内部资产、财会、审计、纪检监察等部门人员组成的采购工作小组,形成各部门相互协调、相互制约的机制,加强对采购业务各个环节的控制。

（八）加强涉密采购项目安全保密管理

涉密采购项目应当严格履行安全保密审查程序,并与相关供应商或采购中介机构签订保密协议或者在合同中设定保密条款。

（九）重点关注的项目和内容

医院内部应当定期和不定期检查、评价采购过程中的薄弱环节,如发现问题,应当及时整改。重点关注内容包括:①是否按照预算和计划组织采购业务。②对于纳入政府集中采购目录的项目,是否按照规定委托集中采购机构实行集中采购。③是否存在拆分政府采购项目逃避公开招标的情形。④采购进口品或变更采购方式的项目是否履行了审批手续。⑤涉及节能、环保、安全产品的项目是否执行了相关政策。⑥是否按时发布了采购信息。⑦对采购限额标准以上公开招标数据标准以下的政府采购项目,是否按照法定要求选择采购方式。⑧是否按照规定履行验收程序。⑨与采购业务相关的其他情形。

四、重要项目控制

（一）资产控制

1.货币资金控制

医院应当按照《行政单位国有资产管理暂行办法》《事业单位国有资产管理暂行办法》及相关法律、法规的规定,建立健全符合本规范要求和医院实际情况的资产管理制度和岗位责任制,强化检查和绩效考核,加强对资产安全和有效使用的控制。

（1）建立健全货币资金管理岗位责任制,合理设置岗位,不得由一人办理货币资金业务的全过程,确保不相容岗位相互分离和定期轮岗规定落实到位。

（2）担任出纳的人员应当具备会计从业资格。出纳不得兼任稽核、票据管理、会计档案保管和收入、支出、债权、债务账目的登记和对账工作。医院不得由一人办理货币资金业务的全过程。办理货币资金业务的人员,要有计划地进行岗位轮换。医院门诊和住院收费人员要具备会计基础知识和熟练操作计算机的能力。

（3）严禁一人保管支付款项所需的全部印章。财务专用章应当由专人保管,个人名章应当由本人或其授权人员保管。每位负责保管印章的人员要配置单独的保险柜等保管设备,并做到人走柜锁。

（4）建立严格的货币资金业务授权批准制度。明确被授权人的审批权限、审批程序、责任和相关控制措施,按规定应当由有关负责人签字或盖章的经济业务与事项,必须严格履行签字或盖章手续,审批人员按照规定在授权范围内进行审批,不得超越权限。使用财务专用章必须履行相关的审批手续并进行登记。

（5）货币资金纳入信息化管理。已实现财务信息化管理的单位,货币资金的收付流程要全面纳入信息系统管理,禁止手工开具资金收付凭证。按照规定的程序办理货币资金收入业务。货币资金收入必须开具收款票据,保证货币资金及时、完整入账。

（6）货币资金支付控制。货币资金必须按规定程序办理:①支付申请:用款时应当提交支付申请,注明款项的用途、金额、预算、支付方式等内容,并附有有效经济合同或相关证明及计算依据。②支付审批:审批人根据其职责、权限和相应程序对支付申请进行审批。对不符合规定的货币资金支付申请,审批人应当拒绝批准。③支付审核:财务审核人员负责对批准的货币资金支付申请进行审核,审核批准范围、权限、程序是否合规;手续及相关单证是否齐备;金额计算是否准确;支付方式、收款单位是否妥当等,经审核无误后签章。④支付结算:出纳人员根据签章齐全的支付申请,按规定办理货币资金支付手续,并及时登记现金日记账和银行存款日记账。签发的支票应进行备查登记。其中按照《现金管理暂行条例》的规定办理现金的收支业务。不属于现金开支范围的业务应当通过银行办理转账结算。实行现金库存限额管理,超过限额的部分,必须当日送存银行并及时入账,不得坐支现金。出纳人员每天要登记日记账、核对库存现金、编制货币资金日报表,做到日清月结。加强对现金业务的管理与控制。按照《支付结算办法》等有关规定加强银行账户的管理。严格按照规定开立账户、办理存款、取款和结算;定期检查、清理银行账户的开立及使用情况;加强对银行结算凭证的填制、传递及保管等环节的管理与控制。严禁出借银行账户。

(7)加强货币资金的核查控制。指定不办理货币资金业务的会计人员不定期抽查盘点库存现金,抽查银行对账单、银行日记账及银行存款余额调节表,核对是否账实相符、账账相符。对调节不符、可能存在重大问题的未达账项应当及时向会计机构负责人报告。

加强与货币资金相关的票据的管理,明确各种票据的购买、保管、领用、背书转让、注销等环节的职责权限和程序,并专设登记簿进行记录,防止空白票据的遗失和被盗用。

(8)货币资金控制重点内容。医院内部应当定期和不定期检查、评价货币资金管理的薄弱环节,如发现问题,应当及时整改。重点关注:①货币资金业务相关岗位设置情况。②是否存在违反《现金管理暂行条例》的情形。③是否存在违规开立、变更、撤销银行账户的情形及其他违反《人民币银行结算账户管理办法》《支付结算办法》的情形。④对以前检查中发现的违规情况,是否及时进行整改。⑤与货币资金管理相关的其他情形。

2.药品及库存物资控制

(1)建立健全库存物资控制制度。医院应当建立健全物资保管、领用审批、登记记录、盘点清查等专项制度,明确内部相关部门和岗位的职责权限,确保请购与审批、询价与确定供应商、合同订立与审核、采购与验收、采购验收与会计记录、付款审批与付款执行等不相容职务相互分离,合理设置岗位,加强制约和监督。防止物资被盗、过期变质、毁损和流失。医院不得由同一部门或一人办理药品及库存物资业务的全过程。

(2)制定科学规范的药品及库存物资管理流程。明确计划编制、审批、取得、验收入库、付款、仓储保管、领用发出与处置等环节的控制要求,设置相应凭证,完备请购手续、采购合同、验收证明、入库凭证、发票等文件和凭证的核对工作,确保全过程得到有效控制。

(3)加强药品及库存物资采购业务的预算管理。具有请购权的部门按照预算执行进度办理请购手续。

(4)健全药品及库存物资采购管理制度。药品和库存物资由单位统一采购。对采购方式确定、供应商选择、验收程序等做出明确规定。纳入政府采购和药品集中招标采购范围的,必须按照有关规定执行。

根据药品及库存物资的用量和性质,加强安全库存量与储备定额管理,根据供应情况及业务需求,确定批量采购或零星采购计划,具体做到以下几点:①确定安全存量,实行储备定额计划控制。②加强采购量的控制与监督,确定经济采购量。③批量采购由采购部门、归口管理部门、财务部门、审计监督部门、专业委员会及使用部门共同参与,确保采购过程公开透明,切实降低采购成本。④小额零星采购由经授权的部门对价格、质量、供应商等有关内容进行审查、筛选,按规定审批。

（5）加强药品及库存物资验收入库管理。根据验收入库制度和经批准的合同等采购文件,组织验收人员对品种、规格、数量、质量和其他相关内容进行验收并及时入库;所有药品及库存物资必须经过验收入库才能领用;不经验收入库,一律不准办理资金结算。

（6）加强物资保管与领用控制。除物资管理部门及仓储人员外,其他部门和人员接触或领用物资时,应当由授权部门和授权人批准;大批物资和属于贵重物品、危险品或需保密的物资,应当单独制定管理制度,规定严格的审批程序和接触限制条件。

（7）加强物资的记录和核算控制。物资管理部门应当建立物资台账,保持完整的物资动态记录,并定期对物资进行清查盘点,确保账实相符。财会部门要根据审核无误的验收入库手续、批准的计划、合同协议、发票等相关证明及时记账。财会部门的物资明细账与物资台账应当定期进行相互核对,如发现不符,应当及时查明原因。保证账账、账实相符。

药品及库存物资的储存与保管要实行限制接触控制。指定专人负责领用,制定领用限额或定额;建立高值耗材的领、用、存辅助账。

（8）健全药品及库存物资缺损、报废、失效的控制制度和责任追究制度。完善盘点制度,库房每年盘点不得少于一次。药品及库存物资盘点时,财务、审计等相关部门要派人员监督。

3.固定资产控制

（1）建立健全固定资产管理岗位责任制。明确内部相关部门和岗位的职责权限,加强对固定资产的验收、使用、保管和处置等环节的控制。确保购建计划编制与审批、验收取得与款项支付、处置的申请与审批、审批与执行、执行与相关会计记录等不相容职务相互分离,合理设置岗位,加强制约和监督。医院不得由同一部门或一人办理固定资产业务的全过程。

（2）制定固定资产管理业务流程。明确取得、验收、使用、保管、处置等环节的控制要求,设置相应账卡,如实记录。

（3）建立固定资产购建论证制度。按照规模适度、科学决策的原则,加强立项、预算、调整、审批、执行等环节的控制。大型医用设备配置按照准入规定履行报批手续。

（4）加强固定资产购建控制。固定资产购建应由归口管理部门、使用部门、财务部门、审计监督部门及专业人员等共同参与,确保购建过程公开透明,降低购建成本。

（5）固定资产验收控制。取得固定资产要组织有关部门或人员严格验收,验收合格后方可交付使用,并及时办理结算,登记固定资产账卡。验收控制包括:①建立固定资产信息管理系统,以及时、全面、准确反映固定资产情况,统计分析固定资产采购预算编制的合理性及资产使用的效果和效率。②明确固定资产使用和保管责任人,贵重或危险的固定资产,以及有保密等特殊要求的固定资产,应当指定专人保管、专人使用。建立固定资产维修保养制度。归口管理部门应当对固定资产进行定期检查、维修和保养,并做好详细记录。严格控制固定资产维修保养费用。③明确固定资产的调剂、出租、出借、处置及对外投资的程序、审批权限和责任。固定资产的调剂、出租、出借、对外投资、处置等必须符合国有资产管理规定,进行可行性论证,按照规定的程序和权限报批后执行,并及时进行账务处理。出租、出借、对外投资固定资产的合同副本应当交存财会部门备案。④固定资产管理部门应当建立固定资产台账,保持完整的固定资产动态记录,并定期对固定资产进行清查盘点,确保账实相符。财会部门的固定资产明细账与固定资产台账应当定期进行相互核对,如发现不符,应当及时查明原因。加强固定资产处置管理制度。明确固定资产处置（包括出售、出让、转让、对外捐赠、报损、报废等）的标准和程序,按照管理权限逐级审核报批后执行。

4.对外投资控制

(1)建立健全对外投资业务的管理制度和岗位责任制。明确相关部门和岗位的职责、权限，确保项目可行性研究与评估、决策与执行、处置的审批与执行等不相容职务相互分离。

(2)建立对外投资决策控制制度。加强投资项目立项、评估、决策环节的有效控制，防止国有资产流失。所有对外投资项目必须事先立项，组织由财务、审计、纪检等职能部门和有关专家或由有资质的中介机构进行风险性、收益性论证评估，经领导集体决策，按规定程序逐级上报批准。决策过程应有完整的书面记录及决策人员签字。严禁个人自行决定对外投资或者擅自改变集体决策意见。

(3)加强无形资产的对外投资管理。医院以无形资产对外投资的，必须按照国家有关规定进行资产评估、确认，以确认的价值进行对外投资。

(4)严格对外投资授权审批权限控制，不得超越权限审批。建立对外投资责任追究制度，对出现重大决策失误、未履行集体审批程序和不按规定执行的部门及人员，应当追究相应的责任。

(5)加强对外投资会计核算控制。建立账务控制系统，加强对外投资会计核算核对控制，对其增减变动及投资收益的实现情况进行相关会计核算。

(6)建立对外投资项目的追踪管理制度。对出现的问题和风险及时采取应对措施，保证资产的安全与完整。

(7)加强对外投资的收回、转让和核销等处置控制。对外投资的收回、转让、核销，应当实行集体决策，须履行评估、报批手续，经授权批准机构批准后方可办理。

(8)对外投资应当由单位领导班子集体研究决定，投资活动和投资范围应当符合国家有关投资管理规定。单位应当建立对外投资信息管理系统，以及时、全面、准确地反映对外投资的价值变动和投资收益情况，财会部门应当及时进行会计核算。

5.重点关注的内容

医院内部应当定期和不定期检查、评价实物资产管理的薄弱环节，如发现问题，应当及时整改。重点关注内容包括：①不定期抽查盘点报告并实地盘点实物资产，查看是否存在账实不符、核算不实、入账不及时的情形，对已发现的资产盘盈、盘亏、毁损，是否查明原因、落实并追究责任。②结合资产、收支等账簿记录和资产保险记录、资产租赁经济合同等原始凭证，检查是否存在少计资产或账外资产的情形。③是否存在资产配置不当、闲置、擅自借给外单位使用等情形。④与实物资产管理相关的其他情形。

(二)建设项目控制

医院应当建立健全建设项目管理制度和廉政责任制度。通过签订建设项目管理协议、廉政责任书等，明确各方在项目决策程序和执行过程中的责任、权利和义务，以及反腐倡廉的要求和措施等。合理设置岗位，明确相关部门和岗位的职责权限，确保项目建议和可行性研究与项目决策、概预算编制与审核、项目实施与价款支付、竣工决算与竣工审计等不相容职务相互分离。建设项目的控制从以下几方面入手。

1.建设项目立项

建设项目立项、概预算编制和招标等应当严格遵循国家有关法律、法规的要求，符合国家政策导向和医院实际需要，经内部职能部门联合审核后，由领导班子集体决策，重大项目还应经过专家论证。

任何部门不能包办建设项目全过程，严禁任何个人单独决策或者擅自改变集体决策意见。

决策过程及各方面意见应当形成书面文件,与相关资料一同妥善归档保管。

建立工程项目相关业务授权批准制度。明确被授权人的批准方式、权限、程序、责任及相关控制措施,规定经办人的职责范围和工作要求。严禁未经授权的机构或人员办理工程项目业务。

按照国家统一的会计制度的规定设置会计账簿,对建设项目进行核算。如实记载业务的开展情况,妥善保管相关记录、文件和凭证,确保建设过程得到全面反映。

国库支持项目的控制:实行国库集中支付的建设项目,应当按照财政国库管理制度相关规定,根据项目支出预算和工程进度办理资金支付等相关事项。

按照审批单位下达的投资计划(预算)专款专用,按规定标准开支,严禁截留、挪用和超批复内容使用资金。

建立工程项目概预算控制制度。严格审查概预算编制依据、项目内容、工程量的计算和定额套用是否真实、完整、准确。

2.建设项目施工

(1)加强工程项目质量控制。工程项目要建立健全法人负责制、项目招投标制、工程建设监理制和工程合同管理制,确保工程质量得到有效控制。

(2)建立工程价款支付控制制度。严格按工程进度或合同约定支付价款,明确价款支付的审批权限、支付条件、支付方式和会计核算程序。对工程变更等原因造成价款支付方式和金额发生变动的,相关部门必须提供完整的书面文件和资料,经财务、审计部门审核并按审批程序报批后支付价款。

3.建设项目竣工

项目竣工后应当按照规定的时限办理竣工决算,并根据批复的竣工决算和有关规定办理建设项目档案和资产移交等工作。

经批准的投资概算是工程投资的最高限额,未经批准,不得突破,单位应当杜绝超规模、超概预算现象的发生。

加强项目竣工决算审计工作。未经竣工决算审计的建设项目,不得办理资产验收和移交手续。

4.建设项目控制重点内容

应当定期和不定期检查、评价建设项目管理的薄弱环节,如发现问题,应当及时整改。重点关注:①是否违反规定超概算投资。②工程物资采购、付款等重要业务的授权批准手续是否健全,是否符合《中华人民共和国招投标法》《中华人民共和国政府采购法》及相关法规、制度和合同的要求。③是否存在已交付使用的建设项目长期不结转入账的情形。④是否存在建设项目结余资金长期挂账的情形。⑤是否存在与施工方协同操作套取预算资金的情形。⑥是否存在不按照规定保存建设项目相关档案的情形。⑦与建设项目相关的其他情形。

(三)债权和债务控制

严格遵循国家有关规定,根据单位的职能定位和管理要求,建立健全债权和债务管理制度,明确债务管理部门或人员的职责权限。确保业务经办与会计记录、出纳与会计记录、业务经办与审批、总账与明细账核算、审查与记录等不相容职务相互分离。

加强债权控制。明确债权审批权限,健全审批手续,实行责任追究制度,对发生的大额债权必须要有保全措施。建立清欠核对报告制度,定期清理,并进行债权账龄分析,采取函证、对账等形式加强催收管理和会计核算,定期将债权情况编制报表向单位领导报告。

建立健全应收款项、预付款项和备用金的催收、清理制度,严格审批,及时清理。建立健全患者预交住院金、应收在院患者医药费、医疗欠费管理控制制度。主要内容包括:①每天进行住院结算凭证、住院结算日报表和在院患者医药费明细账卡的核对。②每月核对预收医疗款的结算情况。③加强应收医疗款的控制与管理,健全催收款机制,欠费核销按规定报批。

单位大额债务的举借和偿还属于重大经济事项,单位应当进行充分论证,并由单位领导班子集体决策。要充分考虑资产总额及构成、还款能力、对医院可持续发展的影响等因素,严格控制借债规模。

经办人员应当在指定职责范围内,按照单位领导班子的批准意见办理债务的举借、核对、清理和结算。不得由一人办理债务业务的全过程。

按照国家有关规定设置各类账簿,核算债务资金来源、使用及偿还情况,妥善保管相关记录、文件和凭证,按照规定及时向有关部门上报债务情况。

建立债务授权审批、合同、付款和清理结算的控制制度。加强债务的对账和检查控制。定期与债权人核对债务余额,进行债务清理,防范和控制财务风险。医院内部应当定期和不定期检查、评价债务管理的薄弱环节,如发现问题,应当及时整改。防范和控制财务风险。

五、经济合同控制

医院应当指定经济合同归口管理部门,对经济合同实施统一规范管理。

(一)建立经济合同授权制度

(1)建立与经济合同相关的授权批准制度,严禁未经授权擅自以单位名义对外签订经济合同;严禁违反相关规定签订担保、投资和借贷合同。

(2)采购业务应当订立经济合同。医院授权采购代理机构代为签订政府采购业务经济合同的,应当签订授权委托书。

(3)加强经济合同订立控制。合同订立前,单位应当充分了解合同对方的主体资格、信用情况等有关内容,确保对方当事人具备履约能力。

(4)对于影响重大、涉及较高专业技术或法律关系复杂的合同,应当组织法律、技术、财会等专业人员参与谈判,必要时可聘请外部专家参与相关工作。

(5)应当指定相关职能部门或聘请外部专家对合同文本进行严格审核,重点关注合同的主体、内容和形式是否合法,合同双方的权利和义务、违约责任和争议解决条款是否明确等。

医院订立政府采购合同的,应当在中标、成交通知书发出后30天内签订。

(二)加强经济合同履行控制

合同履行过程中,因对方或自身原因导致可能无法按时履行的,应当及时采取应对措施,并向医院有关负责人汇报。

(1)应当建立政府采购合同履行监督审查制度。对政府采购合同履行中签订补充合同,或变更、中止或者终止合同等情形应按政府采购法及相关制度规定的条件进行审查和控制。

(2)财会部门应当根据经济合同条款办理结算业务。未按经济合同条款履约的,或应签订书面经济合同而未签订的,或验收未通过的业务,财会部门有权拒绝付款,并及时向单位有关负责人报告。

(三)加强经济合同登记控制

经济合同要进行登记,经济合同副本应当交存单位财会部门备案;政府采购合同副本还应当于签订之日起7个工作日内交所属主管部门备案。

应当定期对合同进行统计、分类和归档,详细登记合同的订立、履行和变更情况,实行合同的全过程封闭管理。

(四)加强经济合同的安全工作

应当加强经济合同信息安全保密工作,未经批准,不得以任何形式泄露合同订立与履行过程中涉及的国家机密或商业秘密。

(五)经济合同纠纷控制

应当加强经济合同纠纷控制。经济合同发生纠纷的,应当在规定时效内与对方协商谈判并向单位有关负责人报告。经双方协商达成一致意见的纠纷解决方法,应当签订书面协议。纠纷经协商无法解决的,经办人员应向单位有关负责人报告,并依经济合同约定选择仲裁或诉讼方式解决。

六、财务电子信息化控制

(一)建立健全财务电子信息化管理制度和岗位责任制

应用专门的授权模块,明确相关部门和岗位的职责、权限,确保软件开发与系统操作、系统操作与维护、档案保管等不相容职务相互分离,合理设置岗位,加强制约和监督。

财务电子信息系统凡涉及资金管理、物资管理、收入、成本费用等部分,其功能、业务流程、操作授权、数据结构和数据校验等方面必须符合财务会计内部控制的要求。

门诊收费和住院收费系统必须符合《医院信息系统基本功能规范》的要求,实时监控收款员收款、交款情况;提供至少两种不同的方式统计数据;系统自动生成的日报表不得手工修改;预交款结算校验;开展票据稽核管理、欠费管理、价格管理、退款管理。

(二)加强财务电子信息系统的应用控制

建立用户操作管理、上机守则、操作规程及上机记录制度。加强对操作员的控制,实行操作授权,严禁未经授权操作数据库。监控数据处理过程中各项操作的次序控制、数据防错、纠错有效性控制、修改权限和修改痕迹控制,确保数据输入、处理、输出的真实性、完整性、准确性和安全性。

(三)加强数据、程序及网络安全控制

设置和使用等级口令密码控制,健全加密操作日志管理,操作员口令和操作日志加密存储,加强数据存储、备份与处理等环节的有效控制,做到任何情况下数据不丢失、不损坏、不泄露、不被非法侵入;加强接触控制,定期监测病毒,保证程序不被修改、损坏和病毒感染;采用数据保密、访问控制、认证及网络接入口保密等方法,确保信息在内部网络和外部网络传输的安全。

建立财务电子信息档案管理制度,加强文件储存与保管控制。数据要及时双备份,专人保管,并存放在安全可靠的不同地点。

（殷　爽）

第四节　医院财务会计内部控制与管理的评价及监督

一、内部控制评价制度

应当根据规范的要求和单位的实际情况,制定内部控制评价制度,对内部控制设计和运行的有效性进行评价。

（一）内部控制评价的组织机构

由内部审计机构或者指定专职人员具体负责财务会计内部财务控制制度执行情况的监督检查，确保财务会计内部控制制度的有效执行。

医院可聘请中介机构或相关专业人员对本单位财务会计内部控制制度的建立健全及实施进行评价，并对财务会计内部控制中的重大缺陷提出书面报告。对发现的问题和薄弱环节，要采取有效措施，改进和完善内部控制制度。

（二）内部控制评价的要求

内部控制评价工作应当与内部控制设计与实施工作保持独立性，评价的方法、范围和频率由单位根据本单位的性质、业务范围、业务规模、管理模式和实际风险水平确定。

常用的评价方法包括穿行测试、实地查验、问卷调查、抽样和比较分析、专题讨论等。

（三）内部控制评价结果

内部控制评价的结果应当形成书面报告，对执行内部控制成效显著的内部机构和人员提出表彰建议，对违反内部控制的内部机构和人员提出处理意见；对发现的内部控制设计缺陷，应当分析其产生的原因，提出改进方案。内部控制评价报告经单位负责人签字后应当报送同级财政部门。

二、内部控制的监督

国务院财政部门和县级以上地方各级人民政府财政部门应当根据《中华人民共和国会计法》和内部控制规范，对本行政区域内各单位内部控制的建立和运行情况进行监督检查。

财政部门等在依法检查、处理、处罚财政违规行为时，应当同时检查确定是否存在造成财政违规行为的内部控制缺陷，并跟踪有关单位内部控制缺陷的整改情况，巩固检查成果。

国务院审计机关和县级以上地方各级人民政府审计机关对单位进行审计时，应当对单位特定基准日内部控制设计和运行的有效性进行审计，在实施审计工作的基础上对内部控制的有效性发表审计意见。

已经按有关规定接受注册会计师审计的单位，接受委托的会计师事务所应当对单位特定基准日内部控制设计和运行的有效性进行审计，在实施审计工作的基础上对内部控制的有效性发表审计意见。

（殷　爽）

第十三章

会计等式与借贷记账法

第一节　会计要素与会计等式

　　会计要素与会计等式是会计核算的基本内容,会计要素是账户设置和会计报表设计的基础,而会计等式则表明了会计要素之间的数量关系。本节将主要介绍医院会计要素和会计等式,为借贷记账法学习奠定理论基础。

一、会计要素

　　医院会计核算的对象是医院资金的流动。为了利用复式记账法对医院的业务活动进行全面、系统、正确地确认、计量、记录和报告,有必要将会计对象分解为若干构成要素。会计要素是对会计对象所作的最基本的带有规律性的科学分类,是会计核算对象的具体化。有了会计要素这一基本分类,在账户设置和会计报表设计时就有了依据,在具体核算时还可深入开展不同层次的详细分类,进行分类核算。在编制会计报表进行财务信息输出时,会计要素也即会计报表要素是会计报表反映的基本指标。

　　新会计制度第一部分中规定:"医院会计采用权责发生制基础,医院会计要素包括资产、负债、净资产、收入和费用。"其中,资产、负债和净资产是医院财务状况的静态表现,也是资产负债表的构成要素,体现的是医院的基本产权关系;收入和费用是医院运营成果的动态反映,也是收入费用表的构成要素,体现的是医院在运营中发生的财务关系。

(一)资产

1.资产的定义

　　资产是指医院过去的交易或事项形成的并由医院拥有或者控制的资源,该资源预期会给医院带来经济利益或者服务潜力。根据资产的定义,资产应当同时具备以下特征。

　　(1)资产预期会给医院带来经济利益或者服务潜力。资产预期会给医院带来经济利益或服务潜力,是资产的本质特征。这里所指的"服务潜力"是按照医改的目的和要求,医院从事所规定的各项活动,向公众提供医疗服务的能力。

　　资产预期会给医院带来经济利益,是指资产预期会直接或间接导致现金或现金等价物流入医院。例如,医院的应收医疗款在债务人偿付时可以直接为医院带来现金流入;医院采购的药品、卫生材料,购置的固定资产等,可以用于医疗服务过程,这些资源用于医疗服务过程,并按照相关标准通过项目收费转化为现金,是医院获得的经济利益。

我国卫生体制改革的总体目标是要求医院用较低的成本提供比较优质的医疗服务,不断满足人民群众对基本医疗服务的需求。与企业不同,医院属于公益性质,是非营利性组织,不以营利为最终目的。医院持有很多资产并非是为了获取经济利益,而是为了向社会公众提供医疗服务。医院的资产更大的意义在于其使用效益和社会效益,医院致力于使用合理的资产提供更好、更多的满足人民群众需要的医疗服务。因此,对于医院而言,是否具备服务潜力是衡量一项资源是否符合资产定义、是否应当作为资产予以确认和计量的重要标志,预期能够给医院带来服务潜力是医院资产的重要特征。

(2)资产是医院所拥有或者控制的。一般情况下,一项财产能否作为医院的资产,主要是看其所有权是否属于该医院,如果医院拥有其所有权,即作为资产确认。如果不拥有其所有权,但能够对其进行控制,则该项资产也应作为资产确认。控制是指医院对该项财产具有管理权,能够自主地运用它进行经济活动,并承担由此而产生的各种风险。资产是医院所拥有的,或者即使不为医院所拥有也能为医院所控制的。医院拥有资产,就能排他性地从资产中获取经济利益或服务潜力。如果医院不能拥有或控制资产所能带来的经济利益或服务潜力,该资产就不能作为医院的资产。例如,对于以融资租赁方式租入的固定资产来说,虽然医院并不拥有其所有权,但是由于租赁合同规定的租赁期相当长,接近于该资产的使用寿命。租赁期满,承租医院一般有优先购买该资产的选择权。在租赁期内,承租医院有权支配资产并从中受益或者可以向患者提供服务。所以,以融资租赁方式租入的固定资产应视为医院的资产。对于以经营租赁方式租入的固定资产来说,由于医院不能控制它,不应视同为医院的资产。临时借入的仪器设备等,不被医院所拥有,因此,不属于医院的资产。

(3)资产是由过去的交易或事项形成的。资产必须是现时的资产,而不能是预期的资产。只有过去的交易或者事项才能增加或减少医院的资产,预期未来发生的交易或者事项不形成资产。例如,医院购买医疗设备、自行建造住院楼、自行研制生产药品等,已经发生的购买、自行建造、生产等交易或者事项即为过去的交易或者事项。而医院有购买计划,但尚未发生的购买交易则不会形成医院的资产。

(4)资产必须是以货币计量的。不能用货币计量的资产暂时无法统计的,不能计入医院的资产中。例如,医疗事故中的损失费用,如果以现金或实物的形式进入到医院的资产账户中,才属于医院的资产,否则不能计入资产。

只有同时具备以上条件的,才能作为资产加以确认。

2.资产的分类

资产可以按照不同的标准进行分类。

(1)按照流动性对资产进行分类,可以分为流动资产和非流动资产。流动资产是指可以在1年内(含1年)变现或耗用的资产,主要包括货币资金、短期投资、应收及预付款项、存货等。除流动资产以外的其他资产,统称为非流动资产,如长期投资、固定资产、在建工程、无形资产等。

(2)按照有无实物形态对资产进行分类,可以分为有形资产和无形资产。有形资产是指有实物形态的资产,如库存物资、固定资产等;无形资产是指不具有实物形态而能为医院提供某种权利的资产,通常表现为某种法定权利或技术,如专利权、商标权、著作权、版权、土地使用权、医院购入的不构成相关硬件不可缺少组成部分的应用软件等。

3.资产的确认和计量

(1)资产的确认:确认资产的一般标准如下。①符合资产的定义。②其成本或者价值能够可靠的计量。医院在取得一项资源时,如果同时满足上述条件,应当将该项资源确认为一项资产。某项资源即使符合了资产的定义,但如果不能可靠计量,则无法体现在会计凭证、账簿直至会计报表中,也就不能被确认为医院的资产。

(2)资产的计量。①资产的初始计量:资产的初始计量是指资产初始确认时入账金额的确定。医院在确认资产时,通常应当按照取得资产或自制资产所发生的实际成本予以计量。对于接受捐赠、无偿划拨的非现金资产,其成本比照同类或类似物资的市场价格或有关凭据注明的金额加以确定。对于无偿调入的长期股权投资,因其同类或类似投资的市场价格难以确定,其成本应以调出单位的原账面价值为基础确定。②资产的后续计量:资产的后续计量是指在资产的存续期间内的各个会计期末,资产账面金额的确定。新制度出于会计信息有用性和会计谨慎性原则的考虑,要求医院在每年年度终了,对应收款项进行全面检查,对预计可能发生的坏账损失计提坏账准备并计入当期费用;对于固定资产和无形资产,要求按月计提折旧和摊销,以如实反映资产在期末真实的折余或摊余价值。医院的其他资产,除非新增或减少,期末一般不调整其账面金额。

(二)负债

1.负债的定义

负债是与资产对应的概念。负债是指医院过去的交易或事项形成的现实义务,履行该义务预期会导致含有经济利益或者服务潜力的资源流出医院。根据负债的定义,负债应当同时具备以下特征。

(1)负债是医院由于过去的交易或者事项形成的。负债是过去已经发生的交易或事项所产生的结果。即只有过去发生的交易或事项增加或减少医院的负债,而不能根据谈判中的交易或事项或计划的经济业务来确认负债。例如,已经发生的借款行为会形成医院的负债,而计划中的银行借款行为则不会形成医院的负债;已经发生的购置医疗设备的行为可能形成医院的负债,而计划中的商品购买行为不会形成医院的负债。

(2)负债是医院承担的现实义务。负债作为医院的一种义务,是由医院过去的交易或事项形成的现在已经承担的义务。负债是已发生,未来必须偿付的经济责任。负债的实质是医院未来的经济利益的丧失或牺牲。如医院接受银行贷款形成的尚未偿还的短期借款,是医院已经承担的现时义务,构成医院的负债;如果医院没有接受银行贷款,则不承担还款的现实义务,也就不构成医院的负债。"现时义务"不等同于"未来承诺",如医院管理层决定在今后某一时间购买某项资产,这只是一项"未来承诺",其本身并不产生现时义务。一般情况下,只有在资产已经获得时才会发生现时义务。

(3)负债的清偿预期会导致含有经济利益或者服务潜力的资源流出医院。负债的清偿通常将导致医院含有经济利益或服务潜力的资产的减少,如医院用现金、实物资产或者以提供劳务等方式偿还负债,会导致含有经济利益或服务潜力的资源流出医院。

(4)以货币进行确切计量或可以实现预计。

(5)负债一般都有确切的债权人和偿付日期。负债是不可以自动消失的,除非已经进行了偿还。但是负债不一定用现金来偿还,它可以采用实物或者其他等价物的方式,或者以劳务的形式进行偿还。

2.负债的分类

为了准确报告和分析医院的负债状况和偿债能力,医院的负债应当按其流动性划分为流动负债和非流动负债。其中,流动负债是指医院将在1年内(含1年)偿还的负债,包括短期借款、应缴款项、应付票据、应付账款、预收医疗款、应付职工薪酬、应付福利费、应付社会保障费、应交税费、其他应付款等;非流动负债是指医院偿还期限在1年以上(不含1年)的长期负债,包括长期借款、长期应付款等。

(三)净资产

1.净资产的定义

净资产是指医院资产减去负债后的余额。净资产是医院开展医疗活动和完成教学、科研各项任务的物质基础,是形成医院资产的基本来源。医院的资产一方面来源于对外借款等负债,另一方面来源于其自身业务活动的积累,例如提供医疗服务取得医疗收入、政府财政补助、科研教学项目拨款等。也就是说,在医院的总资产中,扣除债权人对其享有要求权的资产(即负债)之后,剩余的就是医院自己享有要求权的资产,即净资产。医院净资产是指医院资产减去负债后的余额。医院的净资产具有以下几个特点。

(1)净资产除专用基金结余、财政专项补助结余和待分配结余外,一般是永久性的,是医院的自有资产的主要来源。

(2)净资产是个净额概念。医院净资产是指医院资产减去负债后的余额,即:净资产=资产-负债。一般而言,引起净资产增减变动主要有两种情况:①由于含有经济利益或服务潜力的资源流入医院,使得医院的资产增加,或者负债减少,从而导致净资产增加,即医院获得了收入而导致净资产增加。②由于含有经济利益或服务潜力的资源流出医院,使得医院的资产减少,或负债增加,从而导致净资产减少,即医院发生了费用而导致净资产减少。即医院的净资产变动主要来自收入减去费用后的余额。因此,净资产是个净额概念,其核算既依赖于资产和负债的正确核算,也依赖于收入与费用的正确核算。

(3)医院享有其净资产的拥有权和使用权。医院净资产归医院拥有和支配。医院可以使用净资产购买设备和物资,也可以用来安排其他开支。对于专用基金、财政补助结转(余)、科教项目结转(余)等具有限定用途的净资产,医院应当按照有关规定和限定用途予以使用。

(4)净资产不能单独计价。净资产的计价要依赖资产、负债、收入、费用这些要素,并与这些要素息息相关。

(5)医院净资产产权属国家所有。医院的各项净资产虽然为医院所拥有和支配,但从净资产的终极归属而言,其所有权并不属于医院本身,而是归属于国家所有。净资产是医院对上级主管部门或单位的经济责任或其投资者的经济责任。

2.净资产的分类

(1)按是否限定用途分类。医院净资产按是否限定用途,可分为限定性净资产和非限定性净资产两类。①限定性净资产是指由国家有关法规、制度或拨款单位指定用途的净资产,如专用基金、财政补助结转(余)、科教项目结转(余)。②非限定性净资产是指不受国家法规、制度或出资者、拨款单位约束,而由医院自行决定使用的净资产,如事业基金。限定性净资产随着限定条件的解除或时间的推移可以转化为非限定性净资产,如非财政科教项目结余解除限定后,可以转为非限定性净资产(事业基金),由医院自行支配使用。

(2)按内容分类。医院净资产按内容分类,可分为事业基金、专用基金、待冲基金、财政补助结转(余)、科教项目结转(余)、本期结余和结余分配。①事业基金:事业基金指医院拥有的非限定用途的净资产。包括结余分配转入资金(不包括财政基本支出补助结转)、非财政科教项目结余解除限定后转入的资金等。事业基金按规定用于事业发展和弥补亏损。②专用基金:专用基金指医院按照规定设置、提取的具有专门用途的净资产。主要包括职工福利基金、医疗风险基金等。职工福利基金是指按业务收支结余的一定比例提取、专门用于职工集体福利设施、集体福利待遇的资金。医疗风险基金是指从医疗业务成本中计提、专门用于支付医院购买医疗风险保险发生的支出或实际发生的医疗事故赔偿的资金。其他专用基金是指按照有关规定提取、设置的其他专用资金。③待冲基金:待冲基金指医院使用财政补助、科教项目收入购建固定资产、无形资产或购买药品、卫生材料等物资所形成的,留待计提资产折旧、摊销或领用发出库存物资时予以冲减的基金。④财政补助结转(余):财政补助结转(余)指医院历年滚存的财政补助结转和结余资金,包括基本支出结转、项目支出结转和项目支出结余。⑤科教项目结转(余):科教项目结转(余)指医院尚未结项的非财政资助科教项目累计所取得收入减去累计发生支出后的,留待下期按原用途继续使用的结转资金,以及医院已经结项但尚未解除限定的非财政科教项目结余资金。⑥本期结余:本期结余指医院本期除财政项目补助收支、科教项目收支以外的各项收入减去各项费用后的结余。本期结余只存在于年度中间,年末,应按规定转入结余分配,结转后无余额。如果年末本期结余是亏损,用事业基金弥补,不足以弥补的则为待分配结余。财政专项补助结余不参与年末分配。⑦结余分配:结余分配是指医院用于核算医院当年提取职工福利基金、未分配结余结转事业基金、用事业基金弥补亏损等情况和结果而设置的一个会计账户。该账户属中间结转账户,年末提取职工福利基金和将未分配结余结转事业基金后,此账户一般无余额。

(四)收入

1.收入的定义

收入是指医院开展医疗服务及其他活动依法取得的非偿还性资金。

医院的业务活动包括医疗、科研、教学以及与之相关的其他活动。在开展这些活动时,需要消耗各种资源,为了使各项医疗活动不间断地进行,需要不断地取得补偿,医院取得的补偿包括国家财政补助、向患者收费或医疗保险机构付费,这些都构成了医院的收入。在市场经济条件下,医院可以利用暂时闲置的资产对外投资,投资取得的收益也构成医院收入。

医院收入具有以下几个特点。

(1)医院收入是依法取得的。医院收入必须符合国家有关法律、法规和制度的规定,如财政补助收入必须通过法定程序报批后,方能取得。医院的医疗服务收入,其项目和收费标准都由政府管制,医疗服务项目、收费价格必须按照规定程序经过有关部门批准后,才能向服务对象收取。医院的药品价格、药品加成政策也由政府管制。医院的其他收入,也要按照规定的程序和规则依法取得。

(2)医院收入将引起资产增加或负债减少(或者两者兼而有之),并最终将导致医院经济利益或服务潜力的增加。例如,医院取得医疗收入最终会引起库存现金或银行存款的增加,或引起预收医疗款的减少,或同时增加库存现金/银行存款并减少预收医疗款。

(3)医院收入将导致本期净资产增加。医院取得收入一定会增加本期净资产。需要说明的是,这里所指的仅是收入本身对净资产的影响。收入扣除相关成本费用后的净额可能会引起净资产的增加,也可能会引起净资产的减少。收入的这一特征使其与负债相区分,例如医院从银行借入款项,同时引起资产增加和负债增加,并不引起净资产增加。

2.收入的分类

医院的收入按照来源可分医疗收入、财政补助收入、科教项目收入和其他收入。

(1)医疗收入。即医院开展医疗服务活动取得的收入,包括门诊收入和住院收入。

(2)财政补助收入。即医院按部门预算隶属关系从同级财政部门取得的各类财政补助收入,包括基本支出补助收入和项目支出补助收入。基本支出补助收入是指由财政部门拨入的符合国家规定的离退休人员经费、政策性亏损补贴等经常性补助收入;项目支出补助收入是指由财政部门拨入的主要用于基本建设和设备购置、重点学科发展、承担政府指定公共卫生任务等的专项补助收入。

(3)科教项目收入。即医院取得的除财政补助收入外专门用于科研、教学项目的补助收入。

(4)其他收入。即医院取得的除医疗收入、财政补助收入、科教项目收入以外的其他收入,包括培训收入、食堂收入、银行存款利息收入、租金收入、投资收益、财产物资盘盈收入、捐赠收入、确实无法支付的应付款项等。

3.收入的确认与计量

医院确认各项业务收入,应当以权责发生制为基础,财政补助收入和科教项目收入以收付实现制为补充。

权责发生制是以应收应付作为标准来处理经济业务,确认本期收入和费用的会计核算基础。在权责发生制基础下,凡属本期应计的收入,不管本期是否实际收到款项,均作为本期的收入处理;凡属本期应负担的费用,不管本期是否实际付出款项,都作为本期的费用处理。

收付实现制是以款项的实际收付为标准来处理经济业务,确认本期收入和支出的会计核算基础。在收付实现制基础下,凡在本期实际支付的款项,不论其付款义务是否归属于本期,均应作为本期支出处理;凡在本期实际收到的款项,不论其是否归属于本期,均应作为本期收入处理。

医院各项收入的确认和计量原则如下。

(1)医疗收入。医疗收入应按照权责发生制基础予以确认,即在提供医疗服务(包括发出药品)并收讫价款或取得收款权利时,按照国家规定的医疗服务项目收费标准计算确定的金额确认入账。医院给予患者或其他付费方的折扣不计入医疗收入。

医院同医疗保险机构结算时,医疗保险机构实际支付金额与医院确认金额之间存在差额的,对于除医院因违规治疗等管理不善原因被医疗保险机构拒付产生的差额以外的差额,应当调整医疗收入。例如医院垫付医疗保险基金支出 3 000 万元,医保机构审核后实际拨入医保垫付资金 2 900 万元,医院应根据 2 900 万元调整医院医疗收入。

(2)财政补助收入。财政补助采用国库集中支付方式下拨时,在财政直接支付方式下,应在收到代理银行转来的《财政直接支付入账通知书》时,按照通知书中的直接支付入账金额确认财政补助收入;在财政授权支付方式下,应在收到代理银行转来的《授权支付到账通知书》时,按照通知书中的授权支付额度确认财政补助收入。

其他方式下拨的财政补助,应在实际取得补助时确认财政补助收入。

(3)科教项目收入。科教项目收入按照收付实现制基础予以确认,即在实际收到时,按照实际收到的金额予以确认。

(4)其他收入。其他收入中,固定资产出租收入、投资收益等按照权责发生制基础予以确认,其他收入一般在实际收到时予以确认。

(五)费用

1.费用的定义

费用的定义是指医院为开展医疗服务及其他业务活动所发生的、导致本期净资产减少的经济利益或者服务潜力的流出。从费用的概念可以看出,费用具有以下两个基本特征。

(1)费用会引起资产减少或者负债增加(或者两者兼而有之),并最终将导致医院资源的减少,包括经济利益的流出和服务潜力的降低,具体表现为医院的现金或非现金资产的流出、耗费或者毁损等。例如医院将卫生材料用于患者治疗,导致存货(资产)的减少,消耗的卫生材料成本构成费用。再如,固定资产随着时间推移,其价值发生了损耗,并通过折旧反映出来,折旧属于费用的范畴。又如,医院将其存货捐赠给其他单位或个人,导致存货(资产)的减少,这时存货的成本也构成费用。

(2)费用将导致本期净资产的减少。这里所指的"本期"是指费用的发生当期,即费用的确认时点。也就是说,只有在导致某一会计期间净资产减少时,才能确认一项费用。费用最终将减少医院的资产,根据"资产=负债+净资产"的会计等式,引起资产总额减少的情况有负债的减少或者净资产的减少。值得注意的是,其中只有同时引起净资产减少的经济利益或者服务潜力流出才是费用。比如,医院以银行存款(资产)偿还一项应付账款(负债),这种情况下,资产和负债减少了相同的金额,并没有影响净资产,因此此项资产流出不构成费用。

2.费用的分类

(1)按费用功能分类。按照费用的功能分类,医院的费用分为医疗业务成本、财政项目补助支出、科教项目支出、管理费用和其他支出。①医疗业务成本:指医院开展医疗服务及其辅助活动发生的费用,包括人员经费、耗用的药品及卫生材料费、固定资产折旧费、无形资产摊销费、提取医疗风险基金和其他费用,不包括财政补助收入和科教项目收入形成的固定资产折旧和无形资产摊销。医疗业务成本是医院为了提供医疗服务而发生,按照成本项目、医疗科室等进行归集的直接费用。②财政项目补助支出:指医院利用财政项目补助收入发生的项目支出。③科教项目支出:指医院使用财政补助收入以外的科研、教学项目收入开展科研、教学活动所发生的各项支出。④管理费用:指医院行政及后勤管理部门为组织、管理医疗、科研、教学业务活动所发生的各项费用,包括医院行政及后勤管理部门发生的人员经费、公用经费、资产折旧(摊销)费等费用,以及医院统一负担的离退休人员经费、坏账损失、银行借款利息支出、银行手续费支出、汇兑损益、聘请中介机构费、印花税、房产税、车船使用税等。管理费用属于期间费用,即为医院发生的、不能合理地归属于具体项目或对象,而只能按照一定会计期间归集的费用。⑤其他支出:指医院本期发生的,无法归属到医疗业务成本、财政项目补助支出、科教项目支出、管理费用中的支出,包括培训支出,食堂提供服务发生的支出,出租固定资产的折旧费,营业税、城市维护建设税、教育费附加等税费,财产物资盘亏或毁损损失,捐赠支出,罚没支出等。

(2)按费用性质分类。医院为了加强其内部管理,还可以同时按照费用的性质进行分类,并将费用的功能分类与性质分类结合起来。例如医疗业务成本按费用性质分类包括人员经费、卫生材料费、药品费、固定资产折旧费、无形资产摊销费、提取医疗风险基金和其他费用;管理费用按费用性质分类包括人员经费、固定资产折旧费、无形资产摊销费和其他费用。其中人员经费、其他费用又可参照《政府收支分类科目》中"支出经济分类科目"的相关科目进行分类。

根据《政府收支分类科目》中支出经济分类科目,人员经费包括工资福利支出和对个人和家庭的补助支出。

工资福利支出反映医院支付给在职职工和临时聘用人员的各类劳动报酬,以及为上述人员缴纳的各项社会保险费等,包括:①基本工资,反映医院按规定发放的基本工资。包括医院工作人员的岗位工资、薪级工资,各类学校毕业生试用期工资等。②津贴补贴,反映医院在基本工资之外按规定开支的津贴和补贴。包括政府特殊津贴、艰苦边远地区津贴、护龄津贴、卫生津贴等和各类补贴,如交通补贴、通信补贴、取暖补贴等。③奖金,反映医院按规定开支的各类奖金。如国家统一规定的机关事业单位年终一次性奖金等。④社会保障缴费,反映医院为职工缴纳的基本养老、基本医疗、失业、工伤、生育等社会保险费,残疾人就业保障金等社会保险费。⑤伙食补助费,反映医院发给职工的伙食补助费,如误餐补助等。⑥其他工资福利支出,反映上述项目未包括的人员支出,如各种加班工资、病假两个月以上期间的人员工资、编制外长期聘用人员、长期临时工工资等。

对个人和家庭的补助包括:①离休费,反映医院离休人员的离休费、护理费和其他补贴。②退休费,反映未参加基本养老保险的医院退休人员的退休费和其他补贴。③退职费,反映医院退职人员的生活补贴,一次性付给职工的退职补贴。④抚恤和生活补助,反映医院按规定开支的烈士遗属、牺牲病故人员遗属的一次性和定期抚恤金,伤残人员的抚恤金,离退休人员等其他人员的各项抚恤金。按规定开支的优抚对象定期定量生活补助费,退役军人生活补助费,医院职工和遗属生活补助,因公负伤等住院治疗、住疗养院期间的伙食补助费,长期赡养人员补助费等。⑤救济费,反映按国家规定支付给特殊人员的生活救济费,包括精减、退职、老、弱、残职工救济费等。⑥医疗费,反映未参加职工基本医疗保险的医院人员的医疗费支出,以及参保人员在医疗保险基金开支范围之外,按规定应由医院分担的医疗补助支出。⑦住房公积金,反映医院按职工工资总额的一定比例为职工缴纳的住房公积金。⑧住房补贴,反映医院开支的在职和离退休人员的地方住房补贴、提租补贴、购房补贴等。⑨其他对个人和家庭的补助支出反映未包括在上述项目的对个人和家庭的补助支出,如婴幼儿补贴、职工探亲补贴、退职人员及随行家属路费等。

其他费用则可参照《政府收支分类科目》中支出经济分类科目"一般商品和服务支出"的相关科目进行分类,具体包括:①办公费,反映医院日常办公用品、书报杂志及日常印刷费等支出。②水电费,反映医院支付的水费(包括饮用水、卫生用水、绿化用水、中央空调用水)、污水处理费、电费(包括照明用电、空调用电、电梯用电、食堂用电、取暖加压用电、计算机等办公设备用电)等支出。③邮电费,反映医院开支的信函、包裹、货物等物品的邮寄及电话费(含住宅电话补贴)、电报费、传真费、网络通信费等。④取暖费,反映医院取暖用燃料费、热力费、炉具购置费、锅炉临时工的工资、节煤奖以及由医院统一支付的在职职工和离退休人员宿舍取暖费等。⑤公用车运行维护费,反映公务用车租用费、燃料费、维修费、过桥过路费、保险费、安全奖励费用等支出。⑥其他交通工具运行费用,反映医院除公务用车外的其他各类交通工具(如船舶、飞机)燃料费、维修费、过桥过路费、保险费、安全奖励费用等支出。⑦差旅费,反映医院工作人员出差的交通费、住宿费、伙食补助费、因工作需要开支的杂费,干部及大中专学生调遣费,调干随行家属旅差费补助等。⑧培训费,反映各类培训支出。⑨公务接待费,反映医院按规定开支的各类公务接待(含外宾接待)费用。⑩劳务费,反映医院支付给其他单位和个人的劳务费用,如临时聘用人员、钟点工工资,稿费、翻译费、评审费、一般咨询费、手续费等。⑪工会经费,反映医院按规定提取的工会经费。⑫福利费,反映医院按国家规定提取的福利费。⑬其他日常公用支出,反映上述科目未包括的日常公用支出。如日常小型会议费、一般行政赔偿费和诉讼费、会员费、来访费、广告费、其他劳务费及离休人员特需费、公用经费等。

3.费用的确认和计量

(1)费用的确认原则。医院应当在含有经济利益或服务潜力的资源已经流出本单位,资产将带来的未来经济利益或服务潜力预期将减少或者资产预期不能再带来未来经济利益或服务潜力时,确认相应的费用。

(2)费用的计量原则。费用的计量,即以怎样的金额确认费用。医院的各项费用应当在实际发生时按照其实际发生额计入当期费用。

(3)医院费用确认和计量的具体情况。医院在费用确认和计量中,通常会有以下 3 种具体情况。

第一:费用的确认与收入的确认有着直接联系(或称因果关系、补偿关系)与本期收入有直接因果关系的费用,或由本期收入补偿的费用,应当在确认相关收入的当期确认为当期费用。例如医疗业务成本与医疗收入有直接因果关系,医疗业务成本由医疗收入来补偿,两者应在同期予以确认。发出药品、卫生材料是直接与所产生的药品、卫生材料收入相联系的,相关药品、卫生材料的成本应当在确认当期药品、卫生材料收入的同时被确认为当期医疗业务成本(药品费、卫生材料费)。

第二:直接作为当期费用确认。在医院的业务活动中,有些支出不能提供明确的未来经济利益或服务潜力,并且对这些支出加以分摊也没有意义(不能合理地进行分摊,或者分摊不符合成本效益原则等)。这时,这些费用就应当直接作为当期费用予以确认。例如,固定资产日常修理费等。这些费用虽然与跨期收入(或提高以后期间的服务潜力)有联系,但由于不确定性因素,往往不能肯定地预计其带来利益及所涉及的期间,因而就直接列作当期的费用。

对于直接确认为当期费用的费用,其计量通常是根据所支付的或者应当支付的现金、银行存款或其他货币资金的金额,或者因此而承担的负债(如应付账款、其他应付款等)的金额来确定。

第三:按照系统、合理的分摊方式确认。如果一项支出的发生预期在若干个会计期间带来经济利益或服务潜力,那么该项支出就应当按照合理的分摊方法,分期确认为费用。例如以医院自筹资金形成的固定资产的折旧和无形资产的摊销都属于这一情况。当然,并不是所有的折旧和摊销都应当确认为医院的费用,例如以财政补助、科教项目资金形成的折旧,应冲减待冲基金而非确认为费用。

对于分摊确认的费用,如固定资产折旧、无形资产摊销等,费用的计量通常是根据所确认的折旧和摊销金额来确定的。例如按照规定的折旧方法,在预计使用年限内,计提固定资产折旧时,应当按照计提的折旧金额,确认相同金额的费用。

二、会计等式

(一)会计等式定义

会计等式也称会计平衡公式或会计恒等式,是反映各会计要素之间数量关系的公式。会计等式既是会计的钥匙,也是会计科目、复式记账和会计报表等会计核算方法建立的理论依据。

医院要开始医疗服务活动,必须先拥有或控制一定的经济资源,即资产。各医院的资产尽管在数量和结构上有所不同,但医院各种资产的来源不外乎两种:①出资者的资金投入,即出资者权益;②债权人提供的资金,即债权人权益。资产的构成,表明医院拥有多少经济资源和拥有什么样的经济资源;权益(负债及净资产)的构成,则体现由不同渠道取得这些经济资源时所形成的经济关系。因此,资产与权益之间形成了相互依存关系,它们是同一资金的两个不同方面,任何资产必然有其相应的权益,任何权益必有它的资产;一个医院的资产总额与权益总额在数量上存在着必然相等的关系,这一平衡关系用公式表示如下:

资产＝权益

权益＝负债＋净资产

资产＝负债＋净资产①

这个等式表明医院在某一时点上资金运动的相对静止状态。

医院在开展业务活动过程中不断产生收入和费用,收入和费用相抵后即产生结余,结余是医院的运营成果,是医院净资产的重要来源。在收入和费用没有结转之前,即在一定时期内动态观察医院的业务活动,会计平衡公式还可以表示为:

资产＝负债＋净资产＋(收入－费用)②

上述等式,只存在于业务活动过程中,年终结余分配后,上式又回复为:

资产＝负债＋净资产

其中:①和②是会计等式中的两个基本公式。

(二)会计等式与经济业务的类型

医院在经营过程中发生的各种经济活动在会计上称为经济业务,也称会计事项。经济业务不断发生,必然会引起各项会计要素经常发生增减变动。但是,无论医院的经济业务的数额如何变动,都不会改变会计等式的数量平衡关系,即医院资产总额总是等于权益总额。从各种经济业务对医院会计要素的影响来看,可以概括为两大类,一类只涉及资产和权益;另一类只涉及收入和支出。

1.涉及资产和权益的经济业务发生后对会计等式的影响

(1)一项资产增加,另一项资产减少,增减金额相等。即经济业务只是引起资产方项目的增减变化,不涉及权益方项目的增减。

(2)一项权益增加,另一项权益减少,增减金额相等。即经济业务只是引起权益方项目的增减变化,不涉及资产方项目的增减,包括:①一项负债增加,另一项负债减少。②一项净资产增加,另一项净资产减少。③一项负债增加,一项净资产减少。④一项净资产增加,一项负债减少。

(3)资产与权益同时增加,双方增加金额相等。即经济业务发生同时引起资产方与权益方项目的增加,包括:①一项资产增加,一项负债增加。②一项资产增加,一项净资产增加。

(4)资产与权益同时减少,双方减少金额相等。即经济业务发生同时引起资产方与权益方项目的减少,包括:①一项资产减少,一项负债减少。②一项资产减少,一项净资产减少。

2.涉及收入和支出(费用)的经济业务发生后对会计等式的影响

在会计年度开始时,基本的会计等式为:

资产＝负债＋净资产

在会计年度中,医院由于经营,一方面会取得收入,并因此增加资产(或减少负债);另一方面要发生支出(费用),并因此减少资产(或增加负债)。这类经济业务发生时所引起会计等式中有关会计要素的增减变动,概括起来也不外乎上述第一类经济业务发生对资产和权益影响的四种类型。

(1)收入发生引起资产增加,等式双方同增。

(2)收入发生引起负债减少,等式右方两个项目之间此增彼减。

(3)支出(费用)发生引起资产减少,等式左方两个项目之间此增彼减。

(4)支出(费用)发生引起负债增加,等式双方同增。

由于上述经济业务的发生,会计等式转化为:

资产+费用=负债+净资产+收入

或资产=负债+净资产+(收入-费用)

综上所述,会计等式的平衡原理揭示了会计要素之间的规律性联系,因而它是设置会计科目、复式记账和会计报表等方法的理论依据。反过来讲,运用以这一平衡原理建立的各种会计方法,就可以把握会计要素之间的这种规律性联系,为经济管理提供各种会计信息。

(于 晶)

第二节 会计科目与账户

会计科目是对会计要素的具体内容进行分类核算的项目。通过设置会计科目,可以把各项会计要素的增减变化分门别类地记在账上,清楚地提供一系列具体、分类的数量指标。而会计账户是根据会计科目,设置的具有一定格式和结构,记录会计要素增减变动情况的记账实体。本节将主要介绍医院会计科目与账户。

一、会计科目

会计科目简称"科目",是按经济内容对资产、负债、净资产、收入、费用等会计要素作进一步分类的类别名称,即对会计要素的具体内容进行分类核算的标志或项目。会计科目是对会计对象的具体内容进行科学归类和连续核算与监督的重要工具。会计科目的设置应符合会计核算的一般原则对会计核算工作的基本要求,以保证会计信息的质量。每一个会计科目都应当明确反映一定的经济内容,科目和科目之间在内容上不能相互交叉。会计科目是设置账户的依据,是账户的名称。

(一)设置会计科目的意义

会计科目就是对会计对象具体内容的科学分类,设置会计科目意义重大。

(1)设置会计科目,可以对错综复杂的经济业务进行科学的分类,将复杂的经济信息变成有规律的、易识别的经济信息,并为其转换成会计信息准备条件。

(2)设置会计科目,为正确组织会计核算提供了条件。只有在对会计对象进行科学分类的基础上,才能正确计算其相关经济内容在金额上的增减变化情况,从而正确进行会计核算。

(3)设置会计科目,可以为会计信息的使用者提供科学、详细的分类指标体系。

(4)设置会计科目,可以把价值形式的综合核算和财产物资的实物核算有机结合起来,从而有效地控制财产物资的实物形态。

(二)设置会计科目的原则

分类是管理的一种形式,会计科目作为分类信息项目或标志,分类的正确与否决定着会计信息的科学性、系统性和适用性。因此,会计科目必须根据一定的原则来设置。设置会计科目应遵循以下原则。

1.合法性原则

合法性原则指所设置的会计科目应当符合国家统一的会计制度的规定。

2.相关性原则

相关性原则指所设置的会计科目应为提供有关各方所需要的会计信息服务,满足对外报告与对内管理的要求。

3.实用性原则

实用性原则指所设置的会计科目应符合单位自身的特点,满足单位的实际需要。另外,会计科目要简明、适用,并要分类、编号。每一个会计科目都应有特定的核算内容。具体要求如下。

(1)在设置会计科目时,必须严格、明确地界定每一个会计科目特定的核算内容,不能混淆。

(2)会计科目的名称应与其核算的内容相一致,并要含义明确、通俗易懂。

(3)会计科目的编号是会计科目的数字代码。总分类科目的编号一般为四位数码,其中首位数字表示大类或会计要素,第二位数字表示大类下的小类;四位数字组合起来表示具体的会计科目,如 1001 表示库存现金。

统一规定会计科目的编号,是为了便于编制会计凭证,登记会计账簿,查阅账目,实行会计电算化。单位在填制会计凭证、登记会计账簿时,应当填列会计科目的名称,或者同时填列会计科目的名称和编号,不应当只填会计科目编号,不填会计科目名称。

(三)会计科目的分类

由于每个会计科目核算的经济内容及提供核算指标的详细程度不同,因此可以按不同的分类方法将会计科目进行分类。

1.按会计科目核算的经济内容不同

按会计科目核算的经济内容不同,可以分为资产类、负债类、净资产类、收入类和费用类。

(1)资产类科目:①流动资产科目。②非流动资产科目。

(2)负债类科目:①流动负债科目。②非流动负债科目。

(3)净资产类科目:①事业基金科目。②专用基金科目。③待冲基金科目。④财政补助结转(余)科目。⑤科教项目结转(余)科目。⑥本期结余科目。⑦结余分配科目。

(4)收入类科目:①医疗收入科目。②财政补助收入科目。③科教项目收入科目。④其他收入科目。

(5)费用类科目:①医疗业务成本科目。②财政项目补助支出科目。③科教项目支出科目;④管理费用科目。⑤其他支出科目。

2.会计科目按其提供核算指标的详细程度

会计科目按其提供核算指标的详细程度,可以分为总分类科目和明细分类科目。

(1)总分类科目。简称总账科目,是对会计要素的具体内容进行总括分类的科目,是总分类账户的名称。

(2)明细分类科目。简称明细科目,是对总分类科目进一步分类的科目,它所反映的经济内容或提供的指标比较具体详细。医院会计要根据其经济业务复杂程度、管理要求,把明细科目分为子目和细目,子目称为一级明细科目,细目称为二级明细科目。通常总账科目又称一级科目,一级明细科目又称二级科目,二级明细科目又称三级科目。

(四)医院会计科目表

会计科目名称表将会计科目分为资产类、负债类、净资产类、收入类和费用类。

二、会计账户

(一)会计账户的概念

会计账户是根据会计科目,按照会计管理与核算的要求,具有一定格式和结构,用来分类记录会计要素增减变动情况及其结果的载体或记账实体,也就是在账簿中开设的记账单元。在会计核算中,会计账户是用货币计量单位对经济业务按会计科目进行归类、反映和监督的一种专门方法。

(二)开设账户的必要性

账户依附于账页,反映在账簿中。账簿能提供系统的、分门别类的经济信息。账户是反映会计对象具体内容的形式。会计对象是资金运动,资金运动的具体内容是通过在账簿中设置许多账户来反映的。如在"资产"总分类账中设置"库存现金""银行存款""固定资产""库存物资""待摊费用"等账户,就具体地反映出医院的资金使用在哪些方面。

1.开设账户是核算经济业务的需要

通过每个账户,记录每笔经济业务和每类经济业务所引起资金数量的增减变化。按照财务制度的规定,计算出资金的取得、使用、耗费、收回和分配。

2.开设账户是贮存会计信息的需要

账户记录经济业务引起资金的增减变化,既能反映资金的总分类情况,又能反映资金的明细分类的明细情况;既可以反映每一笔经济业务的情况,又可以反映一定时期全部经济业务的情况;既反映资产、负债和净资产的增加和减少情况,又反映其变化的结果情况。从而使每个账户储存有丰富的会计信息。

3.开设账户是提供会计信息的需要

根据每个账户贮存的会计信息,按照医院管理的需要,向有关方面提供关于资金运动的总分类会计信息,或某一方面的明细分类的会计信息,或某种具体的明细的会计信息,以便借助这些会计信息加强医院管理。

(三)会计账户的设置

账户是根据事先确定的会计科目而设置的,确定有什么会计科目就相应的设置什么账户;会计科目是分级设置的,账户也应分级设置。

为了总括核算医院的经济活动情况,根据总分类科目设置的账户称为总账账户,又称一级账户,一般习惯也称为总账,用来核算某项经济内容的总括情况。按子目设置的账户称为二级账户;按细目设置的账户称为三级账户;二、三级账户统称明细账户,一般又称分户账,用来核算某项经济业务详细内容的账户。总账账户与明细账户对比见表 13-1。

(四)账户的基本结构

医院在开展业务活动的过程中,其经济业务的增减变化是错综复杂的,但每项经济业务所引起增减变化归纳起来不外乎是增加和减少两种情况,账户的结构就要分别记载这两种情况的变化,并为变化后的财务状况及其结果提供资料。

1.账户结构形式

账户的基本结构分为左方和右方两部分,反映经济业务引起资金运动数量变化的增加和减少两种情况。在账户中应包括以下内容:①账户的名称,即会计科目。②日期和摘要,即经济业务发生的时间和内容。③凭证号数,即账户记录的来源和依据。④增加和减少的金额。图 13-1

为账户的简化形式,通常称为"T"字账。

账户的左方和右方,登记经济业务引起资金运动数量变化的增加或减少。如果在"左方"记录增加额,则在"右方"记录减少额。反之,如果在"右方"记录增加额,则在"左方"记录减少额。

表 13-1 总账户与明细账户

总账户 一级账户	明细账户(也称为分户账)	
	二级账户 (按子目设置)	三级账户 (按细目设置)
医疗收入	住院收入	床位收入 治疗收入 手术收入 护理收入 …
	门诊收入	挂号收入 诊察收入 检查收入 化验收入 …

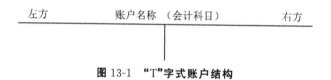

图 13-1 "T"字式账户结构

2.账户的余额

账户记录的内容通常包括 4 个金额要素:期初余额、本期增加发生额、本期减少发生额和期末余额,它们也是账户记录金额的核算指标。

(1)本期增加发生额。指本期账户所登记的增加金额的合计数。

(2)本期减少发生额。指本期账户所登记的减少金额的合计数。

(3)期末余额与期初余额。期末余额为本期期初余额加上本期增加额减去本期减少额后的金额。

上述 4 项指标的关系可用下列公式表示:

本期期末余额＝本期期初余额＋本期增加发生额－本期减少发生额

三、会计科目与会计账户的关系

会计科目是对会计对象的具体内容进行分类核算的标志或项目。会计账户是根据规定的会计科目开设的,用来记录各个会计科目所反映的经济业务内容的格式。两者既有联系又有区别,具体如下。

（一）会计科目与账户的联系

会计科目与账户都是对经济业务进行的分类，都说明一定的经济业务内容。会计科目给会计账户赋予了科学名称，并限定了会计账户的内涵和用途；会计账户则充分表现了会计科目所要反映的内容，两者在账页中的有机结合，构成了会计账簿。会计科目若不与会计账户相结合，只能是一种对会计要素分类后的名称；而会计账户若不以会计科目命名，则无法应用。

（二）会计科目与账户的区别

1.制定的权限不同

在我国，会计科目是由国家财政部门颁布的会计制度统一制定的，是会计的一项基本制度，除具有方法性和指标性外，还具有法规性，是各经济单位会计核算和会计管理的一种依据；账户是各经济单位根据会计科目的规定和管理的需要在账簿中开设的。

2.时间阶段不同

会计科目是会计主体在进行会计核算之前，事先就确定的对经济业务进行分类核算的项目；账户则是经济业务发生后，进行分类、连续登记的一种手段。

3.具体表现不同

会计科目只有名称，表示对会计要素详细分类的项目，没有形式与结构；而会计账户则既有形式又有一定的结构，并根据不同的命名而有不同的表现。会计科目是对经济内容进行分类核算的依据，是账户的名称；而会计账户则是对会计对象具体内容进行分类核算的载体和工具，是编制会计报表的依据。

（于　晶）

第三节　借贷记账法

为了对会计要素进行核算与监督，在按一定原则设置了会计科目，并按会计科目开设了账户之后，就需要采用一定的记账方法将会计要素的增减变动登记在账户中。记账方法是指在经济业务发生以后，如何将其记录在账户中的方法。目前通常采用的方法为复式记账法。

一、复式记账法

记账方法有两类，单式记账法和复式记账法。单式记账法是对发生的每一项经济业务所引起的会计要素的增减变动，只在一个账户中进行单方面记录的一种记账法。复式记账法则是从单式记账发展而来的，是对发生的每一项经济业务，都要以相等的金额，同时在两个或两个以上相互联系的账户中进行登记。复式记账法分为借贷记账法，增减记账法和收付记账法等。

（一）复式记账法的原理

复式记账的理论依据是会计平衡关系，即会计等式：

资产＝权益＝负债＋净资产

会计要素之间的平衡关系是客观的，经济业务的发生又必然引起会计要素数量上的增减变动。要使平衡关系不受影响，就只能是等式两边的要素以相等的数额同时增加或同时减少。或等式一边的不同要素之间、同一要素的不同项目之间以相等的数额此增彼减。而每一变动都涉及不同要素或同一要素的至少两个项目的增减变化。因此,每一项经济业务都要以相等的金额同时在两个或两个以上账户中登记,才能保证记录经济业务的完整性。所以说,会计等式是复式记账法的理论基础。

(二)复式记账法的特点

复式记账法与单式记账法相比,有如下两个特点。

(1)由于对每一项经济业务都要在相互联系的两个或两个以上的账户中做记录,根据账户记录的结果,不仅可以了解每一项经济业务的来龙去脉,而且可以通过会计要素的增减变动全面、系统地了解经济活动的过程和结果。

(2)由于复式记账要求以相等的金额在两个以上的账户同时记账,因此可以对账户记录的结果进行试算平衡,以检查账户记录的正确性。

二、借贷记账法

(一)借贷记账法的概念

借贷记账法,是指以"借""贷"为记账符号,以"资产＝负债＋净资产"为理论依据,以"有借必有贷,借贷必相等"为记账规则,来登记经济业务,反映各会计要素增减变动情况的一种复式记账法。借贷记账法起源于13～14世纪的意大利,是历史上第一种复式记账法,也是当今世界各国普遍采用的一种记账方法。我国《事业单位会计准则》明确规定医院会计记账采用借贷记账法。

(二)借贷记账法的主要特点

(1)以"借""贷"作为记账符号,在医院的实际工作中,"借"表示资产类、费用类账户的增加和负债类、净资产类、收入类账户的减少;"贷"表示负债类、净资产类、收入类账户的增加和资产类、费用类账户的减少。借贷记账法的记账符号如图13-2所示。

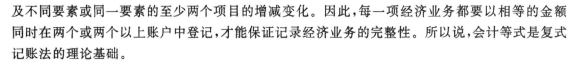

借方	账户名称 （会计科目）	贷方
资产的增加		资产的减少
负债的减少		负债的增加
净资产的减少		净资产的增加
费用的增加		费用的减少或转出
收入的减少或转出		收入的增加

图 13-2　借贷记账法的记账符号

(2)以"有借必有贷,借贷必相等"作为记账规则,医院的每项经济业务,如果在一个账户中记借方,必须同时在另一个或几个账户中记贷方;或者在一个账户中记贷方,必须同时在另一个或几个账户中记借方,记入借方的总额与记入贷方的总额必须相等。

(3)按"借方＝贷方"的等式试算平衡,即:①所有账户在一定期间内借方发生额的总和必然等于贷方发生额的总和。②所有期末有余额的账户,它的借方余额的总和也必然等于贷方余额的总和。

上述平衡关系用公式表示如下:

$\sum$账户的借方发生额＝$\sum$账户的贷方发生额

$\sum$账户的借方余额＝$\sum$账户的贷方余额

(三)借贷记账法的账户结构

借贷记账法账户的结构是根据会计要素的不同而不同。然而不同性质的账户结构都是以会计等式为基础体现的一种对称。借贷记账法的账户基本结构是,每一个账户都分为左右两方,左方为"借方",右方为"贷方"。采用借贷记账法时,规定账户的借贷两方必须做相反方向的记录。账户结构可以概括如图13-3所示。

1.资产类账户的结构

资产类账户的结构如图13-4所示。

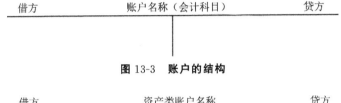

借方		账户名称（会计科目）		贷方

图 13-3　账户的结构

借方		资产类账户名称		贷方
期初余额	XXX			
本期增加额	XXX	本期减少额	XXX	
本期发生额合计	XXX	本期发生额合计	XXX	
期末余额	XXX			

图 13-4　资产类账户的结构

借方期末余额＝借方期初余额＋借方本期发生额－贷方本期发生额

2.负债及净资产类账户的结构

负债及净资产类账户的结构如图13-5所示。

借方		负债及净资产类账户名称		贷方
		期初余额	XXX	
本期减少额	XXX	本期增加额	XXX	
本期发生额合计	XXX	本期发生额合计	XXX	
		期末余额	XXX	

图 13-5　负债及净资产类账户的结构

贷方期末余额＝贷方期初余额＋贷方本期发生额－借方本期发生额

3.收入类账户的结构

收入类账户的结构如图13-6所示。

借方		收入类账户名称		贷方
本期转出额	XXX	本期增加额	XXX	
本期发生额合计	XXX	本期发生额合计	XXX	

图 13-6　收入类账户的结构

4.费用类账户的结构

费用类账户的结构如图13-7所示。

借方		费用类账户名称		贷方
本期增加额	XXX	本期转出额	XXX	
本期发生额合计	XXX	本期发生额合计	XXX	

图 13-7　费用类账户的结构

其记账方法也有相应要求,具体如下。

(1)任何账户都是左借右贷。

（2）资产、费用类账户增加记左方（借方），净资产、负债和收入类账户增加记右方（贷方），资产、费用类账户减少记右方（贷方），净资产、负债和收入类账户减少记左方（借方）。

（3）各类账户的期末余额与记录增加额的一方通常都在同一方向。

（四）借贷记账法的记账规则

借贷记账法的记账规则概括地说就是"有借必有贷，借贷必相等"。借贷记账法的记账规则是根据以下两个方面来确定的。①根据复式记账的原理，对任何一项经济业务都必须以相等的金额，在两个或两个以上相互联系的账户中进行登记。②根据借贷记账法账户结构的原理，对每一项经济业务都应当作借贷相反的记录。因此，借贷记账法要求对每一项经济业务都要按借贷相反的方向，以相等的金额，在两个或两个以上相互联系的账户中进行登记。

结合会计等式，在账户中体现这一平衡关系，可以将不同性质的账户的结构确定为：凡是属于资产类和费用类的账户，经济业务的发生所引起的增加数记入借方，减少数记入贷方，余额在借方；凡是属于负债类、收入类和净资产类的账户，减少数记入借方，增加数记入贷方，余额在贷方。借贷记账法的记账规则见图 13-8 所示。

资产＋费用		=	负债＋净资产＋收入	
借方	贷方		借方	贷方
增加	减少		减少	增加

图 13-8　借贷记账法的记账规则

注意事项如下。

（1）对每一个账户来说，期初余额只可能在账户的一方：借方或贷方，反映资产或负债或净资产的期初金额。

（2）如果期末余额与期初余额的方向相同，说明账户的性质未变；如果期末余额与期初余额的方向相反，则说明账户的性质已发生改变。如"应收医疗款"是资产类账户，期初余额一般在借方，反映期初尚未收回的账款。但如果期末余额出现在贷方，说明本期多收了医疗款，多收部分就转化成应退还给对方的款项，变成负债性质的账户了。类似情况一般会在一些往来款账户中出现，如"应收在院患者医疗款""预付账款""应付账款""预收医疗款"等反映往来账款的账户以及"待处理财产损溢"等双重性账户（共同性账户），应根据它们的期末余额方向来确定其性质，如果是借方余额，就是资产类账户；相反，如果是贷方余额，则是负债类账户。因此应在学习中注意深刻理解与掌握账户的结构。

（3）对于收入、费用类账户，由于这类账户的本期发生额在期末结账时都已转入结余类账户，所以一般无期初、期末余额。

（五）借贷记账法的实际运用

1.记账的一般步骤

在实际运用记账规则记录一项经济业务时，一般按下列步骤进行。

（1）分析经济业务涉及哪几个会计要素，应在哪几个账户中进行登记。

（2）确定涉及的这些账户属于什么性质的账户，哪个账户记增加，哪个账户记减少，还是同时记增加或同时记减少。

（3）判断应记入相关账户的借方还是贷方，以及各账户应记的金额。

2.借贷记账法举例

现以某医院开展的四笔经济业务为例说明借贷记账法的记账规则。

（1）医院预收住院患者医疗款 6 万元，存入银行存款账户，如图 13-9 和图 13-10 所示。

借方		预收医疗款		贷方
			期初余额	589 000
			①	60 000
			期末余额	649 000

图 13-9　预收医疗款

借方		银行存款		贷方
期初余额	283 000			
①	60 000		②	100 000
			③	200 000
期末余额	43 000			

图 13-10　银行存款

（2）医院用银行存 10 万元款购买卫生材料,如图 13-10 和图 13-11 所示。

借方		库存物资		贷方
期初余额	560 000			
②	100 000			
期末余额	660 000			

图 13-11　库存物资

（3）医院用银行存款,偿还短期借款 20 万元,如图 13-10 和图 13-12 所示。

借方		短期借款		贷方
			期初余额	450 000
③	200 000			
			期末余额	250 000

图 13-12　短期借款

（4）医院将已经完成的科研项目的余额款 25 万元,按规定转入事业基金,如图 13-13 和图 13-14所示。

借方		科教项目结转（余）		贷方
			期初余额	300 000
④	250 000			
			期末余额	50 000

图 13-13　科教项目结转（余）

借方		事业基金		贷方
			期初余额	158 0 000
			④	250 000
			期末余额	1 830 000

图 13-14　事业基金

通过以上 4 项业务可见:①借贷记账法的记账规则是"有借必有贷,借贷必相等"。②经济业务对会计等式的增减变化影响是:涉及等号两边的账户时,同增或同减;只涉及等号一边的账户时,有增有减。

三、会计分录

(一)会计分录

会计分录,简称"分录",是指对每项经济业务按照复式记账的要求,列示出应记入账户的名称及其记账方向和金额的一种书面记录。在借贷记账法下,会计分录是用来指明某项经济业务应借、应贷账户的名称及金额的记录。在实际工作中,会计分录是在记账凭证中编制的,其编制依据是经济业务发生时的原始凭证。编制会计分录的作用,是通过明确账户的对应关系,使登记账簿的工作更加方便,并可提高登记账簿工作的正确性。

编制正确的会计分录,应注意以下三点:

1.明确账户名称

明确账户名称即指出账户的会计科目及其所属的二级或明细科目。

2.确定记账方向

确定记账方向即用不同记账方法的记账符号来表示出应记入账户的方向。

3.标明金额

标明金额即标明记入每一账户的金额数。

(二)会计分录分类

在会计核算中,根据每项经济业务的复杂程度不同可分为简单会计分录和复合会计分录。

1.简单会计分录

简单会计分录是指一笔会计分录只涉及两个账户发生对应关系的分录,即由一个账户的借方与另一个账户的贷方相对应所组成的分录,如上述会计分录都属于简单会计分录。

2.复合会计分录

复合会计分录是指由一个账户的借方与两个以上的账户的贷方相对应或者一个账户的贷方与两个以上账户的借方相对应所组成的分录。一般由两个或两个以上的简单分录组合而成,任何一个复合分录都可以拆成两个或多个简单分录。编制复合会计分录,可以集中地、全面地反映某项经济业务的全面情况,可以简化记账手续。

但是在实际工作中,一般不允许将不同类型的经济业务合并为多借多贷的复合分录。

四、借贷记账法的试算平衡

(一)试算平衡

试算平衡是依据会计等式的平衡关系和借贷记账法的记账规则检验会计分录是否正确的测试方法。

1.余额试算平衡

所有总分类账户的借方期末余额合计=所有总分类账户的贷方期末余额合计。

2.发生额试算平衡

所有账户借方发生额合计=所有账户贷方发生额合计。

(二)平行登记

平行登记是指同一经济业务,依据相同的会计凭证,分别在有关的总分类账户及其所属明细分类账进行登记的一种方法。总分类账户提供总括核算资料,对其所属的明细分类账户起着驾驭和控制作用,而明细分类账户提供明细核算资料,对总分类账户起着辅助和补充的作用。对任何一笔经济业务的发生,总分类账户和所属明细分类账户记录依据的会计凭证是相同的,但记录和提供的核算资料详细程度不同。因此,总分类账户和所属明细分类账户反映同一经济业务时,必须采用平行登记的方法。平行登记的要点可归纳为同时期、同依据、同方向、等金额四个方面。

1.同时期

同时期即对同一经济业务,登记总分类账户和明细分类账户的会计期间应该一致。

2.同依据

同依据即登记的依据相同。对每一项经济业务,应依据相同的会计凭证,一方面在有关总分类账户中进行总括登记;另一方面,在其所属明细分类账户中进行明细登记。换言之,登记总分类账户与登记明细分类账户的依据是同一原始凭证。

3.同方向

同方向即登记的方向一致。登记总分类账户的借贷方向和登记明细分类账户的借贷方向必须相同,如果在总分类账户中记借方,则在其所属明细分类账户中也应该记入借方,反之亦然。

4.等金额

等金额即登记的金额相等。对每一项经济业务,记入总分类账户的金额必须与记入所属明细分类账户的金额之和相等。这样平行登记的结果,总分类账户与其所属明细分类账户之间就必然形成相互核对的数量关系。可用公式表示如下:

总分类账户本期发生额＝所属明细分类账户本期发生额合计

总分类账户期末余额＝所属明细分类账户期末余额合计

通过试算平衡表来检查账簿记录是否平衡并不是绝对的,如果借贷不平衡,就可以肯定账户的记录或计算有错误。但是如果借贷平衡,却不能肯定记账没有错误,因为有些错误并不影响借贷双方平衡。如果在有关账户中重记或漏记某些经济业务,或将借贷记账方向弄反,就不能通过试算平衡发现错误。

（殷　爽）

第十四章

医院社会保障管理

第一节　社会保险改革历程

习近平总书记在党的二十大报告中指出,健全覆盖全民。统筹城乡,公平统一,安全规范,可持续多层次社会保障体系。改革开放以来,山东省认真贯彻落实党中央、国务院决策部署,遵循全覆盖、保基本、多层次、可持续基本方针,以构建更加公平更可持续的社会保障体系为导向,适应社会主义市场经济体制改革、国有企业改革、统筹城乡发展的现实需要,着力进行了一系列改革和实践,形成以养老保险、医疗保险、失业保险、工伤保险和生育保险为主要内容的社会保险体系,社会保险事业取得巨大成就。

一、社会保险制度恢复与探索

党的十一届三中全会召开至 20 世纪 90 年代初,国家各项社会保险制度、政策逐渐恢复执行,并结合实际进行积极探索。在国有企业从国家统负盈亏转向自负盈亏的过程中,为维护困难企业职工的保险待遇,保障待业(失业)职工的基本生活,同时为缓解新老企业之间劳动保险费用畸轻畸重问题,山东省对以用人单位为主体、职工退休、医疗等实行单位自我保障的模式进行自下而上、由点到面的改革,逐步探索推行养老、医疗、失业等险种的"社会统筹",均衡单位差异,减轻单位保障负担,较好地维护困难企业职工的保险待遇。

1978 年 6 月,国务院颁布《关于安置老弱病残部的暂行办法》《关于工人退休、退职的暂行办法》,对国有企业职工和机关事业单位工作人员的退休条件、待遇水平作统一规定,退休制度开始步入正轨。1982 年以后,国家为适应经济体制改革的需要,提出改革企业退休制度、实行社会保险的思路。1984 年,山东省在新招工人中进行劳动合同制试点,并相应建立合同制职工养老保险制度,实行社会统筹。1986 年,省政府出台《关于发布改革劳动制度四个实施细则的通知》,明确规定国营企业和机关事业单位劳动合同制工人退休养老实行社会保险制度。1993 年,省政府印发《贯彻国务院关于企业职工养老保险制度改革的决定的通知》,规定退休费用实行社会统筹,费用由国家、企业、个人三方共同负担,这一改革,均衡了企业养老负担,缓解了用人单位间退休费用畸轻畸重的矛盾。农村养老保险改革探索方面,改革开放初期延续以家庭养老保障为主的模式,20 世纪 80 年代末开始探索农村养老保险制度,1991 年,开展了农村社会养老保险试点。

303

改革开放初期,山东省医疗保障体系城乡二元结构明显,主要有城镇职工医疗保障制度和农村合作医疗保障制度。城镇职工医疗保障制度,于20世纪50年代初建立,由公费医疗和劳保医疗两部分组成。公费医疗在机关事业单位实行,劳保医疗在企业实行。这两项医疗保障制度是计划经济模式下逐步建立发展起来的,基本上是由政府和企业包揽医疗费,两个制度名称不同、资金筹集渠道不同,但实质都是低水平的免费医疗。从20世纪80年代中后期开始,山东省一些地方探索实行医疗费由财政、医院、单位、个人多方负担的管理办法。山东省农村合作医疗1969年正式启动,一度快速发展,1980年后,随着农村家庭联产承包责任制实行,农村合作医疗资金筹集和医师报酬逐渐失去经济基础,这项制度陷入停滞和休眠状态。

1986年7月,国务院颁布《国营企业职工待业保险暂行规定》,同年12月,省政府出台实施细则,保障破产企业职工、濒临破产企业被精简职工、被企业辞退职工和终止、解除劳动合同的合同制工人在无工作期间的基本生活、医疗等待遇,实际上确立了失业保险制度的基本框架。1992年12月,省政府发布《山东省职工待业保险办法》,将机关事业单位和社会团体的劳动合同制职工以及城镇各种所有制企业职工纳入保障范围。

1992年5月,招远市试点工伤保险社会统筹,标志着山东省工伤保险制度改革试点工作开始起步。1993年11月,原省劳动厅转发《劳动部办公厅关于印发〈工伤保险改革试点省市座谈会纪要〉的通知》,推行工伤保险费用社会统筹。

1988年底,山东省在曲阜启动生育保险基金社会统筹试点。到1990年,试点范围扩大到德州、滨州等7个市,将企业在职固定工、合同制工人、计划内临时工纳入统筹范围,按照以支定收的原则,由企业向社会保险经办机构缴纳费用,对保障女职工生育期间基本生活和医疗保健需求发挥了积极作用。

二、社会保险制度模式的确立

20世纪90年代初到21世纪初是山东省各项社会保险制度初步建立阶段,这一时期,随着社会主义市场经济迅速发展和国有企业不断深化改革,山东省社会保险改革路径逐渐明晰,各项社会保险制度模式逐步确立,参保人员权益得到更好的保障,社会保险管理体制基本理顺,绝大部分市县实现对社会保险工作的统一管理。

1993年11月,党的十四届三中全会通过《中共中央关于建立社会主义市场经济体制若干问题的决定》,明确提出企业基本养老保险和医疗保险实行社会统筹与个人账户相结合(简称"统账结合")的制度模式。在这一精神的指引下,山东省社会保险制度改革步伐明显加快。1994年3月,省政府印发《关于加快建立全省社会保障体系的意见(试行)》,提出适应建立社会主义市场经济新体制的要求,加快全省社会保障体系建设,加强社会保险机构建设,提高管理服务水平。

1995年3月,国务院印发《关于深化企业职工养老保险制度改革的通知》,确立企业职工基本养老保险统账结合的制度模式,养老保险费由单位和个人共同负担,改革养老金计发办法,实行企业养老金社会化发放。1997年7月,国务院印发《关于建立统一的企业职工基本养老保险制度的决定》,在全国范围内统一企业职工基本养老保险制度,山东省印发一系列配套文件,规范明确企业养老保险缴费比例、个人账户规模和基本养老金计发办法等政策。1998年,参加统筹的497万名职工已全部建立个人账户,国有、县以上集体企业参保率达98%,建立确保养老金发放的工作机制,实现养老金按时足额发放,保障广大企业退休人员的基本生活。同年,国务院决定将行业统筹管理企业养老保险移交省级劳动部门管理,结束养老保险管理体制多年来条块分割的局面。从 1999 年开始,山东省全面推行退休人员基本养老金社会化发放,截至 2000 年底,社会化发放率达到 100％。2002 年,全省各地普遍建立街道社区劳动保障工作机构,把企业退休人员纳入社区管理,退休人员逐步实行社会化管理服务。2004 年 5 月,原劳动保障部颁布《企业年金试行办法》,山东省企业年金工作有序开展起来。

1994 年,省政府制定《山东省农村养老保险试行办法》,规定保险金以个人缴纳为主,集体补助为辅,政府给予政策扶持,积极推进农村养老保险。2003 年底,省政府印发《关于建立失地农民基本生活保障制度的意见》,对失地农民保障形式、资金筹集管理等作出规定,农村养老保险在试点中探索前行。

1995 年,省政府印发《山东省城镇企业职工医疗保险制度改革试点意见》,建立医疗保险稳定的筹措机制和医疗费用的分担机制。1998 年,国务院印发《关于建立城镇职工基本医疗保险制度的决定》,实行"统账结合"的制度模式。山东省于 1999 年出台实施方案,在全省范围确立职工基本医疗保险制度,建立用人单位和个人共同缴费的筹资机制、医疗费用分担机制、医疗机构竞争机制,初步实现用比较低廉的费用购买比较优质医疗服务的改革目标。2001 年,全省 17 个市职工基本医疗保险制度正式运转。此后,山东省陆续推出混合所有制企业和非公有制经济组织从业人员参加医疗保险政策、实施基本医疗保险大额医疗费补助办法、公务员医疗补助办法等,基本形成以基本医疗保险为主,大额医疗补助、公务员医疗补助和企业补充医疗保险为辅的多层次医疗保障体系。

随着城镇职工基本医疗保险的建立和完善,农村居民医疗保障欠缺的问题逐渐凸现。2003 年初,国务院办公厅转发《关于建立新型农村合作医疗制度的意见》,提出在全国建立基本覆盖农村居民的新型农村合作医疗制度,减轻农民因疾病带来的经济负担,提高农民健康水平。山东省人民政府办公厅先后转发省卫生厅等部门《关于建立新型农村合作医疗制度的意见》《关于进一步做好新型农村合作医疗试点工作的指导意见》等政策文件,对建立新型农村合作医疗制度的目标原则、方法步骤和试点工作的组织领导、筹资标准、医疗救助、资金管理、医疗服务等作出规定。2003 年 2 月,全省首批选择临邑、五莲、曲阜、青州、广饶、招远、崂山 7 地开展新型农村合作医疗试点工作,2004 年扩大到 19 个试点县(市、区),新型农村合作医疗试点工作顺利推开。

1999 年,《失业保险条例》颁布实施,省政府印发贯彻意见,将失业保险范围扩大到城镇各类企事业单位,建立单位和职工共同缴费的制度,失业保险成为下岗职工和失业人员基本生活保障的主要形式。2003 年,全省共有 3 万名下岗职工在企业再就业服务中心享受基本生活保障待遇,积极稳妥地推进向失业保险并轨,至年底,全省进入再就业服务中心的 115 万名下岗职工已全部出再就业服务中心,基本实现下岗和失业并轨。2003 年 8 月,省政府出台《山东省失业保险规定》,将国家机关和参照公务员管理的机关工勤人员纳入参保范围,建立基金市级统筹、省级调剂制度及失业保险金标准确定的办法,为山东省在经济体制改革转轨的关键时期保持社会稳定发挥了十分重要的作用。

1996 年,国家开始推行工伤保险改革试点工作,山东省 32 个县市、25.2 万名职工开展试点。1997 年 3 月,原省劳动厅印发《关于贯彻劳动部〈企业职工工伤保险试行办法〉的通知》,标志着山东省工伤保险改革工作全面启动,工伤保险工作迅速发展,实现由"企业保险"向"社会保险"转变。截至 2001 年,全省 17 个市全面实施工伤保险费用统筹,参保人数达到 285.8 万人。2003 年 11 月,省政府印发《山东省贯彻〈工伤保险条例〉试行办法》,山东省工伤保险制度体系逐步形成。

1994 年,原劳动部印发《企业职工生育保险试行办法》,对生育保险范围、基金征集、待遇支付等问题作了明确规定,全省各地陆续启动改革,17 市全部开展社会统筹,生育保险工作进入稳定发展的新阶段。

三、社会保险制度不断改革完善

21 世纪初到《社会保险法》的颁布实施,是山东省各项社会保险制度进一步深化完善的阶段。这一时期,社会保险覆盖面进一步扩大,社会保险基金征收、管理和监督进一步规范,基金收入增长较快,支撑能力大幅提高,参保人数和基金收入同步增长、良性互动的局面逐步形成。2010 年颁布、2011 年 7 月 1 日起正式施行的《中华人民共和国社会保险法》,对基本养老、基本医疗、工伤、失业、生育等社会保险制度作出法律规定,这是我国社会保险法制建设的一个里程碑,标志着社会保险工作步入了法制化、规范化的轨道。

2005 年 12 月,国务院印发《关于完善企业职工基本养老保险制度的决定》,对企业养老保险待遇计发办法、逐步做实个人账户、提高统筹层次、建立养老金正常调整机制等作出规定,将城镇各类企业职工、个体工商户和灵活就业人员纳入参保范围,逐步建立起适合我国国情、实现可持续发展的基本养老保险制度。2006 年,省政府印发贯彻实施意见,标志着山东省统账结合的企业职工基本养老保险制度基本成熟。2009 年,省政府印发企业职工基本养老保险省级统筹实施意见,明确全省实施统一政策,建立省级调剂金制度。这一时期,在做实个人账户、扩大养老保险覆盖面、统一缴费比例等方面做了一系列努力,如 2011 年将全省 17.2 万城镇未参保集体企业退休人员纳入到基本养老保险保障范围,2010 年、2011 年连续两次降低企业养老保险单位缴费比例,减轻企业负担。

2009 年 9 月,国务院印发《关于开展新型农村社会养老保险试点的指导意见》,山东省 19 个县(市、区)纳入国家首批试点。省级层面制定实施方案及配套政策,迅速推动该项试点,截至 2011 年底,全省 1 065 万人参加试点,400 万人领取养老金。2011 年,国务院印发指导意见,在全国范围开展城镇居民社会养老保险试点。山东省随即出台实施意见并作出全面部署,截至 2011 年底,全省 106 个县(市、区)纳入国家城乡居民养老保险试点,其他县(市、区)按照国家试点制度模式全部启动地方试点,全省城乡居民参保总人数 4 155.3 万人,实现城乡居民社会养老保险全覆盖,提前一年完成国家任务目标。

城镇职工医疗保险稳步发展。2011 年,将领取失业保险金期间的失业人员纳入职工基本医疗保险范围,从制度上解决 10 余万失业人员的医疗保障问题。自 2003 年启动新型农村合作医疗制度以来,山东省 134 个有农业人口的县(市、区)全部开展了新型农村合作医疗工作,截至 2007 年,已有 90%多农民加入新型农村合作医疗,参保人数达 6 002.57 万,提前一年建立覆盖全省农村居民的新型农村合作医疗。从 2006 年开始,山东省部分市县开始试点城镇居民基本医疗保险,积累了经验。2007 年,国家出台全面开展城镇居民基本医疗保险试点工作文件后,山东省立即行动,在全省开展试点,将城镇居民纳入社会医疗保障范围。由于个人缴费少、财政补助多、享受待遇好,居民参保踊跃。到 2009 年,试点工作在全省推开,参保居民达 588 万人,享受待遇的城镇居民有 19.5 万人。

这一期间,山东省逐步建立失业金标准调节机制,不断扩大失业保险基金支出范围试点,失业保险保生活促就业的功能进一步强化。

2003 年,《工伤保险条例》颁布实施,工伤保险保障范围和保障功能扩大,伤残职工合法权益得到有效保障。2004 年,山东省统一工伤保险制度和标准,全省范围实行了差别费率和浮动费率相结合的办法,健全劳动能力鉴定制度和申领制度,形成较为完善的工伤保险制度体系。2011年,全省17市基本实现工伤保险市级统筹。同年,全省12.6万名"老工伤"人员全部纳入工伤保险制度体系,解决了这一困扰多年的历史遗留问题。

2007年5月,《山东省企业职工生育保险规定》施行,明确生育保险费的征缴、生育保险待遇、监督管理、法律责任等内容,对于保护企业职工的合法权益、保障女职工生育期间的基本生活和基本医疗保健需要具有重要意义。

四、统筹城乡社会保险制度体系全面建立

2012年11月,党的十八大报告提出,要坚持全覆盖、保基本、多层次、可持续的方针,以增强公平性、适应流动性、保证可持续性为重点,全面建成覆盖城乡居民的社会保障体系。十八届三中全会提出通过深化改革建立更加公平可持续的社会保障制度。十八届四中全会要求切实加强社会保障法治建设。十八届五中全会提出建立更加公平更可持续的社会保障制度。党的十九大报告提出,按照兜底线、织密网、建机制的要求,全面建成覆盖全民、城乡统筹、权责清晰、保障适度、可持续的多层次社会保障体系。山东省贯彻落实中央决策部署,坚持以人为本,不断改革创新,完善体制机制,在全国率先出台机关事业单位工作人员养老保险制度改革方案并启动实施,率先建立统筹城乡的居民基本养老保险制度,率先建立城乡一体的居民基本医疗保险制度,率先开展居民大病保险制度,率先开展职工长期护理保险试点,启动实施职工大病保险制度。这一时期,各项社会保险参保人数不断增加、待遇水平稳步提高、基金规模快速扩大、经办管理服务能力和信息化水平大幅提升。

(一)养老保险制度实现全覆盖

企业养老保险省级统筹制度模式进一步巩固完善。2012年,修订完善企业养老保险省级调剂金制度,明确资金来源及上解下拨比例,强化全省基金的统一管理,促进形成各级责任分担机制。2015年,出台企业养老保险费补缴、缓缴和延长缴费相关政策,妥善解决部分历史遗留问题,促进了人员全覆盖和全省政策统一。2013年7月,省政府出台《关于建立居民基本养老保险制度的实施意见》,将新型农村社会养老保险和城镇居民社会养老保险制度合并实施,建立统一的居民基本养老保险制度,被征地农民也纳入到居民养老保险制度体系。2015年,国务院出台改革机关事业单位工作人员养老保险制度的决定,明确自2014年10月1日起实行与企业养老保险相统一的统账结合的制度模式,山东省在全国第一个配套印发改革实施意见和实施办法,并率先在全省范围内启动参保缴费和待遇发放工作,走在全国前列。先后出台城乡养老保险制度衔接暂行办法贯彻落实意见,细化完善企业职工基本养老保险、机关事业单位养老保险关系和职业年金转移接续政策,参保人员在跨地区、跨险种流动时实现养老保险关系的顺畅衔接。

"职工+居民"的基本医疗保险制度两大平台确立,覆盖全民的基本医疗保险制度体系全面建立。2013年底,省政府印发《关于建立居民基本医疗保险制度的意见》,在全省范围内整合城镇居民基本医疗保险和新型农村合作医疗制度,建立城乡一体的居民基本医疗保险制度,成为十八大以后首个整合城乡居民基本医保的省份。2014年,在全国率先建立居民大病保险制度,将城乡居民全部纳入保障范围,避免发生家庭灾难性医疗支出。2016年,建立职工大病保险制度,对参保职工患重大疾病发生的合规医疗费用,给予一定补偿。2017年,省政府办公厅发布《关于试行职工长期护理保险制度的意见》,在全省范围内开展职工长期护理保险。大力推行异地就医联网即时结算,2013年底实现省内异地就医联网结算互联互通,定点医疗机构达到464家,累计

结算 125.9 万人次;2017 年,在全国率先实现城乡居民跨省异地就医直接结算,开通跨省定点医疗机构 441 家,累计结算 5.26 万人次。积极做好医保精准扶贫工作,对符合条件的农村贫困人口参加居民基本医保个人缴费部分,各级财政给予补贴,确保农村贫困人口应保尽保,实施针对农村建档立卡贫困人口的大病保险倾斜政策,有效缓解因病致贫、因病返贫问题,切实发挥制度兜底保障作用。

(二)失业保险制度功能更加完备

在保障失业人员基本生活的同时,不断扩大失业保险基金支出范围,省人社厅、省财政厅出台《关于延长扩大失业保险基金支出范围试点有关问题的通知》,省政府办公厅出台《关于促进创业带动就业的意见》,从 2014 年到 2018 年,每年从失业保险滚存结余基金中安排不少于 10 亿元,作为省级创业带动就业扶持资金。2015 年,省人社厅等部门出台《进一步明确失业保险支持企业稳定岗位有关问题的通知》《关于做好新形势下失业保险支持企业稳定岗位工作的通知》等一系列失业保险支持企业稳定就业岗位的政策,当年累计为 33 万余名失业人员发放失业保险金,并为其缴纳基本医疗保险费。

(三)工伤保险制度体系进一步完善

2012 年,印发《山东省工伤康复管理试行办法》,填补工伤康复政策上的空白,完善"三位一体"的工伤保险制度体系。先后启动省属驻济机关事业单位工伤保险制度改革、公务员参加工伤保险试点。建立了 1 至 4 级工伤人员伤残津贴、生活护理费和供养亲属抚恤金标准正常调整机制。

(四)生育保险政策更加完善

生育保险全部实现市级统筹,部分市实行基金统收统支,提高基金的抗风险能力。实现生育津贴社会化发放,生育医疗费与医疗机构可直接结算,生育保险的管理服务水平明显提升。2017 年 7 月,人社部确定威海市为首批启动生育保险与职工医疗保险合并实施试点地区。

(五)山东省社会保险事业制度体系全面建立

面向城镇职工和城乡居民两大群体,涵盖基本养老、基本医疗、失业、工伤、生育保险五大险种,包括企业职工基本养老保险、机关事业单位工作人员养老保险、居民基本养老保险、城镇职工基本医疗保险、城乡居民基本医疗保险、失业保险、工伤保险、生育保险等 8 个具体细项的社会保险体系全面建立,形成符合中央要求、具有山东特色的社会保险制度体系。覆盖范围不断扩大。在制度全覆盖的基础上,坚持以应保尽保、应收尽收为目标,大力实施全民参保计划,社会保险参保人数持续增加。截至 2018 年 6 月底,全省职工养老、职工医疗、失业、工伤、生育保险参保人数分别达 2 698.5 万人、2 028.9 万人、1 285.6 万人、1 577.1 万人、1 200 万人,均居全国第四位,居民养老、居民医疗保险参保人数分别达 4 531.7 万人、7 316.9 万人,居全国第二位和第一位。

(六)待遇水平稳步提高

连续 14 年提高企业退休人员基本养老金,月人均养老金增长 2 倍多。连续 3 年同步调整企业和机关事业单位退休人员养老金。先后 6 次提高居民养老保险基础养老金标准,全省居民基础养老金标准每月最低 118 元,高出国家规定 30 元。职工和居民医保政策范围内住院费用报销比例分别为 75% 和 70%,居民基本医保连同大病保险最高支付限额达到 40 万元。将普通门诊和部分门诊大病费用纳入保障范围,有效减轻参保人员经济负担。连续 11 年提高失业保险金标准,连续 14 年调整工伤保险定期待遇,及时发放职工生育津贴,足额补偿职工生育医疗费用。

(七)基金支撑能力显著增强

社会保险基金规模持续扩大,总体运行态势良好。积极拓宽基金保值增值渠道,2015年1月,经国务院批准,省政府与全国社保基金理事会签订1 000亿元基金委托运营合同,截至2016年底,计入我省投资收益50.19亿元。划转省属企业国有资本充实社会保障基金工作起步,将省政府履行出资人职责部分省管企业的一定比例国有股权,划转至省社保基金理事会经营、积累,逐渐做大社会保障基金。

(八)管理服务水平大幅提升

大力推进管理服务规范化、专业化、信息化,积极推动经办服务网络和经办职能向基层延伸,优化社保经办公开平台和流程,规范社保经办模式,打造"贴心社保""电子社保""阳光社保""规范社保",广大人民群众享受到更加公平高效便捷的服务。

党的二十大对社会保障事业发展提出了新目标、新任务、新要求,山东省新旧动能转换、乡村振兴战略、经略海洋等重大工程正扎实推进,进入新时代,开启新征程,召唤新作为,社会保险工作必将在新时代现代化强省建设的征途上续写新篇章、再创新辉煌。

(仲跻虎)

第二节　医疗保险基本内容

一、医疗保险的定义和分类

医疗保险是由特定的组织或机构经办,通过带强制性的政策法规或自愿缔结的契约,在一定区域或参保人群中筹集医疗保险基金,在参保人因疾病致健康或经济损失时实施经济补偿的一系列政策、制度和办法。医疗保险是保险的一种,是补偿因疾病造成经济损失的一种保险。

医疗保险按保险的范围分为广义医疗保险和狭义医疗保险。狭义医疗保险是指对参保人因病就医的医药费用予以补偿。广义医疗保险又称健康保险,健康保险不仅对参保人因疾病所致医药费用予以补偿,而且对疾病预防、保健、康复、健康教育、生育,乃至伤病、残疾、死亡等服务的费用也予以补偿。医疗保险与健康保险在概念上并无严格界限,只是保险范围和保险程度的差异。

医疗保险按经营的性质可分为社会医疗保险与商业医疗保险。社会医疗保险是指国家通过立法形式规定社会劳动者乃至全体公民因疾病需要治疗时,从国家或者社会获得应有的医疗服务,对因疾病造成的经济损失及医疗费用给予可能的补偿,以恢复和保障社会劳动者乃至全体公民身体健康。社会医疗保险具有福利性、公益性、普遍性、强制性、保障性、互助供给性和储蓄性等特点。商业医疗保险是指被保险人投保,在保险期内因疾病、生育或身体受到伤害时,由保险人负责给付保险金的一种保险。

二、社会医疗保险与商业医疗保险的区别

社会医疗保险与商业医疗保险尽管都是对被保险人因疾病带来的经济损失的一种补偿,但两者之间有本质的区别。

（1）保险的性质不同。社会医疗保险是公益性福利事业，带有强制性。商业医疗保险属于商业性质，以营利为目的，非强制参加，保险公司主要靠信誉和营销手段争取参保人。

（2）管理体制不同。社会医疗保险由政府集中领导，医疗保险管理机构具体经办，医疗保险经办管理机构属于财政差额预算管理单位。商业医疗保险由金融机构领导，保险公司具体承办，保险公司作为相对独立的实体，自主经营、自负盈亏。

（3）保险补偿标准不同。社会医疗保险注重保障，一般按医疗费用的一定比例给予补偿，保障基本医疗。获得的补偿与缴费多少不成比例。商业医疗保险着眼偿还，一般按一定金额或缴费比例偿还，缴纳的保险费越高，补偿金额也越高。

我国目前以社会医疗保险为主体，商业医疗保险为补充。

三、社会医疗保险与社会保险、社会保障的关系

社会医疗保险是我国社会保险体系的一部分。我国现阶段社会保险主要包括医疗保险、生育保险、工伤保险、失业保险和养老保险。社会保险是社会保障体系的核心，我国现阶段社会保障体系包括社会保险、社会救济、社会福利和社会优抚。

四、我国医疗保险制度

新中国成立前，由于经济落后，我国社会保障水平极低，没有社会化的医疗保障制度。新中国成立后，我国政府和公有制企事业单位在发展经济的同时，逐步建立了城镇职工劳保医疗制度和公费医疗制度。由于公费医疗制度和劳保医疗制度覆盖面窄，且没有完善的筹资和管理机制，导致医疗费用入不敷出。因此自 20 世纪 80 年代中期开始，我国对始于 20 世纪 50 年代的公费和劳保医疗制度进行了局部性的改革探索。1993 年 11 月党的十四届三中全会通过《关于建立社会主义市场经济体制若干问题的决定》指出我国要建立多层次的社会保障体系，包括社会保险、社会救济、社会福利、优抚安置、个人储蓄保障，以适应发展市场经济的需要。1997 年 9 月 12 日，党的十五大又指出，我国要建立社会保障体系，实行社会统筹与个人账户相结合的养老、医疗保险制度，完善失业保险和社会救济制度，提供最基本社会保障。1998 年 12 月 14 日，国务院下发了《关于建立城镇职工基本医疗保险制度的决定》（国发〔1998〕44 号），至此我国医疗保障制度进入一个新的阶段。

我国城镇职工医疗保险制度的基本特征是：医疗保险基金由单位和个人双方负担。社会统筹基金与个人账户相结合，以实现"横向"社会保障与"纵向"个人自我保障的结合。社会医疗保险基金由专门机构进行管理。对医药机构进行定点管理，参保人员可在定点医药机构内自由就医。制定基本医疗保险的服务规范和标准，制定国家基本医疗保险药品目录、诊疗项目及医疗服务设施标准及相应的管理办法。从资金筹集方式看，我国城镇职工医疗保险制度属社会医疗保险模式。从基金管理方式和办法看，我国城镇职工医疗保险制度属第三方支付，医疗保险方与医疗服务提供方的关系是直接经济关系。两者一致的目标，统一的功能，且资源互补。

一致的目标是指我国医疗卫生服务的主要目的是保障社会人群身体健康，其中又以提供医疗服务为基础。现阶段我国社会医疗保险作为社会保障体系的组成部分，主要目的是保护劳动力，其核心是保障社会人群的基本医疗需要。因此两者具有一致的目标。统一的功能是指社会医疗保险为保障社会人群的基本医疗需要，而医疗卫生服务机构提供基本医疗服务，使社会医疗保险的保障功能得以实现。社会医疗保险是保障的内容，一定程度上代表了医疗服务的需求方。

医疗卫生机构是保障的载体和服务的提供方,内容与载体、供给与需求不可分离,因此两者功能统一。资源互补是由于目前我国医院经济补偿是财政补贴和经营性收入结合,其主渠道是经营性收入。实行社会医疗保险后,随着参保人群的不断扩大,医院诊治的主要为医疗保险对象,因此医院的经营收入主要来自医疗保险基金偿付。从资源关系来看,社会医疗保险是资源的投入方、补偿方,而医疗卫生机构是资源的使用方和医疗服务的产出方,因此两者资源互补,不可分离。

新中国成立后,我国除建立起劳保和公费医疗保障制度外,在广大农村还实行了合作医疗制度。合作医疗制度几起几落,20世纪80年代甚至到了几乎解体的边缘,这有其深厚的政治经济原因和管理制度原因。但农村合作医疗一定程度上对保障广大农村居民的身体健康发挥了不可忽视的作用。因此近年来我国政府在着力研究寻找适合广大农村居民的医疗保障制度。相信不远的将来,我国将建立起覆盖全体公民的社会医疗保险制度。

(仲跻虎)

第三节 医疗保险与医疗服务关系

医疗服务是医疗保险系统的组成要素之一,医疗服务提供方与组成医疗保险系统的其他两个要素——医疗保险需方,也是医疗服务的需方(站在医疗保险方的角度称参保人,站在医疗服务方的角度称患者)和医疗保险保方之间的关系经历了一个由简单到复杂的发展过程。

一、医疗保险形式及其与医疗服务的关系

医疗保险制度起源于18世纪产业革命时代。产业革命解放了生产力,创造了巨大社会财富,同时也造就了一大批除自己的劳动能力外一无所有的无产者,大批无产者聚集在条件恶劣、疾病蔓延的城市贫民窟中。为缓解社会化大生产和雇用劳动制度所产生的社会问题,英国在18世纪末、19世纪初出现了"共济会"等互助组织,由同一行业或同一地区的工人和其他劳动者自发筹资,建立基金,其会员因患病、失业或其他意外事故陷入困境时,可从这种组织领取一定数额的基金,获得物质帮助。这算是最早的一种医疗保险形式在这种形式中,参保人生病后获得医疗服务,直接向医疗服务提供方支付费用,然后再从医疗保险方获取赔偿,医疗保险方与医疗服务提供方之间没有直接的经济关系,不能互相影响与制约,尤其是医疗保险方难以控制医疗服务提供方的医疗行为,因而也难以控制医疗费用。在这种形式中医疗服务提供方处于主导地位,可以按照自我意愿运行。我国原有的公费医疗、劳保医疗制度和目前的商业医疗保险均如此。

在英国劳动者自发组织互助会的同时,由美国医师和管理者发起预付群体也逐渐形成。即向特定人群预先收取一定的医疗费用,待其生病时为其提供免费或部分免费的医疗服务。这也是早期医疗保险形式的一种,在这种形式中医疗服务提供方同时也是医疗保险提供方,医疗服务提供方与医疗保险方为一体,保险方与参保人之间是一种双向经济关系,只不过保险方提供的不是货币赔偿,而是一种服务赔偿。在这种形式中,医疗保险方与医疗服务提供方经济利益合一,处于主导地位,有自觉控制医疗行为与医疗费用的内在动力。目前美国的健康维持组织即为此种形式。

随着社会经济及医学的发展,人们的健康状况得到了极大改善,但同时也带来了医疗费用的飞速上涨。医疗费用的上涨除与人口年龄结构及疾病谱的改变、医学技术的进步、物价上涨等因素有关外,普遍认为还与医疗服务提供方的医疗行为密切相关,医疗服务提供方的医疗行为可以影响医疗费用的高低。控制医疗服务提供方的医疗行为、控制医疗费用成为医疗保险方不得不考虑的问题。如何才能控制医疗服务提供方的医疗行为和医疗费用?只有医疗保险方把向参保人赔偿改变为直接向医疗服务提供方补偿,医疗保险方才有可能控制医疗服务提供方的医疗行为和医疗费用。因此出现了第三方付费,并形成了一种三角关系的医疗保险形式。在这种形式中,医疗保险方作为付款人通过一定的支付方式向医疗服务提供方支付参保人的医疗费用,使医疗服务系统中原有的医患双方之间的直接经济关系消失或退居次要地位,而医疗保险方和医疗服务提供方之间的经济关系上升到主导地位。在这种医疗保险形式中,医疗保险方处于主导地位,其可以通过不断改变支付方式约束医疗服务提供方,还可以通过对医疗服务监督、评价决定支付量。我国正在推行实施的城镇职工基本医疗保险多采用此形式。

由于医疗服务与一般商品或服务有所不同,具有一定的公益性和福利性。要使全体居民的健康得到有效保障,还需要政府的作用,医疗保险作为保障居民获得相应医疗保障的经济补偿系统,关系到社会稳定,必然要受到政府的干预。因而在医疗保险系统中,形成了一种由保险方、参保人、医疗服务提供方和政府组成的三角四方关系。三方及与政府之间的相互作用形成了医疗保险系统运作的动力。

二、医疗保险系统与医疗服务系统的关系

医疗保险方、参保人、医疗服务提供方和政府(医疗保险管理方)构成了医疗保险基本运行系统。在这个系统中有关各方密切联系构成一个不可分割的整体。另一方面医疗服务系统又是为社会人群提供预防、保健、治疗、康复等卫生服务,保护社会人群身体健康的社会子系统。在商品经济条件下,医疗服务系统离不开经费的支持和保障,因此医疗服务系统中必然存在着一个经费保障子系统。在有医疗保险存在的情况下,80%左右的医疗服务费用来自医疗保险,因此医疗保险可以看成是医疗服务的经费保障子系统,是医疗服务系统的一部分。因此医疗保险系统与医疗服务系统密不可分,医疗保险系统不能没有医疗服务系统提供的服务,医疗服务系统也离不开医疗保险系统的费用支持。但医疗保险系统和医疗服务系统又有相对独立性。因为医疗保险系统的工作内容除对医疗服务系统支付补偿费用外,还包括医疗保险基金的筹集和管理,这些又具有金融保险行业的特点。而医疗服务系统的工作除提供疾病治疗服务外,还包括卫生防疫、妇幼保健等多方面内容,其经费来源除医疗保险外,还包括国家和个人等方面。而且在实际运营过程中,为了形成一定的竞争态势,提高医疗保险系统和医疗服务系统的运行效率,并达到互相监督控制,维护医疗市场的效率和公平,两个系统需要独立运行。因此医疗保险系统与医疗服务系统的关系是既密切联系,又相互独立。

三、第三方支付对医疗服务的影响

在医疗保险三种形式中,第三种形式,即第三方支付会对医疗服务提供方产生巨大影响,主要表现为:

(一)医疗服务的投入与收益分离

早期由产业工人发起的医疗保险形式中,医疗服务提供方为被保险人提供服务并收取费用,

参保人依据医疗服务方提供的账单按实支付费用,然后向医疗保险方申请补偿。参保人没有向医疗服务提供方讨价还价的必要,保险方没有向医疗服务提供方讨价还价的可能。第三方支付医疗保险形式中,医疗服务提供方为参保人提供服务,医疗保险方向医疗服务提供方支付费用,实行统一购买服务与支付费用方式。由于医疗保险方拥有集体购买优势,完全具备与医疗服务提供方讨价还价的能力与可能。医疗保险方还可通过不断调整支付方式,变化支付办法,控制医疗服务提供方的医疗行为,控制医疗费用,比如采用总额预付、按平均费用标准支付、按人头支付、按病种支付等。这些支付方式,都不是以医疗服务提供方的实际投入为支付标准,而是以社会平均投入或医疗保险方的支付能力作为支付依据。因而第三方支付使医疗服务的投入与收益分离,给医疗服务提供方带来极大的经济压力。这使得医疗服务提供方追求自我运行成本等于或低于社会平均成本,也只有这样医疗服务提供方才能保证自身利益,使自我顺畅运行,否则会使自己入不敷出,最终倒闭。美国在 20 世纪 80 年代实行按病种支付早期,有多家医院倒闭,正是缘于此。

(二)医疗服务的权威性受到挑战

由于医疗服务的专业性、技术性,医患双方关系中,医疗服务提供方始终处于主导地位,患者对医疗服务的参与、决定能力有限。患者需要进行何种检查,采用何种治疗方式,用什么药,基本由医师决定。尽管患者有知情权和选择权,但也是在医师向患者说明必要性和可行性后。往往由于太专业、太复杂,患者缺乏选择能力,大部分情况下仍需由医师决定。非第三方支付时,患者治疗完毕,即与医院结算清楚,不会有太多问题,充分体现了医师的专业权威。医疗保险第三方支付后,医疗保险方聘请了医疗、管理、卫生经济学方面的专家对医疗过程进行事后评估。医师采用的检查、治疗方式、用药是否妥当,医院收费是否合法、合理、合情都受到质疑。往往为维护自身利益,医院、医师还会根据医疗保险的支付方式,采取相应的医疗行为。如按项目支付时,增加服务项目、服务量;按单元费用(如按床日、按人次付费)支付时,增加服务次数,分解服务(反复出入院,限制处方费用等);总额控制时,减少服务量,甚至拒绝患者住院治疗等。为控制医疗服务提供方的这些行为,医疗保险方会对医疗服务提供方的行为进行监督、评价,以决定是否向医疗服务提供方支付费用以及支付多少费用。这使得医院、医师的权威性受到极大挑战。医疗服务提供方不能再只有自己说了算,必须遵守约定的规矩,按供需保三方都认可的行为做事。

(三)医患之间出现新矛盾

未实行第三方支付时,医疗服务提供方不承担经济责任,医师只需要根据医疗需要或个人要求为患者提供检查、治疗手段,有时甚至提供过度服务。第三方支付时,由于医疗服务提供方需要与医疗保险方一起承担经济责任,因而会严格按照医疗保险方的支付政策、规定提供医疗服务,而参保人由于不承担经济责任或承担很少经济责任,存在过度需求甚至道德损害,因而医疗服务提供方与参保人之间会出现新的矛盾。如我国城镇职工医疗保险制度,医疗费用实施个人按比例分担,并出台了基本药品目录、基本诊疗项目范围和基本诊疗设施规范,这些措施对被保险人来说是一种控制。这种控制与原有的公费、劳保医疗制度相比,一部分患者感觉保障水平降低,难以适应,内心极度抵触,并把内心的不满在就医过程中向医疗服务提供方发泄,似乎一切责任都应由医疗服务提供方承担。一部分患者感觉自我负担减轻,出现过度需求行为。由于医疗保险的支付政策是通过医院、医师实现的,患者过度需求得不到满足,自然把责任归咎于医疗服务提供方。另一方面,药品目录、诊疗项目内容繁多、专业性强,患者弄不懂,再加上政策尚待完善,各医疗机构执行并非完全一致等,患者更难以理解。所有这一切,患者都会转移到对医疗服务提供方的不满,引起医患矛盾。

四、医疗保险制度模式对医疗服务的影响

依据医疗保险基金筹集、支付、管理和所有制形式,国际医疗保险制度大体分为四种模式:即国家(政府)医疗保险、社会医疗保险、商业医疗保险和储蓄医疗保险,或称普遍医疗型、社会保险型、市场主导型和储蓄基金型。

(一)国家(政府)医疗保险

国家医疗保险也称政府医疗保险,是指政府直接举办的医疗保险事业,通过税收形式筹措医疗保险基金,采取预算拨款兴办国立医疗机构的形式。在这种国家,大多数医疗机构属于国有,医师及相关人员工资由国家支付,国民看病免费或低收费。

国家医疗保险的主要特征是卫生资源的筹集与分配、卫生人力的管理,医疗服务的提供均由国家集中统一管理,医疗机构是非营利性的单纯服务型机构。英国、加拿大、东欧等国家为实施这类制度模式的代表。

英国国家医疗保险又称国民卫生保健制度(NHS),始建于1948年,政府按区域人口结合其他因素给国立医疗机构直接拨款,医疗机构向全体居民提供免费或价格低廉的医疗预防保健服务。英国国家卫生服务费用是发达国家中比较低、控制比较有效的,但政府和居民仍然感到卫生保健体系效率不高,浪费严重,不能适应社会医疗保健需求的增长趋势,因而从1991年起,在NHS中引进市场机制,建立医疗服务供需双方"内部市场"关系,即把医疗服务分为提供方和购买方。提供方为医院和部分医院联合托管组织,购买方为卫生行政当局和部分全科医师。政府将议会审定的预算内经费拨给购买方,由购买方与提供方建立合同关系。卫生行政当局作为居民健康利益的代表,制定医疗服务范围、内容、质量标准及费用水平等,然后与提供方商议年度购买计划,并与医院签订合同,分期付费。同时政府让部分有医疗经验和管理能力的全科医师掌握一部分经费,代表患者向高层次医院购买专科医疗服务。这对医院和托管组织提出了严峻挑战。医院必须按照合同要求,提供适合居民要求的合格服务;托管组织要监督医院履行合同,保持对居民医疗保健需求变化的敏感性,保证医疗保健服务供给同居民需求的相关性,否则,就可能被取消合同资格。

(二)社会医疗保险

社会医疗保险是国家通过立法形式强制实施,由雇主与个人按单位工资总额和个人收入的一定比例缴纳社会保险费,建立社会保险基金,用于雇员及其家属生病就医时使用。社会医疗保险制度又称法定医疗保险制度。

社会医疗保险的主要特征是资金统筹,互助共济,现收现付。社会医疗保险机构主要通过支付方式调节医疗服务供方行为和控制医疗费用。其支付方式一般有三种,按服务项目付费、按人头付费和按服务单元定额付费,包括标准病历定额(单病种)、平均门诊人次单价(门诊次均费用)、平均住院床日单价(床日费用)等。德国是世界上最早建立社会医疗保险制度的国家,迄今已有一百多年的历史,法定医疗保险覆盖了德国90%以上的人口。自1984年以来,德国法定医疗保险连年超支,因此自1996年全面实施《卫生结构改革法》法案,主要措施包括:①限制合同医师数量,调整医疗机构供给结构,控制卫生人力投入。②控制医疗保险费支出,稳定保险费率,规定医疗保险总费用不得超过参保者工资增长率。为此,在法案通过与正式实施的过渡期内,住院费用按平均床日费用支付,并要求缩短住院日,鼓励多做门诊手术,少住院。对医院施行按病种

标准定额付费。对诊所合同医师实行经费总包干,在合同医师联合会核定各医师服务量后,按单个医师服务量占全体合同医师总服务量的比例,从包干经费中支取报酬。同时增加参保人自付一定费用的项目。③严格控制医院的基本建设和设备购置。④制定服务项目详细目录,压缩服务范围等,从而降低医疗费用。联邦服务法令还规定了成本计算和定价原则。医院管理部门每年必须填写长达20页的有关处方和成本计算的详细报告。在总预算下,如果实际住院天数超过预期住院天数,医院只能得到超过天数的每天平均费用25%的补偿;如果实际住院天数小于预期住院天数,医院可得到低于天数的每天平均费用75%的补偿。医院必须承担亏损的风险,赤字通常由医院所有者弥补。医院每年与多家疾病基金进行谈判,谈判的焦点是在上年预算基础上的百分比。如果一家医院或医院的某些部门被认为工作效率低下,疾病基金会可能撤回资金,这可能导致某家医院或医院的某些部门关闭。2004年起德国全面推行按病种付费,使医院面临更大的经济风险和经营压力。

(三)商业医疗保险

商业性医疗保险与社会医疗保险相对应,它按市场规律自由经营,社会人群通过自愿入保,共同分担意外事故造成的经济损失。保险人与被保险人签订合同,缔结契约关系,双方履行权利与义务。医疗保险作为一种特殊商品自愿买卖,其供求关系由市场调节。

商业医疗保险的特点是自由、灵活、多样化,适应社会多层次需求。医疗保险机构之间互相竞争,设立多样化的险种,采用不同的筹资与保险方式,满足消费者的多种需要,以吸引参保顾客。医疗消费者对医疗保险的自由选购,既迫使保险组织在价格上展开竞争,又努力提供质优价廉的医疗服务,也迫使服务提供者(医院、医师)降低服务成本,从而控制医疗保险费用。

美国是商业性医疗保险模式的代表,商业投保人数,超过全部人口的70%。美国医疗保险种类、机构繁多,有政府实施的老年医疗保险制度(Medicare)、穷人医疗救助制度(Medicaid)等,非营利性保险组织举办的各种保险,如蓝盾、蓝十字,名目繁多的商业性保险组织,20世纪70年代以来还出现了一些不同于传统的商业性医疗保险的医疗保险组织,如健康维持组织(HMO)、优先提供者组织(PPO)等。健康维持组织不是作为第三方向医疗服务提供方付费,而是由自有的医师和医院直接向患者提供医疗服务,将保险筹资者和医疗服务提供者合二为一。近年来,美国多种医疗保险采用管理式医疗,对医疗质量、医疗费用和医疗服务利用度中的一个或多个因素进行管理,让患者得到最好的服务效果。Medicare于1983年率先采用医疗费用预付制而成为管理式医疗的先驱,Medicaid也于1987年开始采用管理式医疗,HMO以对费用偿付方式和医疗服务利用的管理程度大而成为管理式医疗的代名词。管理式医疗的实施对医疗服务供方造成极大影响,医院面临沉重的财政压力,部分医院特别是小医院已经走向关停并转。迫使医院更加重视控制成本支出,如缩减病床规模,减少全日制职工人数特别是非临床人数。医院积极加入医疗网络系统,寻求与医师、社区机构更紧密的合作关系,提供广泛多样的医疗服务,增强医院在社区的影响力和关系网,更加积极地与医疗服务购买者合作。

(四)储蓄医疗保险

储蓄医疗保险是依据法律规定,强制性地以家庭为单位储蓄医疗基金,通过纵向逐步积累,保存一定数额基金,延续使用,缓解疾病风险。新加坡是储蓄医疗保险的代表。以储蓄为基础的医疗保险要求患者用自己储存的专款支付自身的医疗消费,医疗服务费用并没有转嫁到第三方付款人,因此有利于提高个人健康的责任感,激励人们审慎地利用医疗服务,尽可能地减少浪费。

新加坡医疗服务的偿付由个人和政府共同负担,医疗费用的控制主要通过市场机制,同时政府通过以下手段调控医疗服务：①防止医疗服务的过量供应。具体措施为调节医师数的有序增长；控制医院病床总数；控制政府医院的建筑及其设施。②强化医院服务成本核算。③政府对医院进行总量和顶限控制。④严格药物控制。

（仲跻虎）

第四节　医院医疗保险管理

第三方支付给医疗服务提供方带来了前所未有的挑战，为应对这种挑战，保护自身利益，医疗服务提供方必须进行医疗保险管理。

一、管理目标和任务

第三方支付对医疗服务供方的最大影响是医疗服务的投入与收益分离。而医疗服务提供方（我国目前主要为医院）现阶段仍需要自负盈亏，面对自我生存与发展压力。因此医院医疗保险管理的目标应是如何提高自我收益率。围绕这一目标，医院医疗保险管理的任务首先是研究支付方式、制定对策，提高医疗保险对医院的偿付率；其次是保证顺利支付，降低拒付或追款，提高收益率。具体任务包括：根据支付方式，研究制定对策和具体操作措施；测算指标体系，进行有效控制；研究病种和项目成本，寻找自我控制与放大的力点和力度；研究医疗保险政策，结合自身运行特点，制定操作流程，并对院内人员进行培训；监督医院各环节的操作流程、规范实施；定期反馈、讲评执行情况，对影响医院效益的行为进行规范，并督促修正；与社会医疗保险管理部门保持良好关系，包括处理好来自医疗保险方和患者的具体事务，以及相关事务的联系、沟通等。

二、管理理念

在医疗保险系统供、需、保三方中，医疗服务提供方是联结医疗保险方与参保人（被保险方、需方）的桥梁。对于医疗保险方来说，医疗服务提供方是医疗费用的水龙头，水龙头开关的大小，对于维持其运行至关重要，因为在一定时期内医疗保险的筹资是一定的。因此从某种意义上讲，医疗保险方希望医疗服务提供方把水龙头关得越紧越好。对于参保人来讲，医院是满足其医疗服务需求，实现投保价值的场所。因参保后，医疗服务费用大部分由医疗保险方支付，因此，从某种程度上讲，参保人希望医院提供的服务越多越好，越高档越好。对于医院自身来讲，在医疗服务过程中除需面对需方无限需要和保方有限支付能力的矛盾外，还要面对社会伦理道德、医疗技术发展和自身发展需要的矛盾。因此在医疗保险管理过程中，协调供、需、保三方关系，维护需方、保方和供方共同利益，保证医疗保险与医院共同发展才是正确的管理理念。

三、管理工具

（一）设置组织机构、配备人员

医院组织机构是医院的重要组成部分，是医院发挥管理功能达成管理目标的工具，是医院管理的主体。医院的一切活动，都需要通过组织的形式有条不紊地进行。医院组织机构随着社会的进步和科学技术的发展，需要不断更新，以适应医院的发展和功能要求。我国医疗保健制度改革,城乡统一好居民基本医疗保险制度的建立是社会进步的象征,是重大的社会变革,同时医疗保健制度与医疗服务补偿和医疗卫生的发展密切相关,因此医院必定要积极应对这一重大变革,首先是建立组织机构,设置岗位和人员,负责医疗保险政策研究、医院运行系统接轨、院内外医疗保险工作全面协调,事务处理,为医院决策提供可靠信息,可行建议等。

(二)充分运用计算机技术

医疗保险是世界上票据和数字最多的行业,现代计算机技术的发展为该行业注入了极大活力,也使原本不可能或不容易做到的事成为可能或变得简单。如上海医疗保险实施的实时结算,如果没有计算机网络系统的支持,完全不可能实现。医院医疗保险管理也需充分依靠计算机技术,在医院信息系统基础上,构建医院医疗保险管理需要的数据统计分析与实时监控平台,提高医院医疗保险管理的效率和效果。

(仲跻虎)

第十五章

公共卫生管理

第一节 公共卫生的概念

一、公共卫生的定义

至于公共卫生的概念,各个国家和组织之间没有一个统一的、严格的定义。简单来讲,公共卫生实际上就是大众健康。它是相对临床而言的,临床是针对个体的,公共卫生是关注人群的健康。

1920年,美国耶鲁大学的温斯洛教授首次提出了早期经典的公共卫生概念。公共卫生是通过有组织的社区行动,改善环境卫生,控制传染病流行,教育个体养成良好的卫生习惯,组织医护人员对疾病进行早期诊断和预防性治疗,发展社会体系以保证社区中的每个人享有维持健康的足够的生活水准,最终实现预防疾病、延长寿命、促进机体健康、提高生产力的目标。随着社会和公共卫生实践的发展、人们认识的更新,公共卫生的概念也在不断地发展之中。

1988年,艾奇逊将公共卫生定义为:"通过有组织的社会努力预防疾病、延长生命、促进健康的科学和艺术。"这一概念高度概括了现代公共卫生的要素。

1995年,英国的约翰·拉斯特给出了详细的定义,即"公共卫生是为了保护、促进、恢复人们的健康。是通过集体的或社会的行动,维持和促进公众健康的科学、技能和信仰的集合体。公共卫生项目、服务和机构强调整个人群的疾病预防和健康需求"。尽管公共卫生活动会随着技术和社会价值等的改变而变化,但是其目标始终保持不变,即减少人群的疾病发生、早死、疾病导致的不适和伤残。因此,公共卫生是一项制度、一门学科、一种实践。随着社会经济的发展,医学模式的转变,公共卫生的概念和内涵有了进一步发展。公共卫生通常涉及面都很广泛,包括生物学、环境医学、社会文化、行为习惯、政治法律和涉及健康的许多其他方面。现代公共卫生最简单的定义为"3P",即 Promotion(健康促进)、Prevention(疾病预防)、Protection(健康保护)。

在我国,公共卫生的内涵究竟是什么,公共卫生包括哪些领域。对此至今尚无统一认识和明确定义。2003年7月,全国卫生工作会议上对公共卫生做了一个明确的定义:公共卫生就是组织社会共同努力,改善环境卫生条件,预防控制传染病和其他疾病流行,培养良好卫生习惯和文明的生活方式,提供医疗服务,达到预防疾病,促进人民身体健康的目的。因此,公共卫生建设需要政府、社会、团体和民众的广泛参与,共同努力。其中,政府主要通过制定相关法律、法规和政策,促进公共卫生事业发展;对社会、民众和医疗卫生机构执行公共卫生法律法规实施监督检查,维护公共卫生秩序;组织社会各界和广大民众共同应对突发公共卫生事件和传染病流行;教育民众养成良好卫生习惯和健康文明的生活方式;培养高素质的公共卫生管理和技术人才,为促进人民健康服务。

从这一定义可以看出,公共卫生就是"社会共同的卫生"。公共即共同,如公理公约。卫生是个人、集体的生活卫生和生产卫生的总称,一般指为增进人体健康,预防疾病,改善和创造合乎生理要求的生产环境、生活条件所采取的个人和生活的措施,包括以除害灭病、讲卫生为中心的爱国卫生运动。

一般情况来讲,公共卫生是通过疾病的预防和控制,达到提高人民健康水平的目的。如对传染病、寄生虫病、地方病,还有一些慢性非传染性疾病的预防控制;借助重点人群或者高危人群,如职业人群,妇女、儿童、青少年、老年人等人群进行的健康防护;通过健康教育、健康政策干预等措施,促进人群健康的社会实践。具体讲,公共卫生就是通过疾病预防控制,重点人群健康防护、健康促进来解决人群中间的疾病和健康问题,达到提高人民健康水平的目的。公共卫生就是以生物-心理-社会-医学模式为指导,面向社会与群体,综合运用法律、行政、预防医学技术、宣传教育等手段,调动社会共同参与,消除和控制威胁人类生存环境质量和生命质量的危害因素,改善卫生状况,提高全民健康水平的社会卫生活动。由此可见,公共卫生具有社会性、系统性、政策法制性、多学科性和随机性等特征。公共卫生的实质是公共政策。

二、公共卫生特征

2004 年,比格尔霍尔教授将现代公共卫生的特征进行了总结,认为,公共卫生是以持久的全人群健康改善为目标的集体行动。这个定义尽管简短,但是充分反映了现代公共卫生的特点:①需要集体的、合作的、有组织的行动。②可持续性,即需要可持久的政策。③目标是全人群的健康改善,减少健康的不平等。

现代公共卫生的特征包括 5 个核心内容:①政府对整个卫生系统起领导作用,这一点对实现全人群的健康工程至关重要,国务院卫生行政主管部门门只会继续按生物医学模式关注与卫生保健有关的近期问题。②公共卫生工作需要所有部门协作行动,忽视这一点只会恶化健康的不平等现象,而政府领导是协作行动、促进全人群健康的核心保障。③用多学科的方法理解和研究所有的健康决定因素,用合适的方法回答相应的问题,为决策提供科学依据。④理解卫生政策发展和实施过程中的政治本质,整合公共卫生科学与政府领导和全民参与。⑤与服务的人群建立伙伴关系,使有效的卫生政策能够得到长期的社区和政治支持。

(吕玉申)

第二节　公共卫生监督体系

公共卫生监督体系是公共卫生体系的重要组成部分,是执行国家卫生法律法规,维护公共卫生秩序和医疗服务秩序,保护人民群众健康,促进经济社会协调发展的重要保证。

一、公共卫生监督体系基本概况

(一)卫生监督在公共卫生中的定位

根据世界卫生组织对公共卫生的定义,公共卫生是一门通过有组织的社会活动来预防疾病、延长寿命和促进心理和躯体健康,并能发挥更大潜能的科学和艺术,其范围包括环境卫生、控制传染病、进行个体健康教育,组织医护人员对疾病进行早期诊断和治疗,发展社会体制,保证每个人都享有足以维持健康的生活水平和实现其健康地出生和长寿。

世界卫生组织利用特尔斐方法进行的研究,将公共卫生的功能概括为以下 9 个方面:①预防、监测和控制传染性和非传染性疾病。②监测人群健康状况。③健康促进。④职业卫生。⑤保护环境。⑥公共卫生立法。⑦公共卫生管理。⑧特殊公共卫生服务。⑨高危人群和脆弱人群卫生服务。

在《WTO 与公共卫生协议案》中,将公共卫生分为八大类:①传染病的控制。②食品的安全。③烟草的控制。④药品和疫苗的可得性。⑤环境卫生。⑥健康教育与促进。⑦食品保障与营养;⑧卫生服务。

世界卫生组织曾提出公共卫生的三个重要原则:①公共卫生最首要的职责在于保护人群的健康,使其免受任何健康危害。如保证药品质量和保证食物、饮用水和血液制品的安全等。②公共卫生最重要的道德准则是公平。③公共卫生最强大的功能在于预防,公共卫生是为了寻找疾病的原因从而保护人民大众的健康。

根据上述世界卫生组织对公共卫生的定义、功能以及原则的阐述可知,公共卫生的内涵极其丰富,外延非常广泛。公共卫生是一个由环境卫生、职业卫生、食品安全、药品安全、传染病控制、健康教育和卫生服务等一系列内容组成的综合体系。

卫生监督是指卫生行政部门执行国家卫生法律、法规,维护公共卫生和医疗服务秩序,保护人民群众健康及其相关权益,对特定的公民、法人和其他组织所采取的能直接产生法律效果的卫生行政执法行为,是维护正常公共卫生秩序和医疗服务秩序的重要保障。根据《关于调整国务院卫生行政主管部门有关机构编制的批复》和《关于卫生监督体系建设的若干规定》,卫生监督的主要职责包括:依法监督管理食品、化妆品、消毒产品、生活饮用水及涉及饮用水卫生安全产品;依法监督管理公共场所、职业、放射、学校卫生等工作;依法监督传染病防治工作;依法监督医疗机构和采供血机构及其执业人员的执业活动,整顿和规范医疗服务市场,打击非法行医和非法采供血行为;承担法律法规规定的其他职责。卫生监督一方面包括食品、职业、放射、环境、学校等公共卫生监督管理职责;另一方面包括传染病防治监督、医疗机构和采供血机构执业活动监督等医疗卫生监督职责。卫生监督工作是党和政府的卫生事业中不可缺少的重要组成部分,卫生监督体系是整个卫生体系、更是公共卫生体系的重要组成部分。

(二)公共卫生监督体制改革的回顾

卫生监督是政府卫生工作的重要组成部分。长期以来,卫生监督在保障人民健康,维护社会稳定和促进国民经济发展方面发挥着重要作用。但是,随着我国从计划经济向社会主义市场经济转轨,在计划经济体制下形成的卫生防疫站模式,监督执法和卫生防病任务一肩挑,既不能适应依法行政和政府职能转变的要求,也不能满足重大传染病预防控制的需要,成为进一步提高卫生监督执法水平和疾病防治工作质量的桎梏。在这样的形势下,改革传统公共卫生体制,推进卫生综合执法,加强疾病预防控制工作,就成为卫生事业改革与发展的必然要求。

1982年，国家设立卫生防疫司，负责传染病管理、国境卫生检疫和职业卫生、食品卫生等五大卫生管理。1990年，卫生部将五大卫生管理职能从卫生防疫司剥离出来，增设卫生监督司，专门负责职业卫生和食品卫生等监督管理。1996年，卫生部会下发《关于进一步完善公共卫生监督执法体制的通知》，力求科学划分行政管理行为和业务技术行为，从而揭开了卫生监督体制改革的序幕。

1997年，中共中央、国务院发布《关于卫生改革与发展的决定》，明确要求要通过不断深化卫生改革，建立具有中国特色的包括卫生服务、医疗保障、卫生监督执法的卫生体系；要求各级政府要强化卫生行政执法职能，改革和完善卫生监督执法体制，调整并充实监督执法力量，不断提高监督执法队伍素质，努力改善监督执法条件和技术手段，保证公正执法。《决定》明确了我国卫生监督体制改革的总体方向，从而全面推动包括卫生监督体制改革在内的卫生体制改革。1998年，在原卫生监督司基础上，卫生部成立卫生法制与监督司，负责卫生立法以及公共卫生监督管理工作。

2000年，经国务院批准，卫生部下发《关于卫生监督体制改革的意见》；2001年，国务院转发国务院体改办、国家计委、经贸委、财政部、劳动保障部、国务院卫生行政主管部门、药品监管局、中医药局《关于城镇医药卫生体制改革的指导意见》发布，提出"逐步实行卫生工作全行业管理"，"合理划分卫生监督和卫生技术服务的职责。理顺和完善卫生监督体制，依法行使卫生行政监督职责"；2001年国务院卫生行政主管部门印发《关于卫生监督体制改革实施的若干意见》。这些文件进一步明确卫生监督体制改革是我国医药卫生体制改革的重要组成部分，卫生监督队伍是组成我国医疗卫生队伍的一支重要力量，同时，提出了卫生监督体制改革的总体思路、原则、主要改革措施和改革方向，标志着卫生监督体制改革全面启动。2002年，卫生部成立中国疾病预防控制中心和卫生部卫生监督中心。2003年总结"非典"防治经验，中央对加强公共卫生体系建设提出总体要求，提出争取用3年左右的时间，基本建成覆盖城乡、功能完善的疾病预防控制体系、医疗救治体系和卫生监督体系。卫生监督事业的改革与发展面临难得的历史性发展机遇。2004年，为进一步加强卫生监管职能，卫生部成立卫生执法监督司，专门负责公共卫生和医疗服务监督工作。

2005年，《关于卫生监督体系建设的若干规定》发布，明确了卫生监督的地位和作用，划分了各级卫生监督机构的职责和任务，规范卫生监督机构设置和队伍管理，规定了卫生监督工作保障措施等。这对新时期继续深化卫生监督体制改革，加强卫生监督体系建设，全面推进依法行政，加强卫生行政部门的执政能力，均具有重要的指导意义。

2005年底，经国务院领导同意，中编办批复，2006年初，卫生部在原卫生执法监督司的基础上组建成立卫生部卫生监督局，增加了人员编制，从组织机构上进一步加强卫生部的卫生监管职能，特别是加强了医疗服务监督工作。

2006年，卫生部发布《关于卫生监督体系建设的实施意见》发布，在明确指导思想和工作思路的前提下，要求逐步规范卫生监督机构设置和人员编制，加强人员管理，落实卫生监督经费，同时加强技术支持能力建设以及农村卫生监督网络建设，提供多种保障措施，确保卫生监督体系建设良性发展。

二、加强公共卫生监督体系建设的重要意义

(一)有利于更好地实现和维护广大人民的利益

身体健康和生命安全是人民群众的基本需求，也是人民群众的基本权利。保护人民群众的

身体健康和生命安全,维护人民群众的健康权益是我们党和政府第一位的责任。卫生改革以来,我国公共卫生工作取得了巨大成就,卫生监督的能力和水平有了明显提高,但是当前仍然面临十分繁重的执法监督任务,许多方面离人民群众的健康安全需求的差距还很大。食源性疾病、严重职业病危害对健康的危害呈上升趋势,医疗服务市场秩序混乱,非法行医猖獗,人民群众很不满意;部分地区血液安全问题突出成为艾滋病蔓延的重要隐患。这一系列问题危及社会公共卫生安全、危害到人民群众健康权益。同时,随着人民生活水平的不断提高,城镇居民的健康意识不断曾强,越来越迫切地要求改善公共卫生状况和提高卫生服务质量。坚持立党为公、执政为民是卫生工作的根本出发点。卫生监督作为各级政府管理公共卫生事务的重要手段,是维护正常社会卫生秩序、维护人民群众健康权益的重要保证。因此,深化卫生监督体制改革,加强卫生监督体系建设,将有利于政府更好地实现和维护最广大人民的根本利益。

(二)经济社会协调发展的必然要求

坚持在经济发展的基础上实现社会的全面进步,促进经济社会协调发展,是建设中国特色社会主义的必然要求,也是全面建设小康社会的必然要求。这些年来,在国民经济持续高速发展的同时,我国卫生事业改革与发展却相对滞后,已经成为制约经济社会全面发展的严重障碍。突如其来的疫情不仅给人民群众的健康安全造成巨大威胁,还暴露出我国公共卫生领域存在的诸多问题。其中,由于长期以来卫生监督体制不完善、机制不健全、保障措施不落实,导致卫生监督工作不到位,对医疗机构监管不严,传染病防治监督不力是存在的问题之一。卫生监督是卫生工作的重要内容,也是社会法制建设的重要组成部分,坚持全面的发展观,不断深化公共卫生体制改革,加强卫生监督体系建设,加大卫生监督执法力度,将有利于促进经济社会的协调发展。

(三)推动政府职能转变和全面推进依法行政的重大举措

政府职能问题是政府管理的核心问题。政府管理创新,关键在于政府职能转变取得实质性进展。多年来,在建立和完善社会主义市场经济体制过程中,我们在深化行政管理体制改革和转变政府职能方面取得了很大进展,但是卫生行政部门职能"错位""越位"和"缺位"的现象仍然不同程度地存在。卫生行政部门应当管什么、不应当管什么,怎么样管好应当管的事,在管的过程中要承担什么样的责任一系列问题亟待我们回答。如何在社会主义市场经济体制条件下,找准自己的位置,作出让政府、让社会、让广大人民群众满意的成绩,是关系卫生事业成败的关键。依法行政是对各级政府贯彻依法治国方略、提高行政管理水平的基本要求。依法行政就是要把行政权的运用纳入法制化的轨道,使行政机关明确在社会主义市场经济条件下的职能定位。改革开放以来,卫生法制建设取得了显著成绩。这些法律法规赋予各级卫生行政部门在维护正常医疗服务秩序和公共卫生秩序、保护人民群众身体健康方面大量的监管职责。"天下之事,不难于立,而难于法之必行。"换句话说,坚持依法行政,立法是基础,执法是关键。如何真正贯彻执行好这些法律法规,切实承担起各项监管职责,是卫生行政部门落实政府职能转变和依法行政的关键所在。因此,各级卫生行政部门必须冲破在传统计划经济体制下形成的旧观念的束缚,牢牢树立依法办事的观念,不断提高依法办事的能力。通过深化卫生监督体制改革,加强卫生监督体系建设,不断提高卫生监督执法的能力和水平,全面加强对社会卫生秩序的依法监督,履行好卫生法律法规赋予的监管职责。特别是要通过对医疗卫生行业实行全行业监管,强化对医疗卫生服务秩序的监督,从而使卫生行政部门从"办卫生"到"管卫生"的职能转变上跨出实质性的一步,不断提高卫生行政部门的依法行政水平。

三、公共卫生监督体系建设的政策框架逐步建立和完善

近些年来,党中央、国务院提出了加强包括疾病预防控制、卫生监督和应急医疗救治在内的公共卫生体系建设的要求。国家卫生行政部门也相继出台了一系列政策文件:①卫生监督体系建设方面,先后出台《关于卫生监督体系建设的若干规定》《卫生监督机构建设指导意见》《关于卫生监督体系建设的实施意见》和《卫生监督信息系统建设指导意见》等政策文件,进一步加强对全国卫生监督体系建设的指导;②完善卫生监督运行机制、规范执法行为、加强队伍建设方面,先后印发《全国卫生监督机构工作规范》《卫生行政处罚程序》《卫生行政执法文书规范》《卫生监督制、着装管理规定》《关于规范卫生监督执法车辆外观标识的通知》《关于进一步规范卫生监督员胸牌编号的通知》《卫生监督信息报告管理规定》《关于卫生行政执法责任制的若干规定》《卫生监督稽查工作规范》《卫生监督执法过错责任追究办法(试行)》《卫生行政执法考核评议办法》和《全国卫生监督员教育培训规划》等一系列文件。随着上述文件陆续出台,卫生监督体系建设的政策框架逐步完善。这些文件一方面继承了以往卫生监督体制改革的指导思想和政策原则,另一方面为适应新形势下全面推进依法行政和政府职能转变的要求,进一步深化改革,从促进和推动卫生监督综合执法、加强卫生监督机构和队伍建设、明确卫生监督的任务和职责、健全卫生监督工作的运行机制、完善卫生监督工作的保障措施等方面对全面加强卫生监督体系建设作出具体的规定和要求。同时,突出强调卫生监督体系建设应当适应社会主义市场经济体制和全面推进依法行政的要求,通过进一步转变职能,严格依法行政,不断提高卫生行政部门依法办事的能力和水平。卫生监督体系建设应当按照精简、统一、效能的原则和政事分开、综合执法、依法行政的要求,深化卫生监督体制改革,合理设置机构,优化人员结构,解决职能交叉、权责脱节和执法力量薄弱等问题。卫生监督体系建设政策框架的完善,对于统一思想、统一目标、统一要求,全面推进卫生监督体系建设,规范各级卫生监督机构建设,严格卫生监督队伍管理具有重要意义。政策框架涉及的具体内容如下。

(一)明确卫生监督体系建设工作思路

(1)加强卫生法律法规和卫生标准建设,建立与经济社会发展相适应的卫生法制和标准体系。

(2)加强卫生监督监测信息网络建设,重视群众关注热点和投诉举报,明确卫生监督工作重点。

(3)总结经验,开拓创新,建立卫生执法监管长效机制。

(4)加强卫生监督队伍管理,改善卫生执法工作条件,提高监督能力和水平。

(二)明确卫生监督工作职责

为认真贯彻国务院《关于进一步加强食品安全工作的决定》、中央编办《关于职业卫生监督管理职能调整的意见》和《关于放射源安全监管部门职责分工的通知》精神,落实食品卫生和职业卫生职能调整以及推进卫生综合执法和加强医疗监督的需要,《关于卫生监督体系建设的若干规定》(以下简称《若干规定》)进一步明确了卫生监督的职责,包括依法监督管理食品、化妆品、消毒产品、生活饮用水及涉及饮用水卫生安全产品;依法监督管理公共场所、职业、放射、学校卫生等工作;依法监督传染病防治工作;依法监督医疗机构和采供血机构及其执业人员的执业活动,整顿和规范医疗服务市场,打击非法行医和非法采供血行为;承担法律法规规定的其他职责。

(三)合理界定各级卫生监督机构职责

为充分发挥各级卫生监督机构的作用,促进执法重心下移,提高监管效率,同时避免职责不清、职能交叉等问题,解决执法工作中"职能上下一般粗""有利争着干,无利没人管"造成的错位、越位和缺位现象,《若干规定》界定了各级卫生监督机构的主要职责。

1.全国卫生监督机构主要职责

其主要职责如下:①拟定全国卫生监督政策和工作规划,并制定相应的工作制度和规范。②组织实施全国卫生监督工作,对地方卫生监督工作进行指导和监督检查。③开展执法稽查,对地方卫生监督机构和人员的执法行为进行督察。④组织协调、督察督办有关大案要案的查处;⑤组织全国卫生监督抽检。⑥依法承办职责范围内的卫生行政许可和资质认定。⑦负责全国卫生监督信息的汇总分析。⑧组织全国卫生监督人员培训。⑨组织开展卫生法律法规宣传教育。⑩承担国务院卫生行政主管部门指定或交办的卫生监督事项。

2.省级卫生监督机构主要职责

其主要职责如下:①拟定辖区内卫生监督工作规划和年度计划,并制定相应的工作制度和规范。②组织实施辖区内的卫生监督工作,对下级的卫生监督工作进行指导和监督检查。③依法承办职责范围内的卫生行政许可、资质认定和日常卫生监督。④查处辖区内大案要案,参与重大活动的卫生保障。⑤承担国家卫生监督抽检任务,组织实施辖区内的卫生监督抽检。⑥开展执法稽查,对下级卫生监督机构和人员的执法行为进行督察。⑦组织协调辖区内各级卫生监督机构的分级管理,落实执法责任制。⑧负责辖区内卫生监督人员的资格审定工作,组织开展资格考试。⑨组织辖区内卫生监督人员培训。⑩负责辖区内卫生监督信息的汇总、核实、分析、上报,并按照规定进行发布。

3.设区的市、县级卫生监督机构主要职责

(1)卫生行政许可:①承办食品生产经营单位、餐饮业及集体食堂卫生条件的卫生行政许可。②承办公共场所卫生条件的卫生行政许可。③承办供水单位卫生条件的卫生行政许可。④卫生行政部门交办的其他行政许可事项。

(2)公共卫生监督:①对食品生产经营单位、餐饮业及集体食堂的卫生条件、卫生防护设施、生产经营活动及直接从事食品生产经营活动人员的健康管理进行卫生监督检查,查处违法行为。②对化妆品、消毒产品、生活饮用水、涉及饮用水卫生安全产品及其他健康相关产品的卫生及其生产经营活动进行卫生监督检查,查处违法行为。③对公共场所的卫生条件及其从业人员的健康管理进行卫生监督检查,查处违法行为。④对用人单位开展职业健康监护情况进行卫生监督检查,查处违法行为。⑤对建设项目执行职业病危害评价制度情况进行卫生监督检查,查处违法行为。

(3)医疗卫生监督:①对医疗机构的执业资格、执业范围及其医务人员的执业资格、执业注册进行监督检查,规范医疗服务行为,打击非法行医。②对医疗机构的传染病疫情报告、疫情控制措施、消毒隔离制度执行情况和医疗废物处置情况进行监督检查,查处违法行为。③对采供血机构的执业资格、执业范围及其从业人员的资格进行监督检查,打击非法采供血行为。④对采供血机构的采供血活动、传染病疫情报告和医疗废物处置情况进行监督检查,查处违法行为。⑤对疾病预防控制机构的传染病疫情报告、预防控制措施和菌(毒)种管理情况进行监督检查,查处违法行为。

(4)其他:①负责派出机构的管理。②设区的市级卫生监督机构负责对县级的卫生监督工作进行监督检查。③负责辖区内卫生监督信息的收集、核实和上报。④负责受理对违法行为的投诉、举报。⑤开展卫生法律法规宣传教育。⑥承担上级机关指定或交办的卫生监督事项。通过这样划分，把各级卫生监督机构的职责明确区分开，既有利于加强上级对下级卫生监督工作的监督指导，也有利于促进卫生监督工作重心下移，切实加强基层执法力量。

(四)规范卫生监督机构建设

1.完善卫生监督组织机构建设

《关于卫生监督体系建设的实施意见》，一是明确卫生监督机构的性质：卫生监督机构是行政执法机构，机构级别应不低于同级疾病预防控制机构；二是统一卫生监督机构的名称：各级卫生监督机构的名称统一为 XX 省(自治区、直辖市)、XX 市(地、州、盟)卫生厅(局)卫生监督局、XX 县(区、旗)卫生局卫生监督所；三是建立健全基层卫生监督网络：县级卫生监督机构原则上应按照划片设置、垂直管理的原则，在乡(镇、街道)设置卫生监督派出机构，条件不具备的地方可在乡镇聘任卫生监督人员；四是提出各级卫生监督机构应按照"精简、统一、效能"的原则，综合考虑辖区人口、工作量、服务范围和经济水平等因素则算所需行政执法编制。

2.健全卫生监督机构建设标准

中央和地方各级财政加大卫生监督体系建设的资金投入。为规范各级卫生监督机构建设，制定了《卫生监督机构建设指导意见》(以下简称《卫生监督机构建设指导意见》)，要求各级卫生行政部门按照"总体规划、统筹兼顾，分级负责、加强管理，因地制宜、分类指导"的原则，以整合资源、加大投入、改善条件为手段，以基础设施建设和执法装备建设为重点，全面加强卫生监督机构的能力建设，提高各级卫生监督机构的综合执法能力。《指导意见》明确了各级卫生监督机构的建设标准，具体如下。

(1)房屋建设标准。各级卫生监督机构的房屋建设，应满足日常卫生监督执法调查职证、办理发证、投诉接待和突发公共卫生事件应急处置等工作的需要。各级卫生监督机构开展日常工作所需各类用房，人均建筑面积应在 40 m² 以上。对于人员编制较少的机构，省级卫生监督机构的建筑规模应不少于 4 800 m²，设区的市级卫生监督机构的建筑规模应不少于 2 400 m²，县级卫生监督机构的建筑规模应不少于 1 200 m²。

(2)车辆配备标准。监督工作用车辆应包括卫生监督执法车和现场快速检测车；卫生监督执法车根据实际工作需求和社会经济条件，按监督执法人员每 4～8 人配备 1 辆的标准进行配置，用于日常卫生监督现场检查、违法案件查办、重大活动卫生保障和突发公共卫生事件应急处置；省级和设区的市级卫生监督机构，应配置现场快速检测车 1～2 辆，用于现场快速检测、突发公共卫生事件现场处置和重大活动卫生保障。

(3)现场快速检测设备和防护设备标准。根据各级卫生监督机构承担的任务，为满足日常卫生监督执法、突发公共卫生事件现场处置和重大活动卫生保障的需要，配备必要的现场快速检测设备和防护设备。

(4)取证工具及办公设备标准。各级卫生监督机构根据执法工作任务需要，配备照相机、摄像机、采访机、录音笔等执法取证工具；配备电脑、复印机、速印机、打印机、传真机、碎纸机、扫描仪、投影仪等办公设备。

3.完善经费保障规定

《关于卫生监督体系建设的若干规定》和《实施意见》进一步明确和完善了卫生监督机构经费保障规定，明确各级卫生监督机构履行卫生监督管理职责所需经费，包括人员经费、公务费、业务费和发展建设支出。按照《关于卫生事业补助政策的意见》规定,由同级政府预算根据需要合理安排,保证其履行职责的必要经费。

(1)卫生监督机构人员经费和日常公用经费按国家有关制度和规定执行,其中日常公用经费应参照同类行政监督执法部门的定额标准核定。

(2)卫生监督执法业务开展所需卫生监督抽检、专项整治、查办案件、突发公共卫生事件应急处置、重大活动卫生监督、投诉举报奖励、卫生法制宣传和监督员培训、制装等专项经费,应商同级财政部门根据实际需要和财力可能统筹安排。

(3)卫生监督机构房屋基本建设、信息化建设和执法装备购置、更新等,应当纳入当地经济社会发展规划和公共卫生建设规划,参照国务院卫生行政主管部门制定的标准,统筹规划实施。此外,中央和省级财政对困难地区实施卫生监督机构基础设施建设等项目给予适当补助。

4.规范卫生监督信息系统建设

卫生监督信息化工作是卫生信息化工作的重要组成部分,卫生监督信息系统建设是卫生监督体系建设的重要内容之一。为落实《全国卫生信息化发展规划纲要》要求,规范和指导全国各级卫生监督信息系统建设,制定了《卫生监督信息系统建设指导意见》。提出卫生监督信息系统建设要遵循"坚持以科技创新为动力推进卫生监督信息化建设,发挥信息化技术在提高卫生监督执法能力、增强突发公共卫生事件应急处置能力和促进政务公开方面的重要作用,强化政府卫生监管职能,推进和谐社会建设"的指导思想,以及"整体规划、统一标准、分级负责、分步实施"的建设原则,努力建成覆盖全国的卫生监督信息网络平台;建立健全卫生监督信息标准体系;完善卫生监督信息系统业务应用软件;建立卫生监督数据信息共享交换平台;实现卫生监督工作实时、动态和科学管理,规范卫生监督执法行为,提高卫生监督工作效率。同时,明确卫生监督信息系统建设内容包括:卫生监督信息网络平台建设、卫生监督信息标准体系建设、卫生监督数据信息交换平台建设、卫生监督信息系统业务应用软件建设,并提出了各级卫生监督信息网络平台配置参考标准。

(五)加强卫生监督技术支持能力建设

卫生监督工作一方面与其他行政执法工作一样具有明显的行政管理特点,另一方面,卫生监督工作尤其是食品卫生、职业卫生、放射卫生和环境卫生等公共卫生监督管理工作具有很强的专业技术特点,需要健康危害因素监测、风险分析与评价、检验出证、技术咨询、技术仲裁、卫生法规标准制定等技术支持。

卫生监督技术支持能力建设作为卫生监督体系建设的重要组成部分,是履行卫生监督职能的重要技术保障。《关于卫生监督体系建设的若干规定》《关于卫生监督体系建设的实施意见》以及《关于加强卫生监督技术支持能力建设的意见》对加强卫生监督技术支持能力建设有了明确规定:①明确了指导思想。②提出了总体目标。③明确了职责分工。④提出了主要任务。⑤完善了保障措施。

(六)加强卫生监督队伍建设

卫生监督员队伍建设是卫生监督体系建设的基础与核心。建设一支能适应改革开放和社会主义现代化建设需要的廉洁自律、秉公执法和办事高效的卫生监督员队伍,是实现卫生监督保障人民健康目标的基础性、战略性工作。

1.卫生监督人员的准入

《关于卫生监督体系建设的若干规定》规定卫生监督人员应当具备以下条件:①遵守法律和

职业道德。②具备卫生监督相关的专业和法律知识。③经过卫生监督员岗位培训并考试合格。④新录用人员应具有大专以上学历。卫生监督人员资格考试的具体规定由国家卫生行政部门制定,省级卫生行政部门组织实施。各级卫生监督机构应当根据监督任务聘任相应的专业人员,不断优化卫生监督队伍的专业结构。

2.卫生监督人员的教育培训

卫生监督员的教育培训是卫生监督员队伍建设的重要内容,是提高卫生监督员素质的有效手段。几年来,卫生监督队伍建设政策不断建立和完善。《关于卫生监督体系建设的若干规定》明确国家对卫生监督人员实行定期培训和考核制度,各级卫生监督机构应当不断提高卫生监督人员的专业素质和政治思想素质。《全国卫生监督员教育培训规划》具体内容如下。

(1)规定了卫生监督员教育培训的五项基本原则:依法培训,规范管理;凡进必考,定期培训;统筹规划,分级负责;突出重点,注重质量;形式多样,不断创新。

(2)明确了卫生监督员教育培训的主要目标:建立完善卫生监督员培训基地、培训教材、培训师资队伍,初步形成覆盖全国各省、地(市)、县的三级培训网络,力争达到每名监督员每年都能至少接受一次培训。进一步优化卫生监督员的知识结构,使卫生监督员从传统业务型向法制型、综合型转变,增强卫生监督员的依法行政能力,提高卫生监督员整体素质。建立专业比例合理的卫生监督员队伍,推进卫生监督员综合执法。

(3)明确了卫生监督员教育培训的主要任务:①全面提高卫生监督员的思想政治素质和职业道德水平。②全面提高卫生监督员的法律知识水平。③全面提高卫生监督员的专业知识水平,优化知识结构。④全面提高卫生监督员学历层次,注重人才培养。

3.卫生监督人员的管理

国家卫生行政部门陆续印发了《全国卫生监督机构工作规范》《卫生行政处罚程序》《卫生行政执法文书规范》《卫生监督制、着装管理规定》《关于卫生行政执法责任制的若干规定》《卫生监督稽查工作规范》等一系列文件,加强卫生监督人员管理。《关于卫生监督体系建设的若干规定》和《卫生行政执法责任制若干规定》等文件规定各级卫生监督机构应当建立执法责任制,认真履行工作职责,做到任务明确、责任到人、各司其职,保证卫生监督的公正和效率。各级卫生监督机构应当建立健全规章制度和工作程序,规范卫生监督行为;完善内部制约机制,建立关键岗位轮换制度和执法回避制度;公开办事程序和办事结果,接受社会监督;强化服务意识,保护和尊重管理人的合法权益。全面加强卫生监督稽查工作,落实卫生行政执法责任制,大力推进卫生监督执法考核和过错责任追究,不断规范卫生监督执法行为。

国家和省级卫生监督机构应当设置专门人员监督下级卫生监督工作,其主要任务包括:①大案要案的督察督办。②各种专项整治、执法检查的督察督导。③监督检查卫生法律法规的贯彻执行情况。④检查下级卫生监督机构和人员的执法行为。此外,还先后出台规范卫生监督执法车辆外观标识、卫生监督员胸牌标识和卫生监督员制、着装管理等一系列文件,要求卫生监督人员执行公务时应当按照国家规定统一着装和佩戴标志,着装做到仪表端庄、整洁、整齐、配套、风纪严肃。

四、公共卫生监督体系建设取得的成效

(一)政府对卫生监督的财政投入不断加强

随着我国社会经济的发展,政府对公共卫生的筹资职能水平逐年改进。各级财政对卫生监

督工作的投入不断增加,卫生监督机构的工作条件得到了一定程度的改善。政府对卫生监督体系建设的财政拨款显著增加。中央财政自 2003 年以来通过转移支付方式实施中西部地区卫生监督机构能力建设项目,逐步加大对中西部地区卫生监督机构基础设施建设和人员培训的支持力度,项目涉及执法车辆、取证工具、快速检测设备、信息化建设、专项工作和人员培训等多方面。

(二)卫生监督队伍初具规模

随着卫生监督体系建设的不断推进,我国已初步建立起一支卫生监督执法队伍。一些卫生监督机构实现向行政执法机构的转变。卫生监督人员专业知识结构趋于合理,既有预防医学、卫生事业管理等专业人员,也有法律、中文等非医学专业,专业结构呈现多样化。国务院卫生行政主管部门发布《全国卫生监督员教育培训规划》,将卫生监督员的教育培训视为卫生监督队伍建设的重要内容和提高卫生监督员素质的有效手段。在卫生监督建设过程中,卫生监督人员参加培训班的时间和次数有了显著增加。通过严格准入和加强培训教育,卫生监督人员的思想政治素质、法律素质和专业技术素质有了明显提高。同时,通过严格管理、规范着装、统一标识,初步形成了卫生监督执法队伍的良好形象,进一步提高了卫生监督人员的执法能力和水平。

(三)卫生监督组织体系初步形成

2006 年,经国务院领导同意,按照中编办《关于调整国务院卫生行政主管部门有关机构编制的批复》,国务院卫生行政主管部门设立卫生监督局,进一步强化了国务院卫生行政主管部门的监管职能,特别是加强了医疗服务监督职能。全国 31 个省、自治区、直辖市等都已建立省级卫生监督机构。由卫生行政部门、卫生监督机构、技术支持机构几部分力量构成,从中央到省、市、县四级,并且逐渐覆盖农村地区的卫生监督体系基本形成,国家公共卫生和医疗服务监督职能的履行有了组织上的保障。

(四)卫生监督机构基础设施建设、设备配置得到逐步改进

为规范各级卫生监督机构建设,国务院卫生行政主管部门制定了《卫生监督机构建设指导意见》,要求各级卫生行政部门按照"总体规划、统筹兼顾,分级负责、加强管理,因地制宜、分类指导"的原则,以整合资源、加大投入、改善条件为手段,以基础设施建设和执法装备建设为重点,全面加强卫生监督机构的能力建设,提高各级卫生监督机构的综合执法能力。《卫生监督机构建设指导意见》明确了各级卫生监督机构房屋建设、车辆配备、现场快速检测设备和防护设备、取证工具及办公设备的建设标准。卫生监督的房屋建设、车辆配备、现场快速检测设备和防护设备、取证工具以及办公设备等逐步得到改进。房屋设施建设规模不仅有较大幅度增长,而且国家开始对中西部各省份实施《中西部地区卫生监督机构能力建设项目管理方案》,中央财政安排专项资金,重点加强各机构现场快速检测设备、监督执法车辆、执法取证工具等方面的建设。

(五)公共卫生监督管理法规标准体系逐步完善

经过卫生监督体系建设几年的努力,已初步形成较完善的涵盖食品、化妆品、生活饮用水、公共场所、职业、放射、学校卫生等公共卫生领域的法规标准体系,为提升我国公共卫生水平提供了制度保障。

(1)完善了食品化妆品等健康相关产品管理法规和标准,先后发布了《食品卫生许可证管理办法》《餐饮业和集体用餐配送单位卫生规范》《健康相关产品国家卫生监督抽检规定》《重大活动食品卫生监督规范》《新资源食品管理办法》和《食品营养标签管理规范》等法规规章。

(2)建立健全与《职业病防治法》相配套的职业卫生法规、标准和技术规范,初步建立放射卫生法规体系。修订了《放射工作人员职业健康管理办法》和《职业健康监护管理办法》,起草了《职业病防治规划纲要》。积极落实中编办关于职业卫生职能分工的决定,与应急管理部联合下发《关于职业卫生监督管理职责分工意见的通知》,建立了两部门在职业卫生监管上的配合与协调工作机制。

(3)健全了环境卫生、学校卫生和传染病防治监督相关的法规体系。先后修订《生活饮用水卫生标准》和《生活饮用水标准检验方法》;会同商务部、国家体育总局联合颁布了《住宿业卫生规范》《沐浴场所卫生规范》《美容美发场所卫生规范》《游泳场所卫生规范》四个重点公共场所卫生规范;制订《公共场所集中空调通风系统卫生管理办法》及配套规范;会同教育部颁布《学校食堂与学生集体用餐卫生管理规定》和《学校食物中毒事故行政责任追究暂行规定》以及《关于加强大中小学校食品卫生监督管理工作的通知》等文件。

(六)卫生监督能力明显提高

几年来,各级卫生行政部门和卫生监督机构通过深化卫生监督体制改革,加强卫生监督体系建设,不断完善监管模式,卫生监督能力明显提高,卫生监督执法工作取得显著成绩,为维护公共卫生秩序和医疗服务秩序,保障人民群众健康权益发挥了重要作用。

1.卫生行政许可能力得到明显提高

卫生监督机构作为卫生行政部门委托的卫生行政许可实施机构,通过卫生监督体系建设,深入开展行政审批制度改革,全面清理卫生行政审批项目,简化和规范审批程序,不断改进管理和服务;通过建立和完善健康相关产品卫生许可规章制度、制约机制,规范许可行为;认真贯彻《行政许可法》和国务院廉政工作会议精神,实施《食品卫生许可证管理办法》,严格规范全国卫生许可证发放,查处违法违规行为,卫生行政许可工作实施状况有了明显改善,表现如下。

(1)卫生行政许可工作量呈现增加趋势。

(2)卫生行政许可的质量得到提高,卫生监督机构为严格落实行政许可法,加强了许可后监管力度和对许可行为的内部稽查力度,较好地保证了行政许可质量。

(3)各级卫生监督机构的卫生行政许可平均按时办结率提高,表明卫生行政许可工作能严格按照法定时限予以办结,卫生行政许可职能的落实确实有了较大提高。

2.卫生监督检查能力不断加强

卫生监督检查是指卫生行政部门依据法定的卫生监督职权,为了保障卫生法律、法规以及所作出的卫生行政处理或处罚决定得到遵守和执行,依法对公民、法人或其他的组织守法和履行法定义务的情形实施检查、了解和监督的行政行为,是卫生监督管理活动中最基本的一种行为,反映卫生监督机构日常工作开展的情况。卫生监督机构平均卫生监督检查覆盖率提高;同时卫生监督检查的强度也有所增强。卫生监督检查覆盖的广度增加,卫生监督检查的强度加大,卫生监督机构通过日常的卫生监督检查,督促管理相对人依法行事,及时纠正违法行为。同时,卫生监督机构积极参与重大活动的卫生保障,增强和提高了卫生监督机构应对重大活动卫生保障的综合服务能力。

3.案件查处能力不断提高

(1)案件查处工作量增加,工作质量较高。卫生监督部门能够较好地承担起案件查处职责,加大了案件的查处力度,及时发现和制止违法行为。

(2)投诉举报处理工作量增加,工作效能较高,提示卫生监督机构较好地履行了投诉举报查处的职责,从关注民生出发,加强了执法力度,保护了消费者的合法权益。

4.突发事件应急处置能力不断增强

卫生监督机构的突发事件应急处置能力得到明显提高,主要表现在以下几个方面:①各级卫生监督机构突发事件应急处置能力均有提高,其中尤以市、县级机构应急处置能力提高最为显著。②卫生监督机构经过近几年建设,应急处置队伍不断壮大。③突发应急处置职能落实程度明显提升。

五、公共卫生监督体系建设存在的问题和对策

(一)卫生监督体系建设存在的问题

1.政府投入不足,部分卫生监督机构面临困境

卫生监督机构是执行国家卫生法律法规,维护公共卫生秩序和医疗服务秩序的行政执法机构,承担着政府管理社会卫生事务的公共职能。因此,应该完全由政府承担筹资职能。然而,调查发现,目前卫生监督机构经费投入存在一系列问题。

(1)政府对卫生监督机构的财政投入仍存在较大缺口。

(2)建设前后不同地区省、市、县级卫生监督机构收入占支出比例均未达到100%,虽然随年度有所上升,但是幅度较小。

(3)卫生监督机构经费来源不合理。中西部地区中央拨款的比例较高,特别是西部,本该由地方投入和保障的,中西部地区地方政府对各级卫生监督机构的投入显得更加不够,"造血功能"严重不足。

(4)此外,由于财政长期投入不足,相当一部分地方的卫生监督机构仍然靠检验检测收费养活,仍有较大比例的服务收入支撑公共卫生工作的开展,严重影响卫生行政执法的公正性和权威性,影响公共职能的落实。

2.人员编制短缺,队伍素质有待提高

(1)研究显示,目前全国有卫生监督人员约94 000人,而按照履行职责的实际需要,全国卫生监督机构应配备约143 000人,现有卫生监督人员与实际需要之间存在34%的缺口。

(2)由于历史上的原因,卫生监督队伍准入门槛过低、人员录用要求不严,学历层次偏低,人员素质有待提高,这个问题在基层执法一线更为突出。

(3)卫生监督人员的在岗培训和继续教育工作没有到位,依法行政的意识和依法办案的能力不强,知识更新慢、观念陈旧,工作低水平重复,不能适应法制建设不断完善与发展和推进依法行政的需要。

3.房屋基础设施建设滞后

(1)办公用房是有效落实各项卫生监督职能的基本保障之一。然而,在卫生监督体系建设中,各地卫生监督机构房屋基础设施建设滞后、执法技术手段落后的问题十分突出,尤其是办公用房简陋或者缺乏,不能满足卫生监督工作的需要,未达到《卫生监督机构建设指导意见》关于房屋建设的基本要求,有产权的房屋中相当一部分还是旧房或危房,严重影响执法工作正常开展。

(2)在近几年卫生监督机构建设产权房过程中,由于建设资金依靠卫生监督机构通过自筹资金解决,从而留下程度不同的债务。目前很多自筹资金都停留在债务上,或者是向银行借贷,或是欠施工方,偿还债务巨大的压力将迫使部分卫生监督机构被迫重视有偿服务来通过"自身的努力"偿还债务,导致整个卫生监督机构的工作方向重新走进老"防疫站"的模式,严重影响依法行政的公正、公平性和政府的公信力,也势必会影响到卫生监督机构公共卫生职能的发挥。

近几年,全国人大代表和政协委员多次提出建议和提案,呼吁尽快解决欠发达地区卫生监督机构房屋基础设施建设严重滞后的问题。

4.卫生监督技术支持能力建设亟待加强

切实履行卫生监督职能,维护公共卫生秩序和医疗服务秩序,保证人民群众身体健康和生命安全,是卫生法律法规赋予各级卫生行政部门的重要职责。

卫生监督工作包括医疗服务监督,还包括食品、职业、放射、环境和学校等公共卫生监督管理工作,具有较强的专业技术特性,需要强有力的技术支持。卫生监督技术支持能力建设是卫生监督体系建设的重要组成部分,是履行卫生监督职能的重要技术保障。

当前,食品安全、饮用水安全、职业病危害与辐射防护和环境卫生等公共卫生问题仍然比较突出,医疗服务市场形势依然严峻,医疗和血液安全监管亟待加强,卫生监督执法任务相当繁重,对卫生监督技术支持能力和水平提出了更高要求。

长期以来,各级疾病预防控制机构在承担重大疾病防治工作职责的同时,还肩负着卫生监督的技术支持工作。各级疾病预防控制机构逐渐将工作重心转移到重大疾病的防治上,其他公共卫生工作难以放在重要位置。这导致卫生监督相关的检验、检测等技术支持能力和水平有逐步削弱的趋势,不能适应卫生监督工作的需要,卫生监督技术支持能力建设亟待加强。

5.卫生监督职能有待进一步界定

随着我国改革开放的不断推进和市场经济体制的建立和完善,卫生监督职能调整频繁。2000年以来,食品、职业卫生、放射防护等监管职能均进行调整,但相应法律法规还未健全,导致实际工作中国务院卫生行政主管部门与食品药品监督管理、质监、工商、生产安全、环保等部门在部分监管职能交叉,行政成本增加,另一方面导致重复执法或彼此推诿、扯皮或行政不作为的现象时有发生。此外,卫生监督职能与疾病预防控制职能,医疗服务监督职能与医疗服务管理职能划分也不够清楚,实际工作中存在交叉。

(二)对策措施

1.落实保障措施,加大经费投入

(1)通过国债资金项目或中央财政转移支付方式给予支持,逐步解决各级卫生监督机构的办公用房问题。

(2)落实、完善财政经费保障政策。卫生、财政、发展改革等相关部门联合督促检查各地落实现行卫生监督工作经费保障政策规定的情况,采取有力措施,切实解决目前卫生执法工作经费得不到保证的突出问题。

(3)进一步研究完善卫生监督工作财政补助有关政策和办法,努力建立稳定的卫生监督保障机制,切实改善卫生监督员工作条件,稳定执法队伍。

2.加强基层卫生监督网络建设

(1)切实加强农村和社区基层卫生监督网络建设,促进执法工作重心下移,强化属地管理。积极推动各地建立完善县级卫生监督机构在乡镇设立派出机构或派驻卫生监督人员的制度,充实农村卫生监督工作力量。

(2)积极推广卫生监督工作市、区一体化管理的做法,解决职责交叉、重复执法、资源浪费等问题,理顺监管体制,提高监督工作效率。

3.加强机构和队伍建设

(1)出台卫生监督机构编制规定,明确卫生监督队伍的有关政策。在调查研究的基础上,卫生行政部门组织开展了卫生监督机构人员编制配置研究论证。积极争取组织人事部门的支持，力争将卫生监督队伍纳入公务员管理；研究制定各级卫生监督机构的人员编制标准，从根本上解决卫生行政执法主体和执法队伍相分离以及执法力度严重不足的问题。

（2）严格准入、强化培训、加强管理。尽快建立健全卫生监督员准入制度，施行卫生行政执法人员资格国家考试制度。

（3）应有规划地逐步建立完善卫生监督员教育培训制度和组织体系。与教育培训机构联合建立区域性卫生监督员教育培训基地，在高校开设卫生监督执法相关的专业课程，培养卫生监督后备人才。

（4）加强队伍的管理，建立必要的规章制度（回避、稽查、责任、廉正、监督、奖惩制度），强化卫生监督执法人员的行为规范，淘汰不合格的卫生监督人员，确保队伍的健康、纯洁。

4.加强卫生监督技术支持能力建设

（1）进一步明确卫生监督技术支持机构的职责和任务：健康危害因素监测、健康危害因素风险评估、检验出证、技术仲裁、技术咨询以及参与法规标准制定和宣传。

（2）加强卫生监督执法技术支持机构的能力建设，建立健全食品、饮用水和职业卫生等公共卫生监测网络，提高和行政执法相关检验检测的能力建设，严格规范检验出证行为，以满足卫生监督执法工作的需要。

（3）在此基础上，要结合深化医药卫生体制改革，从全局出发、从长远考虑，积极研究、探索一种适合我国卫生事业发展以及卫生依法行政需要的卫生监督技术支持体系模式，全面提高和加强卫生监督执法的技术水平。

5.进一步理顺监管体制，完善卫生综合执法模式

（1）根据国家的进一步深化行政管理体制改革的要求，按照统一、高效的原则，切实理顺食品安全和职业卫生的行政管理体制，修订完善相关法律法规，明确各部门监管职责。

（2）理顺医疗监督与医政管理，卫生监督与疾病控制之间的职责划分，建立长效的医疗服务监督和传染病防治监督工作运行机制，避免职责不清带来的推诿、扯皮，从而加大综合执法的力度，提高监督管理的效率。

（侯建国）

第三节　饮用水卫生监督管理

饮用水卫生监督是指饮用水卫生行政执法主体对卫生行政管理相对人遵守饮用水卫生法律、法规、规章以及其他规范性文件和行政处理决定的情况所进行的监督和检查活动。它是饮用水卫生行政执法整体过程的重要环节，是实现饮用水卫生行政管理职能的重要手段之一。

一、饮用水卫生监督机构及其监督的适用范围

(一)饮用水卫生监督机构

国务院卫生行政主管部门主管全国饮用水卫生监督工作,县级以上人民政府卫生行政部门主管本行政区域内饮用水卫生监督工作。铁道、交通、民航行政主管部门设立的卫生监督机构,行使国务院卫生行政主管部门会同国务院有关部门规定的饮用水卫生监督职责。

(二)饮用水卫生监督的适用范围

饮用水卫生监督的适用范围包括集中式供水单位、二次供水单位、分质供水单位和涉及饮用水卫生安全产品。

(三)法律依据

(1)《中华人民共和国传染病防治法》第五十三条规定:"县级以上人民政府卫生行政部门对传染病防治工作履行下列监督检查职责",其中第四款为:"对饮用水供水单位从事生产或者供应活动以及涉及饮用水卫生安全的产品进行监督检查"。

(2)《生活饮用水卫生监督管理办法》第三条规定:"国务院卫生行政主管部门主管全国饮用水卫生监督工作。县级以上地方人民政府卫生行政部门主管本行政区域内饮用水卫生监督工作"。

(3)《生活饮用水卫生监督管理办法》第十六条规定:县级以上人民政府卫生行政部门负责本行政区域内饮用水卫生监督监测工作。供水单位的供水范围在本行政区域内的,由该行政区人民政府卫生行政部门负责其监督监测。供水单位的供水范围超出其所在行政区域的,由供水单位所在行政区域的上一级卫生行政部门负责监督监测;超出其所在省、自治区、直辖市的,由该供水单位所在省、自治区、直辖市卫生行政部门负责监督监测;铁路、交通、民航行政主管部门设立的卫生监督机构,行使国务院卫生行政主管部门会同国务院有关部门规定的饮用水卫生监督职责。

(4)《生活饮用水卫生监督管理办法》第二条规定,该行政规章适用于集中式供水、二次供水单位(简称供水单位)和涉及饮用水卫生安全的产品的卫生监督管理。

国务院卫生行政主管部门卫监督发(2005)191号文件"国务院卫生行政主管部门关于分质供水卫生许可证发放问题的批复"中明确"分质供水是集中供水的一种形式,应当属于供水单位卫生许可范围。"这个行政解释明确了"供水单位"的含义除行政规章中已有明文规定的集中式供水单位、二次供水单位外,还包括分质供水单位。

二、饮用水卫生监督机构的主要职责

(一)饮用水预防性卫生监督

依据《生活饮用水卫生监督管理办法》第十七条和《传染病防治法》第五十三条,卫生监督部门对新建、改建、扩建集中式供水项目进行预防性卫生监督,负责本行政区域内饮用水的水源水质监测和评价。

(二)饮用水经常性卫生监督检查

依据《生活饮用水卫生监督管理办法》第二十二条和《传染病防治法》第五十三条,对已取得卫生许可证的单位和个人以及取得卫生许可批准文件的涉及饮用水卫生安全的产品进行日常监督检查和水质监测评价,发现已不符合卫生许可证颁发条件或不符合卫生许可批准文件颁发要

求的,原批准机关有权收回有关证件或批准文件。

(三)负责供水单位卫生许可证的颁发、复核和延续

依据《传染病防治法》第二十九条和《生活饮用水卫生监督管理办法》第四条、第七条,饮用水供水单位从事生产或者供应活动,应当依法取得卫生许可证。

供水单位(含集中式供水单位、二次供水单位、分质供水单位)卫生许可证由县级以上人民政府卫生行政部门按规定的管理范围发放,有效期四年,每年复核一次。有效期满前六个月重新提出申请换发新证。

依据:《生活饮用水卫生监督管理办法》第二十条;国务院卫生行政主管部门卫监督发(2005)191 号文件;根据《行政许可法》应在到期前 1 个月申请延续。

(四)负责涉及饮用水卫生安全产品卫生许可批准文件的审批

涉及饮用水卫生安全产品,必须进行卫生安全性评价。与饮用水接触的防护涂料、水质处理器以及新材料和化学物质,由省级卫生监督机构进行涉水产品生产企业卫生条件审核,并在现场随机采样封样,经卫生行政部门认可的检验机构进行产品检验,直接向国务院卫生行政主管部门申报卫生行政许可。其他涉及饮用水卫生安全的产品,由省、自治区、直辖市人民政府卫生行政部门批准,报国务院卫生行政主管部门备案。凡涉及饮用水卫生安全的进口产品,须经国务院卫生行政主管部门审批后,方可进口和销售。依据:《生活饮用水卫生监督管理办法》第二十一条;国务院令 2004 年第 412 号《国务院对确需保留的行政审批项目设定行政许可的决定》,序号205,项目名称:保留涉及饮用水卫生安全的产品卫生许可;实施机关:国务院卫生行政主管部门、省级以上地方人民政府卫生行政主管部门;国务院卫生行政主管部门卫监督发[2006]124 号文"国务院卫生行政主管部门关于印发《健康相关产品卫生行政许可程序的通知》";国务院卫生行政主管部门卫监督发[2006]191 号文"国务院卫生行政主管部门关于印发《健康相关产品卫生行政许可程序》配套文件的通知"。

(五)负责饮用水污染事故对人体健康影响的调查和处理

依据《生活饮用水卫生监督管理办法》第十九条;《传染病防治法》第五十五条,县级以上地方人民政府卫生行政部门负责本行政区域内饮用水污染事故对人体健康影响的调查。当发现饮用水污染危及人体健康,须停止使用时,对二次供水单位应责令其立即停止供水,对集中式供水单位应当会同城市建设行政主管部门报同级人民政府批准后停止供水。

(六)行政处罚

依据《饮用水卫生监督管理办法》第二十五条、二十六条、二十七条;《传染病防治法》第七十三条,对违反生活饮用水有关卫生法律、法规和行政规章的单位和个人依法进行行政处罚。

三、饮用水卫生监督员及其职责

饮用水卫生监督员必须符合国务院卫生行政主管部门《卫生监督员管理方法》规定的资格和条件,由县级以上卫生行政部门颁发卫生监督员证书。铁路、交通、民航的饮用水卫生监督员,由其上级行政主管部门发给证书。饮用水卫生监督员负责饮用水卫生监督工作,其职责如下。

(1)参加对新建、改建、扩建饮用水供水工程项目选址设计的卫生审查和竣工验收。

(2)参加对管辖范围内供水单位和涉及饮用水卫生安全产品企业进行卫生监督检查。

(3)参加对供水单位和涉及饮用水卫生安全产品的卫生许可受理、审核等工作。

(4)参加饮用水污染事故对人体健康影响的调查和处理。

(5)根据有关规定对违反法律、法规行政规章有关条款的单位和个人提出处罚建议。

(6)执行卫生行政部门交付的其他任务。

卫生监督员在执行任务时,应统一着装、佩戴证章、出示证件。卫生监督员执行公务时必须秉公执法,忠于职守,不得利用职权谋取私利。

四、饮用水卫生检查员及其职责

根据《生活饮用水卫生监督管理办法》规定,县级卫生行政部门可聘任饮用水卫生检查员,协助饮用水卫生监督员负责乡镇饮用水卫生检查工作。饮用水卫生检查员由县级卫生行政部门发给证书。

各级卫生行政部门应把落实饮用水卫生监督职责和贯彻落实《国务院办公厅关于加强饮用水安全保障工作的通知》精神结合起来。国务院卫生行政主管部门卫监督发(2005)495号文件《国务院卫生行政主管部门关于加强饮用水卫生安全保障工作的通知》要求各级卫生行政部门进一步提高对加强饮用水卫生安全保障工作的认识,加强领导,把这项工作纳入重要议事日程;加强与有关部门的联系与合作,认真组织,将城乡饮用水卫生安全工作纳入经济社会发展规划之中,并认真执行。进一步明确饮用水卫生安全保障的目标、任务和政策措施,建立领导责任制,加强监督管理,结合实际研究解决当地饮用水卫生安全问题。依法开展饮用水卫生安全监督监测工作,全面开展监督检查,加强饮用水卫生监测,建立城乡饮用水卫生监测网。加强饮用水法规标准制修订和饮水污染对人体健康影响的科研工作。开展法律法规标准宣传。并建立饮用水卫生安全储备体系和应急机制。

五、供水单位预防性卫生监督的程序和内容

饮用水供水单位预防性卫生监督是对新、改、扩建的供水单位进行监督审查,包括供水企业填报《建设项目卫生审查申请书》、卫生行政部门审核填发《建设项目设计卫生审查认可书》和《建设项目竣工卫生验收认可书》等。

(一)申请

1.申请方式

供水管理责任单位(申请人)到各级卫生行政部门咨询、领取或从网上下载格式文本的《建设项目卫生审查申请书》和办理须知。

2.申请材料

(1)建设项目卫生审查申请书。

(2)供水单位名称预先核准通知书复印件或营业执照复印件。

(3)有关主管部门批准建设集中式供水单位的文件资料。

(4)水源水质与水源选择。

(5)水源卫生防护说明。

(6)水厂总体设计和取水构筑物图及说明(包括水厂平面布局图、卫生防护设施图)。

(7)水处理设计图(包括制水工艺及流程图、车间布局平面图、主要制水设备清单)。

(8)输配水设计(包括管网平面布局图、管网系统图等)。

(9)水质检验设备及拟开展检验项目。

(10)拟选用涉及饮用水卫生安全产品的卫生许可批件复印件及消毒器械卫生许可批件复印件。

(二)受理

参照供水单位卫生许可的受理。

(三)审核

1.审核标准

依据《生活饮用水卫生监督管理办法》《生活饮用水集中式供水单位卫生规范》《建筑给水排水设计规范》《室外给水设计规范》《城市给水工程规划规范》《生活饮用水卫生标准》。

2.审核过程

在受理后 10 个工作日内卫生监督员按有关标准规范和内容进行资料和现场审查,现场监督检查不符合标准的,由监督员当场出具"现场监督笔录"和"卫生监督意见书",提出整改意见,申请人按整改意见进行整改,整改完毕再申请审查。符合要求的监督员制作《建设项目设计审查认可书》,报主管领导审批。

3.供水单位预防性卫生监督审核内容

(1)厂址与周围环境:施工现场位置与申请管理责任单位所报资料必须相符,周围有毒有害场所或者污染源,应符合《生活饮用水集中式供水单位卫生规范》(以下简称《卫生规范》)第五条的要求。

(2)水源选择:应符合《卫生规范》第五条、第六条、第七条规定的要求。

(3)水源卫生防护:应符合《管理办法》第十三条;《卫生规范》(2001)第八条、第十条、第十一条规定的要求。

(4)水厂总体设计和取水构筑物的审查:宜选择在交通便捷以及供电安全可靠和水厂生产废水处理方便的地方(GB 50282-98),选择地势较高、不易受洪水或污水和其他废弃物侵害的地段。厂区周围不得有粉尘、有害气体、放射性物质和其他扩散性污染源。卫生防护设施图按《卫生规范》(2001)第二十四条、二十五、二十六条审查。生产经营场地平面布局图中应检查未经处理的污泥水排放位置。按工艺流程合理布局,划分生产区、生活区和独立行政办公区,生产区要在生活区的上风向,生产区外围 30 m 不得设置居住区,不得修建渗水厕所和渗水坑,不得堆放垃圾、粪便、废渣和铺设污水渠道。取水构筑物和水厂总体设计应符合 GBJ 13 的要求。

(5)水处理的设计审查:水处理工艺流程的选择和主要构筑物的组成应根据原水水质、设计生产能力、处理后的水质要求,参照相似条件下水厂的运行经验、结合当地条件,通过技术经济比较研究确定。集中式供水应有完善的混凝反应设施、沉淀和过滤设备,必须有水质消毒设备。应符合《卫生规范》(2001)第十六条和《室外给水设计规范》(GBJ 13)水处理的相关规定。

(6)输配水管网审查:输配水管网径应按最高日供水量加自用水量确定,输水干管一般不宜少于两条;管网宜设计成环状,若设计为树枝状的,末端应有排水阀。给水管应设在污水管上方。自备水源供水设施与城镇公共供水管网不得有任何连接。应符合《卫生规范》(2001)第十七、二十、二十一、二十二、二十三条和《室外给水设计规范》(GBJ 13)有关配水管网的有关规定。

(7)水质检验室:按《管理办法》第十条、《卫生规范》(2001)第三十条规定的要求进行配备。

(四)发放《建设项目设计卫生审查认可书》

经审核新建、扩建、改建工程的选址和设计符合有关标准和规范要求,当地卫生监督机构出具加盖公章的新建、改建、扩建工程的《建设项目设计卫生审查认可书》。

(五)竣工验收

供水单位按卫生行政部门审查发放的《建设项目设计卫生审查认可书》进行施工。工程验收分为土建验收和竣工验收两个阶段。建设单位在相应的工程结束后向卫生监督机构提出工程验收申请和相关资料。

土建验收标志着建设工程的土木建筑任务业已完成，经验收合格后即可进入设备安装阶段，该阶段卫生设施基本已成定局，进行土建验收便于发现问题，能便于建设单位在试生产还有一段时间内进行整改，也便于其在未安装设备前对不完善的土建工程进行整改。因此卫生监督机构应及时主动参与土建验收，重点审查土建工程是否按报建批准的设计图进行施工，施工过程中有哪些方面做了改变，发现施工中缺陷和存在问题，及时向建设单位发出《卫生监督意见书》，限期改进。

水处理设备安装完毕，经试运行基本符合设计要求时，建设单位应向卫生监督机构申请竣工验收，卫生监督员到现场进行验收，验收合格者，抽检出厂水和管网末梢水进行检验。

(六)向验收合格者颁发《建设项目竣工卫生验收认可书》

根据《中华人民共和国行政许可法》第四十五条规定，申请人取得《建设项目竣工卫生验收认可书》前(施工阶段)的时限和检验、检测时限不计算在行政许可期限内。

六、供水单位卫生许可

饮用水集中式供水单位卫生许可是供水单位向卫生行政部门提出许可申请，包括供水企业填报《卫生许可证申请书》和相应申报资料，经卫生行政部门审查，在规定的时限内发放卫生许可证。

(一)卫生许可申请

1.申请方式

集中式供水管理责任单位(申请人)到各级卫生行政部门受理处咨询、领取或从网上下载格式文本的《卫生许可证申请书》和办理须知。

2.集中式供水卫生许可申请材料

(1)《卫生许可证申请书》。

(2)申请报告(单位名称、地址、邮编、法定代表人或负责人、联系人及联系电话、申请类别、投资规模等)。

(3)建设项目竣工卫生验收认可书。

(4)水源水、出厂水和管网水检验合格报告。

(5)饮用水卫生质量保证体系的有关资料及卫生管理机构(或组织)、专兼职卫生管理人员配置情况；岗位管理制度(岗位卫生责任制、净水、反冲洗、清洗、消毒制度、从业人员健康体检和专业知识培训制度等)。

(6)水处理及卫生设施的配置(数量、位置)和运转情况。

(7)所用涉及饮用水卫生安全产品安全性证明材料。

(8)从业人员名单及预防性健康体检和卫生知识培训合格证明。

(9)检验室设备清单及检验人员资格证明，已开展检验项目。

(10)卫生行政部门认为有必要提供的其他资料。

3.提供真实材料

申请人应当如实提交有关材料，并对材料的真实性负责，否则将承担相应的法律后果。

(二)受理

(1)受理条件申请材料齐全、符合法定形式。

（2）受理人员对申请者提交的申请材料的完整性、合法性、规范性进行审核,根据下列情况分别作出处理:①申请事项依法不需要取得卫生行政许可的,应当即时告知申请人不受理,出具行政许可不予受理决定书。②申请事项依法不属于本机关法定职权范围的,即时告知申请人不受理,出具行政许可不予受理决定书。③申请材料存在可以当场更正错误的,应当允许申请人当场更正。④申请材料不齐全或者不符合法定形式的,应当场或者在五日内出具一次性告知书,告知申请人需要补正的全部内容,逾期不告知的,自发出行政许可申请材料接收凭证之日起即为受理。⑤申请事项属于本行政机关职权范围,申请材料齐全、符合法定形式,或者申请人按照本机关的要求提交全部补正申请材料的,五日内出具行政许可受理通知书。

（三）审查

1.审查程序

受理申请后,卫生行政部门指定两名卫生监督员对申请材料进行核实,并进行现场审查,对符合《生活饮用水卫生标准》(GB 5749)和《生活饮用水集中式供水单位卫生规范》规定的,由监督员当场出具"现场监督笔录",进入下一步办证程序。

现场监督检查不符合标准的,由监督员当场出具"现场监督笔录""卫生监督意见书"(申办人在监督意见书上签字),申办人在规定时间内(此时间不计入许可时间)进行整改(在此期间申请人不得从事供应生活饮用水,违反者按无证经营予以处罚),经监督员复验,合格者按符合标准进入办证程序,不符合者于复验后次日起,依据申办人两次"现场卫生监督笔录""监督意见书"的情况,进入不予许可决定的程序。

2.卫生许可审查内容

（1）资料形式审查:上述要求申报资料是否齐全,内容是否反映水厂实际情况,有无不符合项。

（2）现场审查:包括以下方面。①水源卫生检查:检查水源地卫生防护情况,是否按相关要求做好水源卫生防护工作。②检查水厂饮用水卫生管理规章制度和质量保证体系情况:检查水厂的质量保证体系是否有效运转,岗位责任是否明确,在相应岗位处有无作业指导书和岗位职责。现场询问相应管理人员和制水人员,对其水质净化消毒过程中相关问题处理和反应能力,判断其规章制度是否健全[《卫生规范》(2001)第十三条]。③检查水处理及卫生设施运转情况:检查混凝是否达到效果,待滤水浊度情况,滤后水质情况,加氯消毒情况,查看水厂记录与实际检查内容是否一致,核对相应设计资料,判断设备运转正常与否,是否能够安全供水[《卫生规范》(2001)第十六条]。④检查供方的资料:检查水厂所用与饮用水接触材料合格供方(卫生许可批件、厂方生产条件、质量保证体系等)资料是否齐全,现场抽查涉及饮用水卫生安全产品,是否从合格供应商进货,进货后是否进行验收,有无验收记录。判断使用的材料是否卫生安全[《卫生规范》(2001)第十九条]。⑤检查从业人员:核对相应岗位人员是否到位,检查不同工作岗位的从业人员,持有效专业资格证书和卫生知识培训情况,其专业水平是否可胜任相应工作。判断员工素质能否保证供水卫生安全[《卫生规范》(2001)第十四条、第三十七条、第三十八条]。⑥检验室的检查:检查检验室的设备、人员、制度、检验记录等,判断其是否配备与供水规模相适应的人员和设备、水质检验是否进行全过程质量控制、采样点与检验频率是否符合要求、水质检验记录是否完整清晰,档案资料是否保存完好,有无按要求上报水质资料[《卫生规范》(2001)第四章]。⑦检查是否有应急事故处理方案,污染事件报告制度。⑧结合提供的检验报告和实验室记录对出厂水水质进行现场监督检测。

(四)许可决定

卫生行政部门应当自受理之日起二十日内书面作出卫生行政许可决定。二十日内不能作出决定的,经卫生行政部门负责人批准,可以延长十日,并应当将延长期限的理由告知申请人。

卫生行政部门作出准予卫生行政许可决定的,应当在作出决定后十日内向申请人发放加盖卫生行政部门印章的《卫生许可证》。

卫生行政部门作出不予卫生行政许可决定的,应当书面告知申请人,说明理由,并告知申请人享有申请行政复议或者提起行政诉讼的权利。

卫生行政部门作出准予卫生行政许可决定,应当予以公开,公众有权查阅。

卫生行政许可直接涉及申请人和他人之间重大利益关系的,卫生行政部门在作出行政许可决定前,应当告知申请人、利害关系人享有要求听证的权利。申请人、利害关系人在被告知听证权利之日起五日内提出听证申请的,卫生行政部门应当在二十日内组织听证。

申请人、利害关系人不承担卫生行政部门组织听证的费用。

《卫生许可证》有效期为四年,具体内容应当包括:单位名称、法定代表人、单位地址、卫生许可证号、发证日期、发证机关。其中单位名称、法定代表人等项目应与工商行政部门核准的内容一致,单位地址按集中式供水单位的实际地址填写。

卫生许可证号格式为:(市、区、县简称)卫水字[年份]XXXX 号,采用统一编号。

卫生行政部门在发放卫生许可证时,应当要求申请人签收。

申请人在申请集中式供水单位卫生许可证时,隐瞒有关情况或者提供虚假材料的,卫生行政部门不予受理或者不予卫生行政许可,并给予警告。该申请人在一年内不得再次提出申请。

《卫生许可证》不得涂改、转让,严禁伪造、倒卖。

(五)卫生许可延续

集中式供水单位需要延续依法取得的卫生行政许可的有效期的,应当在卫生许可证有效期届满三十日前向原发证部门提出申请,并提供以下资料。

(1)卫生许可证延续申请表。

(2)工商营业执照复印件(加盖公章)。

(3)单位名称、法定代表人(或负责人)、生产经营场地、布局、设施与原核准内容一致承诺书,如有改变,需提供改变后的材料。

(4)原《卫生许可证》原件。

(5)当地卫生行政部门认可检验机构出具的每年出厂水、末梢水水质检验报告。

(6)当地卫生监督机构出具的每年现场监督检查记录。

(7)卫生行政部门规定的其他资料。

卫生行政部门应当根据申请人的申请,在有效期届满前作出是否准予延续的决定;逾期未作出决定的,视为准予延续。

卫生行政部门在收到延续申请后,应当对所提供的资料及生产现场进行审查。经审查符合条件的,作出准予延续的决定,换发的《卫生许可证》沿用原卫生许可证号。

(六)变更

凡取得《卫生许可证》的集中式供水单位应当严格按照《卫生许可证》规定的内容进行生产;要求变更许可事项的,应当向原发证部门提出书面申请并提交相关材料。符合法定条件的,卫生行政部门应当依法办理变更手续。

变更许可的事项及所需提供的材料规定如下。

（1）要求变更单位名称的，需提供工商行政部门准予变更营业执照证明、变更前后的营业执照及原《卫生许可证》。

（2）要求变更单位法人的，需提供变更说明及其他相关材料。

除上述事项外，集中式供水单位需变更生产地址、布局、工艺流程等事项的，应按本程序重新申请卫生许可证。

(七)撤销卫生行政许可

有下列情况之一的，卫生行政部门可以根据利害关系人的请求或者依据职权，撤销卫生行政许可。

（1）卫生行政部门工作人员滥用职权、玩忽职守作出准予卫生行政许可决定的。

（2）超越法定职权作出准予卫生行政许可决定的。

（3）违反法定程序作出准予卫生行政许可决定的。

（4）对不具备申请资格或者不符合法定条件的申请人作出准予卫生行政许可决定的。

（5）依法可以撤销卫生行政许可的其他情形。

集中式供水单位以欺骗、贿赂等不正当手段取得《卫生许可证》的，卫生行政部门应当予以撤销，同时依法给予警告，该单位在三年内不得再次提出申请。

按照本条第一款的规定撤销的卫生行政许可，被许可人的合法权益受到损害的，卫生行政部门应当依法给予赔偿。依照本条第二款的规定撤销卫生行政许可的，被许可人基于卫生行政许可取得的利益不受保护。

(八)注销卫生许可

已取得卫生许可证的集中式供水单位有下列情况之一的，原发证部门可注销其《卫生许可证》。

（1）企业自行申请注销的。

（2）《卫生许可证》有效期届满未延续的。

（3）卫生行政许可依法被撤销、撤回，或者《卫生许可证》被依法吊销的。

（4）被工商行政管理部门注销或吊销营业执照的。

（5）因其他原因不能保证供水卫生质量的。

卫生行政部门注销卫生许可证，应当及时告知被注销人，收回原证，并予以公告。

(九)补发

集中式供水单位遗失卫生许可证的，应当及时登报声明，然后向原发证部门申请补发。

七、供水单位的经常性卫生监督

饮用水经常性卫生监督包括对供水单位的现场监督、对水质进行监督监测以及对违法行为进行行政处罚等。

(一)对供水单位的经常性卫生监督

1.经常性卫生监督程序

各级卫生监督机构根据各自的职责，对辖区内生活饮用水集中式供水单位开展经常性卫生监督工作。监督频次每年不少于2次。

根据《卫生规范》的有关要求，对供水单位进行经常性监督，对符合要求，由卫生监督员当场出具"现场监督笔录",供卫生许可延续的依据。现场监督检查不符合要求的,由监督员当场出具"现场监督笔录",并下发"卫生监督意见书"责令供水单位在规定时间内进行整改。对违反《管理办法》者,按有关程序进行行政处罚。

2.经常性卫生监督内容

(1)水处理工艺和卫生设施与申报卫生许可时是否一致,是否已更改。有无供水设施未经卫生许可,有无违反《管理办法》第七条的事实。

(2)水源卫生检查:检查水源地卫生防护情况,是否按相关要求做好水源卫生防护工作。有无违反《管理办法》第十三条的事实。

(3)检查水厂饮用水卫生管理规章制度和质量保证体系情况:检查水厂的质量保证体系是否有效运转。现场询问相应管理人员和制水人员,对其水质净化消毒过程中相关问题处理和反应能力,判断其是否按有关规章制度执行[《卫生规范》(2001)第十三、十四条]。

(4)检查水处理及卫生设施运转情况:检查水处理及卫生设施是否完善、运转情况是否正常。混凝是否达到效果,待滤水浊度情况,滤后水质情况,加氯消毒情况,查看水厂记录与实际检查内容是否一致,能否保证水处理运转正常,能够保持日常安全供水[《卫生规范》(2001)第十六条、二十四条]。

(5)检查供方的资料:检查水厂所用与饮用水接触材料合格供方(卫生许可批件、厂方生产条件、质量保证体系等)资料是否齐全,现场抽查涉及饮用水卫生安全产品,是否从合格供应商进货,进货后是否进行验收,有无验收记录。判断使用的材料是否卫生安全[《卫生规范》(2001)第十八条、第十九条]。

(6)检查从业人员:供、管水人员是否经过卫生知识培训和健康体验不合格人员是否及时调离,有无违反《管理办法》第十一条的事实。检查不同工作岗位的从业人员,持有效专业资格证书和卫生知识培训情况,其专业水平是否可胜任相应工作。判断员工素质能否保证供水卫生安全[《卫生规范》(2001)第十四条、第三十七条、第三十八条]。

(7)水质和检验室的检查:检查检验室水质检验是否进行全过程质量控制、采样点与检验频率是否符合要求、水质检验记录是否完整清晰,档案资料是否保存完好,有无按要求上报水质资料。对出厂水水质进行现场监督检测,有无违反《管理办法》第六条的事实。

(8)检查水厂的防污染事故和应急措施:是否有防止污染措施和应急事故处理方案,污染事件报告制度是否健全[《卫生规范》(2001)第二十八条、第二十九条]。

(9)检查输配水系统:集中式供水单位应加强管网的维修,管网渗漏率应严格控制在国家允许范围之内,其他各项应按[《卫生规范》(2001)第十七条、第二十条、第二十二条]执行。

(二)行政处罚

根据传染病防治法规定,卫生行政部门对饮用水集中式供水单位进行卫生监督并实行卫生许可制度,要审查城乡每一个集中式供水水厂是否依法获得卫生许可证,消除不合格供水隐患。全面审查新建、改建、扩建饮用水供水工程项目是否经过国务院卫生行政主管部门门审查和竣工验收,对不符合规定的供水单位严格按照有关规定进行查处。根据《生活饮用水卫生监督管理办法》,监督检查供水单位日常水质检测报送制度的落实情况,严肃查处涉及饮用水卫生安全的违法违规行为。

(1)供水单位违反《管理办法》第二十五条,安排未取得体检合格证的人员从事直接供、管水工作或安排患有有碍饮用水卫生疾病的或病原携带者从事直接供、管水工作的,县级以上地方人民政府卫生行政部门应当责令限期改进,并可对供水单位处以 20 元以上 1 000 元以下的罚款。

(2)在饮用水水源保护区修建危害水源水质卫生的设施或进行有碍水源水质卫生的作业的;新建、改建、扩建的饮用水供水项目未经卫生行政部门参加选址、设计审查和竣工验收而擅自供水的;供水单位未取得卫生许可证而擅自供水的,县级以上地方人民政府卫生行政部门应当责令限期改进,并可处以 20 元以上 5 000 元以下的罚款。

(3)供水单位供应的饮用水不符合国家规定的生活饮用水卫生标准的县级以上地方人民政府卫生行政部门应当责令限期改进,并可处以 20 元以上 5 000 元以下的罚款。

(4)饮用水供水单位供应的饮用水不符合国家卫生标准和卫生规范的或涉及饮用水卫生安全的产品不符合国家卫生标准和卫生规范的,导致或者可能导致传染病传播、流行的,由县级以上人民政府卫生行政部门按《中华人民共和国传染病防治法》第七十三条的要求责令限期改正,没收违法所得,可以并处五万元以下的罚款;已取得许可证的,原发证部门可以依法暂扣或者吊销许可证;构成犯罪的,依法追究刑事责任。

(马丽敏)

第四节　医疗服务与公共卫生服务

医疗机构是公共卫生服务体系重要的组成部分,也是公共卫生服务的重要环节。随着社会经济的快速发展和广大人民群众健康需求的日益提高,医疗机构在公共卫生工作中的地位也日渐突出,大量的疾病控制和妇女儿童保健等工作需要医疗机构共同合作完成,医疗机构与专业公共卫生机构、医疗服务与公共卫生服务的关系也日益紧密。

一、公共卫生基本知识

(一)公共卫生基本概念

公共卫生内涵随着社会经济的发展和人类对健康认识的加深而不断发展。19 世纪,公共卫生在很大程度上被理解为环境卫生和预防疾病的策略,如疫苗的使用。20 世纪,公共卫生扩大到包括环境卫生、控制疾病、进行个体健康教育、组织医护人员对疾病进行早期诊断和治疗,发展社会体制,保障公民都享有应有的健康权益。目前,学术界通常采用 WHO 的定义:公共卫生是一门通过有组织的社区活动来改善环境、预防疾病、延长生命与促进心理和躯体健康,并能发挥个人更大潜能的科学和艺术。

公共卫生就是组织社会共同努力,改善环境卫生条件,预防控制传染病和其他疾病流行,培养良好卫生习惯和文明生活方式,提供医疗卫生服务,达到预防疾病,促进健康的目的。

(二)公共卫生基本职能

公共卫生的基本职能指的是影响健康的决定因素、预防和控制疾病、预防伤害、保护和促进人群健康、实现健康公平性的一组活动。具体来说,基本职能包括以下服务内容。

(1)疾病预防控制管理。

(2)公共卫生技术服务。

(3)卫生监督执法。

（4）妇女儿童保健。

（5）健康教育与健康促进。

（6）突发性公共卫生事件处理等。

（三）公共卫生基本特点

公共卫生是以促进人群健康为最终目标、以人群为主要研究重点、强调防治结合和广泛的社会参与、以多学科公共卫生团队为支撑，具有以下基本特点。

1.社会性

公共卫生服务是一项典型的社会公益事业，是人民的基本社会福利之一，因此公共卫生服务不能以营利为目的。

2.公共性

公共卫生服务表现为纯公共产品或准公共产品的供给，具有排他性和消费共享性的特点。

3.健康相关性

公共卫生服务的直接目的是保障公民的健康权益，所采取的措施和方法必须遵循医学科学理论和技术。

4.政府主导性

公共卫生服务的提供是政府公共服务职能的一个重要内容，政府必须承担公共卫生服务的供给责任：统一组织、领导和直接干预，提供必要的公共财政支出。

二、医疗服务与公共卫生服务的关系

（一）医疗机构与公共卫生专业机构

医疗机构和专业公共卫生机构均是依据相关法规设立的具有独立法人代表资格的机构，前者主要依据《医疗机构管理条例》而设立，为当地居民提供临床诊疗服务以及部分公共卫生服务，主要包括临床综合医院和肿瘤、口腔、眼科、传染病、妇产、儿童等专科医院。后者主要依据《中华人民共和国传染病防治法》《中华人民共和国精神卫生法》《中华人民共和国食品卫生法》《中华人民共和国职业卫生法》等设立的专业公共卫生机构，主要包括：疾病预防控制中心、卫生监督中心（所）、妇幼保健中心（院）、职业病防治院（中心）、健康教育和健康促进中心（所）、精神卫生中心（所）等。在同一地区医疗机构和专业公共卫生机构均隶属同级卫生行政部门管理。

医疗机构在医院内部为了统筹协调、指导和监督落实院内公共卫生服务工作，预防与控制医院内感染的发生和流行，并联系相关专业公共卫生机构，依据《医疗机构管理条例》的要求，设立了预防保健科（或公共卫生科）和医院感染控制科。在我国绝大部地区医院都设立预防保健科和医院感染控制科。近年来，我国许多地方卫生行政部门为了进一步明确医疗机构公共卫生职能，规定医院统一设置公共卫生科，便于辖区内公共卫生工作的衔接。无论称谓是预防保健科，还是公共卫生科，其基本职责都是统筹协调院内公共卫生服务工作，指导和监督院内各有关科室开展公共卫生服务工作，联系并接受专业公共卫生机构业务技术指导。

公共卫生专业机构是以开展和完成区域内公共卫生服务业务为主的部门，负责区域内公共卫生规划、计划的制订，公共卫生监测，开展专项调查研究，提出并落实预防与控制措施，分析和评估实施效果。

公共卫生专业机构与医疗机构之间是密不可分的合作伙伴关系，在公共卫生服务中，医疗机构离不开公共卫生机构，公共卫生机构也离不开医疗机构，两者间应实行无缝衔接。

(二)公共卫生服务与医疗服务的关系

医疗服务主要是针对个体,为个体提供诊断、治疗、预防保健方面服务。与医疗服务相比,公共卫生服务是针对群体,以人群为主要重点,强调防治结合和广泛的社会参与,以多学科公共卫生团队为支撑。公共卫生服务是一项典型的社会公益事业,不能以营利为目的,表现为纯公共产品或准公共产品的供给。除了基本医疗服务以外,医疗服务都不能列为公共产品。因此,公共卫生服务的提供是政府公共服务职能的一个重要内容,政府在公共卫生领域的主要职能包括:制定政策法规,制订和实施公共卫生发展规划计划,协调部门的公共卫生职责,执行公共卫生监督执法,组织、领导和协调公共卫生的应急服务。

三、医疗机构在公共卫生工作中的地位和作用

公共卫生工作离不开医疗机构,医疗机构是公共卫生体系不可或缺的重要组成部分,无论是传染病、慢性病、寄生虫病、地方病、职业病、因病死亡,还是突发公共卫生事件、食物中毒的发现都离不开医疗机构,其报告也依赖医疗机构,新生儿预防接种、妇女儿童保健、疾病监测、健康教育与干预,以及实施传染病的预防控制和传染病的救治、慢性病的治疗与控制均在医疗机构内完成。

医疗机构本身是传染病传播的高危场所,也是院内感染发生的高危场所,因而对医院在预防控制传染病的播散和医院内感染的发生提出了更高的要求,医院的规划、设计、布局,空调通风冷暖系统,给排水及污水处理系统,人流和物流系统,传染病门诊、洁净手术室、洗消供应室和ICU室等设置必须充分考虑满足控制传染病播散和院内感染发生的需要。医疗机构的医务工作者应掌握公共卫生基本知识,有承担公共卫生的责任意识,还应按相应法律、法规的要求切实履行其职责,及时、准确地发现报告传染病、精神病、职业病、糖尿病、高血压等疾病,实施重要传染病的监测、控制工作,做好就诊者的健康教育和干预工作。

(赵　民)

第五节　医疗机构公共卫生基本职能

医疗机构种类繁多,有综合医院,也有专科医院。医疗机构的级别也不尽相同,有三级甲(乙)医院,也有二级甲(乙)等医院,还有一级医院、门诊等。不同类型的医疗机构所承担的公共卫生职能不尽统一,根据国家有关法律法规以及我国医疗机构开展公共卫生工作的实际,医疗机构的公共卫生基本职能主要包括以下几方面:突发公共卫生事件的报告及应急处理;食物中毒的发现报告与救治;传染病的发现报告及预防控制;预防接种服务;主要慢性病的发现报告与管理;职业病的发现与报告;精神病的发现与报告;医院死亡病例的报告;妇女儿童保健服务;健康教育与健康促进;放射防护和健康监测;医院感染与医疗安全管理。

一、突发公共卫生事件的发现报告及应急处理

突发公共卫生事件发现。无论是重大传染病,还是食物中毒和职业中毒,当患者感到身体不适时,首先就诊地点为医疗机构,医疗机构医师根据诊疗规范、诊断标准和专业知识,进行疑似或

明确诊断。

（一）突发公共卫生事件报告

医疗机构发现突发公共卫生事件或疑似突发公共卫生事件,医院应及时启动突发公共卫生事件处置应急程序,逐级汇报。

（二）患者救治或转诊

医疗机构在报告的同时要做好患者救治工作,特殊情况需要转诊者,应做好相应转诊工作。

二、食物中毒发现报告与救治

患者食用了被生物性(如细菌、病毒、生物毒素等)、化学性(如亚硝酸钠等)有毒有害物质污染的食品,出现急性或亚急性中毒症状。

（一）食物中毒的发现

患者到医疗机构就诊,医疗机构医师根据食物史、患者症状,结合相关诊断标准确认食物中毒或疑似食物中毒。

（二）食物中毒的报告

医疗机构发现群体性食物中毒,应及时启动疑似食物中毒事件处置应急程序,逐级汇报,并协助疾病预防控制机构进行事件的调查及确证工作。

（三）食物中毒患者救治

医疗机构在报告的同时做好中毒患者的救治工作。

三、传染病的发现报告及预防控制

传染病的预防控制是医疗机构主要工作内容之一,包括传染病的发现、报告、监测、预防控制、救治及转诊工作。

（一）传染病的发现

医疗机构医师接诊疑似传染病患者,应按《传染病诊断标准》对疑似传染病例进行诊断,必要时请会诊予以明确诊断。

（二）传染病的报告

医疗机构发现疑似或确诊传染病后,要按《中华人民共和国传染病防治法》规定的内容及时限,录入中华人民共和国国家疾病预防控制信息系统进行网络直报。

（三）传染病监测

医疗机构应按公共卫生专业机构要求,开展传染病的监测工作,报送相关监测信息。做好传染病阳性标本留样,传送给疾病预防与控制中心实验室复核。

（四）传染病预防控制

在医疗机构中实施传染病的预防与控制,如预防控制艾滋病乙肝梅毒母婴传播项目,孕产妇进行筛查、随访、治疗,都需在医疗机构内实施。

（五）传染病的救治

传染病治疗和重症传染病的救治都需依赖医疗机构。

（六）慢性传染病患者的转诊

有些传染病发现后需转至专门机构进行随访治疗,如疑似麻风患者(临床诊断为主)、疑似肺结核患者(临床诊断和胸片结果为主)医疗机构除报告外,还要转诊至辖区慢性病防治院或传染病医院进行治疗。

四、预防接种服务

预防接种是最有效、最经济的预防控制疾病的措施,预防接种服务主要在社区健康服务中心完成,医疗机构主要承担新生儿疫苗接种,犬伤后狂犬疫苗接种及冷链的管理。

(一)新生儿疫苗接种

孕妇在医院生产后,医院应及时为新生儿免费接种乙肝疫苗、卡介苗,接种时应严格按疫苗接种规范操作。

(二)狂犬疫苗接种

对动物咬伤的就诊者,医疗机构应根据狂犬病暴露预防处置工作规范处理伤口及接种狂犬疫苗,必要时注射狂犬免疫球蛋白。

(三)冷链管理

医疗机构应严格按预防用生物制品保存要求执行存放(在冷藏或冷冻区)、领取、运输等。

五、主要慢性非传染病的发现报告与管理

主要慢性非传染病是指高血压、糖尿病,以及恶性肿瘤、脑卒中和冠心病等,医疗机构承担患者发现、报告、治疗及转诊工作。

(一)患者的发现

医疗机构要积极主动发现高血压、糖尿病患者,落实首诊测血压措施。

(二)病例的报告

医疗机构一旦发现高血压、糖尿病患者,以及恶性肿瘤、脑卒中和冠心病病例,按要求报告给公共卫生专业机构。

(三)患者的治疗

一旦明确诊断,医疗机构应采取合适的措施对患者进行治疗。

(四)患者的转诊

医疗机构待患者病情稳定后转诊至所在的社区健康服务中心,由社区健康服务中心进行随访管理。

六、职业病的发现与报告

医疗机构对有职业接触的疑似职业病的病例,应结合职业接触史和临床表现进行诊断和鉴别诊断,必要时邀请职业病防治机构的专家会诊,一旦发现疑似的职业病,应及时按要求进行报告,必要时转诊至相应的专业机构进行治疗。

七、重症精神疾病的发现与报告

医疗机构对疑似精神疾病患者应进行诊断和鉴别诊断,必要时邀请精神疾病专科医院专家会诊,一旦发现疑似精神疾病患者,按要求进行报告,必要时转诊至精神疾病专科医院进行明确诊断和治疗。

八、死亡病例的报告

医疗机构出现死亡病例,应按要求及时、准确填报死亡医学证明,专人定期收集全院死

亡医学证明信息,组织病案管理室给予规范编码,录入国家死因登记信息报告系统并网络上传。

九、妇女儿童保健服务

具有相应资质的医疗机构提供孕产妇保健服务和儿童保健服务,并管理出生医学证明和妇幼保健信息。

(一)孕产妇保健

医疗机构为育龄期妇女开展孕前妇女保健检查和咨询,对孕期妇女提供定期产检服务和相关疾病的筛查,以及适宜的生产技术,指导母乳喂养,发现与报告孕产妇死亡情况。

(二)儿童保健

医疗机构提供新生儿疾病筛查、儿童保健服务,发现与报告新生儿和 5 岁以下儿童死亡情况。

(三)出生医学证明管理

专人管理、核发出生医学证明,并及时上报。

(四)妇幼信息管理

医疗机构负责管理妇幼保健信息系统和母子保健手册,准确录入妇幼保健相关内容,按权限完成相应工作,按期完成妇幼保健报表的统计、核实、报送等工作。

十、健康教育与健康促进

医疗机构根据其特殊性提供健康教育宣传、健康处方、健康指导,并带头做好控烟工作。

(一)健康教育

各医疗机构各专业科室应根据自身专业特点,定期制作健康教育宣传栏,宣传相关知识。

(二)健康处方

各专业科室编写本专业诊治疾病的健康处方,对就诊者进行宣传,普及相关专业知识。

(三)健康指导

医务人员适时对患者或家属进行健康指导,住院部医务人员应对患者进行健康教育指导并在病历记录。

(四)控制吸烟

禁烟标识张贴、劝止吸烟行动、医院内吸烟现况监测,带头控烟。

十一、放射防护与健康监测

医疗机构为了疾病的诊断和治疗配备了许多带有放射性的装置,如 X 线机、CT 等,因而要加强辐射防护,并做好医护人员和就诊者的保护。

(一)放射防护

对带有放射性的装置,其选址、布局及防护设计要合理,设计方案应报批,竣工后要通过专业部门验收,场所要进行防辐射处理。

(二)放射人员防护

放射工作人员要做好个人防护,上班时佩戴个人放射剂量仪,定期进行健康体检。

（三）患者的防护

医疗机构在给患者进行带有放射线装置检查或治疗时，要做好防护，尤其是敏感部位务必采取有效的防护措施。

十二、医院感染与医疗安全管理

医院内感染控制是医疗机构的重要职责，包括医院感染的报告与处理，医院消毒效果监测，医疗废弃物管理，实验室感染控制，以及感染性职业暴露处置等工作内容。

（一）医院感染的报告与处理

医务人员按《医院感染诊断标准（试行）》发现院内感染个案时，应及时报告。如果发生医院感染暴发，要按医院感染暴发处理程序进行调查、报告，必要时请专业机构协助处理，提出感染控制措施并部署实施。

（二）医院消毒效果监测

医院感染管理部门应定期对消毒剂、消毒产品、医务人员的手、空气、物体表面等进行消毒效果监测，并向当地专业公共卫生机构报告，接受公共卫生机构督导检查。

（三）废弃物管理

医院机构应按《医疗废物管理条例》要求做好医院污水处理，定期监测污水处理后的卫生指标，定期检查医疗废物处理是否规范。如果发生医用废物的流失、泄漏、扩散等意外事故应及时报告并做好相应处理。

（四）实验室感染控制

医疗单位实验室，尤其是感染性实验室要严格按照实验室生物安全要求进行规范操作，做好个人防护，菌种保藏、运输等安全防范工作。

（五）感染性职业暴露处理

医务人员要严格执行各项诊疗操作规范，发生感染性职业暴露要及时报告、评估并给予医学处理，根据职业暴露级别定期随访。

（马丽敏）

第六节 医疗机构公共卫生职能法律依据

医疗机构承担的公共卫生职责，我国颁布的相关法律法规均有明确规定，包括《传染病防治法》《母婴保健法》《突发公共卫生事件应急条例》《职业病防治法》《消毒管理办法》《医院感染管理办法》《医疗机构管理条例》《医疗废物管理条例》《执业医师法》《疫苗流通和预防接种管理条例》等。

一、传染病防治法

《中华人民共和国传染病防治法》于 2004 年 8 月 28 日由中华人民共和国第十届全国人民代表大会常务委员会第十一次会议修订通过，以中华人民共和国主席令（2004）第 17 号公布，自 2004 年 12 月 1 日起施行。具体相关条款摘录如下。

第七条：医疗机构承担与医疗救治有关的传染病防治工作和责任区域内的传染病预防工作。城市社区和农村基层医疗机构在疾病预防控制机构的指导下，承担城市社区、农村基层相应的传染病防治工作。

第十条：医疗机构应当定期对其工作人员进行传染病防治知识、技能的培训。

第十二条：在中华人民共和国领域内的一切单位和个人，必须接受疾病预防控制机构、医疗机构有关传染病的调查、检验、采集样本、隔离治疗等预防、控制措施，如实提供有关情况。

第二十一条：医疗机构应当确定专门的部门或者人员，承担传染病疫情报告、本单位的传染病预防、控制以及责任区域内的传染病预防工作；承担医疗活动中与医院感染有关的危险因素监测、安全防护、消毒、隔离和医疗废物处置工作。

第二十二条：疾病预防控制机构、医疗机构的实验室和从事病原微生物实验的单位，应当符合国家规定的条件和技术标准，建立严格的监督管理制度，对传染病病原体样本按照规定的措施实行严格监督管理，严防传染病病原体的实验室感染和病原微生物的扩散。

第二十七条：对被传染病病原体污染的污水、污物、场所和物品，有关单位和个人必须在疾病预防控制机构的指导下或者按照其提出的卫生要求，进行严格消毒处理；拒绝消毒处理的，由当地卫生行政部门或者疾病预防控制机构进行强制消毒处理。

第三十九条：医疗机构发现甲类传染病时，应当及时采取下列措施。①对患者、病原携带者，予以隔离治疗，隔离期限根据医学检查结果确定。②对疑似患者，确诊前在指定场所单独隔离治疗。③对医疗机构内的患者、病原携带者、疑似患者的密切接触者，在指定场所进行医学观察和采取其他必要的预防措施。

医疗机构发现乙类或者丙类传染病患者，应当根据病情采取必要的治疗和控制传播措施。

医疗机构对本单位内被传染病病原体污染的场所、物品以及医疗废物，必须依照法律、法规的规定实施消毒和无害化处置。

第五十一条：医疗机构的基本标准、建筑设计和服务流程，应当符合预防传染病医院感染的要求。

医疗机构应当按照规定对使用的医疗器械进行消毒；对按照规定一次使用的医疗器具，应当在使用后予以销毁。

医疗机构应当按照国务院卫生行政部门规定的传染病诊断标准和治疗要求，采取相应措施，提高传染病医疗救治能力。

第五十二条：医疗机构应当对传染病患者或者疑似传染病患者提供医疗救护、现场救援和接诊治疗，书写病历记录以及其他有关资料，并妥善保管。

医疗机构应当实行传染病预检、分诊制度；对传染病患者、疑似传染病患者，应当引导至相对隔离的分诊点进行初诊。医疗机构不具备相应救治能力的，应当将患者及其病历记录复印件一并转至具备相应救治能力的医疗机构。具体办法由国务院卫生行政部门规定。

第五十四条：县级以上人民政府卫生行政部门在履行监督检查职责时，有权进入被检查单位和传染病疫情发生现场调查取证，查阅或者复制有关的资料和采集样本。被检查单位应当予以配合，不得拒绝、阻挠。

第六十九条：医疗机构违反本法规定，有下列情形之一的，由县级以上人民政府卫生行政部门责令改正，通报批评，给予警告；造成传染病传播、流行或者其他严重后果的，对负有责任的主管人员和其他直接责任人员，依法给予降级、撤职、开除的处分，并可以依法吊销有关责任人员的执业证书;构成犯罪的,依法追究刑事责任。①未按照规定承担本单位的传染病预防、控制工作、医院感染控制任务和责任区域内的传染病预防工作的。②未按照规定报告传染病疫情,或者隐瞒、谎报、缓报传染病疫情的。③发现传染病疫情时,未按照规定对传染病患者、疑似传染病患者提供医疗救护、现场救援、接诊、转诊的,或者拒绝接受转诊的。④未按照规定对本单位内被传染病病原体污染的场所、物品以及医疗废物实施消毒或者无害化处置的。⑤未按照规定对医疗器械进行消毒,或者对按照规定一次使用的医疗器具未予销毁,再次使用的。⑥在医疗救治过程中未按照规定保管医学记录资料的。⑦故意泄露传染病患者、病原携带者、疑似传染病患者、密切接触者涉及个人隐私的有关信息、资料的。

二、母婴保健法

《中华人民共和国母婴保健法》于1994年10月27日第八届全国人民代表大会常务委员会第十次会议通过,以1994年10月27日中华人民共和国主席令第三十三号公布,自1995年6月1日起施行。具体相关条款摘录如下。

第七条:医疗保健机构应当为公民提供婚前保健服务。

婚前保健服务包括下列内容。①婚前卫生指导:关于性卫生知识、生育知识和遗传病知识的教育。②婚前卫生咨询:对有关婚配、生育保健等问题提供医学意见。③婚前医学检查:对准备结婚的男女双方可能患影响结婚和生育的疾病进行医学检查。

第十四条:医疗保健机构应当为育龄妇女和孕产妇提供孕产期保健服务。

孕产期保健服务包括下列内容。①母婴保健指导:对孕育健康后代以及严重遗传性疾病和碘缺乏病等地方病的发病原因、治疗和预防方法提供医学意见。②孕妇、产妇保健:为孕妇、产妇提供卫生、营养、心理等方面的咨询和指导以及产前定期检查等医疗保健服务。③胎儿保健:为胎儿生长发育进行监护,提供咨询和医学指导。④新生儿保健:为新生儿生长发育、哺乳和护理提供的医疗保健服务。

第二十三条:医疗保健机构和从事家庭接生的人员按照国务院卫生行政部门的规定,出具统一制发的新生儿出生医学证明;有产妇和婴儿死亡以及新生儿出生缺陷情况的,应当向卫生行政部门报告。

第三十二条:医疗保健机构依照本法规定开展婚前医学检查、遗传病诊断、产前诊断以及施行结扎手术和终止妊娠手术的,必须符合国务院卫生行政部门规定的条件和技术标准,并经县级以上地方人民政府卫生行政部门许可。

严禁采用技术手段对胎儿进行性别鉴定,但医学上确有需要的除外。

第三十三条:从事本法规定的遗传病诊断、产前诊断的人员,必须经过省、自治区、直辖市人民政府卫生行政部门的考核,并取得相应的合格证书。

从事本法规定的婚前医学检查、施行结扎手术和终止妊娠手术的人员以及从事家庭接生的人员,必须经过县级以上地方人民政府卫生行政部门的考核,并取得相应的合格证书。

第三十五条:未取得国家颁发的有关合格证书的,有下列行为之一,县级以上地方人民政府卫生行政部门应当予以制止,并可以根据情节给予警告或者处以罚款。①从事婚前医学检查、遗传病诊断、产前诊断或者医学技术鉴定的。②施行终止妊娠手术的。③出具本法规定的有关医学证明的。

上款第③项出具的有关医学证明无效。

第三十六条：未取得国家颁发的有关合格证书，施行终止妊娠手术或者采取其他方法终止妊娠，致人死亡、残疾、丧失或者基本丧失劳动能力的，依照刑法第一百三十四条、第一百三十五条的规定追究刑事责任。

第三十七条：从事母婴保健工作的人员违反本法规定，出具有关虚假医学证明或者进行胎儿性别鉴定的，由医疗保健机构或者卫生行政部门根据情节给予行政处分；情节严重的，依法取消执业资格。

三、突发公共卫生事件应急条例

《突发公共卫生事件应急条例》于2003年5月7日国务院第7次常务会议通过，以中华人民共和国国务院第376号令公布，自公布之日起施行。具体相关条款如下。

第二条：本条例所称突发公共卫生事件（以下简称突发事件），是指突然发生，造成或者可能造成社会公众健康严重损害的重大传染病疫情、群体性不明原因疾病、重大食物和职业中毒以及其他严重影响公众健康的事件。

第五条：突发事件应急工作，应当遵循预防为主、常备不懈的方针，贯彻统一领导、分级负责、反应及时、措施果断、依靠科学、加强合作的原则。

第十一条：全国突发事件应急预案应当包括以下主要内容。①突发事件应急处理指挥部的组成和相关部门的职责。②突发事件的监测与预警。③突发事件信息的收集、分析、报告、通报制度。④突发事件应急处理技术和监测机构及其任务。⑤突发事件的分级和应急处理工作方案。⑥突发事件预防、现场控制，应急设施、设备、救治药品和医疗器械以及其他物资和技术的储备与调度。⑦突发事件应急处理专业队伍的建设和培训。

第十七条：县级以上各级人民政府应当加强急救医疗服务网络的建设，配备相应的医疗救治药物、技术、设备和人员，提高医疗卫生机构应对各类突发事件的救治能力。

第十九条：国家建立突发事件应急报告制度。有下列情形之一的省、自治区、直辖市人民政府应当在接到报告1小时内，向国务院卫生行政主管部门报告。①发生或者可能发生传染病暴发、流行的。②发生或者发现不明原因的群体性疾病的。③发生传染病菌种、毒种丢失的。④发生或者可能发生重大食物和职业中毒事件的。

第二十条：突发事件监测机构、医疗卫生机构和有关单位发现有本条例第十九条规定情形之一的，应当在2小时内向所在地县级人民政府卫生行政主管部门报告；接到报告的卫生行政主管部门应当在2小时内向本级人民政府报告，并同时向上级人民政府卫生行政主管部门和国务院卫生行政主管部门报告。

第二十一条：任何单位和个人对突发事件，不得隐瞒、缓报、谎报或者授意他人隐瞒、缓报、谎报。

第三十一条：应急预案启动后，突发事件发生地的人民政府有关部门，应当根据预案规定的职责要求，服从突发事件应急处理指挥部的统一指挥，立即到达规定岗位，采取有关的控制措施。

医疗卫生机构、监测机构和科学研究机构，应当服从突发事件应急处理指挥部的统一指挥，相互配合、协作，集中力量开展相关的科学研究工作。

第三十六条：国务院卫生行政主管部门或者其他有关部门指定的专业技术机构，有权进入突发事件现场进行调查、采样、技术分析和检验，对地方突发事件的应急处理工作进行技术指导，有关单位和个人应当予以配合；任何单位和个人不得以任何理由予以拒绝。

第三十九条:医疗卫生机构应当对因突发事件致病的人员提供医疗救护和现场救援,对就诊患者必须接诊治疗,并书写详细、完整的病历记录;对需要转送的患者,应当按照规定将患者及其病历记录的复印件转送至接诊的或者指定的医疗机构。

医疗卫生机构内应当采取卫生防护措施,防止交叉感染和污染。

医疗卫生机构应当对传染病患者密切接触者采取医学观察措施,传染病患者密切接触者应当予以配合。

医疗机构收治传染病患者、疑似传染病患者,应当依法报告所在地的疾病预防控制机构。接到报告的疾病预防控制机构应当立即对可能受到危害的人员进行调查,根据需要采取必要的控制措施。

第四十二条:有关部门、医疗卫生机构应当对传染病做到早发现、早报告、早隔离、早治疗,切断传播途径,防止扩散。

第四十四条:在突发事件中需要接受隔离治疗、医学观察措施的患者、疑似患者和传染病患者密切接触者在卫生行政主管部门或者有关机构采取医学措施时应当予以配合;拒绝配合的,由公安机关依法协助强制执行。

第四十八条:县级以上各级人民政府卫生行政主管部门和其他有关部门在突发事件调查、控制、医疗救治工作中玩忽职守、失职、渎职的,由本级人民政府或者上级人民政府有关部门责令改正、通报批评、给予警告;对主要负责人、负有责任的主管人员和其他责任人员依法给予降级、撤职的行政处分;造成传染病传播、流行或者对社会公众健康造成其他严重危害后果的,依法给予开除的行政处分;构成犯罪的,依法追究刑事责任。

第五十条:医疗卫生机构有下列行为之一的,由卫生行政主管部门责令改正、通报批评、给予警告;情节严重的,吊销《医疗机构执业许可证》;对主要负责人、负有责任的主管人员和其他直接责任人员依法给予降级或者撤职的纪律处分;造成传染病传播、流行或者对社会公众健康造成其他严重危害后果,构成犯罪的,依法追究刑事责任。①未依照本条例的规定履行报告职责,隐瞒、缓报或者谎报的。②未依照本条例的规定及时采取控制措施的。③未依照本条例的规定履行突发事件监测职责的。④拒绝接诊患者的。⑤拒不服从突发事件应急处理指挥部调度的。

第五十一条:在突发事件应急处理工作中,有关单位和个人未依照本条例的规定履行报告职责,隐瞒、缓报或者谎报,阻碍突发事件应急处理工作人员执行职务,拒绝国务院卫生行政主管部门或者其他有关部门指定的专业技术机构进入突发事件现场,或者不配合调查、采样、技术分析和检验的,对有关责任人员依法给予行政处分或者纪律处分;触犯《中华人民共和国治安管理处罚条例》,构成违反治安管理行为的,由公安机关依法予以处罚;构成犯罪的,依法追究刑事责任。

四、职业病防治法

《中华人民共和国职业病防治法》由中华人民共和国第九届全国人民代表大会常务委员会第二十四次会议于 2001 年 10 月 27 日通过,以中华人民共和国主席令第 60 号公布,自 2002 年 5 月 1 日起施行。2011 年 12 月 31 日中华人民共和国第十一届全国人民代表大会常务委员会第二十四次会议进行了修改。具体相关内容如下。

第一条:为了预防、控制和消除职业病危害,防治职业病,保护劳动者健康及其相关权益,促进经济发展,根据宪法,制定本法。

第四十三条:用人单位和医疗卫生机构发现职业病患者或者疑似职业病患者时,应当及时向所在地卫生行政部门报告。确诊为职业病的,用人单位还应当向所在地劳动保障行政部门报告。

第四十九条:医疗卫生机构发现疑似职业病患者时,应当告知劳动者本人并及时通知用人单位。

第六十七条:用人单位和医疗卫生机构未按照规定报告职业病、疑似职业病的,由卫生行政部门责令限期改正,给予警告,可以并处一万元以下的罚款;弄虚作假的,并处二万元以上五万元以下的罚款;对直接负责的主管人员和其他直接责任人员,可以依法给予降级或者撤职的处分。

五、医院感染管理办法

《医院感染管理办法》于2006年6月15日经国务院卫生行政主管部门部务会议讨论通过,以中华人民共和国国务院卫生行政主管部门令第48号发布,自2006年9月1日起施行。具体相关内容如下。

第一条:为加强医院感染管理,有效预防和控制医院感染,提高医疗质量,保证医疗安全,根据《传染病防治法》《医疗机构管理条例》和《突发公共卫生事件应急条例》等法律、行政法规的规定,制定本办法。

第二条:医院感染管理是各级卫生行政部门、医疗机构及医务人员针对诊疗活动中存在的医院感染、医源性感染及相关的危险因素进行的预防、诊断和控制活动。

第五条:各级各类医疗机构应当建立医院感染管理责任制,制定并落实医院感染管理的规章制度和工作规范,严格执行有关技术操作规范和工作标准,有效预防和控制医院感染,防止传染病病原体、耐药菌、条件致病菌及其他病原微生物的传播。

第七条:医院感染管理委员会由医院感染管理部门、医务部门、护理部门、临床科室、消毒供应室、手术室、临床检验部门、药事管理部门、设备管理部门、后勤管理部门及其他有关部门的主要负责人组成,主任委员由医院院长或者主管医疗工作的副院长担任。

医院感染管理委员会的职责如下。①认真贯彻医院感染管理方面的法律法规及技术规范、标准,制定本医院预防和控制医院感染的规章制度、医院感染诊断标准并监督实施。②根据预防医院感染和卫生学要求,对本医院的建筑设计、重点科室建设的基本标准、基本设施和工作流程进行审查并提出意见。③研究并确定本医院的医院感染管理工作计划,并对计划的实施进行考核和评价。④研究并确定本医院的医院感染重点部门、重点环节、重点流程、危险因素以及采取的干预措施,明确各有关部门、人员在预防和控制医院感染工作中的责任。⑤研究并制订本医院发生医院感染暴发及出现不明原因传染性疾病或者特殊病原体感染病例等事件时的控制预案。⑥建立会议制度,定期研究、协调和解决有关医院感染管理方面的问题。⑦根据本医院病原体特点和耐药现状,配合药事管理委员会提出合理使用抗菌药物的指导意见。⑧其他有关医院感染管理的重要事宜。

第八条:医院感染管理部门、分管部门及医院感染管理专(兼)职人员具体负责医院感染预防与控制方面的管理和业务工作。主要职责如下。①对有关预防和控制医院感染管理规章制度的落实情况进行检查和指导。②对医院感染及其相关危险因素进行监测、分析和反馈,针对问题提出控制措施并指导实施。③对医院感染发生状况进行调查、统计分析,并向医院感染管理委员会或者医疗机构负责人报告。④对医院的清洁、消毒灭菌与隔离、无菌操作技术、医疗废物管理等工作提供指导。⑤对传染病的医院感染控制工作提供指导。⑥对医务人员有关预防医院感染的职业卫生安全防护工作提供指导。⑦对医院感染暴发事件进行报告和调查分析,提出控制措施并协调、组织有关部门进行处理。⑧对医务人员进行预防和控制医院感染的培训工作。⑨参与抗菌药物临床应用的管理工作。⑩对消毒药械和一次性使用医疗器械、器具的相关证明进行审核。⑪组织开展医院感染预防与控制方面的科研工作。⑫完成医院感染管理委员会或者医疗机构负责人交办的其他工作。

第十三条：医疗机构应当制订具体措施，保证医务人员的手卫生、诊疗环境条件、无菌操作技术和职业卫生防护工作符合规定要求，对医院感染的危险因素进行控制。

第十四条：医疗机构应当严格执行隔离技术规范，根据病原体传播途径，采取相应的隔离措施。

第十五条：医疗机构应当制订医务人员职业卫生防护工作的具体措施，提供必要的防护物品，保障医务人员的职业健康。

第十六条：医疗机构应当严格按照《抗菌药物临床应用指导原则》，加强抗菌药物临床使用和耐药菌监测管理。

第十七条：医疗机构应当按照医院感染诊断标准及时诊断医院感染病例，建立有效的医院感染监测制度，分析医院感染的危险因素，并针对导致医院感染的危险因素，实施预防与控制措施。

医疗机构应当及时发现医院感染病例和医院感染的暴发，分析感染源、感染途径，采取有效的处理和控制措施，积极救治患者。

第十八条：医疗机构经调查证实发生以下情形时，应当于 12 小时内向所在地的县级地方人民政府卫生行政部门报告，并同时向所在地疾病预防控制机构报告。所在地的县级地方人民政府卫生行政部门确认后，应当于 24 小时内逐级上报至省级人民政府卫生行政部门。省级人民政府卫生行政部门审核后，应当在 24 小时内上报至国务院卫生行政主管部门。①5 例以上医院感染暴发。②由于医院感染暴发直接导致患者死亡。③由于医院感染暴发导致 3 人以上人身损害后果。

第十九条：医疗机构发生以下情形时，应当按照《国家突发公共卫生事件相关信息报告管理工作规范（试行）》的要求进行报告。①10 例以上的医院感染暴发事件。②发生特殊病原体或者新发病原体的医院感染。③可能造成重大公共影响或者严重后果的医院感染。

第二十条：医疗机构发生的医院感染属于法定传染病的，应当按照《中华人民共和国传染病防治法》和《国家突发公共卫生事件应急预案》的规定进行报告和处理。

第二十一条：医疗机构发生医院感染暴发时，所在地的疾病预防控制机构应当及时进行流行病学调查，查找感染源、感染途径、感染因素，采取控制措施，防止感染源的传播和感染范围的扩大。

第二十五条：医疗机构应当制订对本机构工作人员的培训计划，对全体工作人员进行医院感染相关法律法规、医院感染管理相关工作规范和标准、专业技术知识的培训。

第二十六条：医院感染专业人员应当具备医院感染预防与控制工作的专业知识，并能够承担医院感染管理和业务技术工作。

第二十七条：医务人员应当掌握与本职工作相关的医院感染预防与控制方面的知识，落实医院感染管理规章制度、工作规范和要求。工勤人员应当掌握有关预防和控制医院感染的基础卫生学和消毒隔离知识，并在工作中正确运用。

第三十三条：医疗机构违反本办法，有下列行为之一的，由县级以上地方人民政府卫生行政部门责令改正，逾期不改的，给予警告并通报批评；情节严重的，对主要负责人和直接责任人给予降级或者撤职的行政处分。①未建立或者未落实医院感染管理的规章制度、工作规范。②未设立医院感染管理部门、分管部门以及指定专(兼)职人员负责医院感染预防与控制工作。③违反对医疗器械、器具的消毒工作技术规范。④违反无菌操作技术规范和隔离技术规范。⑤未对消毒药械和一次性医疗器械、器具的相关证明进行审核。⑥未对医务人员职业暴露提供职业卫生防护。

第三十四条:医疗机构违反本办法规定,未采取预防和控制措施或者发生医院感染未及时采取控制措施,造成医院感染暴发、传染病传播或者其他严重后果的,对负有责任的主管人员和直接责任人员给予降级、撤职、开除的行政处分;情节严重的,依照《传染病防治法》第六十九条规定,可以依法吊销有关责任人员的执业证书;构成犯罪的,依法追究刑事责任。

第三十五条:医疗机构发生医院感染暴发事件未按本办法规定报告的,由县级以上地方人民政府卫生行政部门通报批评;造成严重后果的,对负有责任的主管人员和其他直接责任人员给予降级、撤职、开除的处分。

六、消毒管理办法

《消毒管理办法》于2001年12月29日部务会通过,以中华人民共和国部长令第27号发布,自2002年7月1日起施行。具体有关内容如下。

第一条:为了加强消毒管理,预防和控制感染性疾病的传播,保障人体健康,根据《中华人民共和国传染病防治法》及其实施办法的有关规定,制定本办法。

第二条:本办法适用于医疗卫生机构、消毒服务机构以及从事消毒产品生产、经营活动的单位和个人。

第四条:医疗卫生机构应当建立消毒管理组织,制定消毒管理制度,执行国家有关规范、标准和规定,定期开展消毒与灭菌效果检测工作。

第五条:医疗卫生机构工作人员应当接受消毒技术培训、掌握消毒知识,并按规定严格执行消毒隔离制度。

第六条:医疗卫生机构使用的进入人体组织或无菌器官的医疗用品必须达到灭菌要求。各种注射、穿刺、采血器具应当一人一用一灭菌。凡接触皮肤、黏膜的器械和用品必须达到消毒要求。

医疗卫生机构使用的一次性使用医疗用品用后应当及时进行无害化处理。

第七条:医疗卫生机构购进消毒产品必须建立并执行进货检查验收制度。

第八条:医疗卫生机构排放废弃的污水、污物应当按照国家有关规定进行无害化处理。运送传染病患者及其污染物品的车辆、工具必须随时进行消毒处理。

第九条:医疗卫生机构发生感染性疾病暴发、流行时,应当及时报告当地卫生行政部门,并采取有效消毒措施。

第十三条:从事致病微生物实验的单位应当执行有关的管理制度、操作规程,对实验的器材、污染物品等按规定进行消毒,防止实验室感染和致病微生物的扩散。

七、医疗机构管理条例

国务院为加强医疗机构的管理颁布了《医疗机构管理条例》,以国务院令第149号公布,自1994年9月1日开始实施。具体有关内容如下。

第二条：本条例适用于从事疾病诊断、治疗活动的医院、卫生院、疗养院、门诊部、诊所、卫生所(室)以及急救站等医疗机构。

第二十五条：医疗机构执业，必须遵守有关法律、法规和医疗技术规范。

第三十五条：医疗机构对传染病、精神病、职业病等患者的特殊诊治和处理，应当按照国家有关法律、法规的规定办理。

第三十八条：医疗机构必须承担相应的预防保健工作，承担县级以上人民政府卫生行政部门委托的支援农村、指导基层医疗卫生工作等任务。

第三十九条：发生重大灾害、事故、疾病流行或者其他意外情况时，医疗机构及其卫生技术人员必须服从县级以上人民政府卫生行政部门的调遣。

八、医疗废物管理条例

《医疗废物管理条例》于2003年6月4日经国务院第十次常务会议通过，并自公布之日起施行。具体相关内容如下。

第一条：为了加强医疗废物的安全管理，防止疾病传播，保护环境，保障人体健康，根据《中华人民共和国传染病防治法》和《中华人民共和国固体废物污染环境防治法》，制定本条例。

第二条：本条例所称医疗废物，是指医疗卫生机构在医疗、预防、保健以及其他相关活动中产生的具有直接或者间接感染性、毒性以及其他危害性的废物。

第三条：本条例适用于医疗废物的收集、运送、贮存、处置以及监督管理等活动。

医疗卫生机构收治的传染病患者或者疑似传染病患者产生的生活垃圾，按照医疗废物进行管理和处置。

医疗卫生机构废弃的麻醉、精神、放射性、毒性等药品及其相关的废物的管理，依照有关法律、行政法规和国家有关规定、标准执行。

第七条：医疗卫生机构应当建立、健全医疗废物管理责任制，其法定代表人为第一责任人，切实履行职责，防止因医疗废物导致传染病传播和环境污染事故。

第八条：医疗卫生机构应当制定与医疗废物安全处置有关的规章制度和在发生意外事故时的应急方案；设置监控部门或者专(兼)职人员，负责检查、督促、落实本单位医疗废物的管理工作，防止违反本条例的行为发生。

第九条：医疗卫生机构应当对本单位从事医疗废物收集、运送、贮存、处置等工作的人员和管理人员，进行相关法律和专业技术、安全防护以及紧急处理等知识的培训。

第十条：医疗卫生机构应当采取有效的职业卫生防护措施，为从事医疗废物收集、运送、贮存、处置等工作的人员和管理人员，配备必要的防护用品，定期进行健康检查；必要时，对有关人员进行免疫接种，防止其受到健康损害。

第十二条：医疗卫生机构应当对医疗废物进行登记，登记内容应当包括医疗废物的来源、种类、重量或者数量、交接时间、处置方法、最终去向以及经办人签名等项目。登记资料至少保存3年。

第十三条：医疗卫生机构应当采取有效措施，防止医疗废物流失、泄漏、扩散。

发生医疗废物流失、泄漏、扩散时，医疗卫生机构和医疗废物集中处置单位应当采取减少危害的紧急处理措施，对致患者提供医疗救护和现场救援；同时向所在地的县级人民政府卫生行政主管部门、环境保护行政主管部门报告，并向可能受到危害的单位和居民通报。

第十四条：禁止任何单位和个人转让、买卖医疗废物。

第十六条：医疗卫生机构应当及时收集本单位产生的医疗废物，并按照类别分置于防渗漏、防锐器穿透的专用包装物或者密闭的容器内。医疗废物专用包装物、容器，应当有明显的警示标识和警示说明。

第十七条：医疗卫生机构应当建立医疗废物的暂时贮存设施、设备，不得露天存放医疗废物；医疗废物暂时贮存的时间不得超过2天。

医疗废物的暂时贮存设施、设备，应当远离医疗区、食品加工区和人员活动区以及生活垃圾存放场所，并设置明显的警示标识和防渗漏、防鼠、防蚊蝇、防蟑螂、防盗以及预防儿童接触等安全措施。

第十八条：医疗卫生机构应当使用防渗漏、防遗撒的专用运送工具，按照本单位确定的内部医疗废物运送时间、路线，将医疗废物收集、运送至暂时贮存地点。运送工具使用后应当在医疗卫生机构内指定的地点及时消毒和清洁。

第十九条：医疗卫生机构应当根据就近集中处置的原则，及时将医疗废物交由医疗废物集中处置单位处置。

医疗废物中病原体的培养基、标本和菌种、毒种保存液等高危险废物，在交医疗废物集中处置单位处置前应当就地消毒。

第二十条：医疗卫生机构产生的污水、传染病患者或者疑似传染病患者的排泄物，应当按照国家规定严格消毒；达到国家规定的排放标准后，方可排入污水处理系统。

第四十条：发生因医疗废物管理不当导致传染病传播或者环境污染事故，或者有证据证明传染病传播或者环境污染的事故有可能发生时，卫生行政主管部门、环境保护行政主管部门应当采取临时控制措施，疏散人员，控制现场，并根据需要责令暂停导致或者可能导致传染病传播或者环境污染事故的作业。

第四十一条：医疗卫生机构和医疗废物集中处置单位，对有关部门的检查、监测、调查取证，应当予以配合，不得拒绝和阻碍，不得提供虚假材料。

第四十五条：医疗卫生机构、医疗废物集中处置单位违反本条例规定，有下列情形之一的，由县级以上地方人民政府卫生行政主管部门或者环境保护行政主管部门按照各自的职责责令限期改正，给予警告；逾期不改正的，处2 000元以上5 000元以下的罚款。①未建立、健全医疗废物管理制度，或者未设置监控部门或者专（兼）职人员的。②未对有关人员进行相关法律和专业技术、安全防护以及紧急处理等知识的培训的。③未对从事医疗废物收集、运送、贮存、处置等工作的人员和管理人员采取职业卫生防护措施的。④未对医疗废物进行登记或者未保存登记资料的。⑤对使用后的医疗废物运送工具或者运送车辆未在指定地点及时进行消毒和清洁的。⑥未及时收集、运送医疗废物的。⑦未定期对医疗废物处置设施的环境污染防治和卫生学效果进行检测、评价，或者未将检测、评价效果存档、报告的。

第四十六条：医疗卫生机构、医疗废物集中处置单位违反本条例规定，有下列情形之一的，由县级以上地方人民政府卫生行政主管部门或者环境保护行政主管部门按照各自的职责责令限期改正，给予警告，可以并处5 000元以下的罚款；逾期不改正的，处5 000元以上3万元以下的罚款。①贮存设施或者设备不符合环境保护、卫生要求的。②未将医疗废物按照类别分置于专用包装物或者容器的。③未使用符合标准的专用车辆运送医疗废物或者使用运送医疗废物的车辆运送其他物品的。④未安装污染物排放在线监控装置或者监控装置未经常处于正常运行状态的。

第四十七条：医疗卫生机构、医疗废物集中处置单位有下列情形之一的，由县级以上地方人民政府卫生行政主管部门或者环境保护行政主管部门按照各自的职责责令限期改正，给予警告，并处 5 000 元以上 1 万元以下的罚款；逾期不改正的，处 1 万元以上 3 万元以下的罚款；造成传染病传播或者环境污染事故的，由原发证部门暂扣或者吊销执业许可证件或经营许可证件；构成犯罪的，依法追究刑事责任。①在运送过程中丢弃医疗废物，在非贮存地点倾倒、堆放医疗废物或者将医疗废物混入其他废物和生活垃圾的。②未执行危险废物转移联单管理制度的。③将医疗废物交给未取得经营许可证的单位或者个人收集、运送、贮存、处置的。④对医疗废物的处置不符合国家规定的环境保护、卫生标准、规范的。⑤未按照本条例的规定对污水、传染病患者或者疑似传染病患者的排泄物，进行严格消毒，或者未达到国家规定的排放标准，排入污水处理系统的。⑥对收治的传染病患者或者疑似传染病患者产生的生活垃圾，未按照医疗废物进行管理和处置的。

第四十八条：医疗卫生机构违反本条例规定，将未达到国家规定标准的污水、传染病患者或者疑似传染病患者的排泄物排入城市排水管网的，由县级以上地方人民政府建设行政主管部门责令限期改正，给予警告，并处 5 000 元以上 1 万元以下的罚款；逾期不改正的，处 1 万元以上 3 万元以下的罚款；造成传染病传播或者环境污染事故的，由原发证部门暂扣或者吊销执业许可证件；构成犯罪的，依法追究刑事责任。

九、执业医师法

《中华人民共和国执业医师法》于 1998 年 6 月 26 日第九届全国人民代表大会常务委员会第三次会议通过，以中华人民共和国主席令第 5 号予以公布，自 1999 年 5 月 1 日起施行。具体相关内容如下。

第一条：为了加强医师队伍的建设，提高医师的职业道德和业务素质，保障医师的合法权益，保护人民健康，制定本法。

第二条：依法取得执业医师资格或者执业助理医师资格，经注册在医疗、预防、保健机构中执业的专业医务人员，适用本法。

第三条：医师应当具备良好的职业道德和医疗执业水平，发扬人道主义精神，履行防病治病、救死扶伤、保护人民健康的神圣职责。

第二十二条：医师在执业活动中履行下列义务。①遵守法律、法规，遵守技术操作规范。②树立敬业精神，遵守职业道德，履行医师职责，尽职尽责为患者服务。③关心、爱护、尊重患者，保护患者的隐私。④努力钻研业务，更新知识，提高专业技术水平。⑤宣传卫生保健知识，对患者进行健康教育。

第二十三条：医师实施医疗、预防、保健措施，签署有关医学证明文件，必须亲自诊查、调查，并按照规定及时填写医学文书，不得隐匿、伪造或者销毁医学文书及有关资料。

第二十四条：对急危患者，医师应当采取紧急措施进行诊治；不得拒绝急救处置。

第二十五条：医师应当使用经国家有关部门批准使用的药品、消毒药剂和医疗器械。

第二十八条：遇有自然灾害、传染病流行、突发重大伤亡事故及其他严重威胁人民生命健康的紧急情况时，医师应当服从县级以上人民政府卫生行政部门的调遣。

第二十九条：医师发生医疗事故或者发现传染病疫情时，应当按照有关规定及时向所在机构或者卫生行政部门报告。

十、疫苗流通和预防接种管理条例

《疫苗流通和预防接种管理条例》于 2005 年 3 月 16 日经国务院第 83 次常务会议通过,以中华人民共和国国务院令第 434 号公布,自 2005 年 6 月 1 日起施行。具体相关条款摘录如下。

第二条:本条例所称疫苗,是指为了预防、控制传染病的发生、流行,用于人体预防接种的疫苗类预防性生物制品。

疫苗分为两类。第一类疫苗,是指政府免费向公民提供,公民应当依照政府的规定受种的疫苗,包括国家免疫规划确定的疫苗,省、自治区、直辖市人民政府在执行国家免疫规划时增加的疫苗,以及县级以上人民政府或者其卫生主管部门组织的应急接种或者群体性预防接种所使用的疫苗;第二类疫苗,是指由公民自费并且自愿受种的其他疫苗。

第三条:接种第一类疫苗由政府承担费用。接种第二类疫苗由受种者或者其监护人承担费用。

第八条:经县级人民政府卫生主管部门依照本条例规定指定的医疗卫生机构(以下称接种单位),承担预防接种工作。县级人民政府卫生主管部门指定接种单位时,应当明确其责任区域。

县级以上人民政府应当对承担预防接种工作并做出显著成绩和贡献的接种单位及其工作人员给予奖励。

第十四条:省级疾病预防控制机构应当做好分发第一类疫苗的组织工作,并按照使用计划将第一类疫苗组织分发到设区的市级疾病预防控制机构或者县级疾病预防控制机构。县级疾病预防控制机构应当按照使用计划将第一类疫苗分发到接种单位和乡级医疗卫生机构。乡级医疗卫生机构应当将第一类疫苗分发到承担预防接种工作的村医疗卫生机构。医疗卫生机构不得向其他单位或者个人分发第一类疫苗;分发第一类疫苗,不得收取任何费用。

传染病暴发、流行时,县级以上地方人民政府或者其卫生主管部门需要采取应急接种措施的,设区的市级以上疾病预防控制机构可以直接向接种单位分发第一类疫苗。

第二十一条:接种单位应当具备下列条件。①具有医疗机构执业许可证。②具有经过县级人民政府卫生主管部门组织的预防接种专业培训并考核合格的执业医师、执业助理医师、护士或者乡村医师。③具有符合疫苗储存、运输管理规范的冷藏设施、设备和冷藏保管制度。

承担预防接种工作的城镇医疗卫生机构,应当设立预防接种门诊。

第二十二条:接种单位应当承担责任区域内的预防接种工作,并接受所在地的县级疾病预防控制机构的技术指导。

第二十三条:接种单位接收第一类疫苗或者购进第二类疫苗,应当建立并保存真实、完整的接收、购进记录。

接种单位应当根据预防接种工作的需要,制订第一类疫苗的需求计划和第二类疫苗的购买计划,并向县级人民政府卫生主管部门和县级疾病预防控制机构报告。

第二十四条:接种单位接种疫苗,应当遵守预防接种工作规范、免疫程序、疫苗使用指导原则和接种方案,并在其接种场所的显著位置公示第一类疫苗的品种和接种方法。

第二十五条:医疗卫生人员在实施接种前,应当告知受种者或者其监护人所接种疫苗的品种、作用、禁忌、不良反应以及注意事项,询问受种者的健康状况以及是否有接种禁忌等情况,并如实记录告知和询问情况。受种者或者其监护人应当了解预防接种的相关知识,并如实提供受种者的健康状况和接种禁忌等情况。

医疗卫生人员应当对符合接种条件的受种者实施接种,并依照国务院卫生主管部门的规定,填写并保存接种记录。

对于因有接种禁忌而不能接种的受种者,医疗卫生人员应当对受种者或者其监护人提出医学建议。

第二十九条:接种单位应当依照国务院卫生主管部门的规定对接种情况进行登记,并向所在地的县级人民政府卫生主管部门和县级疾病预防控制机构报告。接种单位在完成国家免疫规划后剩余第一类疫苗的,应当向原疫苗分发单位报告,并说明理由。

第三十条:接种单位接种第一类疫苗不得收取任何费用。

接种单位接种第二类疫苗可以收取服务费、接种耗材费,具体收费标准由所在地的省、自治区、直辖市人民政府价格主管部门核定。

第四十四条:预防接种异常反应争议发生后,接种单位或者受种方可以请求接种单位所在地的县级人民政府卫生主管部门处理。

因预防接种导致受种者死亡、严重残疾或者群体性疑似预防接种异常反应,接种单位或者受种方请求县级人民政府卫生主管部门处理的,接到处理请求的卫生主管部门应当采取必要的应急处置措施,及时向本级人民政府报告,并移送上一级人民政府卫生主管部门处理。

第五十七条:接种单位有下列情形之一的,由所在地的县级人民政府卫生主管部门责令改正,给予警告;拒不改正的,对主要负责人、直接负责的主管人员依法给予警告、降级的处分,对负有责任的医疗卫生人员责令暂停 3 个月以上 6 个月以下的执业活动。①未依照规定建立并保存真实、完整的疫苗接收或者购进记录的。②未在其接种场所的显著位置公示第一类疫苗的品种和接种方法的。③医疗卫生人员在接种前,未依照本条例规定告知、询问受种者或者其监护人有关情况的。④实施预防接种的医疗卫生人员未依照规定填写并保存接种记录的。⑤未依照规定对接种疫苗的情况进行登记并报告的。

（赵　民）

第七节　突发公共卫生事件应急处理

近年来,发生了一系列重大突发公共卫生事件,如印度鼠疫风暴、美国炭疽恐怖、英国口蹄疫事件、中国 SARS 疫情以及正在袭击全球越来越多国家的禽流感和甲型 H1N1 型流感疫情等,人们日益认识到突发公共卫生事件对当今社会经济发展的重大影响——突发公共卫生事件正在逐步成为世界各国共同关注的热点问题。

突发公共卫生事件的应对处置能力是指:突发公共卫生事件发生时,能够采取有效措施、及时控制和消除突发公共卫生事件危害的能力。突发公共卫生事件的应对处置能力是疾病预防控制能力的重要组成部分,我国应加强应急处置体系建设和人员的技术培训,做好物资储备,组建精良的应急处置队伍,随时应对突发的公共卫生事件,特别是要充分发挥疾病预防控制体系的作用。

一、突发公共卫生事件概述

(一)突发公共卫生事件的定义与主要危害

1.突发公共卫生事件的定义

《突发公共卫生事件应急条例》中规定,突发公共卫生事件是指突然发生,造成或者可能造成社会公众健康严重损害的重大传染病疫情、群体性不明原因疾病、重大食物和职业中毒以及其他严重影响公众健康的事件。

重大传染病疫情,指发生《中华人民共和国传染病防治法》规定的传染病或新的传染病暴发或流行严重的疫情,包括甲类传染病、乙类与丙类传染病暴发或多例死亡、罕见或已消灭的传染病、临床及病原学特点与原有疾病特征明显异常的疾病、新出现传染病的疑似病例等。

群体性不明原因的疾病,指在一定时间内,某个相对集中的区域内同时或者相继出现多个临床表现基本相似患者,但又暂时不能明确诊断的疾病。

重大食物和职业中毒事件,指危害严重的急性食物中毒和职业中毒事件等。

2.突发公共卫生事件的主要危害

突发公共卫生事件不仅给人民的健康和生命造成重大损失,对经济和社会发展也具有重要影响,主要表现在以下几个方面。

(1)损害人类健康。每次严重的突发公共卫生事件都造成众多的人群患病、伤残或死亡。

(2)造成心理伤害。突发公共卫生事件对于全社会所有人的心理都是一种强烈的刺激,必然会导致许多人产生焦虑、神经症和忧虑等精神神经症状。

(3)造成严重经济损失:①治疗及相关成本高,如治疗一位传染性非典型性肺炎患者需要数万甚至数十万元。②政府、社会和个人防疫的直接成本。③疫情导致的经济活动量下降而造成的经济损失。④疫情不稳定造成交易成本上升产生的损失。据专家估计,2003年我国传染性非典型性肺炎流行至少造成数千亿元人民币的损失。

(4)国家或地区形象受损及政治影响。突发公共卫生事件的频繁发生或处理不当,可能对国家和地区的形象产生很大的负面影响,也可使医疗卫生等有关单位和政府有关部门产生严重的公共信任危机。严重突发公共卫生事件处理不当可能影响地区或国家的稳定,因此有些发达国家将公共卫生安全和军事安全、信息安全一并列入国家安全体系。

(二)突发公共卫生事件的基本特征

1.突发性和意外性

突发公共卫生事件虽然存在着发生征兆和预警的可能,但往往很难对其作出准确的预警和及时识别。①由于突发公共卫生事件发生的时间、地点具有一定的不可预见性,如各种恐怖事件、自然灾害引起的重大疫情、重大食物中毒等,很难预测其发生的时间和地点。②突发公共卫生事件的形成常常需要一个过程,开始可能事件的危害程度和范围很小,对其蔓延范围、发展速度、趋势和结局很难预测。

2.群体性或公共性

突发公共卫生事件是一种公共事件,在公共卫生领域发生,危害的不是特定的个体,而是不特定的社会群体,具有公共卫生属性,往往同时波及多人甚至整个工作或生活的群体。如果所发生的突发公共卫生事件是传染病暴发或引起突发公共卫生事件的原因或媒介具有一定普遍性

(如食品、疫苗或药物),还可能威胁其他地区。伴随着全球化进程的加快,突发公共卫生事件的发生具有一定的国际互动性。①一些重大传染病可以通过交通、旅游、运输等各种渠道在国家与国家之间远距离传播,如传染性非典型性肺炎在中国内地暴发后,不仅在国内传播,而且影响到周边地区和国家。②由于突发公共卫生事件影响对象主要是社会公众,政府应对突发公共卫生事件的能力、时效和策略反映了政府对公众的关心程度,也影响到政府的国际声誉。

3.严重性

由于突发公共卫生事件涉及范围大,影响严重,一方面对人们身心健康产生危害,甚至冲击医疗卫生体系本身、威胁医务人员自身健康、破坏医疗基础设施,可在很长时间内对公众心理产生负面影响;另一方面,由于某些突发公共卫生事件涉及社会不同利益群体,敏感性、连带性很强,处理不当可造成社会混乱,对社会稳定和经济发展产生重大影响。

4.复杂性

突发公共卫生事件种类繁多,原因复杂。①我国因为地域辽阔,人口众多,自然因素和社会因素复杂,因而突发公共卫生事件发生的原因更是多种多样。②引起传染病暴发的物质多种多样,全球已登记的引起中毒的化学物质种类超过 4 000 万种,对其毒性认识较深刻的仅数千种。③有的事件可直接造成人体或财物损害,有的只是潜在的威胁,但可能持续较长时间。有的事件本身还可能是范围更大的突发公共卫生事件的一部分。同类事件的表现形式千差万别,处理也难用同样的模式来界定,很难预测其蔓延范围、发展速度、趋势和结局。

5.阶段性

突发公共卫生事件不论大小都具有周期性,根据其发生、发展的过程可分为四个时期:①潜在期即突发公共卫生事件发生前的先兆阶段,若先兆现象处理得好,突发公共卫生事件往往可以避免。②暴发期即由于未能对其发生时间和地点进行预测,在先兆期未能识别,导致事件迅速演变,出现暴发的时期。③持续发展期即突发公共卫生事件得到控制,但没有得到彻底解决的时期;消除期即突发公共卫生事件经过实施控制措施而得到完全解决的时期。

6.决策的紧迫性和时效性

突发公共卫生事件事发突然、情况紧急、危害严重,如不能采取迅速的处置措施,事件的危害将进一步加剧,造成更大范围的影响。所以,要求在尽可能短的时间内作出决策,采取针对性的措施,将事件的危害控制在最低程度。许多原因不明或特别严重的突发公共卫生事件发生时,由于事发突然、准备不足,使应对和处理工作更为艰难和紧迫。因此,突发公共卫生事件发生后,全力以赴救治患者,迅速调查事件原因,及时采取针对性的处置措施,控制事件的进一步扩大,就成为十分紧迫的任务。调查处理突发公共卫生事件的人员,必须争分夺秒,迅速、全面地开展工作,以求在最短时间内控制事态的发展。

7.处理的综合性和系统性

许多突发公共卫生事件不仅是一个公共卫生问题,还是一个社会问题,需要各有关部门共同协作,甚至全社会都要动员起来参与这项工作。因此,突发公共卫生事件的处理涉及多系统、多部门,政策性很强,必须在政府的领导下综合协调,才能最终控制事态发展,将危害降低到最低程度。

(三)突发公共卫生事件的分类和分级

1.突发公共卫生事件的分类

突发公共卫生事件的分类方法有多种,根据发生原因通常可分为以下几种。

（1）生物病原体所致疾病。主要指病毒、细菌、真菌、寄生虫等病原体导致的传染病区域性暴发、流行；预防接种出现的群体性异常反应；群体性医院感染等。

人类历史上，传染病曾肆虐数千年，造成过世界性巨大灾难，尽管随着科技进步，人类发明了抗生素及疫苗等药物和生物制剂，使传染病有所控制，但是目前传染病的发病率仍占全世界每年总发病率的第一位，原因是多方面的，包括一些已被控制的传染病如结核、疟疾等死灰复燃，卷土重来；一系列新传染病相继出现，如艾滋病、埃博拉病等，对人类构成严重威胁；特别是第一、二次世界大战期间和战后某些帝国主义国家研制烈性生物制剂并用于军事战争，即开展生物战（或细菌战），给人类带来危害和恐慌。

20世纪70年代以来，相继发现了多种新的传染病，许多以暴发流行的形式出现。某些新传染病的危害已为世人所知，最典型的例子莫过于正在全球流行的艾滋病。1992年发现的新型霍乱，已使南亚数十万人发病，并呈世界性流行态势；在非洲出现的埃博拉出血热，其极高的死亡率使世人惊恐；莱姆病已在五大洲数十个国家和地区流行，严重感染者可致残，美国人称之为"第二艾滋病"。

目前，我国面临着工业化、城市化和人口老龄化，公共卫生随之出现许多新问题。有资料显示，全球发现的32种新现传染病中，有一半左右已在我国出现。我国乙肝病毒携带者占世界总数的1/3，结核患者占全世界总数的1/4，性病发病人数也正在大幅增长。

（2）食物中毒事件。指人摄入了含有生物性、化学性有毒有害物后或把有毒有害物质当作食物食入后出现的非传染性的急性或亚急性疾病，属于食源性疾病的范畴。

国家卫生行政部门发布的2008年全国重大食物中毒的统计数字显示，通过网络直报系统共收到全国食物中毒报告431起，中毒13 095人，死亡154人，涉及100人以上的食物中毒13起。其中微生物性食物中毒的报告起数和中毒人数最多，分别占总数的39.91％和58.00％；有毒动植物食物中毒的死亡人数最多，占总数的51.95％。引起中毒的主要原因首先是投毒，其次为误食，还有的是因农药使用不合理污染食品而引起，主要涉及农药和鼠药。细菌性食物中毒问题仍然严重。食入有毒动植物中毒致死率高，误食的品种主要为河豚和毒蕈。

（3）有毒有害因素污染造成的群体中毒、死亡。指由于污染所致的中毒，如水体污染、大气污染、放射污染等，波及范围较广。据统计数据估计，全世界每分钟有28人死于环境污染，每年有1 472万人因此丧命；同时，有毒有害物质污染常常会对后代造成极大的危害。

我国是生产、消费消耗臭氧层物质（ODS）和排放二氧化硫最多的国家，二氧化硫排放量世界第二，国际环境履约面临巨大应激。近几年，我国酸雨污染比较严重，西南、华南等地区更是形成了继欧美之后的世界第三大酸沉降区。对1993－2008年的酸雨观测站资料分析显示，近年来我国酸雨区主体位于青藏高原以东，覆盖了华南、江南、西南地区东南部、华中、华东和华北的大部分地区；非酸雨区主要位于我国西北地区中西部、西藏、内蒙古大部和川西地区。2006年，全国酸雨发生率在5％以上的区域占国土面积的32.6％，酸雨发生率在25％以上的区域占国土面积的15.4％。2008年酸雨发生面积约150万平方千米，与2007年相比略有增加。

中国有毒有害因素污染总体范围在扩大、程度在加剧、危害在加重，一方保护，多方破坏，点上治理、面上破坏，边治理、边破坏，治理赶不上破坏速度。日趋严重的环境污染正在影响人民身体健康和社会经济的发展，如北京由于空气污染严重，呼吸道疾病在导致死亡的疾病中排第四位。

（4）自然灾害。主要指地震、洪涝、干旱等自然灾害造成的人员伤亡及疾病流行等，会在顷刻间造成大量生命财产的损失、生产停顿、物质短缺,灾民无家可归,眼见几代人为之奋斗创造的和谐生存条件毁于一旦,几十年辛勤劳动的成果付之东流,产生种种社会问题,并且还会带来严重的、包括社会心理因素在内的诸多公共卫生问题,从而引发多种疾病,特别是传染性疾病的暴发和流行。

由自然灾害引起的公共卫生问题是多方面的。如洪水淹没房屋倒塌所致外伤,破坏生态环境,影响生态平衡,造成疫源地扩散,环境条件恶化,尤其是饮用水严重污染引起肠道传染病暴发流行,食物匮乏导致营养缺乏症及食物中毒,夏、秋季节高温易发生中暑等。

(5)意外事故引起的死亡。煤矿瓦斯爆炸、飞机坠毁等重大生产安全事故让我们感到震惊,一些生活意外事故也在严重威胁着人们的安全。这类事件由于没有事先的准备和预兆,往往会造成巨大的经济损失和人员伤亡。有资料显示,在全球范围内,每年约有 350 万人死于意外伤害事故,约占人类死亡总数的 6%,是除自然死亡以外人类生命与健康的第一杀手。

(6)不明原因引起的群体发病或死亡。指在短时间内,某个相对集中的区域内同时或者相继出现具有共同临床表现的多位患者,且病例不断增加,范围不断扩大,又暂时不能明确原因的疾病。这类事件由于系不明原因所致,通常危害较前几类要严重得多。一来该类事件的原因不明,公众缺乏相应的防护和治疗知识;同时,日常也没有针对该类事件的特定监测预警系统,使得该类事件常常造成严重的后果;此外,由于原因不明,在控制上也有很大的难度。

(7)职业中毒。指职业危害性因素造成的人数众多或者伤亡较重的中毒事件。

(8)"三恐"事件。主要指生物、化学和核辐射恐怖事件。

2.突发公共卫生事件的分级

在《国家突发公共卫生事件应急预案》中,根据突发公共卫生事件性质、危害程度、涉及范围,突发公共卫生事件划分为特别重大(Ⅰ级)、重大(Ⅱ级)、较大(Ⅲ级)和一般(Ⅳ级)四级。在《突发公共卫生事件分级内涵的释义(试行)》中,对不同等级的突发公共卫生事件分级情况给予了详细说明。

(1)分级原则。突发公共卫生事件种类多,其性质和影响的范围以及造成的社会危害也各不相同,因此,采取的控制措施和管理的主体也不尽相同。为了加强突发公共卫生事件的报告和处理,确定突发公共卫生事件的管理主体,体现分级管理、分工责任明确,对突发公共卫生事件进行分级是十分必要的。

危害第一原则。突发公共卫生事件的大小,主要以其对人民的生命、健康、社会和经济发展影响的大小或强弱为主要依据。对于传染病疫情主要以病死率高低、传播性强弱、对社会和经济发展影响大小以及人们对其认识程度为依据。例如,鼠疫虽然具有有效的预防控制手段,但其病死率高,传播力强,危害严重,所以对其标准划分就比较严格;对于传染性非典型性肺炎,虽然病死率不高,但由于是新现传染病,对社会和经济影响巨大,所以发现 1 例传染性非典型性肺炎病例就定位为较严重的突发公共卫生事件;对于食物中毒主要以中毒人数、影响的人群以及社会影响、经济损失为依据。

区域第二原则。突发公共卫生事件大小的划分是以事件发生的区域为依据,因为事件发生地点不同,影响力也不同。例如,一起鼠疫疫情如果发生在大城市,可能传播快,波及的人数多,容易引起社会恐慌,对社会经济发展影响较大;而鼠疫若发生在偏远地区,由于人口密度小,交通不便,则可能造成的影响小。区域性原则还体现在以事件波及的范围为依据。如果事件涉及两个城市,甚至是两个省(自治区、直辖市),一方面说明事件有扩散趋势,需要引起重视;另一方面处理跨地区突发事件需要更高一层的政府部门进行协调,增大了应急指挥的难度。

行政区划第三原则。我国现行的行政管理体制分为国家、省、地、县四级,为了明确每一行政级别在突发公共卫生事件应急反应中的职责,强调应急处理统一领导和分级负责的原则,将突发公共卫生事件也相应分为四级。

(2)级别。突发公共事件划分为四级,由低到高划分为一般(Ⅳ级)、较大(Ⅲ级)、重大(Ⅱ级)和特别重大(Ⅰ级)四个级别。与之相对应,依据突发公共事件造成的危害程度、发展情况和紧迫性等因素,由低到高划分为一般(Ⅳ级)、较重(Ⅲ级)、严重(Ⅱ级)和特别严重(Ⅰ级)四个预警级别,并依次采用蓝色、黄色、橙色和红色来表示。

特别严重突发公共卫生事件(Ⅰ级)。肺鼠疫、肺炭疽在大、中城市发生,或人口稀少和交通不便地区,1个县(区)域内在一个平均潜伏期内发病 10 例及以上,疫情波及 2 个及以上的县(区);传染性非典型性肺炎疫情波及 2 个及以上省份,并有继续扩散的趋势;群体性不明原因疾病,同时涉及多个省份,并有扩散趋势,造成重大影响;发生新传染病,或我国尚未发现的传染病发生或传入,并有扩散趋势,或发现我国已消灭传染病;动物间发生传染病暴发或流行,人间疫情有向其他省份扩散的趋势,或波及 2 个及以上省份;一次放射事故中度放射损伤人数 50 人以上,或重度放射损伤人数 10 人以上,或极重度放射损伤人数 5 人以上;国务院卫生行政主管部门认定的其他特别严重突发公共卫生事件。

严重突发公共卫生事件(Ⅱ级)。在边远、地广人稀、交通不便地区发生肺鼠疫、肺炭疽病例,疫情波及 2 个及以上乡(镇),一个平均潜伏期内发病 5 例及以上,并在其他地区出现肺鼠疫、肺炭疽病例;发生传染性非典型性肺炎续发病例,或疫情波及 2 个及以上地(市);腺鼠疫发生流行,流行范围波及 2 个及以上县(区),在一个平均潜伏期内多点连续发病 20 例及以上;霍乱在一个地(市)范围内流行,1 周内发病 30 例及以上,或疫情波及 2 个及以上地市,1 周内发病 50 例及以上;乙类、丙类传染病疫情波及 2 个及以上县(区),一周内发病水平超过前 5 年同期平均发病水平 2 倍以上;我国尚未发现的传染病发生或传入,尚未造成扩散;动物间发生传染病暴发或流行,人间疫情局部扩散,或出现二代病例;发生群体性不明原因疾病,扩散到县(区)以外的地区;预防接种或学生预防性服药出现人员死亡;一次食物中毒人数超过 100 人并出现死亡病例,或出现 10 例及以上死亡病例;一次发生急性职业中毒 50 人以上,或死亡 5 人及以上;一次放射事故超剂量照射人数 100 人以上,或轻度放射损伤人数 20 人以上,或中度放射损伤人数 3~50 人,或重度放射损伤人数 3~10 人,或极重度放射损伤人数 3~5 人;鼠疫、炭疽、传染性非典型性肺炎、艾滋病、霍乱、脊髓灰质炎等菌种丢失;省级以上人民政府卫生行政主管部门认定的其他严重突发公共卫生事件。

较重突发公共卫生事件(Ⅲ级)。在边远、地广人稀、交通不便的局部地区发生肺鼠疫、肺炭疽病例,流行范围在一个乡(镇)以内,一个平均潜伏期内病例数未超过 5 例;发生传染性非典型性肺炎病例;霍乱在县(区)域内发生,1 周内发病 10~30 例,或疫情波及 2 个及以上县,或地级以上城市的市区首次发生;一周内在一个县(区)域内乙、丙类传染病发病水平超过前 5 年同期平均发病水平 1 倍以上;动物间发生传染病暴发或流行,出现人间病例;在一个县(区)域内发现群体性不明原因疾病;一次食物中毒人数超过100 人,或出现死亡病例;预防接种或学生预防性服药出现群体心因性反应或不良反应;一次发生急性职业中毒 10~50 人,或死亡 5 人以下;一次放射事故超剂量照射人数 51~100 人,或轻度放射损伤人数11~20 人;地市级以上人民政府卫生行政主管部门认定的其他较重突发公共卫生事件。

一般突发公共卫生事件(Ⅳ级)。腺鼠疫在县(区)域内发生,一个平均潜伏期内病例数未超过20例;霍乱在县(区)域内发生,1周内发病10例以下;动物间发生传染病暴发或流行,未出现人间病例;一次食物中毒人数30~100人,无死亡病例报告;一次发生急性职业中毒10人以下,未出现死亡;一次放射事故超剂量照射人数10~50人,或轻度放射损伤人数3~10人;县级以上人民政府卫生行政主管部门认定的其他一般突发公共卫生事件。

(3)判定部门对突发公共卫生事件的处理如下。

特别严重突发公共卫生事件。由国务院卫生行政部门组织国家级突发公共卫生专家评估和咨询委员会,会同省级专家对突发公共卫生事件的性质以及发展趋势进行评估确定。

严重突发公共卫生事件。由国务院卫生行政部门会同省级卫生行政部门,组织突发公共卫生专家评估和咨询委员会对突发公共卫生事件发生情况、突发公共卫生事件的性质以及发展趋势进行评估确定。

较重突发公共卫生事件。由省级卫生行政部门会同地市级卫生行政部门,组织突发公共卫生专家评估和咨询委员会对突发公共卫生事件调查情况、突发公共卫生事件的性质以及发展趋势进行评估确定。

一般突发公共卫生事件。由地市级卫生行政部门会同县级卫生行政部门组织突发公共卫生专家评估和咨询委员会对突发公共卫生事件调查情况、突发公共卫生事件的性质以及发展趋势进行评估确定。

二、突发公共卫生事件的应急处理

(一)突发公共卫生事件的预警、监测和报告

1.突发公共卫生事件的形成因素

突发公共卫生事件的发生是不以人的意志为转移的客观现象。突发公共卫生事件的发生具有必然性和偶然性。其必然性是指随着经济全球化和知识经济的到来,国际旅行与全球商务活动的日益频繁,大大增加了传染病跨国传染与流行的机会;同时,食品安全性问题的应对,烟草、武器、有毒废弃物及威胁健康商品的贸易、战争的增加等,使各种各样的公共卫生事件随时可能在人们无法预料的时候发生和肆虐。突发公共卫生事件的出现似乎不可避免,而且其在什么时间出现、以什么样的方式出现、出现什么样的事件、出现在什么地方,都是人们无法预测和认知的,这就是它的偶然性。

从全球来看,整个公共卫生的形势是严峻的。国际上带有政治目的的核生化恐怖事件正在威胁着人类的安全。没有哪一个国家可以完全逃避传染病的危害,也没有哪一个国家可以号称在传染病面前高枕无忧。造成传染病流行的因素很多,如抗生素广泛应用致使耐药株、变异株引起传统传染病的再度暴发和流行;由于开垦荒地、砍伐森林、修建水坝等人类活动,造成居住环境改变,自然和生态环境恶化,引起传染病的发生和传播;全球性气候变暖,有利于一些病原微生物的生长和繁殖,造成一些传染病发生跨地区传播,尤其是扩大了虫媒传染病的疫区范围;人类生活方式和社会行为改变,助长了传染病的传播;人群易感性高,为传染病暴发或流行创造了条件;经济一体化、全球化、现代交通及大量人员和物质的流动对传染病的防治提出了新的挑战,原本局限于某一国家和地区的疾病可能向全球扩散,传染病的传播速度大大加快;由于人口老龄化、免疫抑制剂的使用等因素,使免疫受损人群的增多。中国社会正处于大规模城市化转型期,人口密集和人员流动是传染病流行的温床。

2.突发公共卫生事件的预警与监测

(1)建立突发公共卫生事件的预警系统。

预警系统的背景。预警的概念起源于欧洲,是为了避免或降低随着工业的飞速发展导致对环境和人类健康产生危害而提出的方法,第一次是在1984年关于保护北海的国际会议上提出的。预警系统一般由五大部分组成,包括信息系统、预警评价指标体系、预警评价与推断系统、报警系统和预警防范措施。

建立预警参数。中国疾病预防控制中心对传染病监测、疾病和症状监测、卫生监测、实验室监测等各类资料进行科学分析,综合评估,建立预警基线,提出预警参数。

预警报告。中国疾病预防控制中心根据预警参数,对国内、外各种突发事件和可能发生突发事件的潜在隐患作出早期预测,提出预警报告,按照规定时限和程序报告国务院卫生行政部门。国务院卫生行政部门接到预警报告后,适时发出预警。

(2)监测体系的建设原则如下。

时效性和敏感性。以初次报告要快,进程报告要新,总结报告要全为原则,加强突发事件报告的时效性和敏感性。

标准性和规范性。突发事件报告内容尽量采用数字化,以利于统计分析。系统采用的信息分类编码、网络通信协议和数据接口等技术标准,应严格按照国家有关标准或行业规范。

安全性和保密性。建立安全保障体系,采用先进的软、硬件技术,实现网络的传输安全、数据安全、接口安全。

开放性和扩充性。立足于长远发展,选用开放系统。采用模块化和结构化设计并保留足够的接口,使之具有较大的扩充性。

综合性。突发公共卫生事件的监测比较复杂,既包括对具体的暴发事件的监测,也含有对引起或影响突发事件发生的自然、社会、生态等潜在危险因素的监测。因此,监测体系建设需综合性。

(3)我国的监测体系。

我国1991年建立了传染病重大疫情报告系统,其报告的方式是医院内的首诊医师填写传染病报告卡,并邮寄到辖区内的县级疾病预防控制机构,由县级疾病预防控制机构形成报表通过计算机网络逐级报告,报告的内容只是病例的总数,没有传染病病例的个案资料。2003年,传染性非典型性肺炎疫情发生后,疫情报告突破了传统的报告方式,实现了传染病疫情的个案化管理和网络化直报,首次实现了传染病疫情的医院直报,保证了传染病疫情报告的准确性、实效性。与此同时,建立了全国疾病监测系统,在31个省(自治区、直辖市)建立了145个监测点,监测内容主要包括传染病疫情、死因构成等。此外,我国还根据部分传染病防治需要相继建立了多个专病监测系统,如计划免疫监测系统(麻疹)、艾滋病监测系统、性病监测系统、结核病监测系统、鼠疫监测系统等;同时,还建立了一些公共卫生监测哨点,如13省、市的食源性疾病的监测网络、饮水卫生的监测网络等。

3.突发公共卫生事件的报告和通报

(1)突发事件的报告。国务院卫生行政部门制定突发事件应急报告规范,建立重大、紧急疫情报告系统。

突发事件的责任报告单位和责任报告人:①县级以上各级人民政府卫生行政部门指定的突发事件监测机构。②各级各类医疗卫生机构。③卫生行政部门。④县级以上地方人民政府。

⑤有关单位,主要包括突发事件发生单位、与群众健康和卫生保健工作有密切关系的机构或单位,如:检验检疫机构、环境保护监测机构和药品监督检验机构等。⑥执行职务的各级各类医疗卫生机构的医疗保健人员、疾病预防控制机构工作人员、个体开业医师等为责任报告人。

突发事件的报告时限和程序:①突发事件监测报告机构、医疗卫生机构和有关单位应当在2小时内向所在地县级人民政府卫生行政管理部门报告。②接到报告的卫生行政部门应当在2小时内向本级人民政府报告,并同时向上级人民政府卫生行政部门和国务院卫生行政主管部门报告。③县级人民政府应当在接到报告后2小时内向对应的市级人民政府或上一级人民政府报告。④市级人民政府应当在接到报告后2小时内向省(自治区、直辖市)人民政府报告。⑤省(自治区、直辖市)人民政府在接到报告的1小时内,向国务院卫生行政主管部门报告。⑥国务院卫生行政主管部门对可能造成重大社会影响的突发事件,应当立即向国务院报告。

国家建立突发事件的举报制度,任何单位和个人有权向各级人民政府及其有关部门报告突发事件隐患,有权向上级政府及其有关部门举报地方人民政府及其有关部门不履行突发事件应急处理职责,或者不按照规定履行职责情况。

(2)突发事件的通报。国务院卫生行政主管部门及时向国务院有关部门和各省(自治区、直辖市)人民政府卫生行政部门以及军队有关部门通报突发事件的情况;突发事件发生地的省(自治区、直辖市)人民政府卫生行政部门,应当及时向毗邻省(自治区、直辖市)人民政府卫生行政部门通报;接到通报的省(自治区、直辖市)人民政府卫生行政部门,必要时应当及时通知本行政区域内的医疗卫生机构;县级以上地方人民政府有关部门,已经发生或者发现可能引起突发事件的情形时,应当及时向同级人民政府卫生行政部门通报。

(3)信息发布。①发布部门:国务院卫生行政主管部门或授权的省(自治区、直辖市)人民政府卫生行政部门要及时向社会发布突发事件的信息或公告。②发布内容:突发事件性质、原因;突发事件发生地及范围;突发事件人员的发病、伤亡及涉及的人员范围;突发事件处理和控制情况;突发事件发生地的解除。

(二)突发公共卫生事件现场应急处理

快速反应是应对处置突发公共卫生事件的关键所在。在事件发生后,应立即成立应急指挥部,统一指挥和协调社会各部门各负其责地投入到预防和控制事件的扩大蔓延及救治受害公众的工作中。同时,要采取果断措施快速处理突发公共卫生事件所造成的危害,彻底预防和控制进一步蔓延,最大限度地避免和减少人员伤亡、财产损失,降低社会影响,尽快恢复社会秩序,维护公众生命、财产安全,维护国家安全和利益。

1.医疗救护

(1)突发公共卫生事件医学应急救援中的分级救治体系。对于突发公共卫生事件的应急医学救援大体可分为三级救治:第一级为现场抢救;第二级为早期救治;第三级为专科治疗。

一级医疗救治:又称为现场抢救,主要任务是迅速发现和救出伤员,对伤员进行一级分类诊断,抢救需紧急处理的危重伤员。抢救小组(医务人员为主)进入现场后,搜寻和发现伤员,指导自救互救,在伤员负伤地点或其附近实施最初的救治,包括临时止血、伤口包扎、骨折固定、搬运、预防和缓解窒息、简单的防治休克、解毒以及其他对症急救处置措施。首先要确保伤员呼吸道通畅,同时填写登记表,然后将伤员搬运出危险区,就近分点集中,再后送至现场医疗站和专科医院。具体职责:①初步确定人员的受伤方式和类型,对需要紧急处理的危重伤员立即进行紧急处理;对可延迟处理者经自救互救和初步去污后尽快撤离事故现场,到临时分类站接受医学检查和处理。②设立临时分类站,初步估计现场人员的受污剂量,并进行初步分类诊断,必要时酌情给予相应药物,如对于受到放射伤害的现场人员时给予稳定性碘或抗辐射药物。③对人员进行体表污染检查和初步去污处理,防止污染扩散。④初步判断伤员有无体内污染,必要时及早采取阻吸收和促排措施。⑤收集、留取可估计受污剂量的物品和生物样品。⑥填写伤员登记表,根据初步分类诊断,确定就地观察治疗或后送,对临床症状轻微、血象无明显变化的可在一级医疗单位处理;临床症状较重、血象变化较明显的以及一级医疗单位不能处理的应迅速组织转送到二级医疗救治单位;伤情严重,暂时不宜后送的可继续就地抢救,待伤情稳定后及时后送;伤情严重或诊断困难的,在条件允许下可由专人直接后送到三级医疗救治单位。

二级医疗救治:又称为早期救治或就地救治,在现场医疗站对现场送来的伤员进行早期处理,检伤分类。主要任务是对中度和中度以下急性中毒患者、复合伤伤员、有明显体表和体内污染的人员进行确定诊断与治疗;对中度以上中毒或受照的伤员进行二级分类诊断,并将重度和重度以上中毒和复合伤伤员以及难以确诊和处理的伤员,在条件允许下尽早后送到三级医疗救治单位。具体职责范围:①收治中度和中度以下急性中毒、复合伤、放射性核素内污染人员和严重的常规损伤人员,对其中有危及生命征象的伤员继续抢救。②对体表沾污者进行详细的监测并进行进一步去污处理,对污染伤口采取相应的处理措施;③对体内污染的人员初步确定污染物的种类、污染水平以及全身或主要器官的中毒或受照剂量,及时采取相应的医学处理措施,污染严重或难以处理的伤员及时转送到三级医疗救治单位。④详细记录病史,全面系统检查,进一步确定人员受照剂量和损伤程度,并进行二次分类诊断,将重度以上急性中毒、复合伤患者送到三级医疗救治机构治疗,暂时不宜后送者可就地观察和治疗,伤情难以判定的可请有关专家会诊后及时后送。⑤必要时对一级医疗机构给以支援和指导。

三级医疗救治:又称为专科治疗,由国家指定的具有各类伤害治疗专科医治能力的综合医院负责实施。主要任务是收治重度和重度以上的急性中毒和严重污染伤员,进一步作出明确的诊断,并给予良好的专科治疗。继续全面抗休克和全身性抗感染;预防创伤后肾衰、急性呼吸窘迫综合征、多器官功能障碍综合征等并发症,对已发生的内脏并发症进行综合治疗,酌情开展辅助通气,心、肺、脑复苏等,直至伤员治愈。有些伤员治愈后留下残疾,尚需作进一步康复治疗。具体职责范围:①对不同类型、不同程度的中毒、放射损伤和复合伤作出确定性诊断,并进行专科医学救治。②对有严重体内、伤口、体表污染的人员进行全面检查,确定污染物成分和污染水平,估算出人员的受污剂量,并进行全面、有效的医学处理。③必要时,派出有经验的专家队伍对一、二级医疗单位给予支援和指导。

(2)分级救治工作的基本要求:根据分级救治的特点,必须正确处理伤病员完整性治疗与分级救治、后送与治疗的关系。为此,应遵循下列基本要求。

及时、合理,力争早日治愈:伤病救治是否及时合理,要从伤病病理过程进行判断。大出血、窒息可因迟延数分钟而死亡,应提早数分钟而得救,其及时性表现在几分钟之间。这就要求分秒必争,竭尽全力地组织抢救。对大多数伤员来说,及时性的标准是伤后 12 小时内得到清创处理。伤后至接受手术的时间长短,对病死率有明显影响。为此,必须做到快抢、快救、快送,迅速搬下和后送伤员。

前、后继承,确保救治质量:为了保证分级救治的质量,还必须从组织上使各级救治工作前、后继承地进行,做到整个救治工作不中断,各级救治不重复。前一级要为后一级救治做好准备,创造条件,争取时间;后一级要在前一级救治的基础上,补充或采取新的救治措施,使救治措施前后紧密衔接,逐步扩大与完善。为实现上述要求,首先要加强急救医学训练,对突发公共卫生事件发生时伤病发生发展规律、救治的理论和处理原则要有统一的认识,保证工作上步调一致;其次要求各级救治机构树立整体观念,认真遵守上级规定的救治原则,正确执行本级的救治范围;最后,要按规定填写统一格式的医疗文件,为前、后继承救治提供依据。

相辅相成,医疗与后送相结合:要实现分级救治,使伤病员获得完整救治。从伤病员转归来说,医疗是主导的,后送是辅助的,为了彻底治愈伤病员,必须实行积极的医疗,尤其对需要紧急拯救生命的伤病员。后送只是为了医疗,如果离开了医疗工作,后送就失去了意义。因此从整体上讲,医疗应当是医疗后送工作的主导方面。但在伤员获得确定性治疗之前,医疗的目的之一是为了保证伤病员安全后送。而具体在特定环境和条件下时,有可能后送问题突出,这时后送便成为主要方面。如当某一救治机构内伤病员过多而又无力为他们全部进行必要的救治时,必须想方设法地将伤病员送到有条件处理的救治机构,否则会对伤病员的救治带来不利影响,甚至造成不应有的死亡和残疾。为实现上述要求,要因时、因地制宜,不能墨守成规。只有及时正确的把医疗与后送有机结合起来,才有可能把在医疗后送线上纵深配置的救治机构连接起来,使伤病员在不断地后送中,逐步得到完善的医疗。

2.现场流行病学调查

尽快开展现场流行病学调查,有利于判断突发公共卫生事件的源头,其中以传染性疾病的流行病学调查尤为重要。流行病学调查人员应沿消毒通道按规定对现场人员进行调查登记,调查内容为可疑物品来源、性状、接触人员、污染范围等,并确定小隔离圈,设置明显标志(拉警戒线),实施封锁。

(1)本底资料的调查。主要有以下几个方面:自然地理资料,主要是地形、气候、水文、土壤和植被以及动物等;经济地理资料,主要是地方行政、居民情况、工农业生产、交通运输状况等,尤其是注意突发公共卫生事件发生地放射源、化工生产、生物制品和相关领域的研究单位等;医学地理资料,主要是卫生行政组织、医疗卫生实力、医学教育、药材供应以及卫生状况等;主要疾病流行概况包括烈性传染病、自然疫源性疾病、虫媒传染病、呼吸道疾病、肠道传染病等;昆虫包括与疾病有关的蚊、蝇、蚤、蜱、螨等;动物包括啮齿动物、食虫动物的种类分布、季节消长等资料。

(2)现场可疑迹象调查。首先应迅速了解污染程度与范围以及人员受污剂量的大小,将监测结果和判定结果及时报告给上级应急领导小组,为采取医学急救和应急防护措施提供重要依据;其次要采集现场食品、饮用水、土壤和空气标本,鉴定可疑与事件发生相关的物品及其迹象;第三要了解现场地理位置及环境条件,追访目击者,询问附近人员,了解发现可疑情况及前后经过。根据当地医学动物本底,采集可疑动物标本,调查现场动物分布。

当有疫情发生或伤亡人员数量较多时,应进一步开展现场污染样品和人员体内污染的实验室测量分析,尽可能多地提供有关毒物及放射性物质数据及初步监测结果,以确定是否需要采取进一步的干预措施。需要调查的内容很多,除了需了解疫情或疾病发展趋势,调查可能扩散的原因,迅速作出初步临床诊断结果,指导防疫、治疗和病原学的特异性检测外,更困难的是判断患者发病与突发公共卫生事件的关系。

(3)事件中、后期调查。事件中期的调查应从早期已经开展的人员、地面和水体等周围环境污染巡测基础上,进一步增大调查地域范围,提升详细程度,并要采集水、食物、空气样品等,测定污染水平,掌握毒物的污染程度及变化趋势。

事件后期对表面污染、空气污染及环境物质进行必要补充测量,特别要对道路、建筑物、动物、土壤和周围环境设施进行污染水平监测,确定整个事件中所发生的污染水平和范围,为后期决策提供依据。

3.现场的洗消处理

现场洗消是突发公共卫生事件应急中的重要环节,应及时开展。对直接受事件影响的人员加以保护,恢复环境和公众的生活条件。开展恢复活动主要包括以下内容。

(1)环境监测和巡测。对污染事故造成的环境污染,继续进行不间断的环境监测和巡测,对可能被污染的各类食品和环境物质样品进行分析。受污染的食物和水做适当处理后方可食用,或从别处调运未受污染的食物和水供应公众。估算事故受污人员的个人和群体剂量,对事故定性定级。

(2)对事件现场分区,管制污染区进出通道。在应急干预的情况下,为了便于迅速组织有效的应急响应行动,以最大限度地降低突发公共卫生事件可能产生的影响,应尽快将事件现场进行分区管理。专家咨询组根据现场侦检和流行病学调查结果,对突发公共卫生事件性质、区域、污染物性质及污染程度进行分析,向应急指挥部报告分析结果,由指挥部确定突发公共卫生事件性质、区域,将事件现场划分为控制区、监督区和非限制区。

控制区是事故污染现场中心地域,用红线将其与以外的区域分隔开来。在此区域内,救援人员必须身着防护装备以避免被污染或受照射;监督区是控制区以外的区域,以黄色线将其与以外的区域分隔开来,此线也称为洗消线,所有出此区域的人必须在此线上进行洗消处理。在此区域内的人员要穿戴适当的防护装备,避免污染,并在分界处设立警示标识;非限制区是监督区以外的区域,伤员的现场抢救治疗、指挥机构等均设在此区。

另一方面,还要准确地划定污染区与疫区。污染区是指有害因子在地面通过空气运动(风)扩散而形成的对人有害的区域,或是携带有害因子的媒介生物的分布及其活动的区域。疫区是指当突发公共卫生事件为传染病流行,患者(包括病畜)和密切接触者在发病前后居住和活动的场所。限制人员出入污染区及在局部地区建筑物内居住。工作人员在不离开工作岗位的情况下,由个人单独或相互之间进行,主要是对暴露皮肤及个人用具或必须使用的装备进行紧急处理。

(3)区域环境现场去污与恢复。应急去污洗消小组赶赴事故现场对道路、建筑物、人员、车辆等受污染的场所与物品进行去污洗消,切断污染和扩散渠道。在监督区与非限制区交界处,设立污染洗消站。洗消站配备监测仪、洗消液等去除污染设备和用品。污染人员在后送救治前需经初步去污处理,运出控制区和监督区的被污染物品需经去污处理和检测后方可运出,避免二次污染。去污过程中产生的固体废物和废水,应妥善收集处理,以防进一步扩大污染。

在制订污染区的洗消计划时应考虑多种因素,包括事件对人群健康和生态环境的潜在影响、污染是否会导致长期影响、污染有无扩散的可能、污染对公众心理的影响、环境监测和评价标准、有无跨行政区域甚至跨境的影响、技术与资源的储备情况、人力和财力等,其中最重要的是要根据所发生事故的特性,环境条件和公众居住、膳食情况,确定恰当的环境去污方法,消除物质、人员外表面和环境中的污染物;将非固定性污染固定,以避免其扩散;用水泥、土壤等覆盖,或用深耕法将污染的表层土翻到地下深处。

应尤其注意对有害生物、化学毒物、放射性材料等污染源的处理,至少使其重新得到有效控制。高放射性废物必须送放射废物库储存;低中水平放射性固体可浅地层处置,对含有腐烂物质、生物的、致病性的、传染性的细菌或病毒的物质,自燃或易爆物质,燃点或闪点接近环境温度的有机易燃物质,其废物不得浅地层处置。

(4)事件中、后期的处置。对污染的水和食物实施控制是事故中、后期(特别是后期)针对食入途径采取的防护措施,用于控制和减少因食入污染的水和食物产生的损伤。通过采样检测可疑区域中各种食物和饮用水的各种生物、化学毒剂及放射性核素水平,决定是否对食品和饮用水进行控制。原则上,所有受到污染的食品应当禁止食用,并集中销毁。相对于食物而言,饮用水更容易被染毒,针对毒剂和放射性物质类型,采取针对性的检测和消毒措施,包括通过适当的水处理(混凝、沉淀、过滤及离子交换等方法)降低水中毒剂的含量、禁止使用污染的水源以及尽可能提供不受污染的水等。严禁将污染的水或食物与无污染的水或食物混合以稀释水或食物的污染水平,即便混合后的水或食物的污染水平低于相应的限制标准,也不能接受。

(5)人员撤离时的洗消处理。在突发公共卫生事件现场应急处置结束后,污染的人员、车辆、装备、服装等进行统一彻底的洗消,一般在划定的洗消场地进行。洗消站通常由人员洗消场、装备洗消场和服装洗消场组成:人员洗消场设有脱衣处、洗消处、穿衣处、伤员包扎处和检查处;装备洗消场设有装备洗消处、精密器材洗消处和重复洗消处;服装洗消场设有服装、装备和防护器材等消毒处或洗消处。3个洗消处均应严格划分清洁区和污染区,污染区在清洁区的下风向,场所外设置安全警戒线,一般应距洗消场 500~1 000 m,警戒线处需设置专门岗哨。

(6)洗消行动的技术评估和持续监测。要对整个洗消过程中所用技术进行评估,行动中使用的技术和技术手段的性能要能够达到行动目标。要有良好的支持系统,保证供给,对职业人员和公众的安全风险符合要求,对于环境的影响小,符合审查、管理要求以及公众能够接受等。

为了确保污染现场经处置后仍旧可能遗留在现场的污染物不会给环境和人类带来不良后果,最常用的后续行动手段是监测,包括对工程屏障的稳定性的长期监测、污染现场及其下风向、下游区域内环境指标的监测、防护体系的维护、防止侵扰、许可管理的延续、监控的审查与管理、行动和后续行动资料的管理等。

4.突发公共卫生事件处置中的安全防护

突发公共卫生事件处置时的安全防护是指用物理手段阻止有害因子及其传播媒介对人体的侵袭,防止有害因子通过呼吸道或皮肤、黏膜侵入人体,免受污染或感染的措施。可分为处置时的个人防护、医院病房或隔离区防护和实验室防护等不同层次。

个人防护装备(personal protective equipment,PPE)分成三个级别:一级防护,穿工作服、隔离衣、戴12~16层纱布口罩;二级防护,穿工作服、外罩一件隔离衣,戴防护帽和符合N95或FFP2标准的防护口罩,戴乳胶手套和鞋套,必要时戴护目镜,尽量遮盖暴露皮肤、口鼻等部位;三级防护,在二级防护的基础上,将隔离衣改为标准的防护服,将口罩、护目镜改为全面呼吸型面罩。生物防护措施主要针对两个方面,一是对气溶胶的防护,二是对媒介昆虫的防护。在生化防护中,如有相应疫苗或药物储备,可紧急接种疫苗或预防性服药,化学防护可着防毒服;在放射医学防护中,除使用铅制屏障外,还可服用稳定性碘,配备能报警的探测仪器、个人剂量仪。

对有可能对其他人造成威胁的患者或感染者应在有良好防护设施的病房或区域进行治疗或

隔离,如高致病性传染病患者应在负压病房中进行治疗,放射损伤患者应在专科医院或综合性医院进行相应的专科进行治疗。

针对危险因子的实验操作具有高风险性,预防实验室污染或感染是突发公共卫生事件处置工作的重要一环。实验室安全相关的工作理应该贯穿于实验的整个过程,从取样开始到所有潜在危险的材料被处理,应努力做好危害评估工作,在有适当安全防护的实验室开展监测、检验工作,尽量减少实验室感染和污染环境的危险。感染性物质的运输要遵循国家《可感染人类的高致病性病原微生物菌(毒)种或样本运输管理规定》的要求。

5.社会动员

社会动员指通过一定的手段,调动社会现有的和潜在的卫生资源,将满足社会民众需求的社会目标转化为社会成员广泛参与的社会行动的一个实践过程。其特点是要在特定环境中应用,在一定范围内开展,有系统地实施。为充分进行社会动员,要做好以下几方面。

(1)处理好公共关系。公共关系是使自己与公众相互了解和相互适应的一种活动或职能,由社会组织(公共关系机构及其成员)、公众和传播三个要素构成。在突发公共卫生事件中要处理好三者的关系,充分利用三者之间的相互作用。

(2)利用好传播媒介。传播媒介指信息的传播所依附的物质载体。在突发公共卫生事件发生时要充分利用好人体媒介、印刷媒介、电子媒介、户外媒介、实物媒介等,及时发布公共信息,维护社会稳定。

(3)处理好医患关系。在突发公共卫生事件发生时,医患关系尤为突出,涉及技术因素、经济因素、伦理因素和法律因素等。要以主动-被动模式、指导-合作模式和相互参与模式相结合的方式,使医、患双方的共同利益得到满足。

(4)发挥民间社会的作用。民间社会指在政府和企业以外的、以民间组织为主要载体的民间关系总和。随着社会的发展,民间社会能弥补当地政府失灵和市场失灵时的缺陷,促进社会各界的共同参与。民间社会参与公共事务有其合法性、可及性和有效性。在突发公共卫生事件发生时要充分发挥民间社会的作用,共同参与突发公共卫生事件的应对处置工作。

6.心理干预

在发生突发公共卫生事件时,要关注人群在身体、心理、社会适应三个层面上的健康状况,及时恢复社会秩序,防止和减轻事件对社会心理的影响。应急组织和当地政府应重视舆论导向,统一发布和传播真实信息,及时通报处理措施和结果预测等,既不夸大也不隐瞒,使公众对信息感到真实、可信;邀请有关代表或个人参加环境和食品等监测、剂量估算及防护措施的实施等,使公众了解实情,增强信心;组织专门的危机心理干预队伍进行及时、有效的心理干预,有效的预防和处理心理应激损伤。

在实际工作中,精神病学临床医师要通过心理与环境(自然环境和社会环境,特别是社会环境)的统一性、心理活动自身的完整性和协调性、个性的相对稳定性对一个人是否具有精神障碍进行判断;并综合判断心理异常发生的频度、异常心理的持续时间和严重性,从而进行危机干预。通过媒体宣传、集体晤谈和治疗性干预等心理干预方式,针对不同人群进行危机干预,使心理危机的症状立刻得到缓解和持久的消失,使心理功能恢复到危机前水平,并获得新的应对技能。心理干预的目标是积极预防、及时控制和减轻突发公共卫生事件的心理社会危机,促进心理健康重建,维护社会稳定,保障公众的心理健康。

(吕玉申)

第八节 职业卫生

一、职业性损害的概念

职业性有害因素在一定条件下对劳动者的健康和劳动能力产生不同程度的损害,称为职业性损害。劳动者接触职业性有害因素不一定发生职业性损害,只有当劳动者个体、职业性有害因素及有关的作用条件联系在一起,并达到引起职业性损害的条件时,才会造成职业性损害。职业性有害因素的致病模式如图 15-3 所示。

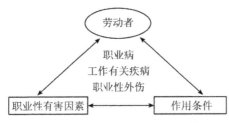

图 15-3 职业性有害因素的致病模式

作用条件包括:①接触机会,如在生产过程中,劳动者是否经常接触某些职业性有害因素;②接触方式,即劳动者以何种方式接触职业性有害因素,其可影响职业性有害因素进入人体的途径以及损伤部位。③接触时间,包括每天、每周、每年,甚至一生中累积接触职业性有害因素的总时间。④接触职业性有害因素的浓度(强度),后两种因素是决定机体接受有害因素剂量(强度)的主要因素。

在同一工作场所从事同一种作业的劳动者中,由职业性有害因素所产生职业性损害的机会和程度可能有较大差别,这取决于劳动者本身的个体因素,包括遗传因素、年龄性别、健康状况、行为生活方式等。

职业性损害包括职业病、工作有关疾病和职业性外伤三大类。

(一)职业病

广义上讲,职业病是指与工作有关并直接与职业性有害因素有因果关系的疾病,即当职业性有害因素作用于人体的强度和时间超过机体所能代偿的限度时,其所造成的功能性和/或器质性病理改变,并出现相应的临床征象,影响劳动能力,这类疾病统称为职业病。由于社会制度、经济条件和科学技术水平以及诊断、医疗技术水平等的不同,各国均规定了各自的职业病名单,并用法令的形式所确定,即"法定职业病"。我国职业病诊断名词术语(GBZ/T157-2009)中所下的定义为:企业、事业单位和个体经济组织的劳动者在职业活动中,因接触粉尘、放射性物质和其他有毒、有害物质等职业病危害因素而引起的疾病。根据我国政府的规定,凡诊断为法定职业病的必须向主管部门报告,而且凡属法定职业病者,在治疗和休假期间及在确定为伤残或治疗无效而死亡时,应按劳动保险条例有关规定给予劳保待遇。

(二)工作有关疾病

不是由职业性有害因素引起的特定疾病,而是由职业性有害因素使得一些常见病的发病率升高,潜在疾病显现或现有疾病恶化。职业因素是该病发生和发展中的许多因素之一,但不是唯一直接的病因。例如接触二硫化碳可加剧动脉硬化的进展,接触噪声增加高血压的发病机会等。

(三)职业性外伤

属于工作中的意外事故,常在急诊范围内,较难预测。如高处坠落、机械外伤等。

二、职业性损害的预防和控制

(一)基本原则

职业性损害是人为所致,在整个防制工作过程应遵循"三级预防"原则和"安全第一,预防为主"安全生产原则。

1."三级预防"原则

(1)第一级预防,又称病因预防。即采取有效的措施,从根本上消除或最大可能地减少对职业性有害因素的接触和对职业人群健康的损害作用,也是职业性有害因素防制工作中最有效的措施。例如通过生产工艺改革和生产设备改进,合理利用防护设施和个人防护用品,使劳动者尽可能不接触或少接触职业性有害因素,或通过制订职业接触限值等,控制作业场所有害因素在职业安全卫生标准允许限度内。针对高危个体进行职业禁忌证检查。职业禁忌证,是指劳动者从事特定或者接触特定职业病危害因素时,比一般职业人群更易于遭受职业病危害和罹患职业病或者可能导致原有自身疾病病情加重,或者在从事作业过程中诱发可能导致对他人生命健康构成危险的疾病的个人特殊生理或者病理状态。对有职业禁忌证者,不应参加相关的作业。

(2)第二级预防,又称临床前期预防。当第一级预防措施未能完全达到要求,职业性有害因素开始损及劳动者健康时,对作业人群实施职业健康监护,早期发现职业损害,及时合理处理,并进行有效治疗,防止损害的进一步发展。

(3)第三级预防,又称临床预防。当第一、第二级预防措施未能有效地防止和控制好职业性有害因素对劳动者健康的影响,有些劳动者已发展成职业病或工伤的患者,此时,应及时做出正确诊断和处理,包括脱离接触、实施合理有效治疗、预防并发症、促进患者尽快康复等。

从病因学上角度,职业性损害是完全可以预防的,故必须强调"预防为主",着重抓好第一级和第二级预防。

职业性损害可累及各器官、系统,涉及临床医学的各个分科,如内科、外科、神经科、皮肤科、眼科、耳鼻喉科等。所以,需要牢固掌握和充分运用临床多学科的综合知识和技能,处理职业性损害的早期诊断、治疗、康复,以及职业禁忌证、劳动能力鉴定等问题。

2."安全第一、预防为主"原则

"安全第一,预防为主"作为我国安全生产管理的方针,为政府和企业的生产安全管理,提供了宏观的策略导向。在这一方针指导下,各生产经营单位逐步形成了"企业负责,政府监察,行业管理,群众监督"的职业安全工作体制。这些制度的建立和配套措施的实施,是消除和控制职业性损害和安全生产事故发生最有效的方法。

(二)防制措施

根据以上原则,职业性损害的防制措施应包括法律措施、组织措施、技术措施和卫生保健措施等几个方面。

1.法律措施

2001年10月27日第九届全国人大常委会第二十四次会议正式通过了《中华人民共和国职

业病防治法》,并从 2002 年 5 月 1 日起实施。自《职业病防治法》实施以来,国务院卫生行政主管部门又制定、发布了多个配套规章,制修订职业卫生标准六百余项,针对重点职业病危害,还制定了大量职业卫生技术规范。国务院于 2009 年 8 月印发了《国家职业病防治规划(2009－2015年)》,在分析我国职业病防治现状及问题的基础上,提出我国职业病防治的指导思想、基本原则、规划目标、主要任务以及保障措施。我国职业病防治法律法规和标准体系已初步建立。

职业卫生监督是指国家授权工业卫生监督机构,对辖区内的企业、事业单位或部门贯彻执行国家有关工业劳动卫生的法令、法规、条例、办法和工业卫生标准情况所进行的监察、督促,并对违反法规及规章事件进行处理的一种执法行为,是工业卫生机构代表国家依法行使保护职工健康权力的一种管理方式。职业卫生监督是依法对职业卫生和职业病防治进行管理的重要手段之一,可分为经常性卫生监督、预防性卫生监督和事故性卫生监督。

(1)预防性卫生监督。属于预测和控制职业危害的前瞻性监督,指涉及所有生产设施的新建、改建、扩建、续建,以及技术改造和技术引进等工业企业建设项目的全过程进行卫生审查与评价,包括工业企业建设项目的可行性研究、初步设计、施工设计阶段的卫生审查,施工过程中一切卫生防护设施与主体工程同时设计、同时施工、同时投产使用,使之符合卫生学要求。对申请验收的建设项目,依据经卫生行政部门认证的业务单位所进行的调查、监测与卫生学评价结果进行竣工验收。根据劳动卫生工作规范以及国务院卫生行政主管部门有关文件的规定,预防性卫生监督实行分级管理。

(2)经常性卫生监督。经常性卫生监督是指对企业在日常和生产过程中贯彻国家和地方劳动卫生法规、卫生标准的情况进行监督检查。主要包括监督企事业单位贯彻执行国家和地方劳动卫生法规、标准,不断改善劳动条件、对企事业单位进行分级监督管理、根据作业场所有害因素测定与职业性体检结果,对企事业单位提出卫生监督意见等。

(3)事故性职业卫生监督。包括现场调查与取证、事故分析、立案上报,并提出监督处理意见及做出案件的结案报告。凡是有死亡或同时发生三名以上急性职业中毒或发生职业性炭疽的,应限期治理或停产整顿。对违反国家劳动卫生法规受到行政处分或罚款处理、追究刑事责任的及其他须立案的,均可作为事故性监督的立案条件,按照事故性职业卫生监督程序进行及时的监督。

2.组织措施

(1)领导重视。用人单位(企业)负责人树立"企业经济效益与职工安全卫生同步发展"的观念,严格按有关职业卫生法规、条例和标准组织生产,履行控制职业病危害的承诺和义务,保障职工的合法权益。

(2)加强人员培训和健康教育。更新观念和知识,给广大劳动者以"知情权",让他们了解有关职业性有害因素对健康的影响和防护办法,以增强自我保护意识,并积极参与职业性有害因素和职业病危害的控制。

(3)建立健全合理的职业卫生制度。在组织劳动生产过程中,用人单位应根据有关的法律法规和单位的实际情况,建立起合理的职业卫生和劳动制度。

3.技术措施

(1)改革工艺过程,消除或减少职业性有害因素的危害。如在职业中毒的预防时,采用无毒或低毒的物质代替有毒物质,限制化学原料中有毒杂质的含量。如喷漆作业采用无苯稀料,并采用静电喷漆新工艺;在酸洗作业限制酸中砷的含量;在机械模型铸造时,采用无声的液压代替噪声高的锻压等。

（2）生产过程尽可能机械化、自动化和密闭化，减少工人接触毒物、粉尘及各种有害物理因素的机会。加强生产设备的管理和检查维修，防止毒物和粉尘跑、冒、滴、漏及防止发生意外事故。对于噪声，可使用一些材料和装置将噪声源封闭等。

（3）加强工作场所的通风排毒除尘。厂房车间内的气流影响毒物、粉尘的排出，可采用局部抽出式机械通风系统及除尘装置排出毒物和粉尘，以降低工作场所空气中的毒物粉尘浓度。

（4）厂房建筑和生产过程的合理设置。有生产性毒物逸出的车间、工段或设备，应尽量与其他车间、工段隔开，合理地配置，以减少影响范围。

（5）其他技术措施。如矿山的掘进采用水风钻，石英粉厂的水磨、水筛，铸造厂的水爆清砂。在风道、排气管口等部位安排各种消声器，用多孔材料装饰车间内表面吸收反射声，以降低噪声强度等。

4.卫生保健措施

（1）建设项目职业病危害预评价和职业病危害控制效果评价：是职业卫生监督的重要内容，是预防、控制和消除职业病危害，从源头控制或消除职业病危害，防制职业病，保护劳动者健康。建设项目职业病危害预评价的目的是识别、分析建设项目可能产生的职业病危害因素，评价危害程度，确定职业病危害类别，为建设项目职业病危害分类管理提供科学依据。建设项目职业病危害控制效果评价的目的是明确建设项目产生的职业病危害因素，分析其危害程度及对劳动者健康的影响，评价职业病危害防护措施及其效果，对未达到职业病危害防护要求的系统或单元提出职业病防制措施的建议，并针对不同建设项目的特征，提出职业病危害的关键控制点和防护的特殊要求，为卫生行政部门对建设项目职业病防护设施竣工验收提供科学依据，为建设单位职业病防制的日常管理提供依据。

（2）工作场所职业病危害因素的检测与评价。目的在于及时发现和动态掌握工作场所中潜在的职业性有害因素的种类、存在形式、浓度（强度）、消长规律等，为改善劳动条件和实施有效的干预措施提供依据。

（3）职业健康监护是指以预防职业病为目的，根据劳动者的职业史，通过定期或不定期的健康检查和健康相关资料的收集，连续性地监测劳动者的健康状况，分析劳动者健康变化与所接触的职业病危害因素的关系，并及时地将健康检查资料和分析结果报告给用人单位和劳动者本人，以便采取干预措施，保护劳动者健康。职业健康监护主要内容包括医学监护、接触控制和信息管理。

医学监护指对职业人群进行医学检查和医学试验以确定其处在职业危害中是否出现职业性疾病。职业健康检查包括上岗前、在岗期间（定期）、离岗时和应急健康检查，应由省级卫生行政部门批准从事职业卫生检查的医疗卫生机构承担。主要内容包括就业前健康检查、定期健康检查、离岗或转岗时体格检查和职业病健康筛查。就业前健康检查是指对准备从事某种作业人员进行的健康检查，目的在于了解受检查者原来的健康状况和各项基础，可发现职业禁忌证，防止接触劳动环境中的有害因素而使原有疾病加重，或对某种有害因素敏感而容易发生职业病。职业禁忌证在我国《职业病范围和职业病患者处理办法》中作出明确的规定。定期健康检查是指按一定时间间隔对从事某种有害作业的职工进行健康状况检查。目的在于及时发现职业性有害因素对职业人群的健康损害和健康影响，对作业者进行动态健康观察，从而使作业者得到及时治疗或适当的保护措施，对作业场所中职业性有害因素能及时采取预防措施，防止新的病例继续出现,同时,也为生产环境的防护措施效果评价提供资料。关于定期检查的间隔时间,一般可根据毒物的特性、接触方式、接触程度以及劳动条件等情况而定。职业性有害因素所致职业病的特殊体检项目根据国家颁布的《职业病诊断标准及处理原则》中的有关规定执行。离岗或转岗时体格检查是指职工调离当前工作岗位时或改换为当前工作岗位前所进行的检查。目的是为了掌握职工在离岗或转岗时的健康状况,分清健康损害责任,同时为离岗从事新岗位的职工和接受新岗位的职工的业主提供健康与否的基础资料。要求根据作业者拟从事工种和工作岗位,分析其可能存在的职业性有害因素及其对人体健康的影响,确定特定的健康检查项目。应考虑到有些职业性有害因素的健康危害效应是远期的,健康损害可能出现较晚,因此,还需要对接触这些有害因素的作业者进行离岗后的医学观察。职业病健康筛查是指对接触职业性有害因素的职业人群进行的筛选性医学检查。目的在于早期发现某种职业性疾病的可疑患者或发现过去没有认识的可疑的健康危害,并进一步进行确诊和早期采取干预措施或治疗措施,评价暴露控制措施及其他初级预防措施效果。

接触控制主要包括职业环境监测和接触评定。职业环境监测是对作业者作业环境进行有计划、系统的检测,分析作业环境中有害因素的性质、浓度(强度)及其时间、空间的分布及消长规律。职业环境监测是职业卫生的重要常规工作,按照《职业病防治法》要求,企业应该根据工作规范,定时地监测作业环境中有毒有害因素。通过职业环境监测,既可以评价作业环境的卫生质量,判断是否符合职业卫生标准要求,也可以估计在此作业环境下劳动的作业者的接触水平,为研究接触-反应(效应)关系提供基础数据,进而确认安全的接触限值。接触评定与效应评定相对应,是通过对毒理学测试、环境监测、生物监测、健康监护和职业流行病学调查的研究资料进行综合分析,定性和定量的认定和评定职业性有害因素的潜在不良作用,并对其进行管理,为评价接触-反应(效应)关系及危险度分析提供依据。接触评定的内容主要包括接触人群特征分析,包括接触人群的数量、性别、年龄分布等,接触途径及方式评定,接触水平的估测。除采用作业环境监测和生物监测的资料来估算接触水平外,还应注意所研究人群通过食物、饮水及生活环境等其他方式的接触。

信息管理为了有效地开发和利用信息资源,以现代信息技术为手段,对信息资源进行计划、组织、领导和控制的社会活动。健康监护信息管理在于对职业健康监护的环境监测资料和有关个人健康资料,如劳动者的职业史、职业病危害接触史、职业健康检查结果和职业病诊疗等建立健康监护档案,并及时进行整理、分析、评价和反馈,实现职业健康监护工作信息化,利于职业病的防制。

(4)其他职业卫生技术服务。如职业病防护设施与职业病防护用品效果评价、化学品毒性鉴定、放射卫生防护检测与评价等。取得职业卫生技术服务机构资质的单位,通过这些职业卫生技术服务,可为企业提供一系列职业病危害因素控制的资料和建议,也为有效地消除或控制职业病的危害提供依据。

(5)合理使用个体防护用品:个体防护用具主要有防毒防尘面具、防护服装及防护油膏等。防毒防尘面具包括各种口罩和面具,防护服装包括安全帽(或头盔)、工作服、手套、围裙、长筒靴、防护眼镜等。

(6)合理供应保健食品和饮料:如对接触职业性毒物的劳动者,应根据所接触毒物的毒作用特点,在保证平衡膳食的基础上,补充某些特殊需要的营养成分(如维生素、无机盐、蛋白质等)。

三、职业中毒的预防和控制

近年来,我国职业中毒危害有不断加重的趋势,呈现以下特点:急性中毒明显多发,恶性事件有增无减;硫化氢、一氧化碳等窒息性气体及苯中毒问题比较突出;新的职业中毒不断出现;中小企业和个体作坊的职业中毒呈上升趋势;农民工成为职业中毒的主要受害者。我国职业中毒人数在职业病发生人数中占有相当大的比例,是职业病防制的重点。

(一)职业中毒的表现与诊断

职业中毒可累及全身多系统的变化,其临床表现较为复杂,与中毒类型、毒物的靶器官有明显关系。例如,有些毒物(如一氧化碳、硫化氢、氯气、光气等),因其毒性大、蓄积性作用不明显,在生产事故中常引起急性中毒;有些毒物(如重金属类毒物),在产生环境条件下,常表现为慢性中毒。同一种毒物,不同中毒类型对人体的损害有时可累及不同的靶器官,如急性苯中毒主要影响中枢神经系统,而慢性苯中毒主要引起造血系统的损害。

1.职业中毒的表现形式

(1)急性职业中毒。通常是指在一次或一个工作日内接触生产中有害因素而引起的职业中毒。可在接触毒物后立刻发病(如吸入高浓度硫化氢)或数小时后发病(如吸入光气、氮氧化物等)或1~2天后发病(如吸入高浓度溴甲烷、四乙基铅等)。

(2)慢性职业中毒。由于长期受到职业有害因素的影响所导致的职业中毒。常为低浓度、长期接触,往往在接触毒物几个月,甚至数年后才发病。

(3)亚急性中毒。介于急性中毒和慢性中毒之间,一般在接触毒物一个月内发病,如急性铅中毒。

2.职业中毒的主要临床表现

职业中毒按主要受损系统而具有不同的表现。

(1)神经系统。多种职业有害因素可选择性地作用于神经系统而导致损害,如金属、类金属及其化合物、窒息性气体、有机溶剂和农药等。临床表现为中毒性脑病、多发性神经炎和神经衰弱综合征。

(2)呼吸系统。引起呼吸系统损害的毒物主要是刺激性和窒息性气体,如氯气、光气、氮氧化物、二氧化硫、硫酸二甲酯等。一次大量吸入某些气体(如氨、氯、二氧化硫),可引起喉痉挛、声门水肿,甚至发生肺水肿,严重时可发生呼吸道机械性阻塞而窒息死亡;有些高浓度刺激性气体(如氯气),可使鼻黏膜内神经末梢受到刺激,引起反射性呼吸抑制;麻醉性毒物及有机磷农药可直接抑制呼吸中枢;有些毒物(如二异氰酸甲苯酯)可引发过敏性哮喘;一些毒物(如砷、铬等)还可引起肺部肿瘤及肺纤维化、肺气肿等。

(3)血液系统。许多毒物对血液系统具有毒性作用。例如,苯和三硝基甲苯、有机氯农药可损伤造血功能,引起白细胞、血小板减少,甚至再生障碍性贫血;苯的氨基、硝基化合物及亚硝酸盐可导致高铁血红蛋白;砷化氢、锑化氢、硒化氢、有机磷农药、苯胺、苯肼、硝基苯等可引起溶血性贫血。

(4)消化系统。消化系统的损伤包括口腔病变、胃肠病变和肝损伤。例如,汞中毒可引起口腔炎;汞盐、三氧化二砷急性中毒导致急性胃肠炎;四氯化碳、氯仿、砷化氢、三硝基甲苯中毒导致急性或慢性中毒性肝病。

(5)循环系统。有些毒物以心脏作为靶器官之一,引起循环系统的损害。例如,锑、铊、有机汞农药、四氯化碳和有机溶剂等可直接损害心肌；镍通过影响心肌氧化与能量代谢，引起心功能降低、房室传导阻滞；某些氟烷烃（如氟利昂）可使心肌应激性增强，诱发心律失常，促使室性心动过速或引起心室颤动；亚硝酸盐可导致血管扩张，血压下降；一氧化碳、二硫化碳与冠状动脉粥样硬化有关，使冠心病发病增加。

（6）泌尿系统。职业性泌尿系统损害主要表现为急性中毒性肾病、慢性中毒性肾病、中毒性泌尿道损害及泌尿系统肿瘤。例如，四氯化碳、砷化氢、铅、汞、镉等可引起泌尿系统损害；β-萘胺、联苯胺可引起泌尿系统肿瘤。

（7）生殖系统。毒物对生殖系统的损害包括毒物对接触者和对后代发育的影响。其中，毒物对接触者生殖系统的影响包括对生殖器官的损害和对内分泌系统的影响；对后代发育的影响是指胎儿结构异常，发育迟缓，功能缺陷甚至死亡等。例如，铅对男性可引起精子数量减少、畸形率增加和活动能力减弱；对女性则引起月经周期和经期异常、痛经和月经血量改变等。

（8）皮肤。毒物对皮肤的损害包括接触性皮炎（如有机溶剂）、光敏性皮炎（如沥青、煤焦油）、职业性痤疮（如矿物油类、卤代芳烃化合物）、皮肤黑变病（如煤焦油、石油）、职业性皮肤溃疡（如铬的化合物、铍盐）、职业性疣赘（如沥青、煤焦油）、职业性角化过度和皲裂（如脂肪溶剂、碱性物质）等。有的毒物还可以引起皮肤肿瘤，如砷、煤焦油等。

3.职业中毒的诊断

职业中毒属于国家法定职业病范畴，而法定职业病的诊断及诊断程序国家均有明确的规定。2002年5月1日开始实施的《中华人民共和国职业病防治法》《职业病目录》中规定的56种职业中毒以及以国家标准形式确定的职业病诊断标准，是正确诊断职业中毒的依据。正确的诊断，不仅仅是医学上的问题，而且直接关系到劳动者能否享受劳动保险待遇和正确执行劳动保护政策。

对于职业中毒的正确诊断，应考虑下列因素。

（1）患者的职业史。定性和定量地获取有关工种、接触职业有害因素的机会和接触程度、工作环境条件资料、工龄等接触史资料。必要时，对职业中毒者的有害因素接触史和现场危害进行现场调查和评价。

（2）体格检查。根据劳动者接触的职业有害因素所致疾病的特点和临床表现，有针对性地进行体格检查。

（3）实验室检查。对于临床表现不明显的职业中毒，应依靠实验室的检查结果进行正确诊断。实验室检查包括测定生物材料中的有害物质，以检测体内有害物质的符合水平，如尿、发、指甲中的重金属含量；测定毒物代谢产物，如接触苯之后，可测定尿中酚、马尿酸或甲基马尿酸；测定机体受毒物作用后的生物学或细胞形态的改变，如接触苯之后，可检查血常规，必要时检查骨髓象等。根据上述资料，经过综合分析，得出诊断结论。对于慢性职业中毒，往往需要长期动态随访，才能做出最后判断。在职业中毒的诊断中，应排出职业因素以外的因素所导致的疾病，可通过职业流行病学的方法予以鉴定。没有证据否定职业中毒危害因素与患者临床表现之间的必然联系的，在排出其他致病因素后，应当诊断为职业病。承担职业病诊断的医疗卫生机构在进行职业病诊断时，应当组织三名以上取得职业病诊断资格的执业医师集体诊断。

（二）职业中毒的调查与处理

为了规范职业病危害事故的调查处理，及时有效地控制职业病危害事故，减轻职业病危害事故造成的损害，根据《中华人民共和国职业病防治法》，国务院卫生行政主管部门于2002年制定了《职业病危害事故调查处理办法》（自2002年5月1日起施行）。县级以上卫生行政部门负责本辖区内职业病危害事故的调查处理。重大和特大职业病危害事故由省级以上卫生行政部门会同有关部门和工会组织,按照规定的程序和职责进行调查处理。

职业病危害事故调查处理的主要内容包括:①依法采取临时控制和应急救援措施,及时组织抢救急性职业病患者。②按照规定进行事故报告。③组织事故调查。④依法对事故责任人进行查处。⑤结案存档。

1.准备工作

为确保职业中毒发生时能够及时开展现场调查处理工作,有效地控制和减少职业中毒造成的危害和影响,在平时做好充分的各项应急准备工作是十分必要的。

(1)组织、指挥和通信等工作的准备:①组织和人员。卫生监督机构和疾病预防控制部门应组建相应的急性职业中毒应急处理小组,小组应包括有关领导、卫生监督员、卫生专业技术人员、有关医务技术人员、检验技术人员等。②分工。急性职业中毒调查处理小组人员必须有明确的职责分工,互相配合,并指定有关科室和人员进行业务值班。③车辆。要保证急性职业中毒调查处理小组的交通车辆的配备或优先使用权。④通信。有条件的单位应配备必要的通信工具。

(2)调查表及文书的准备包括:①"急性职业中毒患者现场劳动卫生学调查表"。②"职业中毒报告卡"。③"急性职业中毒个案调查表"。④"现场采样记录表"。⑤有关样品"送检单"。⑥有关卫生监督执法文书等。

(3)现场调查采样仪器设备的准备:应装备急性职业中毒现场监测必需的采样仪器设备,并做好的专人保管和准备工作,以便急用。

主要的现场监测必需的采样仪器设备包括:①现场快速监测检验仪器,如快速检气管、快速气体采样仪、采气袋、100 mL采气针筒等。②便携式、直读式的气体监测仪器,如一氧化碳测定仪、硫化氢气体测定仪、二氧化碳测定仪、氮氧化物测定仪等专用仪器,以利于在较短的时间内明确发生中毒的原因。③充电式的个体气体和粉尘测定仪。④直读式干湿温度计、风速仪和气压表。⑤各种采样脚架、吸收管、橡胶管、橡皮膏、砂轮、采样箱等必备物品。

(4)防护器材的准备:为保护现场调查人员的身体健康,防止发生意外中毒事故,便于开展现场第一线的调查处理工作,调查处理小组应配备一些必需的个人防护设备,如安全帽、防护手套、防护眼镜、防护鞋、防护衣、防护口罩、具有针对性的有效防毒面具、供气式防护面具等。

(5)急救治疗药品的准备:有条件开展现场急救处理工作的卫生监督执行机构和疾病预防控制部门,应配备一些现场急救和治疗需要的药品和器材。①氰化物解毒剂:亚硝酸异戊酯、3%亚硝酸钠、4-二甲氨基苯酚等。②高铁血红蛋白还原剂:亚甲蓝。③有机磷解毒剂:解磷定、氯解磷定、阿托品等。④金属络合剂:EDTA、二巯基丙磺酸钠、二巯丁二钠、青霉胺等。⑤其他如便携式输氧设备、听诊器、注射器材等。

2.职业中毒的报告

发生职业中毒事故时,用人单位应当立即向所在地县级卫生行政部门和有关部门报告。县级卫生行政部门接到职业中毒事故报告后,应当实施紧急报告:①特大和重大事故,应当立即向同级人民政府、省级卫生行政部门和国务院卫生行政主管部门报告。②一般事故,应当于6小时内向同级人民政府和上级卫生行政部门报告。接收遭受职业中毒患者的首诊医疗卫生机构,应当及时向所在地县级卫生行政部门报告。

职业病中毒事故报告的内容应当包括中毒事故发生的地点、时间、发病情况、死亡人数、可能发生原因、已采取措施和发展趋势等。

地方各级卫生行政部门按照《卫生监督统计报告管理规定》,负责管辖范围内职业中毒事故的统计报告工作,并应当定期向有关部门和同级工会组织通报职业病中毒事故发生情况。职业病中毒事故发生的情况,由省级以上卫生行政部门统一对外公布。任何单位和个人不得以任何借口对职业病中毒事故瞒报、虚报、漏报和迟报。

3.现场调查

到达中毒现场后,应与事件处理现场负责人取得联系,并获得配合。如果中毒现场尚未得到控制,应根据获悉的资料和调查得到的资料,立即就中毒事件的现场控制措施、中毒患者人数统计、检伤以及急救处理、救援人员的个体防护、现场隔离带设置、人员疏散等提出建议,并在确保调查人员安全的情况下开展调查工作;如果中毒现场已经得到了控制,应先了解中毒事件的概况(时间、地点、中毒人数、救治情况等),再进行现场勘察。

急性职业中毒的现场调查工作主要开展以下几项内容的调查工作,并填写急性职业中毒患者现场调查的相关表格。

(1)一般情况调查。主要调查发生急性职业中毒的单位名称、性质及隶属情况、单位地址、联系电话、引起职业中毒的原因、接触人数、中毒人数、死亡人数、发生中毒的时间、地点(车间)、产品名称及生产多长时间、有无各类规章制度、中毒发生时的现场状态、中毒者的主要症状和体征等。

(2)职业史的调查。主要调查接触工人、中毒者和死亡者的职业史及可能接触的有毒有害物质情况等。

(3)工艺过程。了解简单的生产工艺过程,对生产过程中的有关化学物质要进行了解、记录,并调查其简单的化学反应式。

(4)中毒经过和原因的调查。急性职业中毒的经过,包括从发生中毒前的操作情况、操作人员情况、使用的仪器设备、原料、产品及机器运行情况,以及中毒发生时的情况和发生后的情况等。同时,应向临床救治单位进一步了解相关资料(如中毒者状况、抢救经过、实验室检查结果等),并采集中毒者的生物样品留待检验。

(5)防护情况的调查。调查生产环境有无有效的防护设备和防护措施,了解工人个体的防护情况、工人卫生情况和安全生产教育情况等。防护情况、工人卫生情况和安全生产教育情况等。

4.现场监测

为及时了解发生急性职业中毒的原因,为急性职业中毒的诊断提供依据,要进行现场监测工作,对可疑毒物进行浓度监测并采集样品留至实验室分析。现场空气或其他样品的毒物浓度即使已被稀释也应监测,必要时可在事后模拟现场进行检测作为参考。

(1)样品采集。在了解毒物种类和估测逸散数量及事件发生的具体过程和发生地情况后,再采集有代表性的样品,采样量应足够满足多次重复测定的需要。①环境样品:当毒物以气态和蒸气态形式存在时,使用吸收管、固体吸附剂管、采气瓶或采气袋进行采集,采集方法以集气法为主;当毒物以气溶胶形式存在时,使用滤料(如微孔滤膜、过滤乙烯滤膜等)、采样夹和冲击式吸收管采集;当存在形式不明时,可使用采气瓶或采气袋采集;当毒物呈固态或液态时,一般直接用适宜的工具采入有螺丝扣盖子的玻璃或无色的聚乙烯、聚四氟乙烯容器中,4 ℃冷藏保存。②生物样品:主要为中毒患者或中毒死亡者的血液、尿液。一般情况下,血液样品采集量为 10 mL,尿液样品采集量为 50~100 mL。

(2)现场快速检测。急性职业中毒事件中常用的现场快速检测方法主要有以下四种:①检气管法:具有简便、快捷、直读等特点,可根据检气管变色柱的长度测定出被测气体的浓度。可快速检测一氧化碳、氨气、氯气、二氧化碳、二氧化硫、甲醛、砷化氢、苯、甲苯、二甲苯、甲醇、乙醇、乙烯等多种有毒气体。②比色试纸法:具有简便、快速、便于携带的特点,适用于各种状态的有害物质的测定。常用比色试纸检测的物质包括氨气、有机氯农药、一氧化碳、光气、氢氰酸、硫化氢、甲醛、乙醛、二氧化氮、次氯酸、过氧化氢等。③气体检测仪:具有操作简便、快速、直读、精确度高、可连续检测等特点。适于检测的气体包括一氧化碳、二氧化碳、氧气、氢气、臭氧、一氧化氮、二氧化氮、氯乙烯、肼、二氧化氯、甲烷、乙烷、氨气、氯气、二氧化硫、氟化氢、硫化氢、砷化氢、光气、磷化氢、氰化氢、甲苯等。④气相色谱/质谱分析仪和红外线谱仪:精确度高、检测范围广,适用于未知毒物和多种混合毒物存在的现场。可为车载式或其他能够现场使用的分析仪,用于各种挥发性有机物的检测。

5.职业中毒事故的处理

(1)用人单位应采取的处理措施。发生职业中毒事故时,用人单位应当根据情况立即采取以下紧急措施:①停止导致职业病中毒事故的作业,控制事故现场,防止事态扩大,把事故危害降到最低限度;低限度。②疏通应急撤离通道,撤离作业人员,组织救险。③保护事故现场,保留导致职业病中毒事故的材料、设备和工具等。④对遭受或者可能遭受急性职业中毒的劳动者,及时组织救治、进行健康检查和医学观察。⑤按照规定进行事故报告。⑥配合卫生行政部门进行调查,按照卫生行政部门的要求如实提供事故发生情况、有关材料和样品。⑦落实卫生行政部门要求采取的其他措施。

(2)卫生行政部门应采取的处理措施。卫生行政部门接到职业中毒事故报告后,根据情况可以采取以下措施:①责令暂停导致职业中毒事故的作业。②组织控制职业中毒事故现场。③封存造成职业中毒事故的材料、设备和工具等。④组织医疗卫生机构救治遭受或者可能遭受急性职业中毒的劳动者。

(3)职业中毒事故调查组及其职责。职业中毒事故发生后,卫生行政部门应当及时组织用人单位主管部门、公安、安全生产部门、工会等有关部门组成职业中毒事故调查组,进行事故调查。事故调查组成员应当符合下列条件:①具有事故调查所需要的专业知识和实践经验。②与所发生事故没有直接利害关系。

职业中毒事故调查组的职责。①进行现场勘验和调查取证,查明职业中毒事故发生的经过、原因、人员伤亡情况和危害程度。②分析事故责任。③提出对事故责任人的处罚意见。④提出防范事故再次发生所应采取的改进措施的意见。⑤形成职业病事故调查处理报告。

(4)卫生行政部门对职业中毒事故的处理。职业中毒事故调查组进行现场调查取证时,有权向用人单位、有关单位和有关人员了解有关情况,任何单位和个人不得拒绝、隐瞒或提供虚假证据或资料,不得阻碍、干涉事故调查组的现场调查和取证工作。卫生行政部门根据事故调查组提出的事故处理意见,决定和实施对发生事故的用人单位的行政处罚,并责令用人单位及其主管部门负责落实有关改进措施建议。职业中毒事故处理工作应当按照有关规定在90天内结案,特殊情况不得超过180天。事故处理结案后,应当公布处理结果。

(三)职业中毒的综合防制措施

预防职业中毒必须采取综合治理措施,从根本上消除、控制或尽可能减少毒物对劳动者的损害。应遵循"三级预防"原则,推行"清洁生产",重点做好"前期预防"。通过改进生产工艺和生产设备,合理利用防护设施及个人防护用品,以减少劳动者接触毒物的机会和程度。

1.根除毒物或降低毒物浓度

从生产工艺中消除有毒物质,可用无毒或低毒的物质代替有毒或高毒的物质,例如用无苯材料代替苯和二甲苯;降低毒物浓度,减少人体接触毒物水平;严格控制毒物逸散,避免直接接触。对于逸出的毒物,要防止其扩散,采取密闭生产和局部通风排毒,以减少接触毒物的机会;经通风排出的毒物,必须加以净化处理后方可排放,或直接回收利用。

2.合理安排工艺和生产工序布局

采用的生产工艺、建筑与生产工序的布局应符合职业卫生要求。对于有毒物逸散的作业,应在满足工艺设计要求的前提下,根据毒物的毒性、浓度和接触人数等对作业区实行区分隔离,以免产生叠加影响。有害物质的发生源应布置在主要作业场所的下风侧。

3.加强个体防护

加强个体防护是防制职业中毒的重要措施。劳动者在生产过程中应准确选用和使用个人防护用品。个人防护用品包括呼吸防护器、防护帽、防护眼镜、防护面罩、防护服、皮肤防护用品等。在有毒物质作业场所,应设置必要的卫生设施,如盥洗设备、淋浴室、更衣室和个人专用衣箱等。此外,还应教育劳动者养成良好的卫生习惯,制定工作场所的卫生防护制度,以减少职业中毒的发生。

4.健全职业卫生服务

健全的职业卫生服务在预防职业中毒中极为重要。应按照国家的规定,定期或不定期监测作业场所空气中毒物浓度,将其控制在国家标准浓度以下。对接触有毒物质的劳动者实施上岗前体格检查,排除职业禁忌证。对于已经上岗的劳动者进行定期健康监护检查,发现早期的健康损害,以便及时处理。因地制宜地开展各种体育锻炼,组织劳动者进行有益身心健康的业余活动,以增强劳动者的体质。

5.强化安全卫生管理

企业的各级领导必须强化法制观念,在工作中认真贯彻执行国家有关预防职业中毒的法规和政策。企业要重视职业中毒的防治工作,结合企业内部接触毒物的性质和使用状况,制定预防措施和安全操作规程。建立相应的安全、卫生和处理应急事故的组织领导机构。做好管理部门与作业者职业卫生知识的宣传教育,使有毒作业人员充分享有职业中毒危害的知情权,企业安全卫生管理者应尽"危害告知"义务,共同参与职业中毒危害的预防与控制。

（吕玉申）

第十六章

公共卫生政策研究

第一节 公共卫生政策研究的概述

一、公共卫生政策研究的概念

公共卫生是从群体的角度研究某地区或国家的人群健康状况,是宏观意义上的卫生。传统公共卫生主要是集中于疾病预防,包括预防接种、劳动卫生与环境卫生等。但随着医学模式的改变,现代公共卫生的涵盖范围越来越广泛,包括急慢性疾病的预防,健康促进(精神卫生、疾病的康复等)和健康保护(伤害的处理、突发公共卫生事件的处理等)。

卫生政策是政府或执政者为了实现一定卫生工作目标而确定的行动准则,是对有关健康的部门和人民的利益进行分配和调节的措施,是一个国家对卫生资源发挥最大的功用,起到真正维护人类健康利益的一个战略决策。因此,公共卫生政策的概念可被定义为保障某地区或国家人群健康而由政策制定部门制定的一系列法律、法规、条例和措施。

公共卫生政策研究是指针对公共卫生领域的相关政策的制定、执行情况进行评估,理清不同相关利益群体间的关系,分析政策产生的效果并为决策者提供反馈意见。

二、公共卫生政策研究的特征

政策研究是当代公共管理学、社会科学中重要而且富有活力的一部分。热带病研究和培训特别项目(TDR)指出,卫生政策研究具有四个特点。

(一)作用

卫生政策研究在卫生改革中发挥着重要作用。

(二)多学科性

卫生政策研究的方法涉及多学科,卫生政策研究需要多学科研究者的参与。

(三)针对性

国务院卫生行政主管部门门改革通常是由于不适当的卫生政策所引起的,因此,公共卫生政策研究主要以不适当的卫生政策作为主题。

(四)困难与复杂性

公共卫生政策研究需要全面的卫生服务、卫生发展与社会经济发展信息,但许多国家的卫生信息系统通常脆弱,无法进行有效的研究。

三、公共卫生政策研究的发展

政策研究兴起于"二战"后,政策研究学科的诞生被视为"当代公共行政学最重要的发展""当代政治学的一次最重大的突破"及"当代西方社会科学领域的一次革命性变化"。

政策研究从诞生到现在,被认为是社会科学研究中发展最快的领域之一。卫生政策研究跨越了社会科学与自然科学、医学、管理学、经济学、社会学、法学和政治学等,具有多部门交叉的特点。

20世纪90年代至今,卫生政策研究关注的重点向卫生筹资、支付制度、卫生体制等领域拓展,并成为世界各国所共同关注的研究领域。目前,卫生政策研究领域出现两级发展趋势,一方面强化宏观卫生政策、卫生改革的研究;另一方面引入计量经济学方法与模型对卫生服务绩效、成本效益及卫生决策开展系统研究。

随着社会健康意识与理念的不断提升,保证居民的健康权益已经成为每个国家政府的基本职责和重要任务,公共卫生政策研究已成为世界各国越来越关注的重要研究领域。目前,国际卫生政策研究主要集中在对制度和体系的研究、对具体卫生问题的策略研究,对研究工具、评价方法的研究三个方面。

我国卫生政策研究起步较晚但发展迅速。为加强政府社会管理能力,改进卫生系统效率、公平性和质量,2005年中国卫生政策支持项目正式启动。该项目的目标在于:综合研究卫生服务和筹资体制,为科学决策提供依据;加强中国政府各部委以及国家和省级决策部门的政策对话;加强政府能力建设,提高政府官员政策制定、执行和评价能力。随着经济社会的快速发展以及国际交往的增多,国内卫生政策研究对国际热点问题日益敏感、反应也越来越迅速,尤其是近年来的宏观卫生政策、健康与公平、政府与市场、卫生体制以及基本卫生服务和公共卫生的研究方面有很大的进步。

四、我国公共卫生政策研究的新趋势

(一)公共卫生政策成为政策研究的新热点

在我国卫生政策研究中,医疗保障、公共卫生服务和社区卫生服务这三个热点领域文献量和所占比例增幅较大,可见公共卫生政策研究已经悄然成为新热点。这与国外卫生领域的关注点保持一致。

(二)卫生政策研究不断引入新方法

卫生政策研究离不开与之息息相关的社会学、逻辑学、统计学等,这也为卫生政策研究提供了研究方法。然而,随着社会的进步和科学的发展,一些新的方法也被应用于卫生政策研究,例如德尔菲法、系统分析法。

(三)卫生政策研究领域不断扩大

随着经济、社会的发展,医学模式的改变,卫生政策研究的范围逐渐扩大。它表现为从单纯的卫生问题到宏观卫生政策的全面研究。所谓牵一发而动全身,因此对卫生政策评价者的要求也越来越高。

(四)卫生政策研究中的机构和研究者多来自卫生领域,存在一定的局限性

在我国,从事卫生政策研究的机构主要为官方组织,人员也大都来自卫生系统。因此行政性

太强而独立性和学术性相对较差。这些机构、人员进行卫生政策评价的过程缺乏客观性、公正性和科学性。

五、公共卫生政策研究的意义

随着社会健康意识与理念的不断提升,保证居民的健康权益已经成为每个国家政府的基本职责和重要任务,公共卫生政策也成为世界各国越来越关注的重要研究领域。

(一)在政策层方面

公共卫生政策研究的目的是指导政策的制定、执行及评估,理清不同相关利益群体的影响及其相互关系。公共卫生政策研究不以营利为目的,它的成果也不是为了去支持、论证有关的政策或计划。它是从科学角度进行研究,具有公平性、客观性等特点,找出政策的设计、实施过程中存在的问题,改进有关机构和部门的政策制定,促进决策科学化、民主化。这对于已有政策的完善,进行政策的预测和规划以及政策效果的评估都有着积极意义。

(二)在卫生改革层方面

由于公共卫生政策要适应社会与卫生事业发展的需要,因此公共卫生政策研究是促进改革发展的动力之一。无论哪种类型的卫生政策研究机构,都应把改进政策制定,促进卫生改革发展作为最终目标,它的一切活动都应围绕着这一目标开展。

目前,我国正处于医药卫生体制改革的"攻坚期",处于制度创新、体系建设、方案设计的关键时期,公共卫生政策研究对于医改的工作内容、制度、效果的评价等方面都具有积极意义。

(吕玉申)

第二节 公共卫生政策研究的基本理论与方法

一、公共卫生政策研究的基本理论

如上所述,卫生政策研究跨越了社会科学与自然科学、医学、管理学、经济学、计量经济学、社会学、法学和政治学等,因而,公共卫生政策研究的理论既包括上述领域的基础理论又涉及政府公共卫生管理和医疗服务等多领域的基础理论。

社会经济成本与效益的理论是卫生政策学的重要理论根据之一。社会经济成本是指开展某项活动,提供某项服务或生产某个产品占用和消耗的经济资源。社会经济效益是指所提供的产品与劳务满足人民群众需要的程度,在卫生经济学概念中,通常用效度表示。社会经济成本与效益的理论是建立在经济学基本理论(劳动价值理论、选择理论、机会成本理论、福利经济学公共选择理论)的基础上。劳动价值理论是马克思关于商品价值的理论,是指在社会标准的生产条件下,用社会平均的熟练程度和强度,生产任一使用价值所需要的劳动时间。选择理论是解决多方案的合理选择问题,选择的标准需要根据社会经济成本和社会经济效益的分析与评价,要考虑效率、公平与稳定。机会成本的概念是指一个资源使用在此项目时,就失去了在其他项目使用的机会,因而它的成本是另一种可得到的最好决策的价值。福利经济学认为,增进社会经济福利的途径有两个:资源的最优配置与收入均等化。资源的最优配置就是要克服外部效应所引起的资源配置低效率状态。

管理学中的古典管理理论、行为科学理论、现代管理理论都可用在公共卫生政策的研究过程中。

为了改善公共卫生决策系统,提高公共卫生政策质量,从本质上掌握与认识事物的规律与基本特征,了解社会错综复杂因素对公共卫生政策的影响,进行公共卫生政策研究时,模型理论是必不可少的。管理学的理论模型(SWOT分析法)、波特的五力(供应商和购买者的讨价还价能力、潜在进入者的威胁、替代品的威胁、同行业企业间的竞争)模型、双因素理论(保健因素和激励因素)、期望理论、政策学的理论模型(理论决策模型、有限理性模型、渐进决策模型、综合决策模型、精英决策模型、集团决策模型、系统决策模型)及计量经济学模型对于公共卫生政策理论模型的建立都提供了理论依据。

二、公共卫生政策研究的方法

公共卫生政策研究方法指公共卫生政策研究过程中所采取的一切方法和技巧的综合,涉及医学、公共政策学、管理学、经济学、图书情报学、社会学等学科研究方法的综合运用。具体研究方法主要有以下两种分类。

(一)根据研究目的的不同进行分类

公共卫生政策研究的目的通常有构建政策问题、政策预测分析、政策规划分析、决策分析和政策效果评估等。根据研究目的的不同,方法略有差异。例如,以构建政策问题为目的的研究,所采用的方法主要有态势分析法、边界分析法、类别分析法、层次分析法、类比综述法、头脑风暴法、德尔菲法、多角度分析法、假设分析法、文献计量分析法;以政策预测分析为目的的研究,采用的方法主要有趋势外推法、回归分析法、成本效益分析法、系统分析法、态势分析法、德尔菲法、交叉影响分析;以政策规划分析为目的的研究用到的方法有线性规划分析法、动态规划分析法、情景分析法、系统分析法;以决策分析为目的的研究用到的方法有博弈分析、决策树法、头脑风暴法、利益分析法;以政策效果评估为目的的研究用到的方法主要有成本效益分析法、情景分析法、模糊综合评价法、层次分析法、德尔菲法、回归分析法。此处,笔者只针对几个常用方法进行阐述。

态势分析法又称优劣势分析法或SWOT分析法,是指通过对组织的内部环境和外部条件的系统分析,找出内部环境所具有的优劣势及外部环境所面临的机遇与风险,进而制定相关的发展策略。该方法广泛地应用于管理效果分析,分析过程直接列举S、W、O、T四个方面的表现,因此具有直观、操作简便等特点。当然,SWOT分析法的缺点也不容忽视,即主观性较强。因此在采用该方法的时候应与定量的数据分析方法相结合。

头脑风暴法是一种无限制的自由联想和讨论,是指组织具有某些专业知识的专家共同探讨某一问题并汇总意见的方法,头脑风暴法有利于激发创新性观念的产生。头脑风暴法在组织过程中,要集中有关专家召开专题会议,并由主持者以明确的方式向所有参与者提出问题,说明规则。

多角度分析法是指通过多个角度,例如个人、组织及技术三方面的知识来取得对问题及其潜在方案的更深认识的方法。

(二)根据研究资料的属性进行分类

根据研究资料属性的不同,我们将公共卫生政策研究的方法分为定性研究、定量研究、定性定量相结合的研究方法。

1.定性研究

顾名思义,以定性资料为研究内容。定性研究通常适用于无法进行定量描述的研究资料。通常用到的方法有类别分析法、类比综述法、多角度分析法、态势分析法、定性比较、利益相关者分析、分析和综合、归纳和演绎等方法。此处仅针对类比综述法和相关利益者分析法进行阐述。

类比综述法是通过对不同类别的问题进行对比、分析和信息综合,是一种用来提高对相似问题的认识的方法,但该方法的基础是对相似问题进行分类,因此要求问题与问题之间具备同一性或相似性的假设。

利益相关者是指与作用对象具有一定利益关系的个人或组织群体。利益相关者分析法是指对政策问题的各种冲突性假设进行创造性合成,分析卫生政策利益相关者的知识、利益、权利、立场、潜在联盟等可能影响政策过程的特征和能力,以制定相关策略。

2.定量研究

定量研究是获取研究资料量的特征的研究。常用到的方法有系统动力学分析、文献计量学分析、线性规划分析法、动态规划分析法、成本效益分析法等。其中,文献计量学分析法是指采用数学、统计学方法定量研究文献信息(文献量、作者书、词汇数)的分布和变化规律的方法。该方法的研究对象是文献,因此要先针对研究目的选择合适的文献,从而对文献中信息分布进行研究。而成本效益分析常见于卫生经济学评价,在公共卫生政策研究中也有涉及,主要是将政策制定和实施需要的费用与其获取的效果进行比较,从而有针对性的对该政策进行调整。

3.定性定量相结合的研究

定量研究经常用于政策制定之后的评估、修正等,而定性研究才是政策产生的关键,是决策者智慧、经验、创造力的结晶。在公共卫生政策研究过程中,单一的研究方法通常不能够全面的解释某问题,因此可以将定性研究和定量研究结合起来应用。

(吕玉申)

第三节　公共卫生政策的评价与标准

一、公共卫生政策评价

(一)概念

公共卫生政策评价是公共卫生政策研究的一部分,是公共卫生政策运行过程中的一个重要环节。它指研究者根据特定标准对公共卫生政策的效果、效率、有效性等方面展开评估活动,包括判断政策本身是否具有价值以及价值如何。

(二)评价意义

(1)通过对现行政策、计划、项目的评价,改进管理,提高管理水平和效率,进一步完善政策。目前,我国仍然是重政策制定,轻过程管理。对于公共卫生政策评价还只是停留在立项评审、验收和成果鉴定方面,对于政策效果的评价以及完善方面做得还不够。因此在我国建立系统的评价机构,形成评价标准对于公共政策系统的发展具有极大的推进作用。

(2)向公众反馈政府责任和义务完成的情况:在我国,评估结果多数不对外公开,但在一些发达国家该评估结果被应用于评价政府工作效果。例如,在日本有专门的公共政策评价系统,他们的公共政策评价结果是对公众公开的,公众可以根据该评价结果评判政府在这一段时间为民众付出的努力和收到的成果。因此,公共卫生政策评价也可以被用于评估卫生事业改革的过程中,政府责任和义务的完成情况。

二、公共卫生政策评价标准

公共卫生政策评价标准直接决定评估的方向和结果是否正确、是否科学,是否符合实际。然而到目前为止,对于公共卫生政策评价,相关机构还未列出一个金标准。但是关于政策评价标准的研究却有着较多共识。例如,美国政治学家 P·狄辛将人类社会所追求的物种理性作为政策评价的标准即技术理性、经济理性、法律理性、社会理性、实质理性。有些国内的学者认为政策评价标准可被概括为:工作量、绩效、效率、充分性、公平性、适当性、执行力、社会发展总体指标。还有部分国内学者认为政策评估标准分为基本标准(利益标准、生产力标准)和具体标准(政策投入、政策效益、政策效率、政策回应)两大类。总而言之,公共卫生政策评价标准可被归纳为存在合理性标准、投入产出标准、系统功能标准和社会功能标准四类。

(一)存在合理性标准

政策的制定需要建立在一定社会需求的基础之上,同时应该遵循合法、合理、可行的标准和要求。其中合法性首当其冲,在法治社会的大环境下,依法决策和依法行政是首要原则。

(二)投入产出标准

政策实施的过程中势必投入了各种资源。该标准主要用于了解政策的制定、实施过程中各类资源投入的权重及数量、使用情况。而产出主要看该政策是否达到了预期的效果,产出与投入情况相比是产出大于投入还是不及投入。

政策投入主要包括人力、物力、财力的来源和投入情况,信息资源的调配与使用情况。政策产出是以投入为基础的,它的实际产出是否到达预期结果,也就是说看该政策是否达到了最初制定的目标,以及该目标的完成程度。公共卫生政策由于其工作领域、内容的特殊性,投入和产出并不是非常直观,需要专业人士进行系统评价之后才能定夺。

(三)系统功能标准

系统功能标准是公共政策系统内部自治的标准,主要用于评价单项政策与整个政策系统的关系和协调程度。

公共卫生政策作为政策系统内的一个政策,应该同时具有特异性和普遍性。特定的性质和功能是该项政策的特异性功能,同时政策的投入实施应该同时具有政策系统内各政策应具有的共性。因此在评价某项政策的系统功能时应该同时兼顾其特异性与普遍性,了解所评价政策的特异性和普遍性的好坏程度,政策本身实施过程中的情况,以及该政策在公共政策体系中的地位和作用。

(四)社会功能标准

这里所说的社会功能主要包括社会公平性和发展标准。该标准是为了衡量政策的实施造成社会资本和效果在不同人群中的分配情况、公平性以及政策实施前后社会发展变化情况。

一般来说,社会公平性和发展标准是一致的,即资本、效益、效果分配公平,人群积极性提高,社会发展不言而喻。

(吕玉申)

第四节　公共卫生政策的研究与评价步骤

公共卫生政策评价的目的主要是为决策者提供意见和建议,检测政策效果及发展情况,同时找出其不足,逐步对其进行完善。公共卫生政策评价大致可分为以下几个步骤。

一、制订评价方案

(一)明确评价目的,制订评价标准

这是评价方案的重要步骤,应根据评价期望解决的问题制订评价目的。评价目的与评价对象息息相关,也是整个评价过程的主线。在评价过程中要始终坚持评价目的这个初衷才能得到更加精确的评价结果。同时,还要根据评价目的,通过文献综述以及经验总结制订出合理的评价标准用以衡量政策的优劣。

(二)确定评价对象

明确评价对象是卫生政策评价的关键环节。卫生政策的评价对象具有多样性和抽象性的特点。多样性是指对政策的评价从哪一个具体角度入手,例如政策的可行性评价,政策实施效果评价,政策实施的群众满意度评价等。抽象性是指卫生政策通常较为抽象,它需要被转化为具体的直接或间接指标才能反映政策的属性。

(三)确定评价手段

评价手段主要包括评价的角度,评价的指标以及具体的评价方法。适当的角度可决定问题结果的好坏,合理的评价指标能恰当的反映政策的属性,并拥有良好的灵敏度和特异度。

1.评价角度

评价角度主要包括政策主体,政策实施效果,政策效率和政策实施公平性四个方面。政策主体主要是从政策的目的性、系统性、可行性、可持续发展能力等角度对该政策进行评价。效果是指被评价政策的自然结果,通过结果的自然单位来表达,例如提高的保护率等。效率是指为了达到期望的结果而耗费资源的多少。公平性是指被研究政策在不同地区或人群的实施是否存在差异,并对差异进行分析。不同评价角度的具体手段和方法不同,而不同角度之间又存在交互作用。因此在评价过程中要尽可能的明确角度。

2.评价指标

(1)评价指标的确定方法:根据项目的目标和具体活动内容,提出评价的基本框架;在广泛的文献查阅、现场调查、专家意见咨询等工作基础上,根据指标的重要性、相关性、科学性和可行性等原则,构建项目评价的原始指标库,并对其进行初步筛选;运用多种统计和数学方法,对初选指标体系进行再筛选(德尔菲法、层次分析法、变异系数法、主成分分析法、相关系数法、因子分析法和聚类分析法);确定合理、适宜的指标权重。

(2)评价指标确定的具体步骤:确定利益相关者,提出关注的问题并开展调查,确立项目评价目标,再确定评价过程中需要回答的问题,并选择适当的评价指标。

3.评价设计

常用的评价设计包括横截面研究,队列研究等。横截面研究在公共卫生政策研究中的应用

相对较广泛,针对政策产生的效果在人群进行横截面调查,对不同对象特征的群体进行对比研究,了解政策效果。无论是哪种研究都需要解决抽样方法(普查或抽样调查)、问卷的信度和效度研究以及偏倚的控制等问题。

二、实施评价过程

(一)资料的收集

在评价过程中,资料收集方法一经确定就不可以再变更,这等同于流行病学调查的相关内容,从而保证资料的同质性。常用的资料收集方法有直接法和间接法。直接法,例如调查问卷收集资料。间接法,例如通过网络或是有效记录等获取资料。资料收集过程中应注意调查员的培训,制定统一标准,尽可能地避免偏倚。

(二)资料的整理与汇总

评价过程所获得的资料应该首先进行完整性和逻辑性的核实,填补缺漏,并对明显逻辑错误予以修改;对资料根据某种特征进行归类核实;根据研究方法不同对资料进行整理。

三、控制评价偏倚

卫生政策评价中不可避免的存在偏倚,主要有选择偏倚、信息偏倚和混杂偏倚三种。卫生政策评价中还有其特有的偏倚,称为效果评价偏倚。该偏倚主要来源于政策效果的不确定性以及不同政策的交互作用,因此控制此类偏倚主要从方法设计和评价执行入手,保证评价质量。不同偏倚有不同的控制方法,在此不做详尽说明。

四、根据评价结果对卫生政策进行调整

依据卫生政策评价的目的对所收集资料进行整理分析,根据政策评价的结果,对实施中的现行政策进行补充、修改和完善。

(吕玉申)

第十七章

传染病管理

第一节　环境因素对感染的影响

除病原体的致病性和机体的防御功能之外,环境因素的影响也是决定感染发生、发展与转归的重要条件。自然环境因素包括气候、温度、湿度及其他因素,例如寒冷能使呼吸道黏膜的抵抗力降低;空气中的污染粉尘或刺激性气体等也能损害呼吸道黏膜,降低屏障作用。环境中存在放射性物质或有毒物质,对免疫系统的影响也是显而易见的。社会环境因素包括经济条件、营养调配、体育锻炼、卫生习惯及卫生设施等,均会对感染过程产生重要影响。如果上述环境因素及机体防御功能完善良好,适度的病原体入侵后,均有可能被机械防御功能及化学性杀菌、溶菌能力及时消灭清除,病原体不能在特定部位有机地结合,更不会生长繁殖,感染不能成立。这种抵御、清除病原体的机制在呼吸道、消化道等处是随时经常发生的,但机体大多都能保持健康而不被感染。一旦上述条件失去稳定平衡,寄生物得以侵犯或侵入机体的特定部位并定植下来生长繁殖,造成感染。如前所述,感染是一种病理概念,只有特殊的实验室检验才能证实,临床上是看不到的。以往所谓的"隐性感染"实际上大多是隐性染病,例如脊髓灰质炎病毒侵入消化道,仅引起轻微的损害及症状,或者完全无症状,但病毒并未能侵犯神经组织即被终止,从此获得持久的特异性免疫;又如肝炎病毒感染后,不少人并无自觉症状,但化验时,却会有生化的异常及病毒感染标志的出现,根据前述定义,这些均属已患病的范畴。把感染与隐性染病严格分开,有时是困难的。显性发病后,有些患者虽自我感觉良好,但医师看来已有异常症状或体征者,可以称之为亚临床型发病。感染过程大致有以下表现形式或经过。

一、一过性感染

寄生物仅有少量定植,少量生长繁殖,其侵袭力及毒力不足以引起机体的病理生理改变,很快可被机体消灭清除。机体不一定能获得免疫力,即使用免疫学方法也难以证明机体已发生过该病原体的感染。

二、潜伏性感染

病原体侵犯或侵入机体,可在特定部位定植,可能仅有少量生长繁殖,故不会排出大量病原体。尚未被机体免疫系统所识别,也不足以引起病理生理反应,因而未能清除,和机体防御免疫功能处于暂时的平衡局面。一旦此种平衡被打破,便可能发病后清除病原体,或不发病而成为长期携带状态。

三、病原体携带状态

病原体侵犯或侵入机体特定部位定植,不断生长繁殖,可能经常排出病原体,局部可能有轻微损害,但并不足以引起机体的病理生理反应,也不足以被机体免疫系统所识别,因而未能获得免疫力。宿主大多较长时间仍保持健康,故有人称为健康携带者。一旦此种稳定平衡打破,有可能会发病。潜伏期带病原体及恢复期仍携带病原体者,均有其特殊的感染过程表现形式,也多有机体的免疫学识别应答,故不同于此类携带者。

四、隐性染病

可能由于机体原有部分免疫力,或是数量不多、毒力不强的病原体感染时,只能引起机体发生轻微的生物化学、病理生理异常反应。免疫学应答后,可获得特异性免疫力。隐性染病一般没有临床症状及体征,但与症状体征轻微而不易被察觉的亚临床型传染病,有时难以鉴别。在许多传染病中,隐性染病远远超过显性发病的病例数。

五、显性发病

当机体抵抗力降低时,病原体得以侵犯,不断增殖并释放有毒物质,引起宿主各种功能异常及组织学病变,在临床上出现特有的症状及体征者为显性发病。

感染过程的上述 5 种表现形式,在一定条件下可互相转化。在发病的过程中,病情的发展与转归也是很复杂的。病情开始缓解,体温尚未降至正常时,病情又见加重,体温再次升高者称再燃。此情况大多由于病原体仅暂时受到抑制而未被消灭,得以恢复生长繁殖之故。病情已进入恢复期或痊愈初期,体温已降至正常时,症状重现,体温再次上升者为复发。此种情况可能由于第一批病原体已被消灭,而潜在的病原体开始活跃所致。再感染乃指同一种病原体一次痊愈后,又再次感染。同时感染是指两种病原体同时感染而发病,很难分清病原体的主次地位,如乙型肝炎与丁型肝炎病毒等。叠加感染乃指两种病原体先后感染,常使病加剧。重复感染乃指同一病原体先一次未愈而再次感染,如血吸虫病等。先有病毒或细菌感染,又夹杂真菌感染,常称为双重感染或混合感染。

(赵　民)

第二节　清洁、消毒、灭菌

一、定义

(一)清洁

清洁是指去除医疗器械、器具和物品上污物的过程。去除污物的同时可以去除和减少物品表面的微生物,但并非杀灭微生物。去除污物可增加物品接触的安全性,并使物品在消毒、灭菌过程中能有效地与消毒、灭菌剂接触,防止有机物等理化因素影响消毒、灭菌效果。

(二)消毒

消毒是指用化学、物理、生物的方法杀灭或消除环境中的病原体,使经消毒的物品接触正常的皮肤黏膜时,达到无害化程度。

(三)灭菌

灭菌是指杀灭或者消除传播媒介上的一切微生物,包括致病微生物和非致病微生物,也包括细菌芽孢和真菌孢子。凡是进入人体组织、无菌器官的医疗器械、器具和物品必须达到灭菌水平。

二、清洁法

清洁常用于地面、家具、墙壁等物体表面的处理,以及物品消毒、灭菌前的处理。其中医疗器械、器具和物品清洗的流程包括使用流动水冲洗;使用含化学清洗剂的清洗用水洗涤;用流动水漂洗;再用软水、纯化水或蒸馏水进行终末漂洗,以去除洗涤后物品上的残留物。清洗方法有机械清洗、手工清洗。大部分常规器械可采用机械清洗;无机器清洗设备,或复杂器械、有特殊要求的精密器械、有机物污染较重器械的初步处理等,可采用手工清洗。清洗时被清洗的器械、器具和物品应充分接触水流,轴节应充分打开,可拆卸的零部件应拆开,管腔类器械应用压力水枪或专用清洗架清洗。

三、物理消毒灭菌法

物理消毒灭菌法是利用物理因素作用于病原体,将之杀灭或清除。物理消毒灭菌法包括热力、光照、辐射、微波、过滤等方法。

(一)热力消毒灭菌法

热力消毒灭菌法是应用最早、效果可靠、使用最广泛的消毒灭菌方法。通过利用热力破坏微生物的蛋白质、核酸、细胞壁和细胞膜,从而导致其死亡。

根据消毒灭菌时相对湿度的高低,热力消毒灭菌法可分干热法和湿热法。干热法有燃烧法、干烤法等,湿热法有煮沸法、高压蒸汽灭菌法、低温蒸汽消毒法、流通蒸汽消毒法等。由于湿热通过水导热,传热快而穿透力强,干热通过空气导热,传热慢而穿透力弱,且湿热所含的蒸汽释放的潜热能迅速提高被灭菌物品的温度,加之蛋白质在含水量多时比含水量少时凝固所需温度低,故湿热比干热杀菌力强而所需温度较低。

1.燃烧法

燃烧法是一种简单、迅速、彻底的灭菌方法。

(1)适用范围与方法。无保留价值的污染物品可在焚化炉内直接焚毁(如污染的废弃物、病理标本、带脓性分泌物的敷料和纸张等);微生物实验室接种环、某些金属器械、搪瓷类物品可在火焰上烧灼 20 秒;金属容器内可倒入 95% 乙醇并使分布均匀,然后点火燃烧至熄灭。

(2)注意事项。①锐利刀剪一般不用此法,以免锋刃变钝。②注意安全,远离易燃易爆物品,燃烧过程中不能添加燃料。

2.干烤法

干烤法是使用特制的电热或红外线烤箱高热烘烤进行灭菌。

(1)所需温度和时间。一般箱温 160 ℃作用 120～150 分钟,170 ℃作用 60～90 分钟,或 180 ℃作用 30～40 分钟获灭菌效果。

(2)适用范围。适用于耐热、不耐湿、蒸汽或气体不能穿透的物品的灭菌,如油剂、粉剂、玻璃器皿和金属制品等。不可用于纤维织物、塑料制品灭菌。

(3)注意事项。①待灭菌的物品在干烤前应洗净,以防附着在表面的污物炭化。②物品包装体积不应超过 10 cm×10 cm×20 cm,油剂、粉剂的厚度不应超过 0.6 cm,凡士林纱布条厚度不应超过 1.3 cm。装载时,物品不应与灭菌器内腔底部及四壁接触,高度不应超过灭菌器内腔高度的 2/3,物品间应留有充分的空间。③根据所消毒灭菌的物品性质选择合适的箱温。有机物品灭菌时,温度应≤170 ℃。④烤箱工作中不可开箱,玻璃类物品消毒后待箱内温度下降至 40 ℃以下方可开箱取物。

3.煮沸消毒法

煮沸消毒是应用最早,且经济、简便、有效的消毒方法。

(1)使用方法。将待消毒物品完全浸没水中,加热至水沸腾 15 分钟以上即可达到消毒目的。

(2)适用范围。煮沸消毒的杀菌能力较强,可杀灭细菌繁殖体、真菌、立克次体、螺旋体和病毒,但需数小时才能杀灭芽孢。适用于耐湿且耐热的物品,如餐饮具、食物、金属、玻璃制品、衣物和被褥的消毒。

(3)注意事项。①煮沸消毒用水及被消毒物品应尽量保持清洁。水中若加入碳酸氢钠,配成 1%～2%的浓度,可提高沸点达 105 ℃,增强杀菌作用,且能去污除锈。②被消毒物品应完全浸没于水中,大小相同的碗、盆不能重叠;有轴节的器械将轴节打开,可拆卸物品应充分拆开,空腔导管须先在腔内灌水,不透水的物品应垂直放入,以保证物品各面都与水相接触。③消毒锅装载物品不超过容器容量的 3/4。④玻璃器皿于冷水时放入,橡胶制品水沸后放入。⑤消毒时间从水沸开始计时,中途加入物品需重新计时,海拔每增高 300 m 消毒时间应延长 2 分钟。⑥物品消毒后应及时取出。

4.压力蒸汽灭菌

压力蒸汽灭菌是目前使用最广泛、效果最可靠的热力消毒灭菌法,兼具作用快速、无残余毒性、灭菌成本相对廉价等优点。

(1)灭菌原理。利用高温及饱和蒸汽所释放的潜热使物品加热,破坏微生物的蛋白质、核酸、细胞壁和细胞膜,从而导致其死亡而达到灭菌效果。根据灭菌器排放冷空气的方式和程度不同,分为下排气式压力蒸汽灭菌器和预真空压力蒸汽灭菌器两大类。下排气式压力蒸汽灭菌器(图 17-1)是利用重力置换原理,从灭菌器的上方导入热蒸汽,同时由下排气孔排出冷空气,排出的冷空气逐渐由饱和蒸汽取代;预真空压力蒸汽灭菌器是先利用机械排气的方法,待灭菌柜内形成负压再导入蒸汽,使蒸汽得以迅速穿透到物品内部,提高灭菌效果,缩短灭菌周期(图 17-2)。

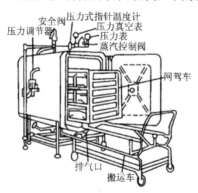

图 17-1 下排气式压力蒸汽灭菌器

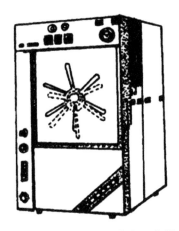

图 17-2　预真空压力蒸汽灭菌器

（2）适用范围。适用于耐热、耐湿的物品的灭菌，如各类器械、敷料、搪瓷、玻璃制品及溶液等（预真空压力蒸汽灭菌法不适用于液体灭菌），但不能用于油类及粉剂的灭菌。本方法可加速橡胶的老化，锐利器械的钝化，降低内镜等光学仪器的透光能力。

（3）灭菌所需温度与时间，见表 17-1。

表 17-1　压力蒸汽灭菌参数

设备类别	物品类别	温度/℃	所需最短时间/min	压力/kPa
下排气式	敷料	121	30	102.9
	器械	121	20	102.9
预真空式	器械、敷料	132～134	4	205.8

（4）操作程序：包括灭菌前准备、灭菌物品装载、灭菌操作、无菌物品卸载和灭菌效果的监测等步骤。

（5）注意事项如下。

灭菌前：①每天设备运行前应进行安全检查，进行灭菌器的预热，预真空灭菌器应在每天灭菌工作前空载进行 B-D 试验[使用 B-D 试纸（图 17-3）测试]，试验合格后灭菌器方可使用。②器械或物品必须清洗干净并擦干或晾干才可包装。③包装不宜过大、过紧，下排气式压力蒸汽灭菌法不超过 30 cm×30 cm×25 cm，预真空压力蒸汽灭菌法不超过 30 cm×30 cm×50 cm。捆扎不宜过紧，灭菌包外用化学指示胶带贴封，内置化学指示剂。启闭式筛孔容器，应将筛孔的盖打开以利蒸汽进入。

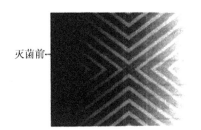灭菌前——

——灭菌后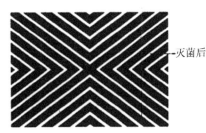

图 17-3　B-D 试纸

装载灭菌物品时：①应使用专用灭菌架或篮筐装载灭菌物品，灭菌包之间应留间隙，利于灭菌介质的穿透。②同类材质的器械、器具和物品宜于同一批次进行灭菌，材质不相同时，纺织物品应放置于上层，金属器械类放置于下层。③难于灭菌的大包放上层，易于灭菌的小包放下层。④适量装载，下排气式的装载量小于柜室容积80%，预真空式的以装载柜室容积的10%～90%为宜。

灭菌过程中注意安全，随时观察压力及温度情况，控制加热速度，充分排除冷空气。

卸载无菌物品时：①从灭菌器卸载取出的物品，待温度降至室温时方可移动，冷却时间应＞30分钟。②确认灭菌过程合格，包外、包内化学指示物合格，无湿包现象。③无菌包掉落地上或误放到不洁处应视为被污染。

灭菌效果的监测：①物理监测法，每次灭菌应连续监测并记录灭菌时的温度、压力和时间等灭菌参数，结果应符合灭菌的要求。②化学监测法，将化学指示胶贴（图17-4）粘贴于每一待灭菌物品包外，高度危险物品包内应放置化学指示卡（图17-5），经一个灭菌周期后，根据其颜色改变判断是否达到灭菌条件。③生物监测法，将利用耐热的嗜热脂肪杆菌芽孢做成指示剂的菌片装入灭菌小纸袋内，置于标准试验包中心部位，放在灭菌柜室内排气口上方，并设阳性对照和阴性对照；经一个灭菌周期后，在无菌条件下取出指示菌片，放入培养基中经56℃培养7天，若阳性对照组培养阳性，阴性对照组培养阴性，试验组培养阴性，判定为灭菌合格。使用中的灭菌器应每周检测一次，新灭菌器使用前必须先进行生物检测。

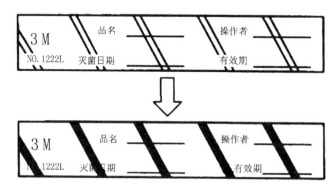

图 17-4　化学指示胶贴

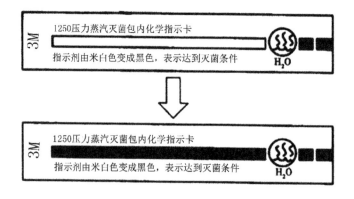

图 17-5　化学指示卡

5.低温蒸汽消毒法

低温蒸汽消毒法主要用于不耐高热的物品如内镜、塑料制品、橡胶制品等的消毒。将蒸汽输入预先抽空的压力蒸汽灭菌锅内,并控制其温度在 73.8 ℃,持续 10～15 分钟,可杀灭大多数致病微生物。

6.流通蒸汽消毒法

通过蒸笼、流通蒸汽消毒器等,在常压下用 100 ℃左右的水蒸气作用 15～30 分钟,常用于餐饮具和部分卫生用品等一些耐热耐湿物品的消毒。

(二)光照消毒法

1.紫外线消毒法

紫外线是一种低能的电磁辐射,消毒用的是 C 波紫外线,杀菌作用最强的波段是 250～270 分钟。

(1)主要杀菌机制。①破坏菌体蛋白质中的氨基酸,使菌体蛋白光解变性。②作用于微生物的 DNA,使菌体 DNA 失去转换能力而死亡。③降低体内氧化酶的活性。④使空气中的氧电离产生具有极强氧化作用的臭氧。

(2)杀菌特点。①紫外线可以杀灭包括细菌繁殖体、芽孢、分枝杆菌、病毒、真菌、立克次体和支原体等各种微生物,但不同微生物对紫外线的敏感性不同,其中细菌繁殖体敏感,芽孢不敏感,病毒介于细菌和芽孢之间;真菌孢子的抵抗力比细菌芽孢更强,HIV 对紫外线耐受力强。②紫外线照射强度低,穿透力弱,杀菌效果受有机物和物体表面光滑程度的影响较大。

(3)适用范围与消毒方法。广泛用于室内空气、物体表面和水及其他液体的消毒。①对物品表面的消毒:使用便携式紫外线消毒器近距离移动照射,也可采取紫外线灯悬吊式照射,小件物品可放于紫外线消毒箱内照射。有效距离为 25～60 cm,消毒时间为 20～30 分钟。被消毒物品应摊开或悬挂并定时翻动,使其表面受到直接照射。对纸张、织物等粗糙、反光差的表面,应适当延长照射时间。②对室内空气的消毒:紫外线消毒空气前关闭门窗,保持环境清洁、干燥。悬吊式或移动式紫外线灯用于无人环境,紫外线消毒灯的安装数量为平均每立方米空间不少于 1.5 W,照射后须通风换气;有人活动的环境首选低臭氧高强度紫外线循环风空气消毒器。一般 30 分钟可达消毒目的。

(4)注意事项。保持紫外线灯管表面清洁,至少每 2 周用无水乙醇棉球擦拭一次,有灰尘、油污时应随时擦拭。室内应保持清洁干燥,停止人员走动;适宜相对湿度为 40％～60％,相对湿度大于 60％时应适当延长照射时间;使用紫外线循环风空气消毒机时,应保持进风口和出风口的通畅。消毒物品表面时应直接照射物体表面,照射剂量足够,被消毒物品表面无油脂、血迹等有机物,表面粗糙或有有机物时,应适当延长照射时间。

消毒空气的适宜室温为 20～40 ℃,超出该范围可适当延长消毒时间。不得使紫外线光直接照射到人,以免引起损伤。照射时人应离开房间,必要时戴防护镜、穿防护衣。消毒时间从灯亮 7 分钟后开始计时,关灯后如需再开启,应间歇 3～4 分钟,以延长使用寿命。紫外线灯使用过程中其照射强度逐渐降低,故应经常监测紫外线辐射强度并检测消毒效果。严禁在易燃易爆的场所使用紫外线消毒。

(5)紫外线消毒效果的监测。①紫外线灯管照射强度的测定:测试前应先用乙醇棉球擦除灯管上的灰尘和油垢,测试时电压稳定在(220±5) V,环境温度为 20～25 ℃,相对湿度<60％。开启紫外线灯 5 分钟后,将紫外线照射计探头置于被检紫外线灯下垂直距离 1 m 的中央处,待仪表稳定

后读出所示数据;或将紫外线照射强度指示卡有图案一面朝上置于被检紫外线灯下垂直距离1 m的中央处照射1分钟,指示卡上光敏色块由乳白色变成不同程度的淡紫色,将其与标准色块比较,读出照射强度。合格标准:普通30 W新灯(不加反光罩)照射强度≥90 μW/cm²,使用中灯管照射强度≥70 μW/cm²,30 W高强度紫外线新灯的照射强度≥180 μW/cm²。②生物监测:消毒后的空气和物品表面消毒效果监测达到消毒标准(图17-6)。

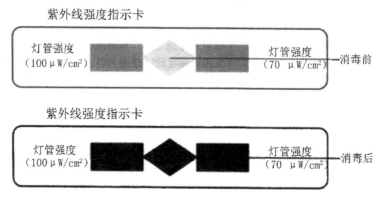

图 17-6　紫外线强度指示卡

2.日光暴晒法

日光暴晒法利用日光中的紫外线、热及干燥杀菌。常用于床垫、毛毯、衣服、书籍等物品的消毒。将物品放在直射阳光下暴晒6小时,定时翻动,使物品各面均能受到日光照射。

3.臭氧灭菌灯消毒法

臭氧灭菌灯内装有臭氧发生管,在电场的作用下,将空气中的氧气转化成高纯臭氧。臭氧是一种强氧化剂,在常温下可自行分解,其强大的氧化作用可杀灭细菌繁殖体和芽孢、病毒、真菌等,并可破坏肉毒杆菌毒素。主要用于医院污水和诊疗用水的消毒,饮食用具、理发工具、食品加工用具、衣物等物品表面消毒,封闭空间及无人室内空气的消毒。因臭氧对人有毒,空气消毒结束后通风30分钟以上方可进入室内。

(三)电离辐射灭菌法

电离辐射灭菌法利用放射性核素^{60}Co发射高能γ射线或电子加速器产生的高能电子束杀死一切微生物的方法。由于其穿透力强,广谱灭菌而不使物品升温,故又称冷灭菌。适用于不耐热物品的灭菌,如精密医疗器械、一次性医疗用品(注射器、输液器、输血器)、药物、食品、工业产品、生物医学制品等。

(四)微波消毒

微波是一种频率高、波长短、穿透性强的电磁波。它以类似于光的速度直线传播,当遇到物品阻挡时就会产生反射、穿透或吸收,频繁地改变方向、互相摩擦,使温度迅速升高。可以杀灭各种微生物,包括细菌繁殖体、真菌、病毒和细菌芽孢、真菌孢子等。可用于食物、餐饮具、医疗药品的消毒,以及纸张、接触镜(隐形眼镜)、口腔器材等不耐高温的物品消毒。金属物品采用微波消毒时需用湿布包裹。

(五)过滤除菌

过滤除菌是以物理阻留、静电吸附的原理,将欲消毒的气体或液体通过致密的过滤材料,去除其中的微生物,以达到净化的目的。其机械阻隔效果与过滤材质的最小孔径有关,高效过滤可以滤除介质中99.6％以上直径≥0.3 μm 粒子。过滤除菌并非将微生物杀灭,不破坏介质,也无残留毒性,主要用于血清、毒素、抗生素等不耐热生物制品及无菌手术室、器官移植室和 ICU 等无菌护理室的空气除菌。

四、化学消毒灭菌法

化学消毒灭菌法是利用化学制剂抑制微生物的生长繁殖或杀死微生物的方法,所采用的化学制剂称化学消毒剂。凡不适用于热力消毒灭菌且耐潮湿的物品,如皮肤、黏膜、某些塑料制品、患者的排泄物及周围环境、锐利器械和光学仪器等,均可采用化学消毒灭菌法。

(一)杀菌原理

化学消毒剂使菌体蛋白凝固变性,酶蛋白失去活性,抑制细菌代谢和生长,或破坏细菌细胞膜的结构,改变其通透性,使细胞破裂、溶解,从而达到消毒灭菌的作用。

(二)化学消毒剂的分类

按照化学消毒剂的作用水平,将其分为 4 类。

1.灭菌剂

灭菌剂可杀灭一切微生物(包括细菌芽孢),达到灭菌要求的制剂。

2.高效消毒剂

高效消毒剂可杀灭一切细菌繁殖体(包括分枝杆菌)、病毒、真菌及其孢子等,对细菌芽孢(致病性芽孢菌)也有一定的杀灭作用,达到高水平消毒要求的制剂。

3.中效消毒剂

中效消毒剂可以杀灭分枝杆菌、真菌、病毒及细菌繁殖体等微生物,达到中水平消毒要求的制剂。

4.低效消毒剂

低效消毒剂仅可杀灭细菌繁殖体和亲脂病毒,达到低水平消毒要求的制剂。

(三)化学消毒剂的使用原则

(1)根据待消毒对象性能、各种病原体的特性、要达到的消毒水平及可能影响消毒效果的因素,选择最适宜、最有效的消毒剂。

(2)待消毒的物品必须先洗净、擦干。

(3)严格掌握消毒剂的有效浓度、消毒时间及使用方法。

(4)消毒剂应定期更换,易挥发的要加盖,并定期检测,调整浓度。

(5)消毒液中不能放置纱布、棉花等物,以免吸附消毒剂降低消毒效力。

(6)消毒后的物品在使用前用 0.9％氯化钠注射液冲净,以避免残留的消毒剂刺激人体组织。

(四)化学消毒剂的使用方法

1.浸泡法

浸泡法选用杀菌谱广、腐蚀性弱、水溶性消毒剂,将物品完全浸没于消毒剂内,在标准的浓度和时间内,达到消毒灭菌目的。注意物品浸泡前须打开轴节与套盖,有管腔的物品须将腔道内注满消毒液。

2.擦拭法

擦拭法选用易溶于水、穿透性强、无显著刺激的消毒剂,擦拭物品表面或皮肤,在标准的浓度和时间里达到消毒灭菌目的。

3.喷雾法

喷雾法借助普通喷雾器或气溶胶喷雾器,使消毒剂产生微粒气雾,均匀地弥散在空气中,或涂布于物品表面进行消毒。

4.熏蒸法

熏蒸法将稍毒剂加热或加入氧化剂,使消毒剂呈气体,在标准的浓度和时间里达到消毒灭菌目的。适用于室内空气消毒,或精密贵重仪器和不能蒸、煮、浸泡的物品(血压计、听诊器及传染病患者用过的票据等)的消毒。

(1)空气消毒。关闭门窗,将消毒剂加热或加入氧化剂,熏蒸 30～120 分钟后开窗通风。常用的消毒剂有:2%过氧乙酸 8 mL/m³;纯乳酸 0.12 mL/m³,加等量水;食醋 5～10 mL/m³,加热水 1～2 倍。

(2)物品消毒。将物品放入特制的甲醛消毒箱密闭熏蒸。

(五)使用中的化学消毒剂的监测

1.消毒剂有效成分测定

常用的有消毒剂浓度试纸或测试卡,将试纸或测试卡在消毒剂中蘸湿,其中的化学试剂与消毒剂有效成分发生化学反应变色,在自然光下与标准色块比较而判断消毒剂的有效成分浓度。性质不稳定的消毒剂如含氯消毒剂、过氧乙酸等,应每天进行化学监测。

2.生物检测

生物检测包括消毒液染菌量检测和消毒物品消毒效果的检测。要求:消毒液染菌量≤100 cfu/mL(cfu 为菌落形成单位),不得检出致病性微生物;灭菌剂不得检出任何微生物;消毒后的每件内镜细菌总数≤20 cfu,且不能检出致病菌;灭菌后物品不能检出任何微生物。

五、选择消毒灭菌方法的原则

选择消毒灭菌方法时,在保证消毒灭菌效果的前提下,还要考虑所采取的措施对物品的损害程度、对环境的污染程度、操作人员的安全防护、消毒或灭菌后临床应用的安全性,以及是否经济实用。

(一)根据临床应用的危险性选择

医用物品对人体的危险性是指物品污染后造成危害的程度。

1.高度危险性物品必须达到灭菌水平

高度危险性物品是穿过皮肤或黏膜而进入无菌组织或器官内部,或与破损的组织、皮肤、黏膜密切接触的器材和用品,如手术器械、穿刺针、透析器、导尿管、膀胱镜、腹腔镜、脏器移植物和活体组织检查钳等。

2.中度危险性物品选用高水平消毒

这类物品仅与破损皮肤、黏膜相接触,而不进入无菌的组织内,如呼吸机管道、内镜、麻醉机管道、避孕环、压舌板、体温计等。有些中度危险性物品表面比较光滑,并对患者的危险性相对较小,可以采用中水平消毒,如温度计。

3.低度危险性物品选用低水平

消毒或清洁法这类物品和器材仅直接或间接地和健康无损的皮肤相接触。例如,生活卫生用品(毛巾、面盆、被褥等)、环境中的物品(地面、墙面、桌面等)、一般诊疗用品(听诊器、听筒、血压计等),一般情况下宜采用低水平消毒方法或做清洁处理;当受到致病菌污染时,必须针对污染微生物的种类选用有效的消毒方法。

(二)根据污染微生物的种类和数量选择

(1)对受到致病性芽孢、真菌孢子、分枝杆菌和经血传播病原体(乙型肝炎病毒、丙型肝炎病毒、HIV 等)污染的物品,应采用灭菌法或高水平消毒法。

(2)对受到细菌和真菌、亲水病毒、螺旋体、支原体、衣原体和病原微生物污染的物体,选用高水平或中水平消毒法。

(3)对受到一般细菌和亲脂病毒污染的物品,可选用中水平或低水平消毒法。

(4)消毒物品上微生物污染特别严重或存在较多的有机物时,应加大消毒因子的使用剂量和/或延长消毒时间。

(三)根据消毒物品的性质选择消毒方法

(1)耐高温、耐湿物品和器材首选压力蒸汽灭菌,耐高温的玻璃器材、油剂和干粉类可选用干热灭菌。

(2)怕热、忌湿和贵重物品,应选择低温灭菌如过氧化氢等离子体灭菌、低温蒸汽甲醛气体消毒或环氧乙烷气体消毒灭菌。

(3)金属器械的浸泡灭菌,应选择对金属基本无腐蚀性的灭菌剂。

(4)消毒物体表面,应根据表面性质选择消毒方法:光滑表面应选择紫外线消毒器近距离照射或液体消毒剂擦拭,多孔材料表面可采用喷雾消毒法。

六、消毒灭菌工作中的个人防护

消毒因子大多数对人体有害,消毒工作人员应掌握自我防护知识,根据消毒与灭菌方法的不同,自觉采取适宜的自我防护措施,防止消毒事故和消毒操作方法不当对人的伤害。

(一)防物理损伤

(1)干热灭菌时应防止燃烧;压力蒸汽灭菌应防止发生灼伤及爆炸事故;环氧乙烷气体灭菌时防止发生燃烧和爆炸事故。

(2)紫外线、微波消毒时应避免对人体的直接照射。辐射灭菌操作中注意使用器械传递物品。

(3)处理锐利器械和用具应避免对人体的刺、割等伤害。

(二)防化学损伤

气体化学消毒、灭菌剂应防止有毒有害消毒气体的泄漏,液体化学消毒、灭菌剂应防止过敏和可能对皮肤、黏膜的损伤。

(三)防医院内感染

在污染器械、器具和物品的回收、去污、清洗等过程中预防医院内感染。

(侯建国)

第三节　医务人员职业暴露与防护

一、医务人员职业暴露及医院感染的危害

(一)概述

医务人员因与感染或传染病患者接触或经职业暴露而自身受到感染的危险,同时医院工作人员又可通过与易感的患者、工作人员、家属等成员接触,把感染传播给患者和其他工作人员。因此,医务人员医院感染的危险,已成为医疗领域中引人关注的职业性问题;医务人员医院感染的预防是医院感染管理工作者必须重视和关注的工作之一。

1939年11月伟大的国际主义战士白求恩,为一名颈部丹毒合并头部蜂窝织炎患者施行手术时,不慎左手中指被手术刀划破后感染,发生败血症,不幸以身殉职。20世纪末期出现的艾滋病,在全球范围内呈感染蔓延趋势,使医务人员在诊治患者时感染艾滋病病毒的可能性也在增加。1991年美国CDC(疾病预防控制中心)报告了40名医务人员因职业接触感染艾滋病,其中24例肯定是因诊疗患者时发生皮肤损伤或黏膜接触患者血液、体液而感染。美国CDC监测报道:每年医务人员至少发生100万次意外针刺伤,引起20余种血源性疾病的传播,每年因血源性传播疾病造成医务人员死亡人数超过几百人。

医务人员因一次血液暴露,可能感染HBV的危险概率为$6\%\sim30\%$,感染HCV的危险概率为$0.4\%\sim1.8\%$,感染HIV的危险概率为0.3%。医务人员因职业暴露感染HBV的危险性明显高于HIV及HCV。尽管AIDS对医务人员职业性感染是低的,但是一旦被HIV感染,后果将是灾难性的。

1.职业暴露

职业暴露是指医护人员、实验室工作人员及有关监管、保洁等人员,在从事血源性传播疾病的防治及相关工作时,意外地被患者或病毒感染者的血液、体液污染了破损的皮肤或眼睛、口腔内黏膜;或被血液、体液污染的针头、手术刀等锐器刺破皮肤,而具有被这些病毒感染的可能性。

2.普遍预防

控制血源性病原体传播的策略之一,其理念就是将所有来源于人体血液或体液的物质都视作已感染了HBV、HCV、HIV或其他血源性病原体而加以防护。主张在不明确患者是否有传染性时,均按传染患者对待,执行严密的消毒隔离和操作规程,充分利用各种保护用具(如手套、口罩、隔离衣、防护眼镜等),养成良好的操作习惯,减少各种危险行为(如对手传递锐器,裸手接触血液、体液,使用后的针头再套回盖内等)。

3.标准预防

在普遍预防原则的基础上,将患者的血液、体液、分泌物、排泄物均视为有传染性,需隔离预防,无论是否有明显的血液污染或是否接触非完整的皮肤与黏膜。医务人员在医疗工作中(无论患者是否具有传染性或是否有症状)均需采取标准预防措施。其基本特点如下所述:①既要防止血源性疾病的传播,也要防止非血源性疾病的传播。②强调双向防护,即防止疾病从患者传至医务人员,又防止疾病从医务人员传至患者。③根据疾病的主要传播途径,采取相应的隔离措施,

包括接触隔离、空气隔离和微粒隔离。

(二)主要危险因素

医院医务人员作为一个特殊的职业群体,职业暴露或医院感染的危险因素,主要来自防御意识淡漠和生物、物理、自身躯体、超负荷工作。

1.生物因子

医院是微生物聚集的场所,空气和设施中存在大量的病原体。医务人员在为患者进行医疗护理活动时,经常近距离接触各种微生物,若不慎发生职业暴露,大大提高了医务人员医院感染的危险性。

2.医疗利器损伤

医务人员使用针、刀、剪、玻璃片、安瓿等锐器时,若不慎被刺伤或割伤,可能发生经血液传播的疾病,如艾滋病、乙型肝炎、丙型肝炎等。

3.超负荷工作

在医疗优势资源较集中的综合医院,季节、气候交替及传染病流行高发时段、外科医师的连台手术、抢救危重患者时,医务人员超负荷工作、心理状态欠佳、操作不规范等,极易发生职业暴露或医院感染。

4.防护意识淡漠

医务人员在一定程度上仍存在防护意识淡漠、防护知识缺乏、不注重自我防护,未使用防护用品或不规范使用防护用品等,进而导致职业暴露或医院感染。

5.基础设施设备落后

医院建筑设计不合理,没有充分考虑预防医院感染的因素,病原微生物能通过多种渠道(空气、医疗设备、交通路线、卫生设施、污水和污物处理等)污染医院环境。工作环境不通风、隔离设施不完善、实验室安全设备缺乏,这些都为医务人员职业暴露或医院感染埋下隐患。

(三)医务人员职业暴露或医院感染的高危人群

1.最易发生职业暴露的人群

医院或医务人员中的护理、外科、口腔科、ICU病房、急诊科、检验、血库、血透、病理等科室医务人员及医疗废物收集转运人员。

2.常见的职业暴露和医务人员医院感染

(1)锐器损伤。抽血、注射、输液、换药、手术等医疗护理操作时,污染的针头等刺入皮肤,直接导致职业暴露或存在职业暴露的危险;或被金属瓶盖、玻璃安瓿等割伤,皮肤黏膜破损时,天然屏障作用消失,接触带病毒的血液、体液即有被感染的危险。

(2)接触污染。在医疗护理,特别是紧急抢救外伤出血、昏迷、呕吐、腹泻等患者时,沾染了患者的血液、体液或呕吐、排泄物;被喷溅的血液、体液等直接污染面部、眼结膜等;被污染了患者的血液、体液等物品和环境再污染,没有及时清洗或消毒。

(3)气溶胶污染。口腔科诊室空气中被高速旋转的手机形成的血液气溶胶,进入眼结膜、鼻黏膜、口腔及面部、手部等造成职业暴露或医院感染。或吸入患者咳出、呕出大量血液或分泌物形成的气溶胶,导致细菌或病毒的感染。

(4)手污染。医务人员手直接被患者的血液等污染或通过污染的物品,如病历夹、抢救仪器、床头、桌面、门把手等再污染,未及时或不认真清洗,再摸自己的脸、揉眼睛、抠鼻孔等,病原体可经破损皮肤和黏膜进入体内导致医院感染。

二、医务人员职业暴露及医院感染的预防

(一)目的与原则

1.目的

医务人员医院感染风险的存在,完全有可能被职业防护的正确运用所预防和避免。在抗击SARS的过程中,认识到新出现的急性传染病,是由具有很强呼吸道传染性的冠状病毒所引起后,全国防治非典型肺炎指挥部下发了一系列有关传染性非典型肺炎防治管理办法,制订了具体的预防控制、隔离防护消毒措施。医务人员认真、严格的执行相关防护措施,才能减少感染。无数好案例告诉我们,重视并落实医务人员医院感染的预防措施,加强职业防护,才能避免或减少医务人员医院感染和职业暴露。

2.原则

医务人员预防职业暴露和医院感染必须遵循标准预防的基本原则。

(二)管理措施

1.设施设备

医院提供必要的设施设备,如洗手设施(洗手池、非接触式水龙头、干手纸、免洗手消毒液)、锐器盒、洗眼器、各种个人防护用品(隔离衣、口罩、手套、面罩等),重点科室需设置洗澡间。必要的设施设备对于预防医务人员的医院感染和预防患者的医院感染有重要的意义,可能会增加一些费用,但出现医务人员职业暴露或感染的检查费用和感染后的治疗费用及对工作的影响,损失会更大。保护员工的健康,无论社会效益或经济效益都不言而喻。

2.员工管理

(1)职业暴露与医务人员个人防护的培训。反复多次不同形式、不同层次地开展医务人员医院感染预防的培训工作,提高医务人员对职业暴露认知与处理的知晓率,强化职业安全防护的意识,强调标准预防措施的实施。

(2)建立医务人员健康档案。对新上岗人员进行健康体检,包括经血液传播疾病的检查,组织员工定期体检,检查项目包括乙肝、丙肝标志物、肝功能等,对体检结果进行详细记录和分析;对高危人员进行定期随访和检查。

(3)接种疫苗。如对乙肝标志物阴性员工予以乙肝疫苗全程免疫注射,弱阳性员工必要时加强免疫注射1次,在流感流行季节组织流感疫苗注射等。如在诊疗工作中与特殊情况出现职业暴露根据具体情况及时接受相应疫苗免疫注射。

(4)职业暴露报告与随访追踪。医务人员出现职业暴露或感染情况,立即进行正确的应急处理措施,逐级报告,及时填写职业暴露报告卡,由医院感染管理科对其进行随访、追踪调查、监测其健康状况,并报告主管部门,记录资料存档。

(5)工作调整或限制。医院感染管理科对出现职业暴露或已出现感染的医务人员根据随访、追踪结果对工作安排、调整或工作限制、休息等提出建议。

(三)预防措施

首先应培训员工建立"标准预防"的概念和意识,提高防护知识水平,培养良好的工作作风和习惯,严格执行预防职业暴露的相关措施。

1.锐器伤的预防

(1)改善操作室、治疗室光线不足现象。

(2)对多发、易发锐刺伤的科室进行工作流程再造。

(3)熟练掌握各项操作技能,避免不必要的锐器损伤。

(4)加强环节控制。①锐器处理:使用后的锐器应直接放入耐刺、防渗漏的锐器盒,以避免整理收集使用后锐器而发生锐器伤;小心处理利器盒、锐器盒使用3/4即封箱。②推广使用针头或刀片处理器进行安全处置,禁止直接用手接触使用后的针头、刀片等锐器。③手术中用弯盘传递刀、剪等器械。④不徒手分离锐器,禁止回套针帽,禁止将锐器对着人传递,掰安瓿时垫纱布或使用工具。

2.呼吸道传播性疾病职业暴露和医院感染预防

(1)患者明确诊断或疑为飞沫传播性疾病时,医务人员需戴帽、戴医用防护口罩或 N95 口罩;进行可能产生喷溅操作时戴护目镜或防护面罩,穿隔离衣或防护服;操作或接触患者血液、体液、分泌物、排泄物时戴手套。

(2)患者明确诊断或疑为空气传播性疾病时,在飞沫传播性疾病预防措施基础上,必要时使用 N95 防护口罩。

(3)加强环节控制。①正确的戴口罩是呼吸道传播疾病预防的第一步,不正确戴口罩等同于没有戴口罩。②取下口罩后,应避免触摸口罩朝外的部分,因为这部分可能布满了细菌或病毒。③不要在可能有病原体存在的空间戴口罩,尽量在进入室内空间前就戴好口罩。④使用中绝对不能用手压口罩。包括 N95 口罩都只能把病原体隔离在口罩表层,如果用手挤压口罩,使得病原体随飞沫湿透口罩,可能发生感染。⑤口罩不能悬挂与颈上或放于口袋内再次使用。⑥离开房间前将用过的口罩放入医疗垃圾桶内。⑦特别注意穿脱隔离衣、戴口罩、护目镜或面罩、戴手套的顺序,否则容易导致感染。

3.接触传播疾病的职业暴露和医院感染预防

(1)患者明确诊断或疑为接触传播疾病时,医务人员要注意手卫生、戴手套,必要时穿隔离衣。

(2)近距离操作如插管、吸痰等应戴防护镜或面罩。

(3)加强环节控制。①若医务人员手皮肤有破损或伤口时,应戴双层手套。②与患者直接接触的医疗器械(具)及物品(听诊器、体温计、血压计、输液泵等)专人专用,及时消毒;不能专人专用的器械和物品(担架、轮椅、心电图机等)须在每次用后擦拭消毒。③完成医疗护理操作后及时脱去隔离衣、手套等,并立即洗手;隔离衣须每天更换清洗消毒;污染区域的医务人员,未经手卫生不能接听电话或随意触摸清洁物品。④如果腿或足有可能被污染,则应确保用防渗透的手术衣或围裙将腿覆盖,穿防渗透鞋,尽量选用高腰套靴,以降低腿和脚被污染的风险。⑤手术结束后,在患者离开手术室之前,确保彻底清洁患者皮肤上的血迹。⑥离开污染区时,脱下所有的防护服,包括防渗透鞋。所有被污染的、能重复使用的防护服,包括防渗透鞋,都应当进行清洁和消毒或灭菌处理,防渗透鞋在使用之后应当充分去污。

三、医务人员分级防护措施与一般性预防原则

(一)分级防护措施

1.基本防护(一级防护)

(1)适用对象。医院传染病区、发热门(急)诊以外的从事诊疗工作的医护技人员。

(2)防护配备。白大衣、工作裤、工作鞋、戴工作帽和外科口罩。

(3)防护要求。按照标准预防的原则。

2.加强防护(二级防护)

(1)防护对象。进行接触血液、体液、排泄物等可视污染物的操作时的医、护、技人

员;进入传染病区的医护技工作人员;传染病流行期间的发热门诊等。

(2)防护配备。隔离衣(进入传染病区时)、防护镜(进入传染病区时,进行可能被体液喷溅操作时)、医用口罩(进入传染病区时)、手套(医技人员皮肤破损或接触体液、血液可能污染时)、面罩(有可能被体液、血液分泌物喷溅时)、鞋套(进入传染病房或病区)。

3.严密防护(三级防护)

(1)防护对象。进行有创操作,如给呼吸道传染病患者进行气管插管、切开吸痰时。

(2)防护要求。在加强防护的基础上,可使用面罩。

(二)一般性预防原则

1.应禁止行为

(1)可能发生血源性病原体职业接触的工作场所,应禁止进食、饮水、吸烟、化妆和摘戴隐形眼镜等。

(2)禁止食品和饮料混置于储存血液或其他潜在污染物质的冰箱、冰柜、抽屉、柜子和桌椅面等。

(3)禁止弯曲被污染的针具,禁止双手回套针帽,禁止用手分离使用过的针具和针管。

(4)禁止用手直接拿取被污染的破损玻璃物品,应使用刷子、垃圾铲和夹子等器械处理。

2.应注意事项

(1)尽可能应用不接触技术。

(2)洗手与戴手套是完全独立的措施,不能相互替代。

(3)在需要更换拖鞋的病区或工作场所,医务人员必须穿防刺穿(不暴露足部皮肤)易清洗的拖鞋。

(4)在收集、处理、操作、储藏和运输过程中,可能造成血液或其他潜在传染性物质污染的标本应放在防泄漏的容器中。

(5)在维修或者运输可能被血液或其他潜在传染性物质污染的设备前应当检查,并进行必要的清洁和消毒。

(6)任何设备、环境或工作台面被血液或其他潜在传染物污染后应立即清洁和消毒。

(7)工作结束后,应使用适当的消毒剂消毒被污染的工作台面。当工作台面被血液、体液或其他潜在传染物明显污染后,或在上次清洁后工作台面又被污染,应立即消毒。

(8)当工作台面的保护性覆盖物(如塑料盖布、铝箔、防渗透的吸水纸等)被明显污染时,应及时更换。

(赵　民)

第四节　医院卫生学监测

一、紫外线灯消毒效果监测

(一)监测方法

1.紫外线辐照计测定法

开启紫外线灯 5 分钟后将测定波长为 253.7 nm 的紫外线辐照计探头置于被检紫外线灯下

垂直距离 1 m 的中央处,特殊紫外线灯在推荐使用的距离处测定,待仪表稳定后,所示数据即为该紫外线灯的辐照度值。

2.紫外线强度照射指示卡监测法

开启紫外线灯 5 分钟后,将指示卡置于紫外灯下垂直距离 1 m 处,有图案一面朝上,照射 1 分钟,紫外线照射后,观察指示卡色块的颜色,将其与标准色块比较,读出照射强度。

(二)结果判定

普通 30 W 直管型紫外线灯,新灯管的辐照强度应符合 GB19258 要求;使用中紫外线灯辐照 $\geqslant$70 uW/cm² 为合格;30 W 高强度紫外线新灯的辐照强度 $\geqslant$180 uW/cm² 为合格。

(三)注意事项

(1)紫外线灯表面应保持清洁,每周用 75％乙醇棉球擦拭 1 次。当发现灯管表面有灰尘、油污等时,立即擦拭。

(2)紫外线灯消毒室内空气时,房间内应保持清洁干燥,减少尘埃和水雾。当温度＜20 ℃或＞40 ℃时,相对湿度＞60％时,应延长照射时间。

(3)室内有人时不应使用紫外线灯照射消毒。

(4)不应使紫外线光源直接照射到人,防止紫外线辐射损伤。

(5)测定时电压 220 V ± 5 V 温度 20～25 ℃相对湿度＜60％,紫外线辐照计应在计量部门检定有效期内使用。

(6)指示卡应获得国务院卫生行政主管部门消毒产品卫生许可批件,并在有效期内使用。

二、空气的消毒效果监测

(一)非洁净环境空气消毒效果监测

1.监测前准备

(1)操作者。穿着工作衣,戴口罩、帽子并进行卫生手消毒。

(2)培养皿。采样前室温放置 30 分钟。

2.采样时间

(1)在房间消毒或规定的通风换气后与从事医疗活动前采样;采样前应关闭门、窗,在无人走动的情况下,静止 10 分钟。

(2)当怀疑与医院感染暴发有关时采样。

3.监测方法:沉降法

判断室内面积:当室内面积＞30 m²,设四角及中央五点,四角的布点位置应距墙壁 1 m 处;当室内面积≤30 m²,设内、中、外对角线三点,内、外点应距墙壁 1 m 处(图 17-8)。将直径为 9 cm 的普通营养琼脂平皿由内向外放置到各采样点,采样高度为距地面 0.8～1.5 m,采样时将平皿盖打开,扣放于平皿旁(注意:避免手、头等部位越过培养基上方),暴露规定时间后(Ⅱ类环境暴露 15 分钟,Ⅲ类和Ⅳ类环境暴露 5 分钟),由外向内盖上平皿盖,及时送检。将送检平皿置(36±1)℃恒温箱培养 48 小时,计数菌落数,若怀疑与医院感染暴发有关时,进行目标微生物的检测(图 17-7)。

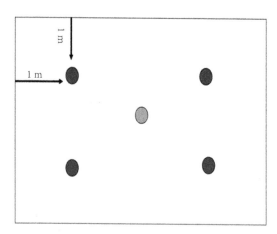

图 17-7　非洁净房间面积＞30 m² 布点

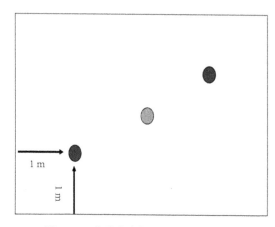

图 17-8　非洁净房间面积≤30 m² 布点

4.环境分类

(1)Ⅱ类环境。非洁净手术室、产房、导管室、血液病病区及烧伤病区等保护隔离病区、重症监护病区、新生儿室等。

(2)Ⅲ类环境。母婴同室、消毒供应中心检查包装灭菌区和无菌物品存放区、血液透析中心(室)、其他普通住院病区等。

(3)Ⅳ类环境。普通门(急)诊及其检查治疗室、感染性疾病科门诊和病区。

5.结果计算

按平均每皿的菌落数报告:cfu/(皿·暴露时间)。

6.结果判定

(1)Ⅱ类环境。非洁净手术室、非洁净骨髓移植病房、产房、导管室、新生儿室、器官移植病房、烧伤病房、重症监护病房、血液病房。

病区空气中的细菌菌落总数≤4 cfu/(15 min·直径 9 cm 平皿)。

(2)Ⅲ类和Ⅳ环境。儿科病房、母婴同室、妇产科检查室、人流室、治疗室、注射室、换药室、输血科、消毒供应中心、血液透析中心(室)、急诊室、化验室、各类普通病室、感染性疾病科门诊及其病房空气中的细菌菌落总数≤4 cfu/(5 min·直径 9 cm 平皿)。

(二)采用洁净技术净化空气的房间空气消毒效果监测

1.监测前准备

(1)操作者:穿着洁净工作服,戴口罩、帽子并进行卫生手消毒。

(2)房间准备:开启洁净系统。

(3)培养皿:采样前室温放置30分钟。

2.监测采样时间

(1)在房间洁净系统自净后与从事医疗活动前采样。

(2)当遇医院感染暴发怀疑与空气污染有关时随时监测。

(3)当洁净手术室及其他洁净场所新建、改建验收及更换高效过滤器后监测。

3.洁净手术室最少术间自净时间

(1)Ⅰ级洁净手术室和需要无菌操作的特殊用房:≤15分钟。

(2)Ⅱ级洁净手术室:≤25分钟。

(3)Ⅲ级洁净手术室:≤30分钟。

(4)Ⅳ级洁净手术室:≤40分钟。

4.方法

采用沉降法测定沉降菌浓度。

5.洁净手术室及其他洁净场所布点个数

根据被测区域洁净度级别进行布点,每区放置最小培养皿数如下。

(1)Ⅰ级。手术区布点:13点,手术床5点(双对角线布点),手术床周边8点(每边内2点);周边区8点(每边内两点)(图17-9)。

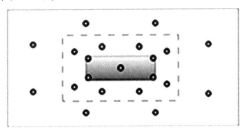

图17-9 Ⅰ级洁净手术室布点

(2)Ⅱ级。手术区布点:4点,双对角线布点;周边区布点:6点,距离墙壁1 m,长边各两点,短边各1点(图17-10)。

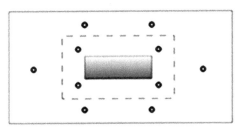

图17-10 Ⅱ级洁净手术室布点

(3)Ⅲ级。手术区布点:3点,双对角线布点;周边区布点:6点,距离墙壁1 m,长边各两点,短边各1点(图17-11)。

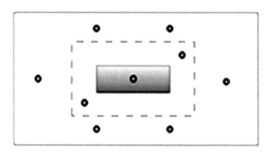

图 17-11 Ⅲ级洁净手术室布点

（4）Ⅳ级及分布置送风口的洁净室：测点数＝$\sqrt{面积平方数}$（避开送分口正下方），空白对照 1 个。

6.布点位置

放置在地面上或不高于地面 0.8 m 的任意高度上。

7.培养皿暴露方法及时间

打开培养皿盖平移至培养皿边缘暴露 30 分钟后，将培养皿盖合上，标识培养皿，送检置于 37 ℃条件下培养 24 小时。

8.结果判定

洁净手术室用房的分级标准如表 17-2 所示。洁净辅助用房的分级标准如表 17-3 所示。

表 17-2　洁净手术室用房的分级标准

洁净用房等级	细菌最大平均浓度		空气洁净度级别		参考手术
	手术区	周边区	手术区	周边区	
Ⅰ	0.2 cfu/30 min·Φ90 皿（5 cfu/m³）	0.4 cfu/30 min·Φ90 皿（10 cfu/m³）	5	6	假体植入、某些大型器官移植、手术部位感染可直接危及生命及生活质量等手术
Ⅱ	0.75 cfu/30 min·Φ90 皿（25 cfu/m³）	1.5 cfu/30 min·Φ90 皿（50 cfu/m³）	6	7	涉及深部组织及生命主要器官的大型手术
Ⅲ	2 cfu/30 min·Φ90 皿（75 cfu/m³）	4 cfu/30 min·Φ90 皿（150 cfu/m³）	7	8	其他外科手术
Ⅳ	6 cfu/30 min·Φ90 皿		8.5		感染和重度污染手术

表 17-3　洁净辅助用房的分级标准

洁净用房等级	沉降法细菌最大平均浓度	空气洁净度级别
Ⅰ	局部集中送风区域：0.2 个/30 min·Φ90 皿，其他区域：0.4 个/30 min·Φ90 皿	局部 5 级，其他区域 6 级
Ⅱ	1.5 cfu/30 min·Φ90 皿	7 级
Ⅲ	4 cfu/30 min·Φ90 皿	8 级
Ⅳ	6 cfu/30 min·Φ90 皿	8.5 级

其中，空气洁净度级别具体如下。

（1）洁净度 5 级：环境空气中≥0.5 μm 的微粒数＞350 粒/立方米（0.35 粒/升）到≤3 500 粒/立方米（3.5 粒/升）；≥5 μm 的微粒数为 0 粒/升。相当于原100级。

（2）洁净度 6 级：环境空气中≥0.5 μm 的微粒数＞3 500 粒/立方米（3.5 粒/升）到≤35 200 粒/立方米（35.2 粒/升）；≥5 μm 的微粒数≤293 粒/立方米（0.3 粒/升）。相当于原1 000 级。

（3）洁净度 7 级：环境空气中≥0.5 μm 的微粒数＞35 200 粒/立方米（35.2 粒/升）到≤352 000 粒/立方米（352 粒/升）；≥5 μm 的微粒数＞293 粒/立方米（0.3 粒/升）到≤2 930 粒/立方米（3 粒/升）。相当于原 10 000 级。

（4）洁净度 8 级：环境空气中≥0.5 μm 的微粒数＞352 000 粒/立方米（352 粒/升）到≤3 520 000 粒/立方米（3 520 粒/升）；≥5 μm 的微粒数＞2 930 粒/立方米（3 粒/升）到≤29 300 粒/立方米（29 粒/升）。相当于原 100 000 级。

（5）洁净度 8.5 级：环境空气中≥0.5 μm 的微粒数＞3 520 000 粒/立方米（3 520 粒/升）到≤11 120 000 粒/立方米（11 200 粒/升）；≥5 μm 的微粒数＞29 300 粒/立方米（29 粒/升）到≤92 500 粒/立方米（92 粒/升）。相当于原 30 万级。

9.细菌浓度的检测注意事项

（1）布皿和收皿的检测人员必须遵守无菌操作的要求。

（2）布皿时按照由内向外的顺序，避开送风口正下方，手臂及头不可越过培养皿上方，行走及放置动作要轻，尽量减少对流动空气的影响；收皿时按照由外向内的顺序。

（3）避免运输污染。

（4）当送风口集中布置时，应对手术区和周边区分别检测；当送风口分散布置时，全室统一检测。

（5）细菌浓度检测方法，应有 2 次空白对照。第 1 次对用于检测的培养皿做对比试验，每批一个对照皿。第 2 次是在检测时，应每室 1 个空气消毒效果监测对照皿，对操作过程做对照试验：即将培养皿打开平移至培养皿边缘后立即封盖。两次对照结果都必须为阴性。

（6）结果判定时，当某个皿菌落数太大受到质疑时，应重测，当结果仍很大以两次均值为准；如果结果很小可再重测或分析判定。

10.监测频度

医院应对感染高风险部门［如手术室、产房、导管室、层流洁净病房、骨髓移植病房、器官移植病房、重症监护病房、新生儿室、母婴同室、血液透析中心（室）、烧伤病房］每月进行监测；洁净手术室及其他洁净场所，新建与改建验收时以及更换高效过滤器后应进行监测；遇医院感染暴发怀疑与空气污染有关时随时进行监测，并进行相应致病微生物的检测。根据洁净房间总数，合理安排每次监测的房间数量，保证每个洁净房间能每年至少监测 1 次。

三、物体表面的消毒效果监测

（一）采样时间
潜在污染区、污染区消毒后采样。清洁区根据现场情况确定。

（二）采样面积
被采表面＜100 cm² 取全部表面；被采表面≥100 cm²，取 100 cm²。

（三）采样方法
用 5 cm×5 cm 灭菌规格板放在被检物体表面，用浸有无菌 0.03 mol/L 磷酸盐缓冲液或生理盐水采样液的棉拭子 1 支，在规格板内横竖往返各涂抹 5 次，并随之转动棉拭子，连续采样1～

4个规格板面积,剪去手接触部分,将棉拭子放入装有 10 mL 采样液的试管中送检。门把手等小型物体则采用棉拭子直接涂抹物体采样。若采样物体表面有消毒剂残留时,采样液应含相应中和剂。

(四)检测方法

把采样管充分振荡后,取不同稀释倍数的洗脱液 1 mL 接种平皿,将冷至 40～45 ℃ 的熔化营养琼脂培养基每皿倾注 15～20 mL,(36±1)℃恒温箱培养 48 小时,计数菌落数,必要时分离致病性微生物。

(五)判定标准

1.规则物体表面

物体表面菌落总数计算方法:细菌菌落总数(cfu/cm²)=平板上菌落数×稀释倍数/采样面积(cm²)。

2.小型物体表面的结果计算,用 cfu/件表示。

(六)结果判定

(1)Ⅰ类环境为采用空气洁净技术的诊疗场所,分洁净手术室和其他洁净场所。物体表面细菌菌落总数≤5 cfu/cm²。

(2)Ⅱ类环境为非洁净手术室;产房;导管室;血液病病区、烧伤病区等保护性隔离病区;重症监护病区;新生儿室等。物体表面细菌菌落总数≤5 cfu/cm²。

(3)Ⅲ类环境为母婴同室;消毒供应中心的检查包装灭菌区和无菌物品存放区;血液透析中心(室);其他普通住院病区等。物体表面细菌菌落总数≤10 cfu/cm²。

(4)Ⅳ类环境为普通门(急)诊及其检查、治疗室;感染性疾病科门诊和病区。物体表面细菌菌落总数≤10 cfu/cm²。

(5)高度危险性医疗器材:无菌生长。

(6)中度危险性医疗器材的菌落总数≤20 cfu/件(cfu/g 或 cfu/100 cm²),不得检出致病性微生物。

(7)低度危险性医疗器材的菌落总数≤200 cfu/件(cfu/g 或 cfu/100 cm²),不得检出致病性微生物。

(七)注意事项

(1)采样后立即送检,送检时间<4 小时;若样品存于 0～4 ℃,送检时间不得超过 24 小时。

(2)不常规开展灭菌物品的无菌检查,当流行病学调查怀疑医院感染事件与灭菌物品有关时,进行相应物品的检查。监督检查不需进行微生物检测,涉及疑似医院感染暴发或工作中怀疑微生物污染时,进行目标菌检测。

四、手的消毒效果监测

(一)采样前准备

被采样者进行卫生手消毒或外科手消毒。

(二)采样方法

将浸有无菌 0.03 mol/L 磷酸盐缓冲液或生理盐水采样液的棉拭子一支在双手指曲面从指跟到指端来回涂擦各两次(一只手涂擦面积约 30 cm²),并随之转动采样棉拭子,剪去手接触部位,将棉拭子放入装有 10 mL 采样液的试管内送检.采样面积按平方厘米(cm²)计算。若采样时手上有消毒剂残留,采样液应含相应中和剂。

(三)判定标准

(1)卫生手消毒后医务人员手。表面的菌落总数应≤10 cfu/cm²。

(2)外科手消毒后医务人员手。表面的菌落总数应≤5 cfu/cm²。

(四)注意事项

(1)不应戴假指甲,保持指甲周围组织的清洁。

(2)在整个手消毒过程中应保持双手位于胸前并高于肘部,使水由手部流向肘部。

(3)洗手与消毒可使用海绵、其他揉搓用品或双手相互揉搓。

(4)术后摘除外科手套后,应用肥皂(皂液)清洁双手。

(5)用后的清洁指甲用具、揉搓用品如海绵、手刷等,应放到指定的容器中;揉搓用品应每人使用后消毒或者一次性使用;清洁指甲用品应每天清洁与消毒。

五、使用中的消毒剂染菌量监测

(一)采样方法

用无菌吸管按无菌操作方法吸取 1 mL 被检消毒液,加入 9 mL 中和剂中混匀。醇类与酚类消毒剂用普通营养肉汤中和,含氯消毒剂、含碘消毒剂和过氧化物消毒剂用含 0.1%硫代硫酸钠中和剂,氯己定、季铵盐类消毒剂用含 0.3%吐温 80 和 0.3%卵磷脂中和剂,醛类消毒剂用含 0.3%甘氨酸中和剂,含有表面活性剂的各种复方消毒剂可在中和剂中加入吐温 80 至 3%;也可使用该消毒剂消毒效果检测的中和剂鉴定试验确定的中和剂。

(二)检测方法

用无菌吸管吸取一定稀释比例的中和后混合液 1 mL 接种平皿,将冷至 40~45 ℃的熔化营养琼脂培养基每皿倾注 15~20 mL,(36±1)℃恒温箱培养 72 小时,计数菌落数;怀疑与医院感染暴发有关时,进行目标微生物的检测。

细菌菌落总数计算方法:消毒液染菌量(cfu/mL)=平均每皿菌落数×10×稀释倍数

(三)结果判断

(1)使用中灭菌用消毒液:无菌生长。

(2)使用中皮肤黏膜消毒液染菌量:≤10 cfu/mL。

(3)其他使用中消毒液染菌量:≤100 cfu/mL。

(四)注意事项

采样后 4 小时内检测。

(李玉新)

第五节　医院内感染的预防与控制

一、定义

医院内感染又称医院获得性感染。

(一)广义的定义

凡患者、陪护人员和医院工作人员因医疗、护理工作而被感染所引起的任何有临床症状的微生物性疾病,不管受害对象在住院期间是否出现症状,均视为医院内感染。简言之,即任何人员在医院内发生的、与医院有关的一切感染均可称医院内感染。

(二)狭义的定义

医院内感染是指住院患者在医院内获得的感染,包括在住院期间发生的感染和在医院内获得出院后发生的感染,但不包括入院前已开始或者入院时已处于潜伏期的感染。医院工作人员在医院内获得的感染也属医院内感染。

二、类型

根据病原体的来源,将医院内感染分为外源性感染和内源性感染(表17-4)。

表 17-4　外源性感染和内源性感染

项目	外源性感染(交叉感染)	内源性感染(自身感染)
病原体来源	患者体外	患者体内或体表
感染途径	直接感染与间接感染	免疫功能受损、正常菌群移位、正常菌群失调
预防	用消毒、灭菌、隔离等技术,基本能有效预防	难预防。提高患者免疫力、合理使用抗生素能起到一定的预防作用

三、形成

医院内感染的形成必须具备3个基本条件,即感染源、传播途径和易感人群,三者组成感染链,当这3个基本条件同时存在并相互联系便导致感染。只要阻断或控制其中某一环节,就能终止医院内感染的传播(图17-12)。

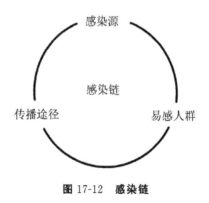

图 17-12　感染链

(一)感染源

感染源是导致感染的来源,指病原体自然生存、繁殖及排出的场所或宿主(包括人和动物)。

1.周围已感染者及病原携带者

已感染者排出的病原体数量多、毒力强,且多具有耐药性,是最重要的感染源。病原携带者体内的病原体不断生长繁殖、排出体外,但自身无明显症状而不受重视,也是主要的感染源。这种感染源主要是指到医院就诊的患者,也包括已感染或携带病原体的医务人员、患者家属和探视者。

2.自身正常菌群

人体的特定部位如肠道、呼吸道、皮肤、泌尿生殖道、口腔黏膜等,在正常情况下均寄居有无致病性的菌群,在侵入性操作或其他原因促使它们在新的部位定植时,可以引起感染性疾病。

3.动物感染源

动物感染源包括鼠类、苍蝇、蟑螂、蚊子、臭虫、跳蚤等。

4.医院环境

医院特殊的潮湿环境与液体也是不容忽视的感染源"储存库",如洗手池、洗手皂、空调系统等。

(二)传播途径

传播途径是指病原体从感染源传播到易感人群的途径与方式。不同的病原体可经不同的传播方式从感染源传播到易感人群。常见的传播方式有接触传播、飞沫传播、空气传播、共同媒介传播、生物媒介传播,以前3种最为常见。

1.接触传播

接触传播指病原体通过与手、媒介直接或间接接触导致的传播,是医院内感染最常见和重要的传播方式。接触传播可分为直接接触传播和间接接触传播。直接接触传播指感染源与易感人群之间有身体的直接接触,如母婴传播;间接接触传播通过媒介传递,最常见的传播媒介是医务人员的手,其次是共用的医疗器械与用具。

2.飞沫传播

带有病原体的飞沫核(直径>5 μm),在空气中短距离(1 m内)移动到易感人群的口、鼻黏膜或眼结膜等导致的传播。其本质属于特殊的接触传播。

3.空气传播

空气传播是指带有病原体的微粒子(直径≤5 μm)通过空气流动导致的疾病传播。飞沫核传播能长时间、远距离传播,常引起多人感染,甚至导致医院内感染暴发流行,如肺结核、流感、麻疹、腮腺炎等。菌尘传播是通过吸入菌尘或接触降落的菌尘引起感染,易感人群往往没有与患者直接接触。

4.共同媒介传播

共同媒介传播也称共同途径传播,如通过污染的饮水、饮食传播,或通过污染的药液、血制品、医疗器械与设备传播。共同媒介传播常可导致医院内感染暴发流行,在医院内感染中具有重要意义。

5.生物媒介传播

生物媒介传播指动物或昆虫携带病原体传播。

(三)易感人群

易感人群是指对感染性疾病缺乏免疫力而易感染的人。属于易感人群的有以下几种。

(1)患有严重影响或损伤机体免疫功能疾病的患者,如患癌症、系统性红斑狼疮、艾滋病等免疫系统疾病者,烧伤、创伤等皮肤黏膜屏障作用损害者,患糖尿病、肾病、慢性阻塞性肺部疾病等慢性病者,患白血病等影响白细胞杀菌功能者。

（2）接受介入性检查、治疗和植入物者。

（3）长期接受免疫、放射、皮质类固醇类药物治疗者。

（4）长期使用大量抗生素尤其是广谱抗生素者。

（5）其他，如休克、昏迷、术后患者，老年，婴幼儿，产妇等。

四、预防和控制

控制医院内感染是贯彻预防为主的方针，提高医疗、护理质量的一项主要工作。建立健全医院内感染管理组织，制定针对性强的预防与控制规范，并保证各措施付诸实践，是预防与控制医院内感染的基本途径。

（一）根据医院规模，建立医院内感染管理责任制

住院床位总数在 100 张以上的医院应当建立以医院内感染管理委员会为主体的三级监控体系和独立的医院内感染管理部门。住院床位总数在 100 张以下的医院应当指定分管医院内感染管理工作的部门。其他医疗机构应当有医院内感染管理专（兼）职人员（图 17-13）。

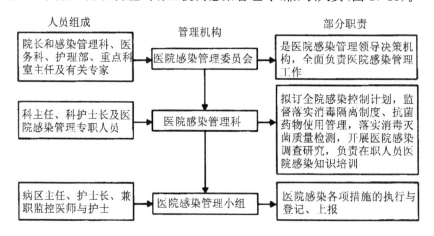

图 17-13 医院内感染三级管理体系的组织机构与任务

（二）健全医院内感染管理规章制度

医院内感染管理制度必须依照国家有关卫生行政部门的法律法规来制定，如《中华人民共和国传染病防治法》《消毒管理办法》等。

1.管理制度

清洁卫生制度、消毒灭菌制度、隔离制度、医务人员医院内感染知识培训制度、医院内感染管理报告制度等。

2.监测制度

消毒灭菌效果检测制度；对手术室、供应室、换药室、导管室、监护室、新生儿室、血液病室、肿瘤病室、分娩室、器官移植室等感染高发科室的消毒卫生标准的监测；一次性医疗器材及门诊、急诊常用器械的检测。

3.消毒质控标准

如《医院消毒卫生标准》规定了从事医疗活动环境的空气、物体表面、医护人员手、医疗用品、消毒剂、污水、污物处理卫生标准。

(三)落实医院内感染管理措施

预防与控制医院内感染必须切实做到控制感染源、切断传播途径、保护易感人群。具体措施包括以下几点。

(1)医院环境布局合理。

(2)清洁、消毒、灭菌及其效果检测。

(3)正确处理医院污水、污物。

(4)严格执行无菌、隔离、洗手技术。

(5)合理使用抗生素,加强患者及医务工作者的感染检测等。

(四)加强医院内感染教育

对全体医务人员加强医院内感染教育,以明确医务人员在医院内感染管理中的职责,增强预防与控制医院内感染的自觉性及自我防护意识。

(侯建国)

第六节　传染病预防控制的监督

一、监督依据

(1)《中华人民共和国传染病防治法》。

(2)《突发公共卫生事件应急条例》。

(3)《消毒管理办法》。

(4)《医院感染管理办法》。

(5)《传染性非典型肺炎防治管理办法》。

(6)《医疗机构传染病预检分诊管理办法》。

(7)《医疗机构发热门(急)诊设置指导原则(试行)》。

(8)《全国霍乱监测方案(试行)》。

二、监督检查内容与方法

(一)管理组织与制度

1.管理组织及职责

(1)预检分诊管理组织。二级以上综合医院应当设立感染性疾病科。感染性疾病科是临床业务科室,由发热门诊、肠道门诊、呼吸道门诊和传染病科统一整合设立,负责本医疗机构传染病的分诊工作和感染性疾病治疗,并对本医疗机构的传染病预检、分诊工作进行组织管理;没有设立感染性疾病科的医疗机构应当设立传染病分诊点。

(2)医院感染管理组织。住院床位总数在100张以上的医院应设立医院感染管理委员会和独立的医院感染管理部门;住院床位总数在100张以下的医院应指定分管医院感染管理工作的部门;其他医疗机构应有医院感染管理专(兼)职人员。

2.管理制度

(1)建立传染病预检、分诊制度,感染性疾病科和传染病分诊点标识明确,完善各项规章制度和工作流程。二级以上综合医院要根据《二级以上综合医院感染性疾病科工作制度和工作人员职责》(卫办医发〔2004〕166号)制定有关制度。

(2)建立医院感染管理责任制,制定并落实医院感染管理的规章制度和工作规范。

(3)消毒管理制度。

(4)医疗废物管理制度。

(二)传染病预防控制工作

1.感染性疾病科设置要求

(1)设计和建设要符合有关法律、法规和技术规范要求。

(2)设置相对独立,通风良好。

(3)内部结构布局合理、流程合理,分区清楚,具有消毒隔离条件,配备必要的医疗、防护设备和设施,符合医院感染预防与控制要求。

(4)二级综合医院感染性疾病科门诊应设置独立的挂号收费室、呼吸道(发热)和肠道疾病患者的各自候诊区和诊室、治疗室、隔离观察室、检验室、放射检查室、药房(或药柜)、专用卫生间。

(5)三级综合医院感染性疾病科门诊还应设置处置室和抢救室等。

(6)感染性疾病科病房应建筑规范、医疗设备和设施应符合有关规定。

2.传染病分诊点设置要求

传染病分诊点应标识明确,相对独立,通风良好,流程合理,具有消毒隔离条件和必要的防护用品。

3.发热门诊设置要求

(1)常年开诊,设在医疗机构内独立区域,与普通门诊相隔离,通风良好,有明显标识。

(2)分设候诊区、诊室、治疗室、检验室、放射检查室等,放射检查室可配备移动式X线机,有独立卫生间。

(3)室内配备必要的手消毒设备和设施。

4.肠道门诊设置要求

(1)设置相对独立,有明显标识;农村基层医疗单位确因人员与房屋条件不能单独设立时,也应在门诊指定专人负责或专桌诊治。

(2)分设诊疗室、观察室、药房以及专用厕所,指派专(兼)职医、护、检人员,配备专用医疗设备、抢救药品、消毒药械以及采集粪便标本的棉签和放置标本的碱性蛋白胨增菌液。

(3)室内配备必要的手消毒设备和设施。

(4)对就诊腹泻患者专册登记,做到"逢泻必登,逢疑必检"。

5.人员防护要求

(1)感染性疾病科和传染病分诊点应采取标准防护措施,配备防护服、防护口罩、防护眼镜或面罩、手套、鞋套等。

(2)应为就诊的呼吸道发热患者提供口罩。

6.人员培训要求

医疗机构应对医务人员进行岗前培训和在岗定期培训,培训的内容包括传染病防治的法律、法规、规范、标准,传染病流行动态、诊断、治疗、预防、职业暴露的预防和处理等内容。

7.传染病预检、分诊工作要求

医疗机构应实行预检、分诊制度,根据传染病的流行季节、周期和流行趋势做好特定的预检、分诊工作。感染性患者就诊流程应符合《感染性疾病患者就诊流程》和《急性呼吸道发热患者就诊规定》有关要求。

8.传染病疫情控制工作要求

(1)医疗机构应对传染病患者或者疑似传染病患者提供医疗救护、现场救援和接诊治疗,书写病历记录以及其他有关资料,并妥善保管;不得泄露传染病患者或疑似传染病患者个人隐私有关信息资料。

(2)发现法定传染病患者或者疑似传染病患者按照《传染病防治法》的规定采取相应的隔离控制措施。

(3)按照规定对使用的医疗器械进行消毒,对一次使用的医疗器具应在使用后按照规定予以销毁。

(4)不具备相应救治能力的应将患者及其病历记录复印件一并转至具备相应救治能力的医疗机构。

(5)对本单位内被传染病病原体污染的场所、物品以及医疗废物,应按照有关规定实施消毒和无害化处置;传染病患者或者疑似患者的排泄物应按照规定严格消毒,达到规定的排放标准后方可排入污水处理系统;传染病患者或疑似传染病患者产生的医疗废物应使用双层包装物并及时密封。

(6)应接受疾病预防控制机构对传染病预防工作的指导、考核,配合开展流行病学调查。

三、违法行为的处理

对医疗机构传染病控制措施违法行为的处理,参见表17-5。

表 17-5 医疗机构传染病控制措施违法案件案由参考表

序号	案由	违法行为	违反条款	处罚条款
1	未按照规定承担本单位的传染病预防、控制工作案	(1)未按照要求建立预检分诊制度等制度 (2)未按照规定建立感染性疾病科或设置不符合要求 (3)未按照要求开展医务人员培训 (4)未按照规定开展重点传染病预防控制工作	《传染病防治法》第二十一条、第五十一条第一款,《医疗机构传染病预检分诊管理办法》《传染性非典型肺炎防治管理办法》	
2	发现传染病疫情时,未按照规定对传染病患者、疑似传染病患者提供医疗救护、现场救援、接诊、转诊或者拒绝接受转诊案	医疗机构未按照规定对传染病患者、疑似传染病患者提供医疗救护、现场救援、接诊、转诊或者拒绝接受转诊	《传染病防治法》第五十二条	

序号	案由	违法行为	违反条款	处罚条款
3	未按照规定对本单位内被传染病病原体污染的场所、物品以及医疗废物实施消毒或者无害化处置案	(1)医疗机构未对本单位内被传染病原体污染的场所(物品以及医疗废物)实施消毒或者无害化处置 (2)肠道门诊、发热门诊未按照《消毒管理办法》《医疗机构消毒技术规范》要求进行消毒处置	《传染病防治法》第三十九条第四款,《消毒管理办法》第八条	
4	在医疗救治过程中未按照规定保管医学记录资料案	医疗机构救治传染病例未按照规定保管医学记录资料案(医学记录资料是指医务人员在医疗活动过程中形成的文字、符号、图表、影像、切片等资料的总和,包括门(急)诊病历和住院病历	《传染病防治法》第五十二条第一款	
5	故意泄露传染病患者、病原携带者、疑似传染病患者、密切接触者涉及个人隐私的有关信息、资料案	医疗机构(医务人员)故意泄露传染病患者、病原携带者、疑似传染病患者、密切接触者涉及个人隐私的有关信息、资料	《传染病防治法》第十二条第一款	《传染病防治法》第六十九条、《消毒管理办法》第四十五条

(侯建国)

第七节　传染病疫情报告与管理的监督

一、监督依据

(1)《中华人民共和国传染病防治法》。
(2)《突发公共卫生事件应急条例》。
(3)《突发公共卫生事件与传染病疫情监测信息报告管理办法》。
(4)关于修改《突发公共卫生事件与传染病疫情监测信息报告管理办法》的通知。
(5)《传染病信息报告管理规范》。
(6)《国家突发公共卫生事件相关信息报告管理工作规范(试行)》。

二、监督检查内容与方法

(一)管理组织与制度

1.管理组织及职责

医疗机构应确定专门的部门或者人员承担传染病疫情报告工作,负责本单位传染病疫情报告卡的收发和核对,设立传染病报告登记簿,统一填报有关报表。

2.管理制度

医疗机构应建立健全传染病诊断、报告和登记制度,包括报告卡和总登记簿、疫情收报、核对、自查、奖惩工作制度,相关文件包括传染病防治工作领导机构组成与分工、专门部门或者人员工作职责、年度工作计划和总结、工作流程和要求、人员培训计划和教材、奖惩文件或记录等。

(二)传染病疫情报告工作

1.报告病种要求

(1)法定传染病。

(2)其他传染病,省级人民政府决定按照乙类、丙类管理的其他地方性传染病和其他暴发、流行或原因不明的传染病。

(3)不明原因肺炎病例和不明原因死亡病例等重点监测疾病。

2.报告程序与方式要求

(1)传染病报告实行属地化管理。

(2)报告法定传染病及省级人民政府决定按照乙类、丙类管理的其他地方性传染病和其他暴发、流行或原因不明的传染病均需填写《传染病报告卡》,《传染病报告卡》由首诊医师或其他执行职务的人员填写。

(3)传染病疫情信息实行网络直报;未实行网络直报的医疗机构在规定时限按要求将传染病疫情信息报告属地县级疾病预防控制机构。

(4)乡镇卫生院、城市社区卫生服务中心负责收集和报告责任范围内的传染病信息。

(5)军队医疗机构向社会公众提供医疗服务时,发现传染病疫情,应按照本规定向属地的县级疾病预防控制机构报告。

(6)新疆生产建设兵团传染病疫情报告工作管理按国务院卫生行政主管部门有关规定执行。

3.报告时限要求

(1)发现甲类传染病和乙类传染病中的肺炭疽、传染性非典型肺炎、脊髓灰质炎、人感染高致病性禽流感的患者或疑似患者时,或发现其他传染病和不明原因疾病暴发时,应于2小时内将传染病报告卡通过网络报告;未实行网络直报的应于2小时内以最快的通信方式(电话、传真)向当地县级疾病预防控制机构报告,并于2小时内寄送出《传染病报告卡》。

(2)其他乙、丙类传染病患者、疑似患者和规定报告的传染病病原携带者在诊断后,实行网络直报的应于24小时内进行网络报告;未实行网络直报的应于24小时内寄送出《传染病报告卡》。

4.填报要求

(1)传染病报告病例分为疑似病例、临床诊断病例、实验室确诊病例、病原携带者和阳性检测结果五类。其中,病原携带者的病种包括霍乱、脊髓灰质炎、艾滋病以及国务院卫生行政主管部门规定的其他传染病,阳性检测结果仅限采供血机构填写。炭疽、病毒性肝炎、梅毒、疟疾、肺结核需进行分型报告,其中炭疽分为肺炭疽、皮肤炭疽和未分型三类,病毒性肝炎分为甲型、乙型、丙型、戊型和未分型五类,梅毒分为一期、二期、三期、胎传、隐性五类,疟疾分为间日疟、恶性疟和未分型三类,肺结核分为涂阳、仅培阳、菌阴和未痰检四类;乙型肝炎、血吸虫病应分为急性和慢性。

(2)国家根据传染病预防控制需要开展的专项调查、报告和监测的传染病,按照有关要求执行。

(3)不明原因肺炎病例和不明原因死亡病例的监测和报告按照《全国不明原因肺炎病例监测实施方案(试行)》和《县及县以上医疗机构死亡病例监测实施方案(试行)》的规定执行。

5.《传染病报告卡》要求

(1)《传染病报告卡》为全国统一格式,用 A4 纸印刷,使用钢笔或圆珠笔填写,内容完整、准确,字迹清楚,填报人签名。

(2)网络直报医疗机构填报的《传染病报告卡》应保存 3 年;未实行网络直报的医疗机构,应对寄送出的《传染病报告卡》进行登记备案,记录需保存 3 年。

6.登记要求

(1)医疗机构所设与诊治传染病有关的科室应建立门诊日志,详细登记接诊患者,项目填写要详细、齐全,内容保证真实可靠。普通门诊日志至少包括姓名、性别、年龄、职业、住址、病名(诊断)、发病日期、就诊日期、初诊或复诊、接诊医师签名等;肠道门诊日志至少包括姓名、性别、年龄、工作单位、职业、住址、就诊日期、发病日期、主要症状、体征、初诊印象、检验结果、治疗方法等;发热门诊日志需在普通门诊日志项目上增加流行病学史和职业史。

(2)医疗机构应建立住院登记簿、传染病疫情登记簿、检验科登记簿、放射科登记簿等,均专册登记。住院登记簿至少包括姓名、性别、年龄、职业、住址、入院登记、入院诊断、出院日期、出院诊断等项目;传染病登记簿至少包括患者姓名(14 岁以下儿童填家长姓名)、性别、年龄、职业、住址、病名、登记日期、发病时间、诊断时间、报告时间、订正时间、填卡类型、实验室检测结果、报卡医师等项目;检验科登记簿和放射科登记簿至少包括姓名、性别、年龄、检测方法、检测结果、检测日期等项目。

7.培训要求

医疗机构应对医师和实习生进行有关传染病疫情监测信息报告工作的培训,包括医务人员上岗前培训和在职职工全员培训等。

8.自查工作

医疗机构应有专门人员定期对本机构疫情报告工作进行自查,自查科室为内科、外科、妇科、儿科、检验科、放射等诊治传染病有关科室,自查内容包括:有关科室门诊日志和传染病登记簿上登记的传染病病例及疑似病例是否报告预防保健科,检验科和放射科的阳性结果是否及时反馈首诊医师等。

(三)检查方法

检查相关书面文件、资料记录情况,根据门诊日志、住院登记簿、检验科登记簿和放射科登记簿记录抽取一定数量病例,与预防保健科传染病登记簿记录及网络报告情况核对。

三、违法行为的处理

对医疗机构传染病疫情报告违法行为的处理,参见表 17-6。

表 17-6　医疗机构传染病疫情报告违法案件案由参考表

序号	案由	违法行为	违反条款	处罚条款
1	医疗机构未建立传染病疫情报告制度案	未按照要求建立传染病疫情监测报告制度	《突发公共卫生事件与传染病疫情监测信息报告管理办法》第十条	
2	医疗机构未指定相关部门和人员负责传染病疫情报告管理工作案	未按照要求指定专门的部门或者确立专门的人员负责传染病疫情报告管理工作	《传染病防治法》第二十一条、《突发公共卫生事件与传染病疫情监测信息报告管理办法》第十条	《传染病防治法》第六十九条、《突发公共卫生事件与传染病疫情监测信息报告管理办法》第三十八条
3	医疗机构隐瞒（谎报、缓报）传染病疫情案	发现传染病疫情不按照规定报告	《传染病防治法》第三十七条、《突发公共卫生事件与传染病疫情监测信息报告管理办法》第七条	
4	医疗卫生人员隐瞒（谎报、缓报）传染病疫情案	执行职务的医疗卫生人员发现传染病疫情不按照规定报告	《传染病防治法》第三十条、第三十七条，《突发公共卫生事件与传染病疫情监测信息报告管理办法》第七条、第十六条、第十七条	《突发公共卫生事件与传染病疫情监测信息报告管理办法》第四十条
5	个体（私营医疗保健机构）瞒报（缓报、谎报）传染病疫情（突发公共卫生事件）案	个体（私营医疗保健机构）发现传染病疫情不按照规定报告	《传染病防治法》第三十条，《突发公共卫生事件与传染病疫情监测信息报告管理办法》第七条、第十六条、第十七条	《突发公共卫生事件与传染病疫情监测信息报告管理办法》第四十一条

（马丽敏）

第八节　消毒隔离的监督

一、监督依据

(1)《中华人民共和国传染病防治法》。

(2)《消毒管理办法》。

(3)《医院感染管理办法》。

(4)《消毒技术规范》。

(5)《医疗机构口腔诊疗器械消毒技术规范》。

(6)《内镜清洗消毒技术操作规范(2004 版)》。

(7)《血液透析器复用操作规范》。

(8)《医院消毒供应室验收标准》。

(9)《综合医院建筑设计规范》。

(10)《消毒产品标签说明书管理规范》。

(11)《医院洁净手术部建筑技术规范》(GB 50333—2002)。

(12)《医院消毒卫生标准》(GB 15982—1995)。

二、监督检查内容与方法

(一)管理组织与制度

1.管理组织及职责

《消毒管理办法》规定医疗机构应设立消毒管理组织,具体组织形式由医疗机构根据自身情况决定,但总的要求是应做到有岗、有人、有制度、有职责。

2.管理制度

医疗机构应根据医疗服务环节不同特点,制定消毒灭菌程序和消毒灭菌效果监测工作制度。

(二)消毒剂和消毒器械管理工作

1.消毒剂与消毒器械的索证与验收

(1)消毒剂的索证与验收见表17-7。

表 17-7　消毒剂索证与验收

国产消毒剂索证	进口消毒剂索证	消毒剂的验收
消毒产品生产企业卫生许可证(复印件)	经销机构营业执照(复印件)	(1)是否为有效证件
国务院卫生行政主管部门颁发的消毒产品卫生许可批件(复印件)	国务院卫生行政主管部门颁发的进口消毒产品许可批件(复印件)	(2)许可证有效期与产品有效期是否相符 (3)产品类别与许可类别是否相符 (4)使用方法、适用范围是否与许可一致
产品质量合格证明	产品质量合格证明	(5)产品标签说明书是否与批件一致 (6)企业名称、地址、产品名称剂型是否与批件一致

注:所有复印件均应加盖持有机构的公章。＊对于75%单方乙醇消毒液、《次氯酸类消毒剂卫生质量技术规范》及《戊二醛类消毒剂卫生质量技术规范》规定的次氯酸类及戊二醛类消毒剂,国务院卫生行政主管部门已调整了监管和许可范围,无须取得国务院卫生行政主管部门颁发的消毒产品卫生许可批件,但75%单方乙醇消毒液应当有省级卫生行政部门的备案证明,次氯酸类及戊二醛类消毒剂应当有产品卫生安全评价。

(2)消毒器械的索证与验收见表17-8。

2.消毒剂与消毒器械的购进与领用登记

(1)购进与领用记录应分别登记造册。

(2)购进记录应有以下登记项目:进货时间、生产企业、供货单位、产品名称、数量、规格、单价、产品批号(生产日期)、经办人等。

(3)领用记录应有以下登记项目:领用时间、领用单位、产品名称、数量、规格、单价、产品批号(生产日期)、经办人等。

(三)有关消毒技术规范

1.口腔科

(1)口腔科诊疗区域内应保证环境整洁。口腔诊疗区域和口腔诊疗器械清洗、消毒区域应分开,布局合理,能够满足诊疗工作和口腔诊疗器械清洗、消毒工作的基本需要。

(2)口腔诊疗器械清洗应采用流动水手工刷洗或者使用机械清洗设备进行清洗的方式;对结构复杂、缝隙多的器械,应采用超声清洗。

表 17-8 消毒器械索证与验收

压力蒸汽灭菌器、紫外线杀菌灯、食具消毒柜的索证	其他消毒器械的索证	进口消毒器械的索证	消毒器械的验收
生产企业卫生许可证(复印件)	生产企业卫生许可证复印件(生产地省级卫生行政部门颁发)	经销机构营业执照(复印件)	(1)是否为有效证件 (2)许可证有效期与产品有效期是否相符 (3)产品类别与许可类别是否相符 (4)使用方法、适用范围是否与许可一致
	国务院卫生行政主管部门颁发的消毒产品卫生许可批件(复印件)	国务院卫生行政主管部门颁发的进口消毒器械许可批件(复印件)	(5)产品标签说明书是否与批件一致 (6)企业名称、地址、产品名称、型号是否与批件一致
法定质量检测机构的产品质量合格证明文件			

注:所有复印件均应加盖持有机构的公章。

　　(3)口腔诊疗器械应当达到"一人一用一消毒或者灭菌"的要求:①凡接触患者伤口、血液、破损黏膜等各类口腔诊疗器械,包括牙科手机、车针、根管治疗器械、拔牙器械、手术治疗器械、牙周治疗器械、敷料等,使用前必须经过灭菌。应当使用压力蒸汽灭菌或戊二醛、过氧乙酸、过氧化氢等消毒剂。②接触患者完整黏膜、皮肤的口腔诊疗器械,包括口镜、探针、牙科镊子等口腔检查器械、各类用于辅助治疗的物理测量仪器、印模托盘、漱口杯等,使用前必须进行消毒。对可重复使用的口腔诊疗器械,应当使用压力蒸汽灭菌或二氧化氯、过氧乙酸、过氧化氢、含溴消毒剂消毒。③凡接触患者体液、血液的修复、正畸模型等物品,送技工室操作前必须消毒。应当使用紫外线照射或戊二醛、酸氧化电位水、含氯、碘伏等消毒剂。④个人防护及手卫生,医务人员进行口腔诊疗操作时应戴口罩和帽子,可能出现患者血液、体液喷溅时应戴护目镜。每治疗一个患者应更换一副手套并洗手或者手消毒。

　　2.供应室

　　(1)供应室周围环境应清洁、无污染源,形成相对独立区域,避免干扰;建筑布局分为办公区域和工作区域,工作区域划分清楚,有实际屏障分隔。

　　(2)应人流、物流分开。

　　(3)设备配备要求。①污染区:手工清洗水池、专用污染物品清洗池、高压水枪、超声清洗机、污染物品分类台、污物回收车、手套清洗烘干机、物品贮存设备、洗涤剂等,有条件的配备清洗消毒机。②清洁区:压力蒸汽灭菌器、清洁物品装载车、器械包装台、敷料包装台、敷料架柜、手套包装设备、物品转运车等,有条件的配备低温气体灭菌器和干热灭菌器。③无菌物品存放区:无菌物品卸载车、无菌物品存放架、无菌物品发放车、空气置换设施,有条件的可安装空气净化装置、出入口缓冲间(区)风淋设备。④各区配备完善的空气消毒设施和个人防护用品。

　　(4)消毒及无菌物品管理。①清洁后物品不得有污迹或锈迹。②根据物品性质和类别选用压力蒸汽灭菌、环氧乙烷灭菌、干热灭菌或低温灭菌,掌握灭菌过程中压力、温度、时间、装载量等参数,记录资料齐全。③物品包装应符合《消毒技术规范》要求,包布干燥无破损,每个无菌包外贴化学指示胶带,手术包中心部位放置化学指示卡,化学指示卡有灭菌日期和失效日期。④灭菌后物品应存放在无菌区的柜橱或架子内,离地≥20 cm,离天花板≥50 cm,离墙≥5 cm,标识清楚,一次性使用的无菌医疗用品应拆除外包装后才可存放入无菌区。

3.手术部(室)

(1)布局。①功能分区:医院手术部的建筑布局应符合功能流程合理和洁污区域分开的原则,功能分区应包括无菌物品储存区域、医护人员刷手和患者手术区域、污物处理区域,各个区域应有明显的标志,区域间避免交叉污染。②手术间设置:手术部(室)内应设无菌手术间、一般手术间、隔离手术间,每一手术间内放置一张手术台,隔离手术间应靠近手术室入口处。

(2)环境卫生管理。①入口处应设卫生通过区,换鞋(处)应有防止洁污交叉的措施,宜有推床的洁污转换措施。②手术室内环境应保持清洁、卫生、无尘、无污染,手术部的墙壁、地面光滑、无裂隙,排水系统良好。③手术室不宜设地漏。④严格手卫生管理,配备非手触式流动水洗手设施。⑤不同区域及不同手术用房的清洁、消毒物品应分开使用。

(3)医疗用品管理。①进入手术部的物品应拆除其最外包后存放,各类设备设施应进行表面清洁处理。②无菌手术器械及敷料存放于无菌物品区域。③一次性使用的无菌医疗用品不得重复使用。④包装不合格或者超过灭菌有效期的物品及有肉眼可见污垢的器械、敷料和物品不得使用。⑤患者吸氧装置、雾化吸入器、氧气湿化瓶、麻醉导管及面罩等器具应做到"一人一用一消毒或灭菌",并干燥无菌保存。

4.内镜室

(1)环境与设施。①设立患者候诊室(区)、诊疗室、清洗消毒室、内镜贮藏室等,每个诊疗单位的净使用面积不得少于20平方米。②不同部位内镜的诊疗应分室进行,上消化道、下消化道内镜的诊疗不能分室进行的,应分时段进行;灭菌类内镜的诊疗室应达到"标准洁净手术室"的要求,消毒类内镜的诊疗室应达到"一般洁净手术室"的要求,具体要求见 GB50333－2002《医院洁净手术部建筑技术规范》。③不同部位内镜的清洗、消毒设备应分开。④使用的消毒器械或者其他消毒设备符合规定,基本清洗消毒设备包括:专用流动水清洗消毒槽(四槽或五槽)、负压吸引器、超声清洗器、高压水枪、干燥设备、计时器等。⑤配备必要的手卫生设备。

(2)消毒灭菌方法。①凡进入人体无菌组织、器官或者经外科切口进入人体无菌腔室的内镜及附件,如腹腔镜、关节镜、脑室镜、膀胱镜、宫腔镜等,必须灭菌。②凡穿破黏膜的内镜附件,如活检钳、高频电刀等,必须灭菌。③凡进入人体消化道、呼吸道等与黏膜接触的内镜,如喉镜、气管镜、支气管镜、胃镜、肠镜、乙状结肠镜、直肠镜等,应按照《消毒技术规范》的要求进行高水平消毒。④内镜及附件用后应立即清洗、消毒或者灭菌。⑤弯盘、敷料缸等应采用压力蒸汽灭菌;非一次性使用的口圈可采用高水平化学消毒剂消毒后,用水彻底冲净残留消毒液,干燥备用;注水瓶及连接管采用高水平以上无腐蚀性化学消毒剂浸泡消毒,消毒后用无菌水彻底冲净残留消毒液,干燥备用。注水瓶内的用水应为无菌水,每天更换。⑥内镜及附件的数量应与接诊患者数相适应,做到"一人一用一消毒或灭菌"。以戊二醛消毒为例,各类内镜使用次数见表17-9。⑦软式内镜清洗与消毒的标准程序见表17-10。⑧硬式内镜清洗与消毒的标准程序见表17-11。

表 17-9　各类内镜消毒时间及使用次数参考表

种类	全套数量	一次医疗全程时间		最大理论使用次数(次/天)
		清洗与消毒(灭菌)时间	诊疗时间	
消毒类软镜	1	36 分钟(化学消毒)	20 分钟	7
消毒类硬镜	1	24 分钟(化学消毒)	20 分钟	7
消毒类软镜	1	10 小时(化学消毒)	—	1
消毒类硬镜	1	4 小时(高压蒸汽)	1 小时	2

表 17-10　软式内镜清洗与消毒的标准程序参考表

步骤		工作要点	预计时间(分钟)
1	擦洗	内镜用后应当立即用湿纱布擦去外表面污物,反复送气与送水至少 10 秒,送清洗消毒室	2
2	水洗	用流水冲、纱布擦、清洁毛刷清洗活检孔道和吸引器管道,吸引器抽吸活检孔道,50 毫升注射器吸清水注入送气送水管道,吸干活检孔道的水分并擦干镜身,其他内镜附件清洗	5
3	酶洗	抽吸多酶洗液冲洗送气送水管道与活检孔道,附件及各类按钮和阀门酶洗,附件超声清洗 5~10 分钟	7
4	清洗	冲洗内镜的外表面,注射冲洗各管道,各管道充气	5
5	消毒或灭菌	(1)压力蒸气、环氧乙烷、2%碱性戊二醛消毒胃肠镜不少于 10 分钟、支气管镜不少于 20 分钟、特殊感染患者不少于 45 分钟,灭菌浸泡 10 小时(2)非全浸式内镜的操作部,必须用清水擦拭后再用 75%乙醇擦拭消毒	≥10
6	再清洗	人员更换手套,向各管腔注入空气和流水用纱布清洗表面,抽吸清水冲洗各孔道	5
7	再次使用	无菌水彻底冲洗,纱布擦干表面,各孔道的水分吸干	2
		一次消毒最少耗费时间	36

表 17-11　硬式内镜清洗与消毒的标准程序参考表

步骤		工作要点	预计时间(分钟)
1	清洗	内境用后流动水彻底清洗,除去血液、黏液等残留物,并擦干	2
2	酶洗	内境用后流动水彻底清洗,除去血液、黏液等残留物,并擦干	5
3	清洗	彻底清洗内镜各部件,管腔应用高压水枪彻底冲洗,可拆卸部分必须拆开清洗,并用超声清洗器清洗 5~10 分钟	7
4	消毒或灭菌	(1)灭菌,适于压力蒸汽灭菌的内镜及部件应采用压力蒸汽灭菌;环氧乙烷灭菌方法适于各种内镜及附件的灭菌;2%碱性戊二醛浸泡 10 小时灭菌 (2)消毒:煮沸 20 分钟;其他消毒方法需符合《销毒管理办法规定 煮沸消毒;冷却	煮沸消毒 20 或浸泡消毒 10
5	再次使用	浸泡消毒;无菌水彻底冲洗+纱布擦干 表面+各孔道的水分吸干	浸泡 3
		一次消毒最少耗费时间	27

(四)消毒效果监测

1.监测要求

医疗机构使用消毒剂与消毒物品的监测要求见表17-12。

2.环境监测(设备)要求

医疗机构环境监测(设备)要求见表17-13。

表 17-12　消毒剂与消毒物品的监测要求参考表

种类	生物监测		化学监测(微生物污染监测)	物品
消毒	消毒剂 每季度		氯/日,戊二醛/周 标准:细菌含量<100 cfu/mL 不得检出致病微生物	物品消毒效果/季度标准:不得检出致病微生物
灭菌	灭菌剂 每月		戊二醛/周 标准:不得检出任何微生物	物品灭菌效果/每月标准:不得检出任何微生物
压力蒸汽	每月		每包、工艺监测/每锅标准;不得检出任何微生物	物品消毒效果/季度标准;不得检出任何微生物
环氧乙烷	每月		每包、工艺监测/每锅标准;不得检出任何微生物	物品消毒效果/季度标准;不得检出任何微生物
紫外线	必要时		照射强度/半年 标准(30 W):新灯≥90 $\mu W/cm^2$; 使用中的灯≥70 $\mu W/cm^2$	必要时,标准:空气中自然菌消亡率90.00%以上

表 17-13　环境和设备监测要求参考表

部门		监测要求	标准
血液透析设备 (复用系统水质)	细菌学	每月复用系统水质进行细菌检测	细菌菌落总数≤200 cfu/mL
	内毒素	每3个月复用系统水质进行内毒素检测	内毒素≤2 cfU/mL
内镜	消毒类	胃镜、肠镜、喉镜、气管镜等	标准:每件细菌含量<20 cfu 不得检出致病微生物
	灭菌类	腹腔镜、关节镜、胆道镜、膀胱镜、胸腔镜等	标准:不得检出任何微生物
科室	每月	手术室、ICU、产房、母婴室、新生儿病房、骨髓移植病房、血液病房、血液透析室、供应室无菌区、治疗室、换药室等	符合《医院消毒卫生标准(GB15982－1995)》要求

3.其他要求

(1)压力蒸汽灭菌必须进行工艺监测,工艺监测应每锅进行,并详细记录灭菌时的温度、压力、时间等参数。预真空压力蒸汽灭菌器每天灭菌前进行 B-D 试验。

(2)用于内镜消毒或灭菌的戊二醛必须每天或使用前进行监测。

(3)新灭菌器使用前及大修后必须进行生物监测,合格后才能使用;对拟采用的新包装材料、容器摆放方式、排气方式及特殊灭菌工艺,也必须先进行生物监测,合格后才能采用。

(4)对压力容器进行定期检测和校验,相关记录存档。

(5)消毒剂、生物指示物、化学指示物、菌片应当在有效期内使用。

(马丽敏)

第九节　医疗机构有关科室传染病防治监督检查要点

一、预防管理部门

(一)工作制度
(1)有无疫情报告制度。
(2)有无门诊工作日志制度。
(3)有无预检分诊制度。
(4)有无诊治传染病有关科室的消毒和隔离工作制度。
(5)有无医疗废物管理制度。

(二)工作记录
(1)网络直报医疗机构,《传染病报告卡》及传染病报告记录是否保存3年。
(2)非网络直报医疗机构,保留登记备案3年,传染病报告卡是否由收卡单位保存。
(3)是否有疫情报告自查记录。
(4)是否有年度培训工作计划、工作记录、参加人员、培训资料。
(5)是否有具体奖惩记录。
(6)传染病疫情登记簿是否登记完整。
(7)疫情登记核对是否符合规定的内容、程序、方式和时限。
(8)《传染病报告卡》管理是否规范。

(三)疫情报告情况
(1)网络直报医疗机构,开机检查直报网络是否畅通。
(2)报告时限是否符合要求。
(3)无网络直报医疗机构,是否有疫情报告记录。
(4)根据诊治传染病有关的科室建立门诊日志、住院登记册登记记录,抽取一定病例核查网络疫情报告情况,是否存在漏报或迟报。

二、感染性疾病科

(一)设立与设置
(1)二级以上综合医院是否设立感染性疾病科。
(2)二级以下综合医院是否设立传染病分诊点。
(3)感染性疾病科的设置是否相对独立。

(4)感染性疾病科的内部诊室布局是否合理,分区、人流、物流通道是否合理,区域是否有明确的标识与标志。

(5)感染性疾病病房建筑规范、医疗设备和设施是否符合国家有关规定。

(6)三级综合医院感染性疾病科门诊是否设置了处置室和抢救室。

(二)工作制度

(1)是否建立传染病疫情报告责任制度。

(2)是否建立预检分诊制度。

(3)是否执行重大传染病诊断工作程序。

(4)是否建立消毒隔离制度。

(5)是否建立医务人员防护工作制度。

(6)是否建立医疗废物处置工作制度。

(7)是否建立传染病防治知识的培训制度。

(三)发热门诊

(1)独立设区、有明显标识、通风良好。

(2)发热门诊是否做到了有专用诊室(包括备用诊室)、专用治疗室、专用隔离观察室、专用检验室、专用放射检查室、专用药房(或药柜)、专用卫生间、专用门诊日志登记、专用医疗设备物资(固定或移动式 X 线机器、检验设备、抢救药品、消毒药械)。

(3)专用发热门诊日志登记项目是否符合要求。

(4)根据传染病的流行季节、周期和流行趋势是否开展特定传染病的预检、分诊工作。

(5)是否配备必要的标准预防措施防护用品:防护服、防护口罩、防护眼镜或面罩、隔离衣、手套、鞋套等。

(6)室内配备消毒设施、设备、物资是否符合要求。

(7)室内空气通风是否进行消毒。

(8)消毒剂与消毒器械的使用符合要求。

(9)医疗废物是否按规定分类处置。

(四)肠道门诊

(1)独立设区、有明显标识。

(2)肠道门诊是否做到了有专用诊疗室、专用观察室、专用药房、专用卫生间、专(兼)职人员(医、护、检验)、专用医疗设备与物资(听诊器、血压计、体温计、抢救药品、消毒药械)、专用门诊日志登记本。

(3)专用肠道门诊日志登记本的登记项目是否齐全。

(4)肠道门诊是否按规定开放,重点地区根据需要应常年开设,做到人员与时间固定。

(5)是否配备了必要的标准预防措施防护用品,包括防护服、防护口罩、防护眼镜或面罩、隔离衣、手套、鞋套等。

(6)室内是否配备符合要求的手消毒设施、设备、物资。

(7)对腹泻患者是否做到了"逢泻必登,逢疑必检"。

(8)患者排泄物是否进行消毒。

(9)消毒剂与消毒器械的使用是否符合国务院卫生行政主管部门要求。

(10)医疗废物是否按规定分类处置。

三、消毒剂与消毒器械管理部门

(一)工作制度

(1)是否建立消毒剂与消毒器械的索证验收检查制度。

(2)是否建立消毒剂与消毒器械的购进与领用登记制度。

(二)工作记录

(1)每种消毒剂与每台(件)消毒器械的索证记录是否齐全。

(2)购进与领用记录是否分别登记造册。①消毒剂与每台(件)消毒器械购进记录是否登记了以下项目:进货时间、生产厂家、供货单位、产品名称、数量、规格、单价、产品批号(生产日期)、经办人等。②领用消毒剂与每台(件)消毒器械记录是否登记了以下项目:领用时间、领用单位、产品名称、数量、规格、单价、产品批号(生产日期)、经办人等。

(3)有无每台(件)消毒器械消毒效果检测合格记录。

(4)有无大型消毒器械进行定期维护与效验记录。

(三)消毒剂与消毒器械的管理

(1)消毒剂、消毒器械的存放是否满足说明书标注的贮存条件。

(2)消毒剂是否储存在避光、阴凉干燥、通风良好处,并离地离墙。

(3)是否定期对大型消毒器械进行维护。

(4)过期或质量不合格消毒剂是否按照化学性医疗废弃物处置。

四、供应室

(一)工作制度

(1)是否有物品洗涤、包装、灭菌、存放、质量监测、物资管理等岗位责任制度。

(2)是否有工作人员消毒灭菌相关知识培训制度。

(3)是否有原材料、消毒洗涤剂、试剂、设备、一次性医疗用品的质量验收审核制度。

(4)是否有热原反应原因追查制度与热原反应发生情况月报制度。

(5)是否有压力蒸气、气体灭菌器等消毒灭菌设备的定期校验管理制度。

(6)是否有消毒物品与设备的消毒效果监测制度。

(二)环境与设施

(1)消毒供应室周围环境是否清洁,无污染源,区域是否相对独立。

(2)污染区、清洁区、无菌区,三区域划分是否清楚,区域间是否有实际屏障,布局是否合理。

(3)清洁区、无菌区是否达到《医院消毒卫生标准》GB 5982—1995 所要求的环境类别。

(4)物品回收、消毒、洗涤、敷料制作、组装、灭菌、存储、发送全过程所需要设备和条件是否符合要求。

(5)消毒灭菌设备是否符合国家规定。

(三)消毒工作要求

(1)工作人员是否有必要的防护用品,包括工作服、防渗透围裙、口罩、帽子、手套等。

(2)物品消毒的方法是否符合要求。

(3)使用的消毒药剂及浓度是否符合要求。

(4)使用的压力蒸气与气体灭菌器等设备是否完好。

(5)新灭菌器以及新包装容器、摆放方式、排气方式的特殊灭菌工艺是否经过生物监测合格后使用。

(6)灭菌合格物品是否有专室专柜存放,物品的灭菌标志、灭菌日期、失效期标识是否符合要求。

(7)医疗废物进行分类收集、处理是否符合要求。

(四)工作记录

(1)有无人员培训记录。

(2)医院使用消毒剂时,是否严格按照无菌技术操作程序和所需浓度准确配制,是否按要求登记配制浓度、配制日期、有效期等记录。

(3)是否有消毒药剂化学监测、生物监测、污染监测与物品消毒灭菌效果监测记录。

(4)是否有压力蒸气灭菌器每天的 B-D 试验、灭菌器每锅的工艺监测,每包的化学监测,每月的生物监测记录。

(5)是否有新灭菌器以及新包装容器、摆放方式、排气方式的特殊灭菌工艺的使用前合格生物监测记录。

(6)是否有污染物品回收与无菌物品发送记录。

五、医院普通门诊

(1)诊室医师是否使用门诊日志。

(2)门诊日志填写是否完整。

(3)是否用《传染病报告卡》。

(4)诊室手卫生设施、设备、物资是否符合要求。

(5)无菌物品和无菌敷料是否专门管理,室内待用无菌物品有无注明灭菌日期。

(6)室内使用的消毒剂与消毒器械是否符合要求。

(7)医疗废物是否按照规定分类收集,是否建立了交送登记记录,登记内容是否齐全。

六、注射室、治疗室、换药室

(1)室内是否配备必要的手卫生设备。

(2)一次性使用医疗用品是否做到"一人一用一灭菌"。

(3)室内是否定期进行医疗环境监测(空气、物表、医务人员手),监测结果是否符合《医院消毒卫生标准》(GB 15982-1995)的要求。

(4)无菌物品和无菌敷料是否专门管理,室内待用无菌物品是否注明灭菌日期并在有效期内。

(5)室内使用的消毒剂与消毒器械是否符合要求。

(6)医疗废物是否按照规定分类收集,是否建立交送登记记录,登记内容是否齐全。

七、手术室

(1)手术室洁净区与非洁净区之间是否设立缓冲室或传递窗。

(2)各级别洁净手术室的空气与物表监测是否达到《医院洁净手术部建筑技术规范》(GB 50333-2002)的要求(见表 17-14)。

表 17-14　医院洁净手术部建筑技术规范的要求

手术室名称/等级	手术切口类别	适用手术提示
特别洁净手术室/Ⅰ	Ⅰ	关节置换、器官移植、脑外科、心脏外科、眼科等手术中的无菌手术
标准洁净手术室/Ⅱ	Ⅰ	胸外科、整形外科、泌尿外科、肝胆胰外科、骨外科、普通外科中一类切口无菌手术
一般洁净手术室/Ⅲ	Ⅱ	普通外科除一类切口无菌手术外、妇产科等手术
准洁净手术室/Ⅳ	Ⅲ	肛肠外科和污染类手术

(3)手术室配备手卫生洗剂与手卫生设备是否符合要求。

(4)洁净手术室内是否严禁采用普通的风机盘管机组或空调器。

(5)使用的手术治疗器械是否达到消毒灭菌要求,是否定期进行消毒灭菌效果监测,消毒灭菌效果监测是否符合《医院消毒卫生标准》(GB 15982－1995)的要求。

(6)手术治疗器械套数与治疗患者数是否相匹配。

(7)手术治疗使用一次性耗材等是否符合要求。

(8)手术使用治疗敷料是否达到灭菌要求。

(9)手术使用的冲洗液体、消毒液或润滑剂等是否达到灭菌要求。

(10)室内是否定期进行医疗环境监测(空气、物表、医务人员手),监测结果是否符合《医院消毒卫生标准》(GB 15982－1995)的要求。

(11)无菌物品和无菌敷料是否专门管理专室存放,室内待用无菌物品有无注明灭菌日期。

(12)室内使用的消毒剂与消毒器械是否符合要求。

(13)医疗废物是否按照规定分类收集,是否建立了交送登记记录,登记内容是否齐全:医疗废物的来源、种类、重量或者数量、交接时间、处置方法、最终去向以及经办人签名等。

八、口腔科

(一)工作文件

(1)是否建立了消毒管理的有关责任制。

(2)是否有器械消毒、个人防护等知识培训制度。

(3)是否有各类口腔诊疗器械、敷料的消毒与灭菌制度。

(4)是否有各类口腔修复、正畸模型等物品的消毒制度。

(5)是否有牙科综合治疗台及其配套设施的消毒制度。

(6)是否有各类口腔诊疗器械、敷料的消毒与灭菌效果监测制度。

(二)诊疗工作

(1)诊疗区域和器械清洗、消毒区域是否分开。

(2)室内配备的手卫生设备是否符合要求。

(3)所有诊疗器械是否达到"一人一用一消毒或灭菌"要求。

(4)诊疗器械(如手机、转针)数量是否满足接诊人员数要求。

(5)医务人员进行口腔诊疗操作时,是否有戴口罩、帽子和护目镜等防护品。

(6)每治疗一个患者是否更换一副手套并洗手或者手消毒。

(三)诊疗器械灭菌与消毒

(1)口腔诊疗器械消毒前是否经流动水、采用手工刷洗或清洗设备彻底清洗。

(2)牙科手机和耐湿热、需要灭菌的口腔诊疗器械是否首选压力蒸汽灭菌的方法进行灭菌。

(3)医疗器械是否定期进行消毒灭菌效果监测,消毒灭菌效果监测是否符合《医院消毒卫生标准》(GB 15982—1995)。

(4)牙科综合治疗台及其配套设施是否每天清洁、消毒,遇污染是否及时清洁、消毒。

(5)新灭菌设备和维修后的设备是否在生物监测合格后投入使用。

(6)快速灭菌设备是否定期进行生物监测。

(7)使用的消毒剂与消毒器械是否符合要求。

(8)无菌物品和无菌敷料是否专门管理,室内待用无菌物品有无注明灭菌日期。

(9)医疗废物是否按照规范分类收集,是否有交送登记记录,登记内容是否齐全。

九、内镜室

(一)工作制度

(1)是否有内镜诊疗和内镜清洗消毒灭菌工作制度:①消毒类内镜清洗消毒工作制度,如喉镜、气管镜、支气管镜、胃镜、肠镜、乙状结肠镜、直肠镜等。②灭菌类内镜清洗灭菌工作制度,如腹腔镜、关节镜、脑室镜、膀胱镜、宫腔镜与附件(活检钳、高频电刀)等。

(2)是否有内镜诊疗消毒灭菌登记制度。

(3)是否有传染患者内镜诊疗登记工作制度。

(二)诊疗工作

(1)是否设立了患者候诊室(区)、诊疗室、清洗消毒室、内镜贮藏室等,每个诊疗单位的净使用面积不得少于 20 m²。

(2)不同部位内镜的诊疗工作是否分室或分时段进行,不同部位内镜的清洗、消毒灭菌工作是否分室进行。

(3)灭菌类内镜室与消毒类内镜室的诊疗是否达到《医院洁净手术部建筑技术规范》(GB 50333—2002)"标准洁净手术室"与"一般洁净手术室"要求,是否按照手术区域要求管理。

(4)使用基本清洗消毒程序的设备是否符合以下要求:专用流动水清洗消毒槽(四槽或五槽)、负压吸引器、超声清洗器、高压水枪、干燥设备、计时器、通风设施。

(5)内镜及附件的数量是否与接诊患者数相适应,是否做到"一人一用一消毒或灭菌"。

(6)是否对内镜诊疗患者及传染患者筛查情况进行登记。

(7)传染患者与特殊感染患者所使用后的器械是否专门处理。

(8)一次性医疗用品使用是否符合要求。

(三)消毒灭菌

(1)工作人员是否有必要的防护用品,包括工作服、防渗透围裙、口罩、帽子、手套等。

(2)消毒剂(多酶洗液、2%碱性戊二醛、75%乙醇)是否符合要求。

(3)是否使用非流动水对内镜进行清洗。

(4)清洗纱布是否一次性使用,清洗刷是否一用一消毒、多酶洗液是否每清洗 1 条内镜后更换。

(5)内镜清洗消毒是否进行登记,登记内容是否完整,包括:就诊患者姓名、使用内镜的编号、清洗时间、消毒时间以及操作人员姓名等事项。

(6)软式内镜、硬式内镜的消毒与灭菌程序是否符合要求。

(7)清洗消毒槽盛装的消毒剂是否按要求定期更换,清洗消毒槽是否定期消毒与灭菌。

(8)使用的消毒剂浓度是否每天定时监测并做好记录。

(9)快速灭菌设备是否定期进行生物监测。

(10)无菌物品和无菌敷料是否专门管理,室内待用无菌物品有无注明灭菌日期。

(11)医疗废物是否按照规定分类收集,是否建立了交送登记记录,登记内容是否齐全。

十、诊所、卫生所(室)、医务室、社区医疗服务站、中小学卫生保健所、卫生站

(1)室内清洁是否符合卫生要求。

(2)诊室医师是否使用门诊日志,门诊日志填写是否完整,至少包括以下项目:姓名(14岁以下儿童填家长姓名)、性别、年龄、职业、住址、病名(诊断)发病日期、就诊日期、初诊或复诊,格式可自行设计(内、外、妇、儿科使用普通门诊日志)。

(3)是否有《传染病报告卡》,是否知晓疫情报告电话。

(4)一次性医疗用品是否做到"一人一用",是否按照要求管理和使用一次性医疗用品。

(5)诊室手卫生设施、设备、物资是否符合要求。

(6)无菌物品和无菌敷料是否专门的管理,待用无菌物品是否注明灭菌日期。

(7)是否定期进行消毒效果与环境卫生学监测。

(8)使用的消毒剂与消毒器械是否符合国务院卫生行政主管部门要求。

(9)医疗废物是否按照规定分类收集,是否建立了交送登记记录,登记内容是否齐全;自行处置的是否符合规定。

十一、医疗废物暂存场所

(1)暂存场所是否远离医疗、食品加工区和人员活动密集区以及生活垃圾存放场所,方便医疗废物的装卸、装卸人员及运送车辆的出入。

(2)是否有严密的封闭措施,设专人管理,避免非工作人员进入,是否有防鼠、防蚊蝇、防蟑螂、防盗以及预防儿童接触等安全措施,有基本清洁设施。

(3)暂存场所内的地面与1m高的墙裙是否进行防渗处理,地面是否排水良好并易于清洁和消毒,产生污水是否通过管道排入医疗机构内污水处理系统。

(4)暂存场所外是否有明显的警示标识并有"禁止吸烟饮食"的警示标识。

(5)是否有医疗废物移交和接收手续;医疗废物登记内容是否包括医疗废物来源、种类、重量或者数量、交接时间、处置方法、最终去向及经办人签名等项目;登记资料是否保存3年。

(6)暂存的医疗废物是否超过2天;是否交由取得许可的医疗废物集中处置单位处置;是否填写并保存危险废物转移联单。

(7)是否对医疗废物运送工具和暂存场所内外环境及时进行清洁和消毒。

(8)是否对医疗废物管理相关工作人员进行有关培训并提供职业防护。

(马丽敏)

参 考 文 献

[1] 梁成锋.医院经济管理及其精细化研究[M].长春:吉林科学技术出版社,2020.

[2] 张书玲,肖顺松,冯燕梁,等.现代财务管理与审计[M].天津:天津科学技术出版社,2020.

[3] 李晓艳,王咏梅,马凤霞,等.医院管理实践与经济管理[M].哈尔滨:黑龙江科学技术出版社,2021.

[4] 韩军喜,吴复晓,赫丛喜.智能化财务管理与经济发展[M].长春:吉林人民出版社,2021.

[5] 赵磊,杨秋歌,杨晓征.财务会计管理研究[M].长春:吉林出版集团股份有限公司,2021.

[6] 刘文清.医院信息化管理[M].哈尔滨:黑龙江科学技术出版社,2020.

[7] 沈晓,夏冕.公立医院绩效管理与薪酬设计[M].武汉:华中科技大学出版社,2020.

[8] 刘乃丰.医院信息中心建设管理手册[M].南京:东南大学出版社,2020.

[9] 陈爱琴,张静.医院消毒供应中心设备管理实施指南[M].广州:广东科学技术出版社,2020.

[10] 蒋欣,余秀君.医联体建设引领下的县级医院精细化运营管理[M].成都:四川大学出版社,2020.

[11] 张玉彬,赵奕华.医院工程建设项目管理手册江苏省妇幼保健院应用实践[M].上海:同济大学出版社,2020.

[12] 庄建民.医院管理新思维[M].北京:人民卫生出版社,2020.

[13] 郑艳华.现代医院管理[M].北京:科学技术文献出版社,2020.

[14] 张晓玉.非公立医院的现代医院管理制度实务[M].北京:人民卫生出版社,2020.

[15] 沈红玲.现代医院管理理论与实践[M].北京:科学技术文献出版社,2020.

[16] 莫言娟.现代医院管理与医院经济运行[M].天津:天津科学技术出版社,2020.

[17] 王伟,吴菁.突发公共卫生事件医院管理实践[M].北京:人民卫生出版社,2020.

[18] 罗永忠.中国公立医院管理体制改革研究[M].长沙:中南大学出版社,2020.

[19] 王晓锋.现代医院管理模式与实用操作[M].北京:科学技术文献出版社,2020.

[20] 张硕.新时代医院管理模式创新探索[M].北京:九州出版社,2020.

[21] 闫石.医院后勤管理与实践[M].北京:北京大学医学出版社,2020.

[22] 杜桂霞.医院内部控制管理实务[M].南昌:江西科学技术出版社,2020.

[23] 兰芳.现代医院财务管理研究[M].延吉:延边大学出版社,2020.

[24] 许建强.医院非医疗安全管理[M].石家庄:河北科学技术出版社,2020.

[25] 陈英博.现代医院财务管理探索[M].北京:现代出版社,2020.

［26］糜琛蓉,倪语星,朱仁义.医院感染防控与管理实训［M］.北京:科学出版社,2020.

［27］孙士江.中医医院行政管理探索与实践［M］.北京:现代出版社,2020.

［28］梁成锋.医院经济管理及其精细化研究［M］.长春:吉林科学技术出版社,2020.

［29］夏志俊,缪建华.医院品质管理优秀案例集［M］.杭州:浙江大学出版社,2020.

［30］史贵秀.临床感染病学与医院感染管理［M］.天津:天津科学技术出版社,2020.

［31］孙士江.中医医院现代化建设与战略管理［M］.北京:现代出版社,2020.

［32］刘春阳.医院经济管理及其精细化研究［M］.长春:吉林科学技术出版社,2020.

［33］王咏梅.医院人力资源管理实践研究［M］.北京:现代出版社,2020.

［34］陈宏文,李文源,杨洪波.医院医疗器械质量管理工作指南［M］.长沙:中南大学出版社,2020.

［35］孙士江.中医医院人力资源开发与管理［M］.北京:现代出版社,2020.

［36］庞微微.基于风险防控的现代医院管理核心制度研究［J］.商业观察,2021(27):91-93.

［37］范琴,袁淑兰,赵颖,等.医院管理视角下科技成果转化探索与思考［J］.中国药业,2021,30(14):23-25.

［38］赵慧,王志伟,马婷婷,等.我国医院管理领域核心作者遴选研究［J］.中华医学图书情报杂志,2021,30(9):71-80.

［39］杨芬.医院管理会计与内部控制的融合研究［J］.行政事业资产与财务,2021(7):60-61.

［40］张晔,施裕新,赵延兵,等.传染病流行期间定点收治医院医疗废弃物的"闭环式"管理［J］.中国卫生资源,2021,24(1):95-99.